FAMILY DOCTOR

U0926159

中国家庭医生手册（上）

白宏波　编著

化学工业出版社
·北京·

本书针对生活中和临床上经常遇到的症状和常见、多发病，共编著自我诊断导图百余个和这些导图中涉及的疾病四百余种，基本涵盖了人们日常可能遇到的各类身体不适。对每种疾病均从疾病简介、常见症状、发病原因、治疗方法、预防康复等最基本、也是读者最关心的几个重要方面进行了系统完整的介绍。此外，还编写了健康生活必不可少的就医指导，用药指导，急救知识，高发癌症的早期症状、危险因素、预防和预后如何保持健康等大量常用的医学健康信息。

本书以全科医学为基础，循证医学为方法，凝聚了众多专家长期丰富的临床经验，面向普通民众，站在患者角度，以症状入手，提供权威、专业、易懂的知识和帮助。

本书有助于丰富读者的医学和健康知识，提升大众对疾病的自我发现、自我判断、自我应对、自我管理的能力，进而科学、有效地维护自己和家人的健康。

图书在版编目（CIP）数据

中国家庭医生手册／白宏波编著．—北京：化学工业出版社，2017.12
ISBN 978-7-122-30881-8

Ⅰ.①中…　Ⅱ.①白…　Ⅲ.①家庭医学－手册
Ⅳ.①R4-62

中国版本图书馆CIP数据核字（2017）第263501号

责任编辑：吕佳丽　　文字编辑：李　瑾
责任校对：宋　夏　　装帧设计：溢思视觉设计 E-mail: isstudio@126.com

出版发行：化学工业出版社（北京市东城区青年湖南街13号　邮政编码100011）
印　　装：天津市豪迈印务有限公司
787mm×1092mm　1/16　印张 $49^1/_2$　字数862千字　2018年6月北京第1版第1次印刷

购书咨询：010-64518888（传真：010-64519686）　售后服务：010-64518899
网　　址：http://www.cip.com.cn
凡购买本书，如有缺损质量问题，本社销售中心负责调换。

定　　价：168.00元

中国家庭医生手册（上）

白宏波　编著

化学工业出版社

CHINESE FAMILY DOCTOR MANUAL

本书编写委员会名单

编　　著： 白宏波　北京上医林医疗健康（集团）公司董事长

特邀顾问：（按姓氏笔画排序）

王家惠　国家卫健委北京医院原副院长

孙秀静　北京协和医院儿科主任医师

张　东　中国中医研究院西苑医院内科主任

陆天鑫　解放军 305 医院原院长

周光生　中南海保健处原处长、门诊部主任

周宪良　北京阜外医院心血管内科主任医师

胡　炜　中央军委保健委员会专家中心主任

胡士良　解放军 301 医院原心内科主任

徐　涛　解放军 305 医院原院长

曹素燕　国家卫健委北京医院急诊科主任

前言

本书以全科医学为基础，循证医学为方法，面向普通民众，站在患者角度，从症状入手，以自我诊断导图的形式为读者提供权威、专业、易懂的医学知识和帮助。本书收集了一百余个症状和其涉及的主要疾病四百余种，基本涵盖人们常见的不适症状和疾病。此外，还编写了就医指导，用药指导，急救知识，高发癌症的早期症状、危险因素、预防和预后，保持健康等相关的医疗和保健知识。本书有以下几个特点：

一、全面

第一，目前已知的人类疾病有几千种，但常见、多发的疾病为几百种。对这些主要疾病，书中均有介绍，可满足读者的基本家庭医疗保健知识需要。

第二，书中症状和疾病内容分为“成人”和“儿童”两个部分，方便整个家庭使用。

第三，本书不仅提供常见多发疾病的诊疗意见，也提供相应的预防和康复护理建议。每种疾病均从疾病简介、常见症状、发病原因、治疗方法、预防与康复等读者关心和重要的方面进行了讲解。

预防、康复护理与治疗三位一体，他们都是医疗和健康的有机组成部分，缺一不可。许多疾病本不该发生或不应发展到严重难治的程度，多是由于患者没有相关的知识。也有许多疾病，医生处置得很好，但疗效欠佳，多因为患者院外康复期缺乏正确指导。这些重要的知识，由于医生门诊量大等原因，难以在医院向患者详细讲解。通过阅读本书，读者不仅可以了解多发疾病的致病因素、早期症状，尽早采取相应措施；也可掌握治疗后的康复护理知识，尽早痊愈，避免复发。

第四，中、西医各有所长。本书对多种疾病从中、西医不同角度进行了介绍，以利于读者更全面地了解疾病，避免单纯依赖一种医学体系、思维和方法的局限。

第五，本书除涉及常见症状和疾病外，还附有人们经常会遇到的其他医疗健康问题，有很高的实用价值。

二、权威

本书汇集了多名长期从事高端医疗保健工作的专家的宝贵经验。他们站在广大没有医学教育背景的普通读者角度，将专业的知识以通俗、易懂的语言提供给大家。

三、实用

本书通过诊断导图的形式，为患者搭建了一个自助式的健康诊疗体系。当我们有不舒服的症状，尤其是在时间紧张、夜深人静或地处偏远时，往往面临是忍受还是尽快面见医生的两难选择，因为症状轻重与病情轻重不是简单的对应关系。有时，轻微的症状不一定没有危险。如头痛既可能是普通的伤风感冒，也可能是脑卒中的首发症状。有时，症状看似来势汹汹，实际危害并不严重，如消化不良引起的腹泻。当我们决定去医院时，又迎来了现今医院分科细致，特别是大型医院，外科就可能分成十几个专科，不知该去哪个科室就诊的困惑。有鉴于此，此书就如同您的私人家庭医生，这个虚拟“医生”将会像在医院的诊室当面问诊一样，循序发问、层层递进、逐步深入。对能够明确的问题，给出治疗建议；对复杂情况，则指出下一步诊疗方向。

希望本书可以成为大家信赖的“首席家庭医生”。

特别说明：本书不能完全代替临床医生的诊疗。

编者

2018 年 1 月

本书使用说明

本书分上下两册，上册包括自我诊断导图等内容，下册为导图中提及疾病的介绍。

一、“自我诊断导图”使用方法

读者可以症状为起点，按照自我诊断导图（以下简称“导图”）中虚拟医生的问诊指引，按图索骥地查找出最有可能导致该症状的疾病，并得到是否需要就医、是否情况紧急需立即就医、该到哪个科室就医等系列建议。

（1）导图分为“成人症状”和“儿童症状”两部分，14 岁以上为成人，不满 14 岁为儿童。

（2）症状基本按从全身症状到局部症状，从头到脚的顺序排列。

（3）以症状作为每个导图的标题，读者可在导图目录部分检索症状名称，按对应的页码找到该症状的导图。

(4) 虚拟医生头像为问诊起点，将自我或他人的症状，针对图表中的问题进行简单的“是”或“否”回答，并按照答案的“是”或“否”进行下一个问题的“是”或“否”回答……，依此路径顺序回答，最终得出初诊意见。

（5）紧急状况，导图中会标注“ ”，提示应立即就医。

（6）使用者若想进一步了解该疾病，可在本书下册“疾病介绍”部分，通过病名进行检索、查阅。

二、“疾病介绍”使用方法

每个疾病的介绍包括“疾病简介”“常见症状”“发病原因”“治疗方法”“预防与康复”等相关内容。

（1）“疾病介绍”分为“成人疾病”和“儿童疾病”两部分；儿童与成人均会患有的疾病，按多发年龄人群，列入相应部分。

（2）每种疾病按就诊科室进行排列，部分需要多科室治疗的疾病，列入主要就诊科室。科室内按拼音字母顺序排列。

（3）读者可在疾病介绍目录部分检索疾病名称，按对应的页码找到该疾病的介绍内容。

（4）为便于读者查找，书后附有按字母 A→Z 排序的疾病检索。

目录

目录

目录

目录

第一章

自我诊断导图

第一节 成人部分

严重健忘

虽然随着年龄的增长，记忆力出现轻度下降是正常现象，但有时是老年痴呆、帕金森病等疾病的征兆。如果出现大量记忆丧失，往往是疾病的症状。脑肿瘤、严重的精神压力、脑动脉硬化是常被忽视的导致严重遗忘的原因。

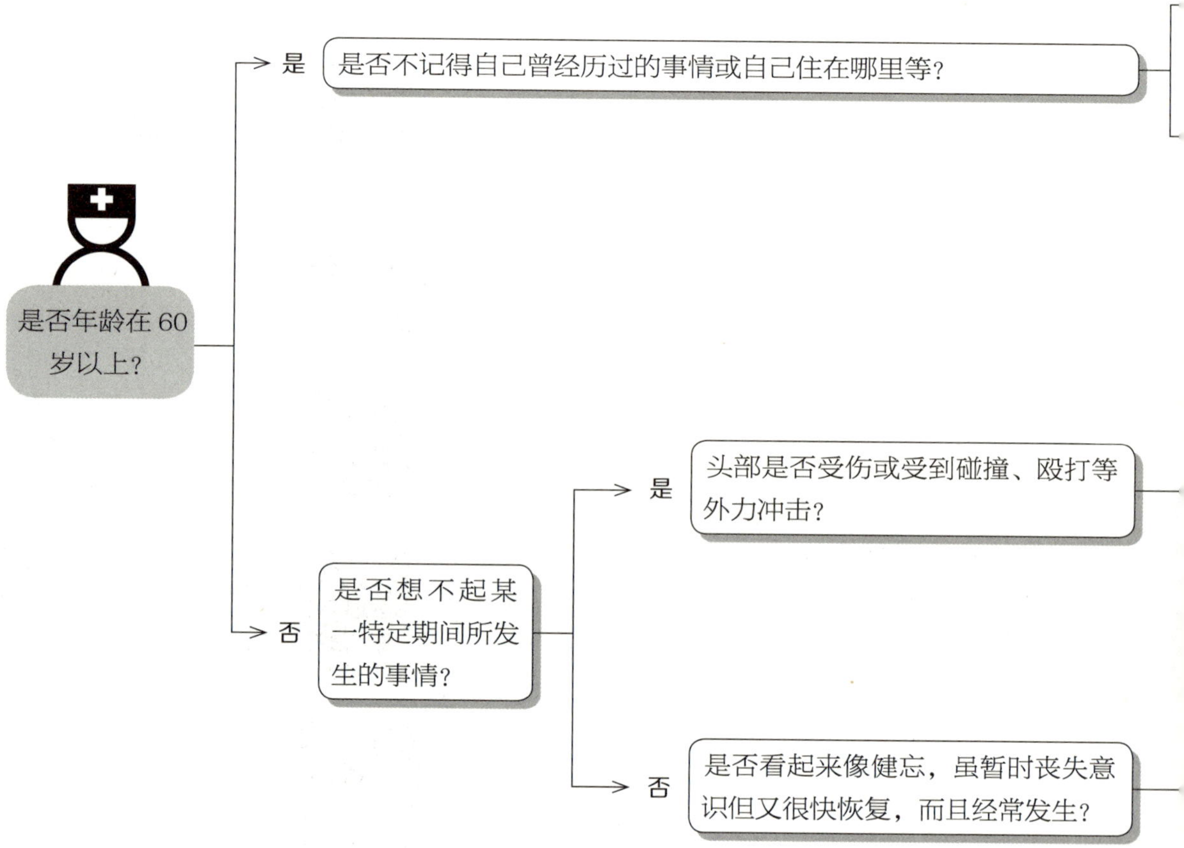

是否年龄在 60 岁以上？

- 是 → 是否不记得自己曾经历过的事情或自己住在哪里等？
- 否 → 是否想不起某一特定期间所发生的事情？
  - 是 → 头部是否受伤或受到碰撞、殴打等外力冲击？
  - 否 → 是否看起来像健忘，虽暂时丧失意识但又很快恢复，而且经常发生？

老年痴呆 / 089
脑炎 / 337
脑卒中 / 094
酒精依赖症 / 273
癫痫 / 086

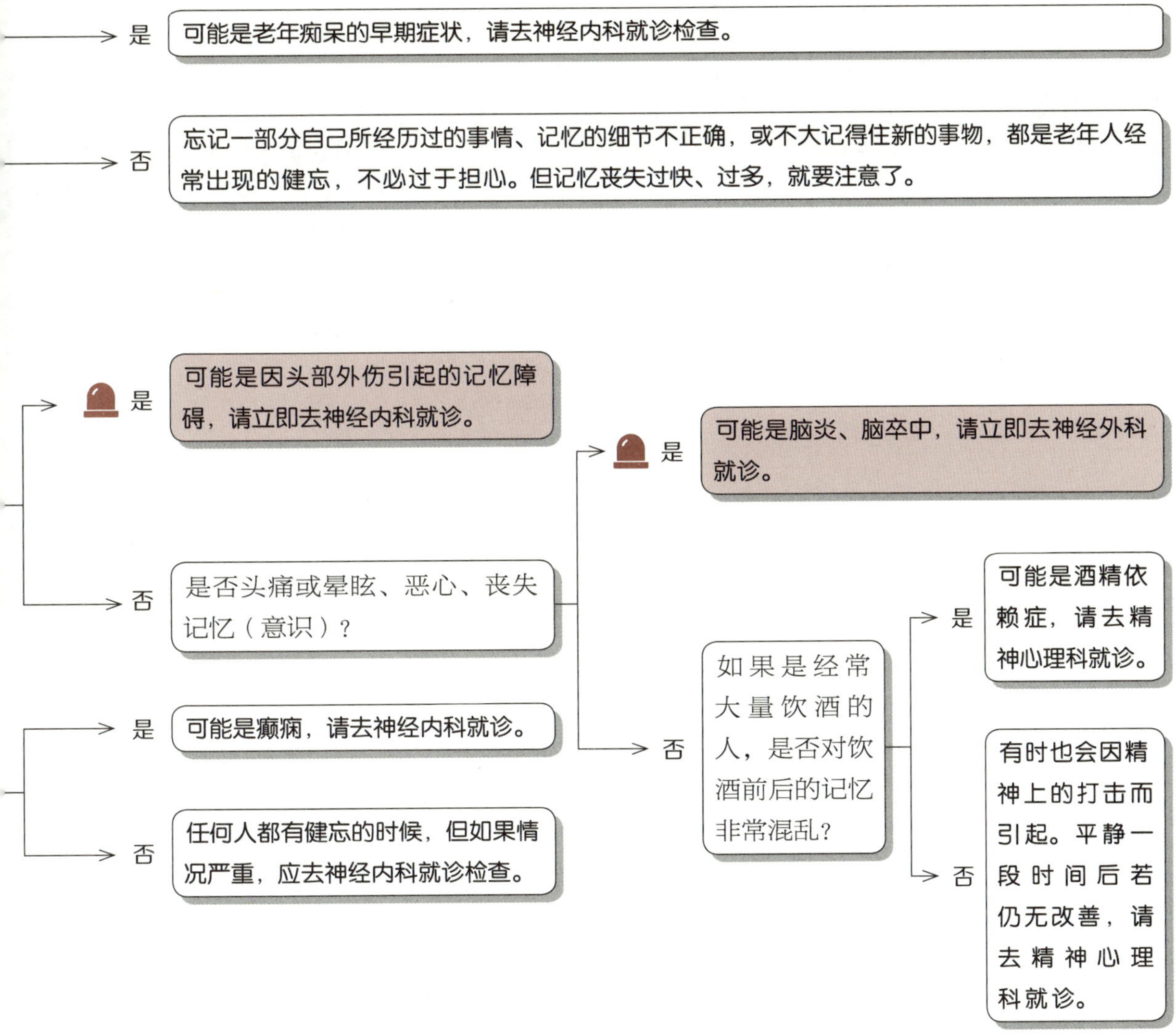

是 → 可能是老年痴呆的早期症状，请去神经内科就诊检查。

否 → 忘记一部分自己所经历过的事情、记忆的细节不正确，或不大记得住新的事物，都是老年人经常出现的健忘，不必过于担心。但记忆丧失过快、过多，就要注意了。

是 → 可能是因头部外伤引起的记忆障碍，请立即去神经内科就诊。

否 → 是否头痛或晕眩、恶心、丧失记忆（意识）？

- 是 → 可能是脑炎、脑卒中，请立即去神经外科就诊。
- 否 → 如果是经常大量饮酒的人，是否对饮酒前后的记忆非常混乱？
  - 是 → 可能是酒精依赖症，请去精神心理科就诊。
  - 否 → 有时也会因精神上的打击而引起。平静一段时间后若仍无改善，请去精神心理科就诊。

是 → 可能是癫痫，请去神经内科就诊。

否 → 任何人都有健忘的时候，但如果情况严重，应去神经内科就诊检查。

言语异常

言语异常多是由于大脑语言区域因脑卒中、外伤、肿瘤、感染或心理因素等造成损害所致。

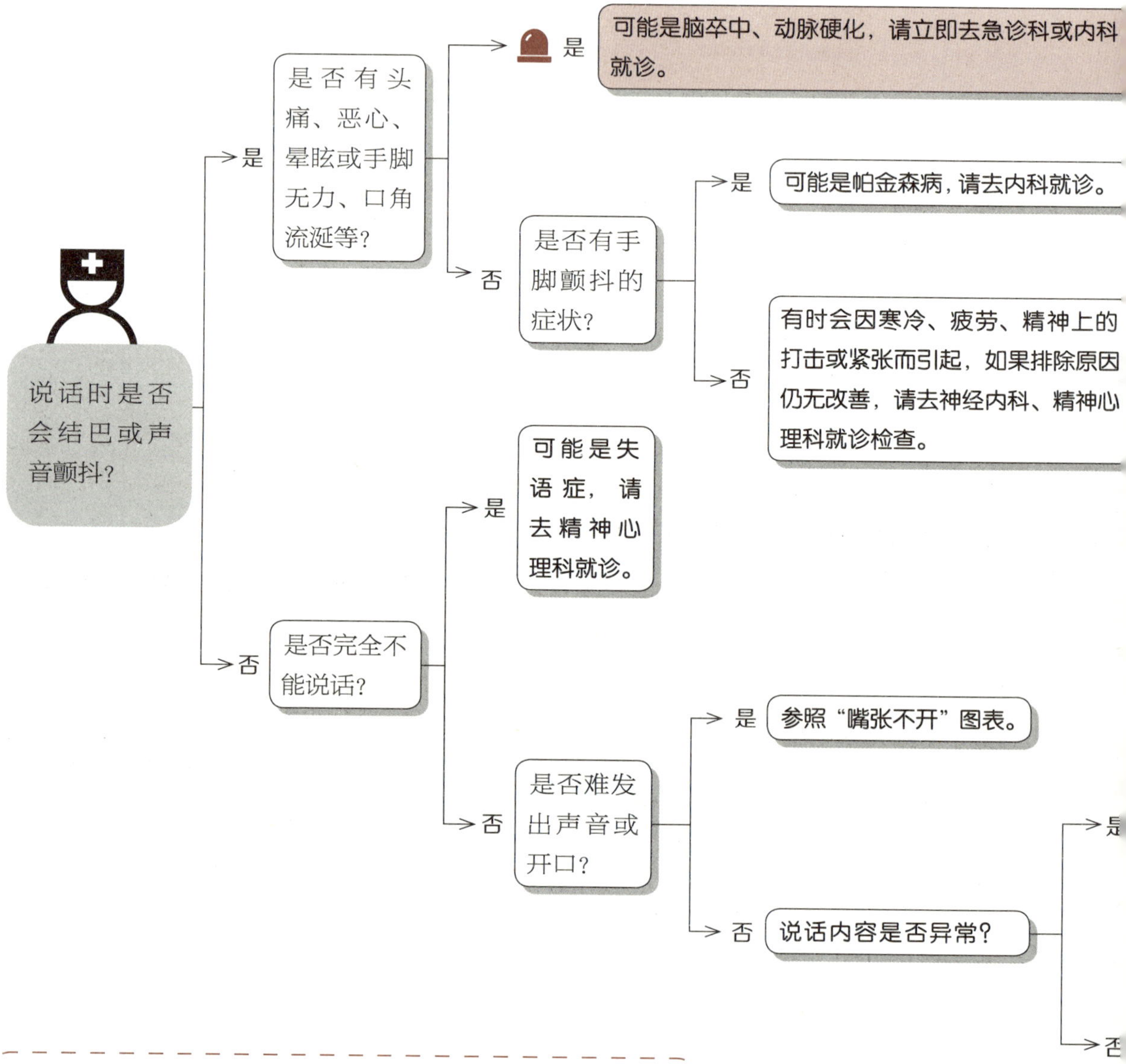

说话时是否会结巴或声音颤抖？

- 是 → 是否有头痛、恶心、晕眩或手脚无力、口角流涎等？
  - 是 → 可能是脑卒中、动脉硬化，请立即去急诊科或内科就诊。
  - 否 → 是否有手脚颤抖的症状？
    - 是 → 可能是帕金森病，请去内科就诊。
    - 否 → 有时会因寒冷、疲劳、精神上的打击或紧张而引起，如果排除原因仍无改善，请去神经内科、精神心理科就诊检查。
- 否 → 是否完全不能说话？
  - 是 → 可能是失语症，请去精神心理科就诊。
  - 否 → 是否难发出声音或开口？
    - 是 → 参照“嘴张不开”图表。
    - 否 → 说话内容是否异常？
      - 是
      - 否

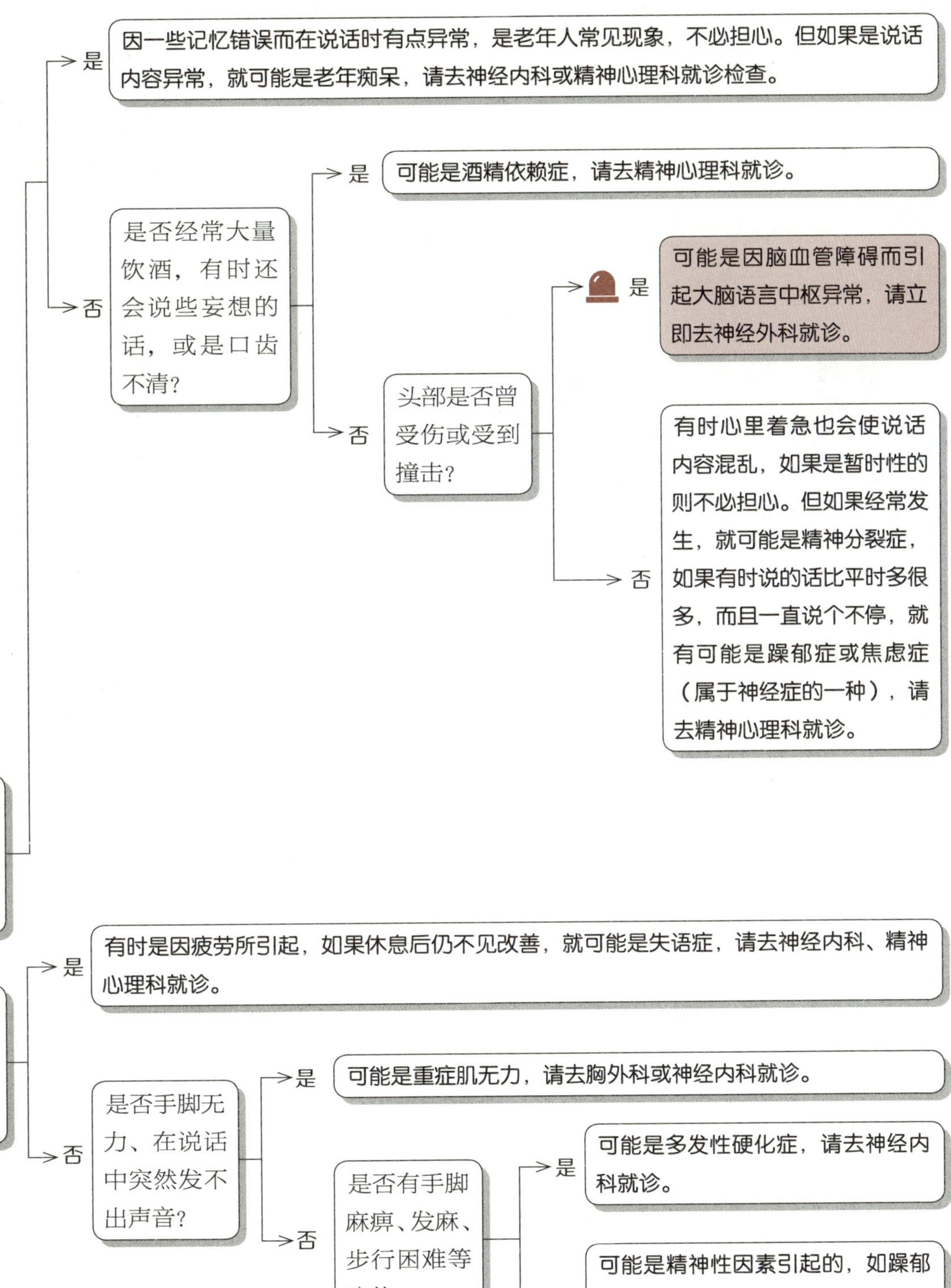
因一些记忆错误而在说话时有点异常，是老年人常见现象，不必担心。但如果是说话内容异常，就可能是老年痴呆，请去神经内科或精神心理科就诊检查。
是
否
是否经常大量饮酒，有时还会说些妄想的话，或是口齿不清?
是
可能是酒精依赖症，请去精神心理科就诊。
否
头部是否曾受伤或受到撞击?
是
可能是因脑血管障碍而引起大脑语言中枢异常，请立即去神经外科就诊。
否
有时心里着急也会使说话内容混乱，如果是暂时性的则不必担心。但如果经常发生，就可能是精神分裂症，如果有时说的话比平时多很多，而且一直说个不停，就有可能是躁郁症或焦虑症（属于神经症的一种），请去精神心理科就诊。
是否为60岁以上患者，说话颠三倒四?
是否很难言语，不易理解或判读文字?
是
有时是因疲劳所引起，如果休息后仍不见改善，就可能是失语症，请去神经内科、精神心理科就诊。
否
是否手脚无力、在说话中突然发不出声音?
是
可能是重症肌无力，请去胸外科或神经内科就诊。
否
是否有手脚麻痹、发麻、步行困难等症状?
是
可能是多发性硬化症，请去神经内科就诊。
否
可能是精神性因素引起的，如躁郁症或分离转换性障碍（癔症）等，请去精神心理科就诊。

行为异常

行为异常是精神性或心理性疾病三方面异常（思维、情绪和行为）的最直观表现。其主要病态特征是好动或暴力倾向。

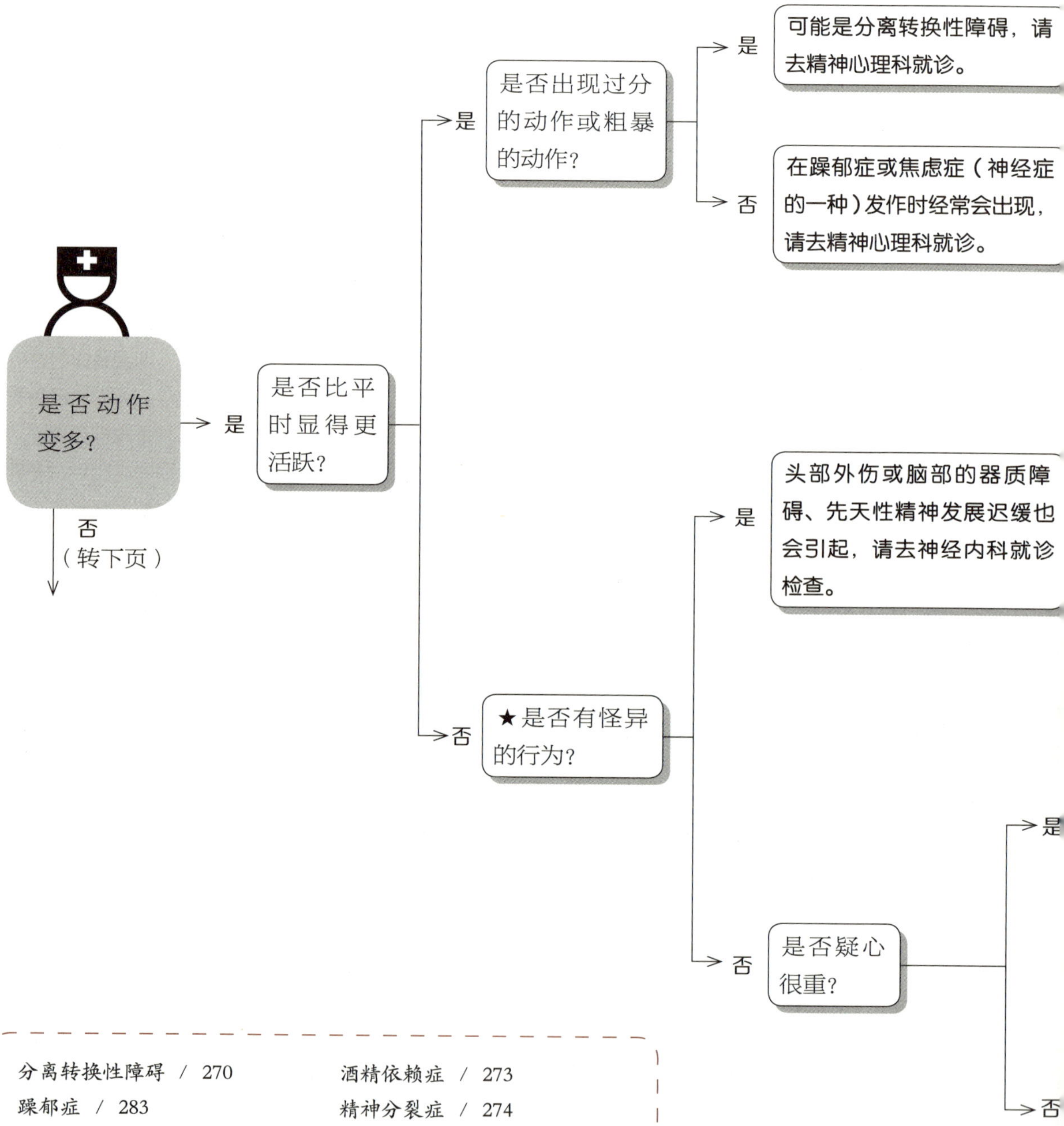

是否动作变多？

- 是 → 是否比平时显得更活跃？
  - 是 → 是否出现过分的动作或粗暴的动作？
    - 是 → 可能是分离转换性障碍，请去精神心理科就诊。
    - 否 → 在躁郁症或焦虑症（神经症的一种）发作时经常会出现，请去精神心理科就诊。
  - 否 → ★是否有怪异的行为？
    - 是 → 头部外伤或脑部的器质障碍、先天性精神发展迟缓也会引起，请去神经内科就诊检查。
    - 否 → 是否疑心很重？
      - → 是
      - → 否
- 否 （转下页）

分离转换性障碍 / 270
躁郁症 / 283
癔症恐惧症 / 270
抑郁症 / 281
酒精依赖症 / 273
精神分裂症 / 274
老年痴呆 / 089

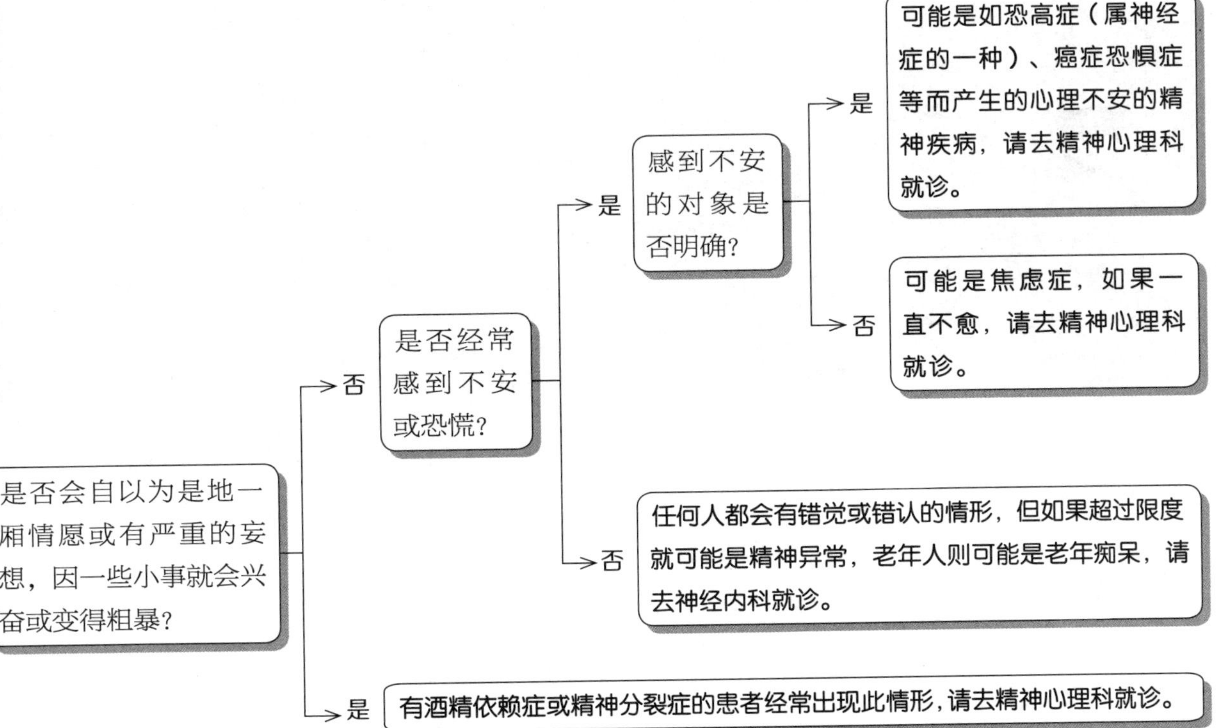

行为模式因人而异，只要是不至危害到他人的程度，就不必担心。但如果出现幻觉、妄想，就明显有脑或精神异常，尽快去神经内科或精神心理科就诊。

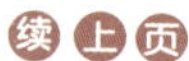

行为异常

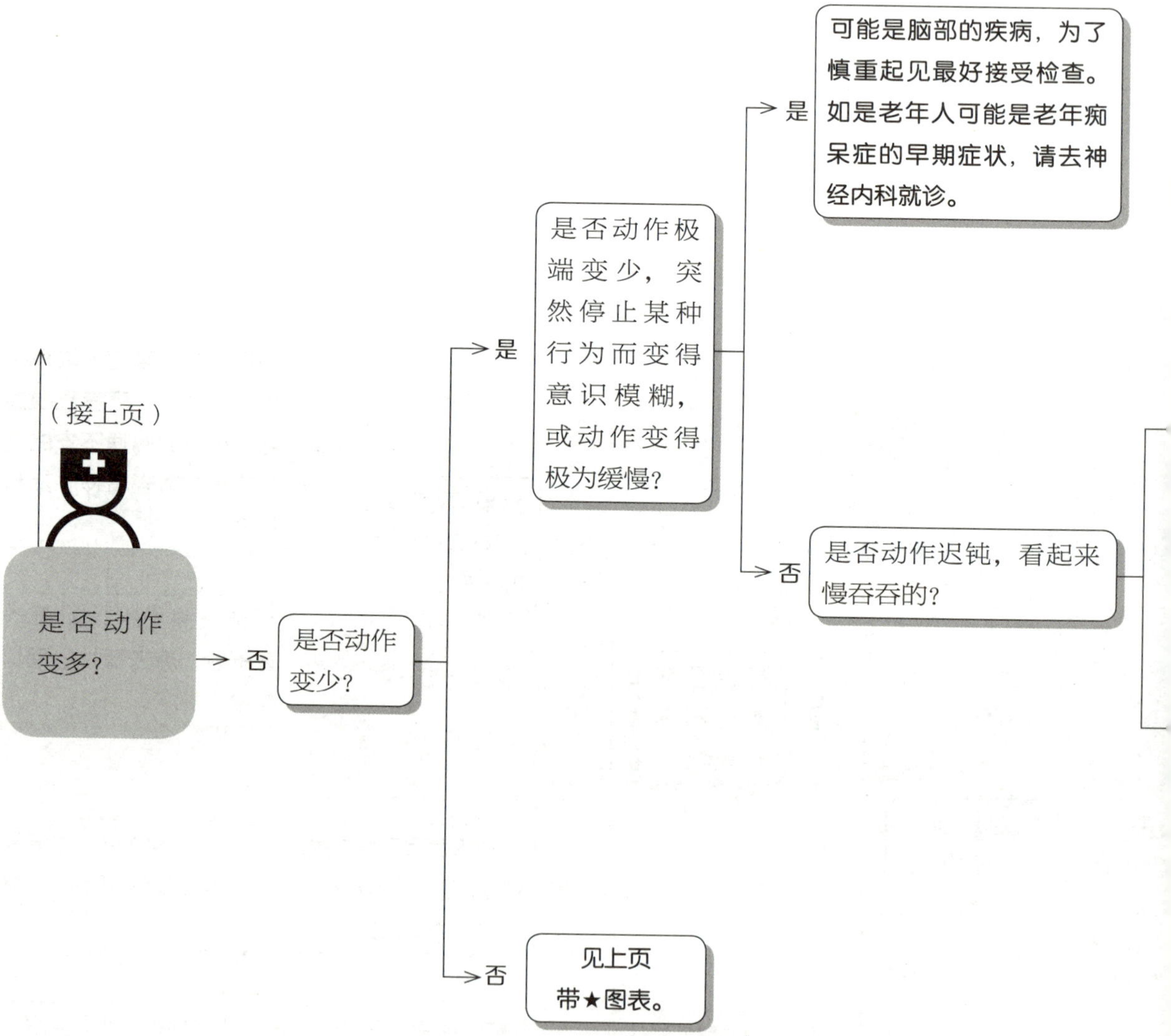

（接上页）

是否动作变多？

→ 否 是否动作变少？

→ 是 是否动作极端变少，突然停止某种行为而变得意识模糊，或动作变得极为缓慢？

→ 是 可能是脑部的疾病，为了慎重起见最好接受检查。如是老年人可能是老年痴呆症的早期症状，请去神经内科就诊。

→ 否 是否动作迟钝，看起来慢吞吞的？

→ 否 见上页带★图表。

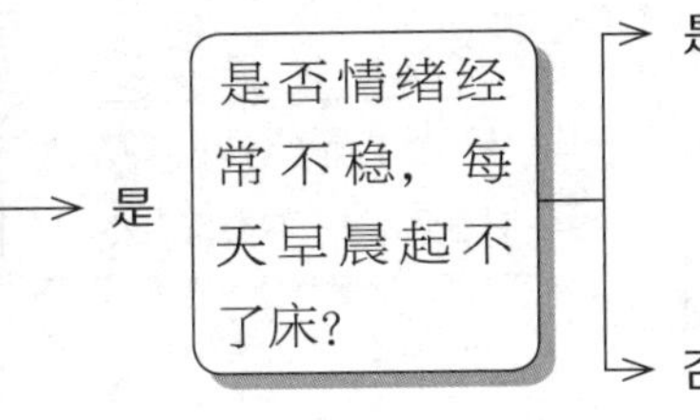

是 → 如果持续情绪低落，就可能是抑郁症，请去精神心理科就诊。

否 → 可能是累积的肉体和精神的疲劳。如果充分休息后仍不见改善，就可能是某种疾病，请去内科、精神心理科就诊检查。

否 → 如果是暂时性的，可能是疲劳所引起。如果经常发生就可能是分离转换性障碍或精神分裂症，请去精神心理科就诊。

失眠

人体每日需要的睡眠时间个体差异较大，从 6 小时至 10 小时不等。约半数人群会有偶尔失眠，约 20% 的成年人经常失眠，老年人更易发生失眠。经常、持续的失眠，可能是精神机能异常引起。

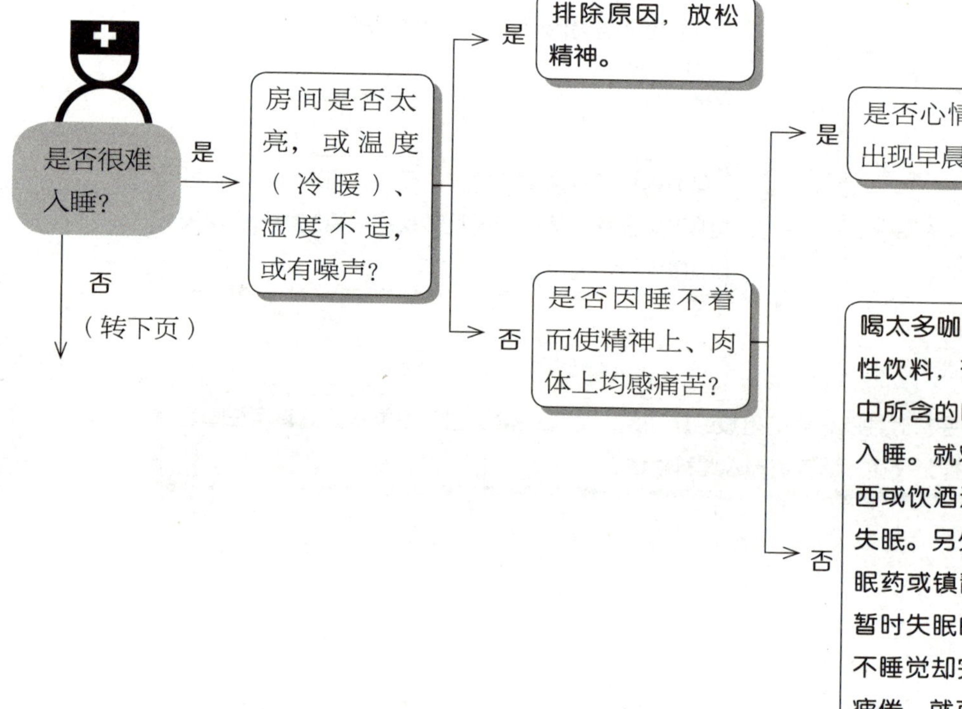

抑郁症 / 281

高血压 / 004

甲状腺功能亢进症 / 064

动脉硬化 / 002

失眠症 / 275

前列腺增生 / 132

肾硬化症 / 059

神经症 / 278

分离转换性障碍 / 270

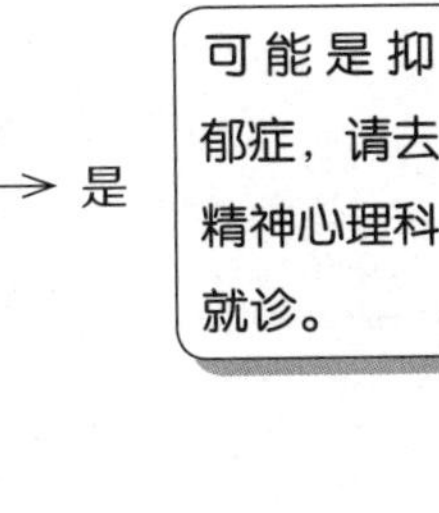

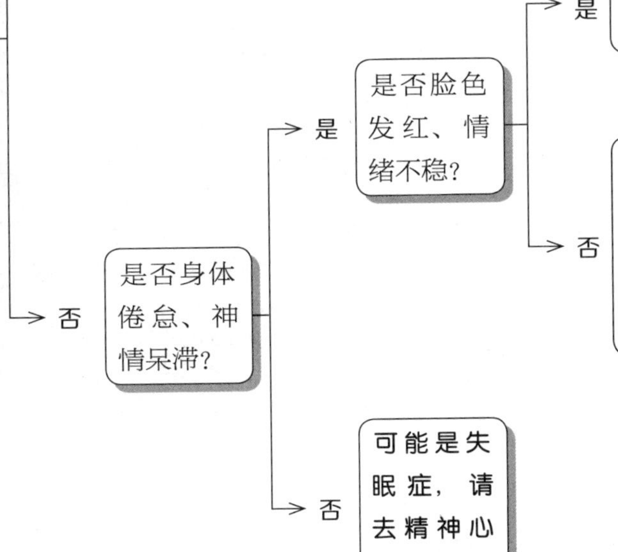

是

可能隐藏高血压、甲状腺功能亢进症、动脉硬化，请去内科检查。

否

喝太多咖啡或茶等刺激性饮料，有时也会因其中所含的咖啡因而难以入睡。就寝前吃太多东西或饮酒过度也会引起失眠。另外如果服用安眠药或镇静剂，也会有暂时失眠的情形。如果没睡觉却完全不会感到疲倦，就可能是精神机能异常，请去精神心理科就诊。

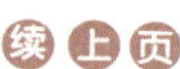

失眠

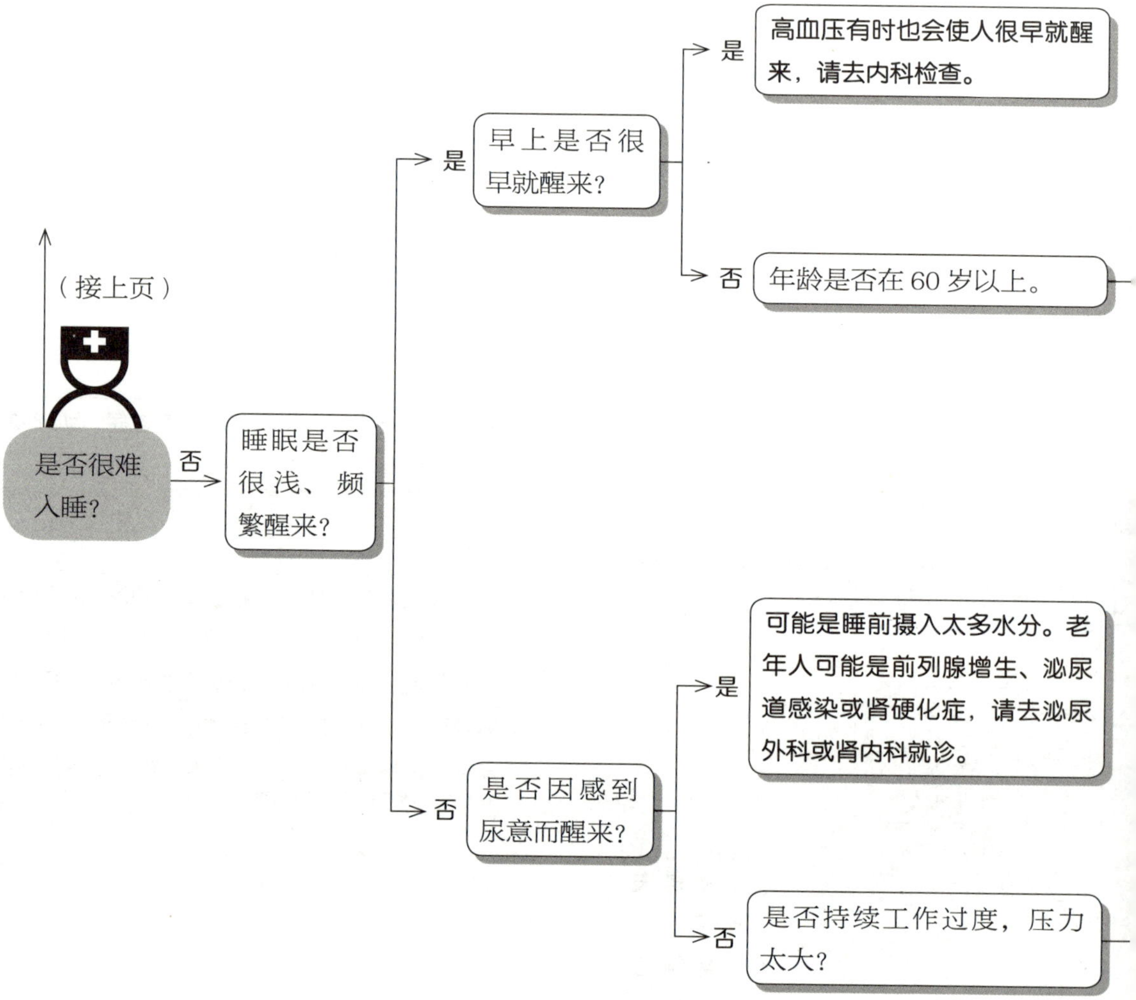

（接上页）

是否很难入睡？

→ 否：睡眠是否很浅、频繁醒来？

→ 是：早上是否很早就醒来？

→ 是：高血压有时也会使人很早就醒来，请去内科检查。

→ 否：年龄是否在 60 岁以上。

→ 否：是否因感到尿意而醒来？

→ 是：可能是睡前摄入太多水分。老年人可能是前列腺增生、泌尿道感染或肾硬化症，请去泌尿外科或肾内科就诊。

→ 否：是否持续工作过度，压力太大？

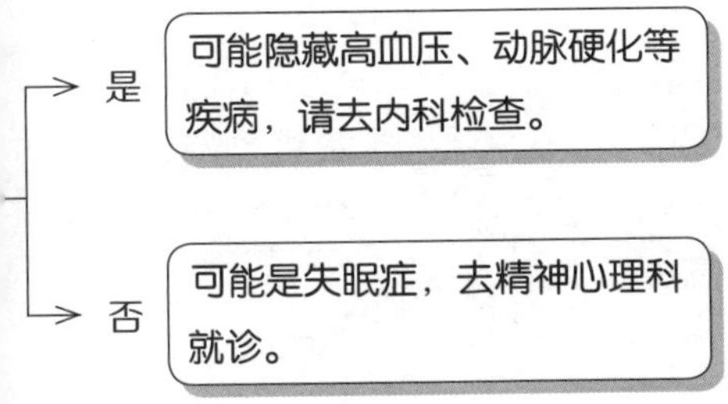

是 → 可能隐藏高血压、动脉硬化等疾病，请去内科检查。

否 → 可能是失眠症，去精神心理科就诊。

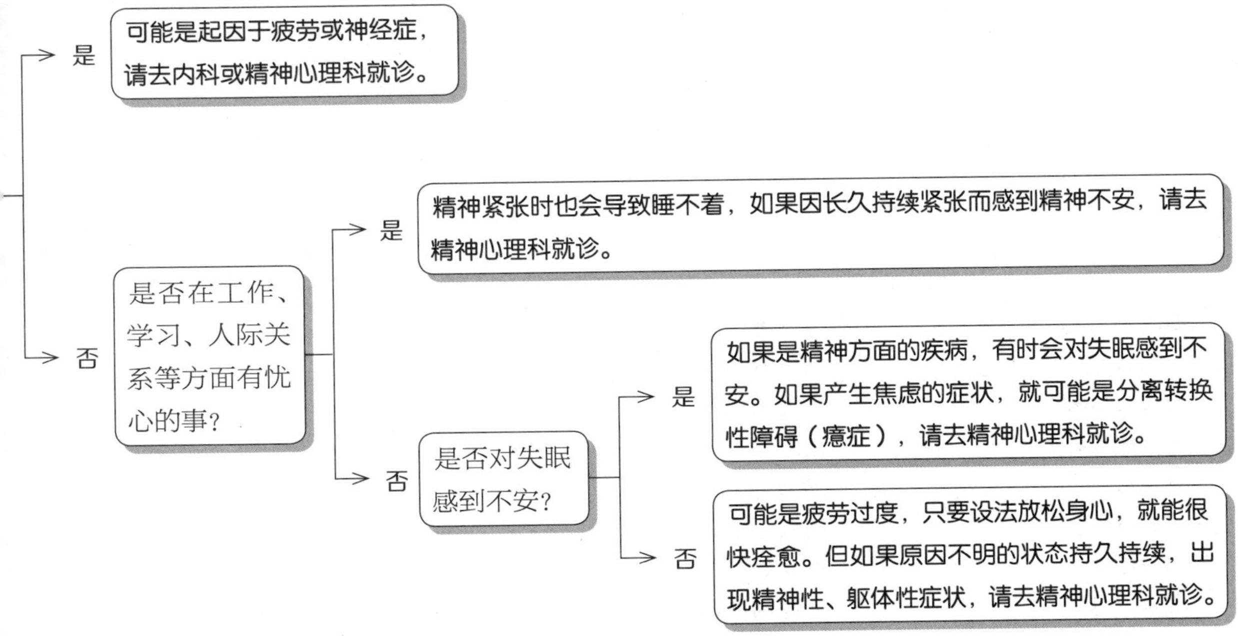

是 → 可能是起因于疲劳或神经症，请去内科或精神心理科就诊。

否 → 是否在工作、学习、人际关系等方面有忧心的事？

- 是 → 精神紧张时也会导致睡不着，如果因长久持续紧张而感到精神不安，请去精神心理科就诊。
- 否 → 是否对失眠感到不安？
  - 是 → 如果是精神方面的疾病，有时会对失眠感到不安。如果产生焦虑的症状，就可能是分离转换性障碍（癔症），请去精神心理科就诊。
  - 否 → 可能是疲劳过度，只要设法放松身心，就能很快痊愈。但如果原因不明的状态持久持续，出现精神性、躯体性症状，请去精神心理科就诊。

疲倦、乏力，容易疲劳

疲惫感多半是因为日常生活不规律所引起，是每个人时不时就要经历的感觉。但也有可能是由精神上的因素、内脏疾病等引起。经常性疲惫和伴有发烧、盗汗或体重降低时，就要多加注意了。

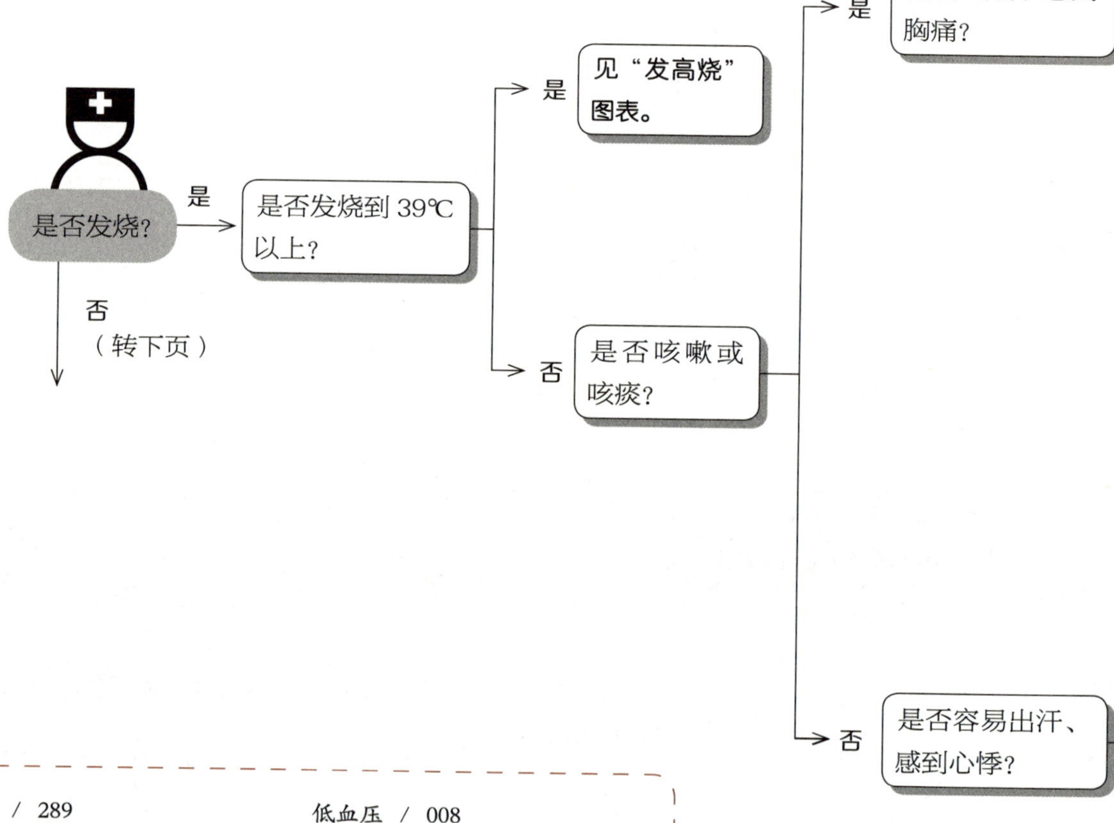

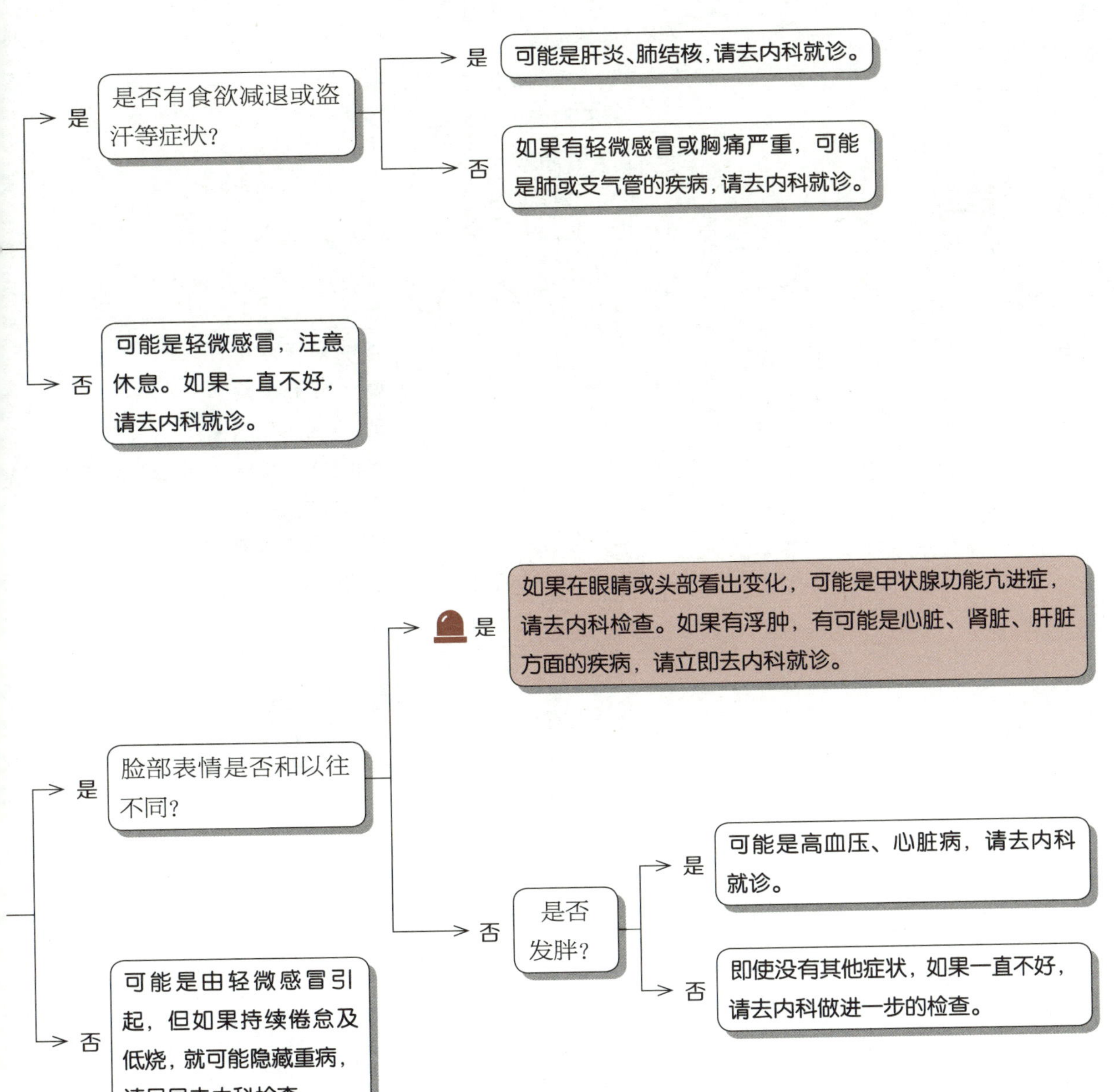
是
是否有食欲减退或盗汗等症状？
是
可能是肝炎、肺结核，请去内科就诊。
否
如果有轻微感冒或胸痛严重，可能是肺或支气管的疾病，请去内科就诊。
否
可能是轻微感冒，注意休息。如果一直不好，请去内科就诊。
是
脸部表情是否和以往不同？
是
如果在眼睛或头部看出变化，可能是甲状腺功能亢进症，请去内科检查。如果有浮肿，有可能是心脏、肾脏、肝脏方面的疾病，请立即去内科就诊。
否
是否发胖？
是
可能是高血压、心脏病，请去内科就诊。
否
即使没有其他症状，如果一直不好，请去内科做进一步的检查。
否
可能是由轻微感冒引起，但如果持续倦怠及低烧，就可能隐藏重病，请尽早去内科检查。

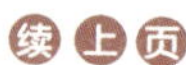

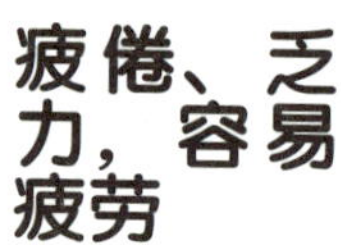

（接上页）

是否发烧？

→ 否 → 是否有工作压力大或运动过度，睡眠不足，焦虑不安等情况？

- 是 → 可能是由于过劳或日常生活不规律，注意休息或调整作息时间。若持续焦虑不安，请去精神心理科就诊。
- 否 → 是否嗜酒、几乎天天喝？
  - 是 → 可能有轻微酒瘾，如果不喝酒，就会感到焦虑和颤抖，那就表示可能已经成瘾了，请去精神心理科就诊。
  - 否 → 脸色、皮肤颜色是否异常？
    - 是 → 是否脸色苍白没有血色？
    - 否 → 粪便或尿液是否异常？

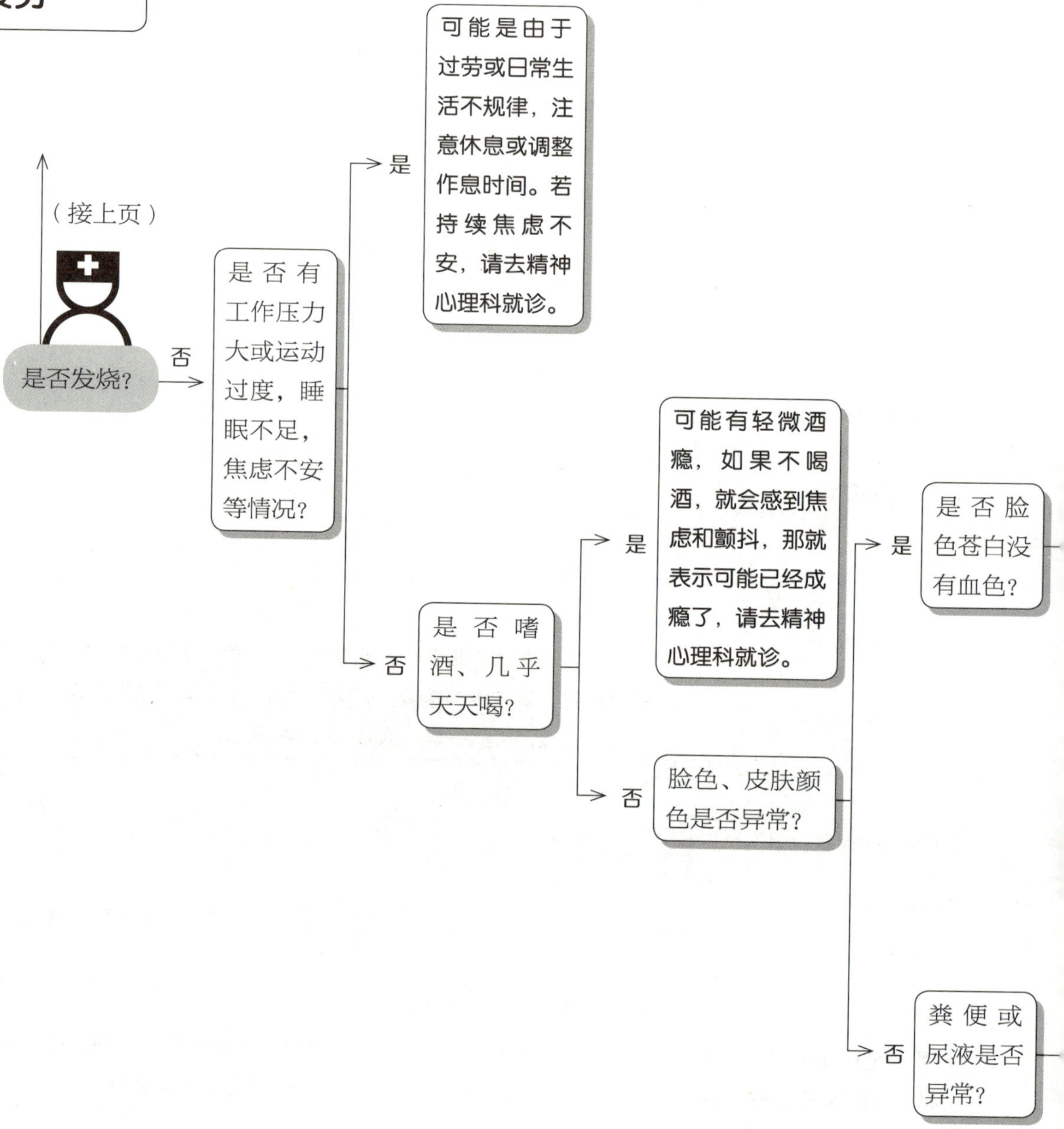

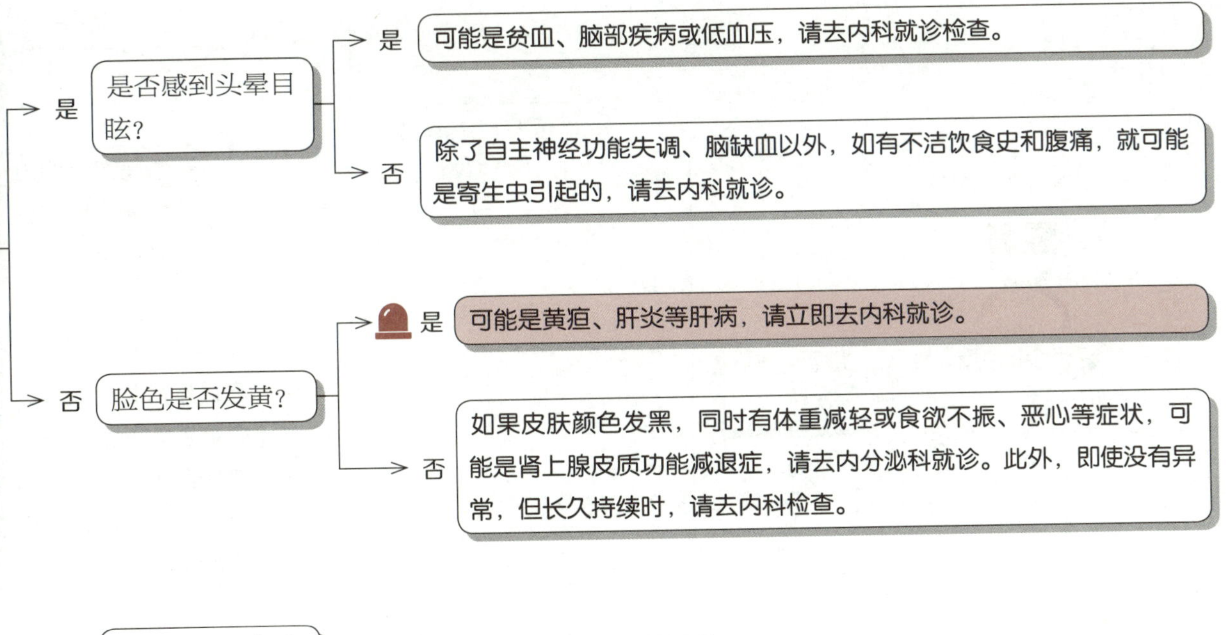

是

请见“粪便颜色异常”和“尿色异常”的图表。

否

是否感到头部沉重、颈部或肩膀僵硬？

是

可能是脊椎方面的疾病或眼睛疲劳、高血压、低血压、更年期综合征，请去骨科、内科等就诊检查。

否

是否出现浮肿？

是

可能是肾炎、肝炎、心脏病、甲状腺功能减退症，请立即去内科就诊。

否

如果长期服用药物，则可能是药物产生的副作用，请去咨询主治医生。其他的情况，请去内科接受检查。

食欲降低、消瘦

如果饮食量比以前少，而运动量增加，体重就会减轻。短时间的食欲下降十分普遍和正常，往往是人体的自我保护。但如果排除这些原因而发生急剧消瘦，就要警惕可能是严重的内脏疾病。

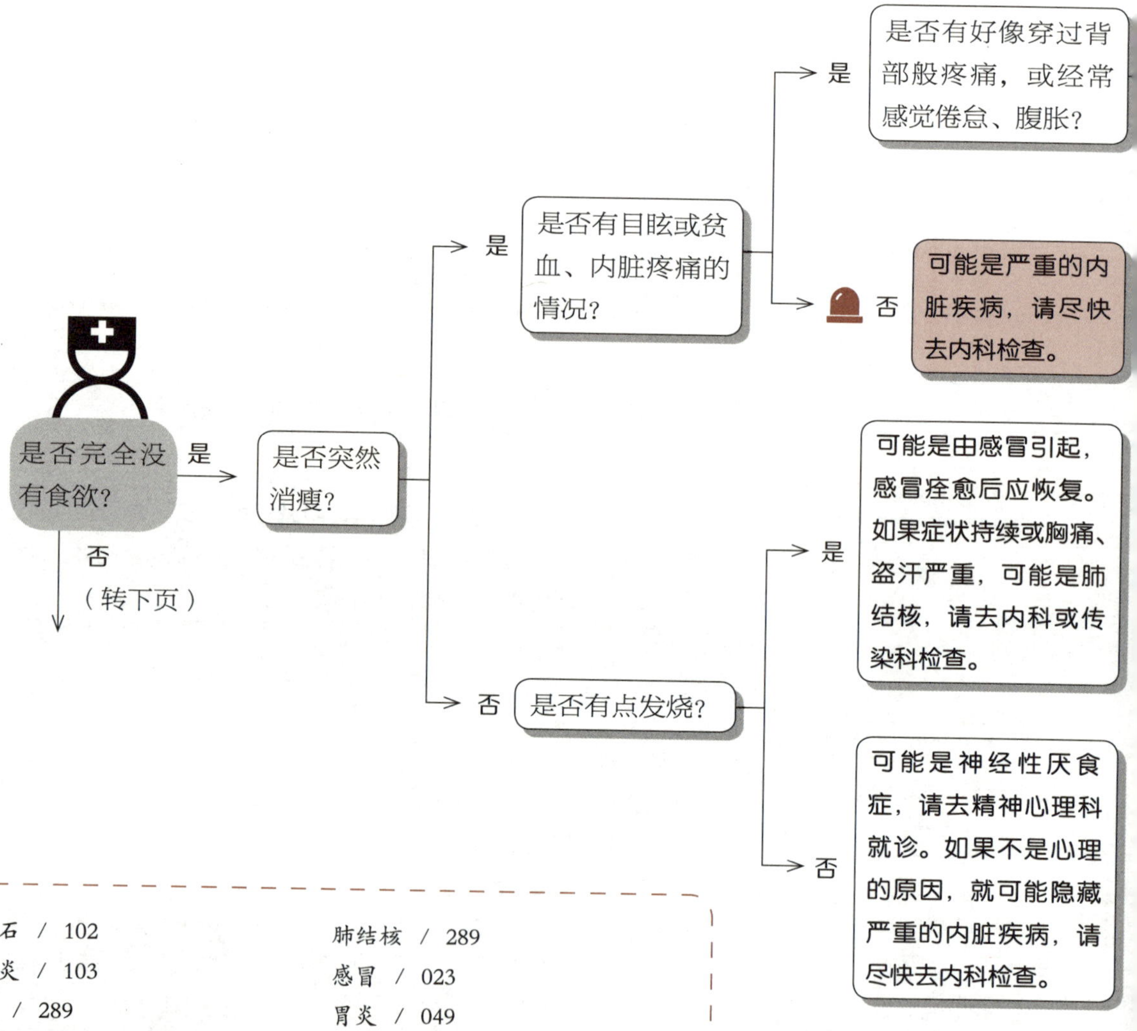

是否完全没有食欲？

- 是 → 是否突然消瘦？
  - 是 → 是否有目眩或贫血、内脏疼痛的情况？
    - 是 → 是否有好像穿过背部般疼痛，或经常感觉倦怠、腹胀？
    - 否 → 可能是严重的内脏疾病，请尽快去内科检查。
  - 否 → 是否有点发烧？
    - 是 → 可能是由感冒引起，感冒痊愈后应恢复。如果症状持续或胸痛、盗汗严重，可能是肺结核，请去内科或传染科检查。
    - 否 → 可能是神经性厌食症，请去精神心理科就诊。如果不是心理的原因，就可能隐藏严重的内脏疾病，请尽快去内科检查。
- 否 （转下页）

是　可能是胆结石（包括胆囊、胆管等）、胆囊炎、肝炎、肝硬化等严重疾病，请立即去腹部外科就诊。

否　可能是神经性厌食症，请去精神心理科就诊。如果不是心理的原因，就可能隐藏严重的内脏疾病，请尽快去内科检查。

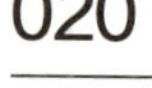
续上页

食欲降低、消瘦

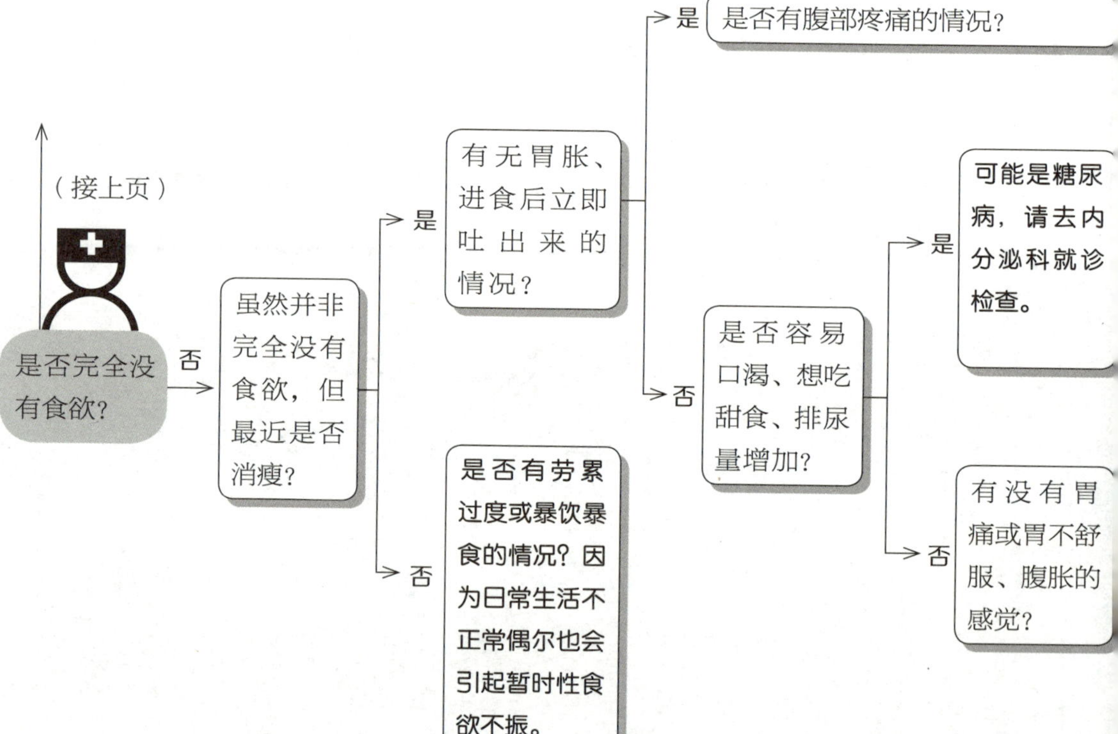

（接上页）
是否完全没有食欲？
否
虽然并非完全没有食欲，但最近是否消瘦？
是
有无胃胀、进食后立即吐出来的情况？
是
是否有腹部疼痛的情况？
否
是否容易口渴、想吃甜食、排尿量增加？
是
可能是糖尿病，请去内分泌科就诊检查。
否
有没有胃痛或胃不舒服、腹胀的感觉？
否
是否有劳累过度或暴饮暴食的情况？因为日常生活不正常偶尔也会引起暂时性食欲不振。

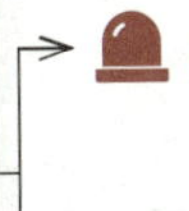

是 → 可能是胃炎或消化道溃疡等。如果疼痛剧烈，就可能是严重疾病，请立即去消化内科就诊检查。

否 → 如果进食后立即吐出来、极度消瘦，很可能是神经性厌食症，去精神心理科就诊。如果还有其他异常，且长期持续，则应去内科就诊检查。

是 → 可能是隐藏严重的内脏疾病，请尽快去消化内科就诊检查。

否 → 脸色是否和以前不同?

- 是 → 有无皮肤发黄、牙龈或手脚关节发黑的情况?
  - 是 → 可能是肾上腺皮质功能减退症，请去内科或内分泌科就诊。
  - 否 → 是否容易出汗、心悸或颤抖?
    - 是 → 可能是甲状腺功能亢进症，请去内科或内分泌科就诊。
    - 否 → 是否经常喝酒、有酗酒的习惯?
      - 是 → 可能是酒精性肝病、肝炎、肝硬化等疾病，请去内科就诊。
      - 否 → 即使没有其他症状，但如果消瘦迅速或明显，也应尽快去内科就诊。
- 否 → 即使没有其他症状，但如果消瘦迅速或明显，也应尽快去内科就诊。

过度肥胖

一旦停止以往长期保持的运动习惯或改变饮食习惯，常有体重增加的情况，但如果超过身体质量指数（BMI）正常指标 20% 以上，特别是短期出现明显的肥胖，必须加以注意。

身体质量指数（BMI）= 体重（千克）÷ 身高（米）的平方

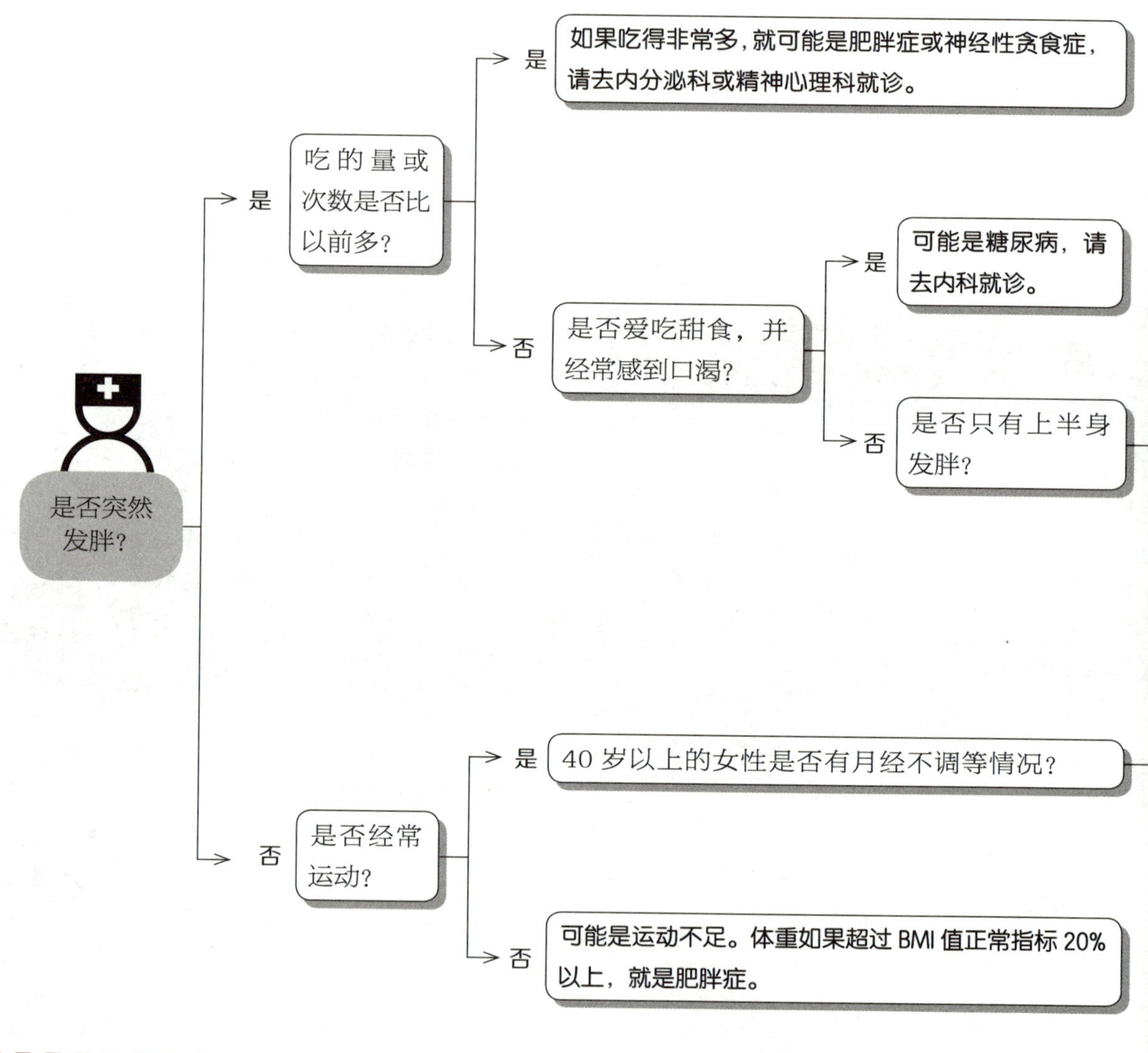

更年期综合征 / 241
糖尿病 / 069
肥胖症 / 062
神经性贪食症 / 277
库欣综合征 / 067
甲状腺功能减退症 / 063

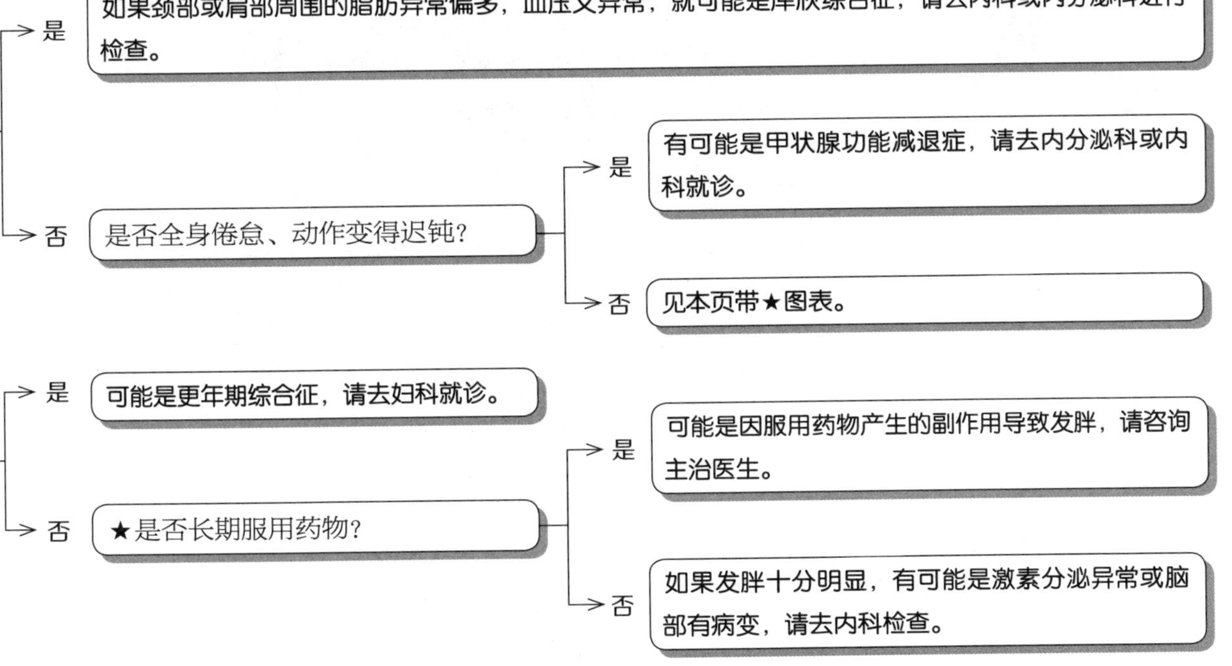
是
如果颈部或肩部周围的脂肪异常偏多，血压又异常，就可能是库欣综合征，请去内科或内分泌科进行检查。
否
是否全身倦怠、动作变得迟钝？
是
有可能是甲状腺功能减退症，请去内分泌科或内科就诊。
否
见本页带★图表。
是
可能是更年期综合征，请去妇科就诊。
否
★是否长期服用药物？
是
可能是因服用药物产生的副作用导致发胖，请咨询主治医生。
否
如果发胖十分明显，有可能是激素分泌异常或脑部有病变，请去内科检查。

浮肿（成人）

如果肾脏无法排出体液内过多的水和钠，就会出现浮肿。这种情况既可由肾脏疾病引起，也可由心脏、肝脏、血管、甲状腺疾病等引起。

- 是否全身浮肿？
  - 是 → 浮肿是否非暂时性，并从脸部开始？
    - 是 → 可能是肾脏疾病。有时会有尿量异常或血压异常，请立即去肾内科就诊。
    - 否 → 是否在起立时从脚部开始，睡觉时从背部开始？
      - 是 → 可能是因心脏病使静脉血液回流心脏变差，请去心内科检查。
      - 否 → 皮肤是否苍白、干燥？
  - 否 → 是否经常服用某种药物？
    - 是 → 如果罹患风湿病或气喘，长期服用糖皮质激素，脸部变圆，请去咨询主治医生。
    - 否 → 是否怀孕或可能已经怀孕？
      - 是 → 可能是妊娠浮肿，也可能是妊娠中毒症，请尽快去妇产科就诊。
      - 否 → 浮肿是否在头部以上的部分？
        - 是 → 脸是否突然发红变圆、颈根或肩部变粗？
        - 否 → 是否在月经前一个星期浮肿，月经来后就消失？

（转下页）

是 可能是甲状腺功能减退症，大多在产后出现。这种情形用手指按压皮肤时也不会凹下，应立即去内分泌科或内科就诊。

否 有时因服用药物引起，如 ACEI（血管紧张素转换酶抑制剂，如卡托普利、贝那普利）、CCB（钙离子拮抗剂，如氨氯地平）类降压药，这种情形需咨询主治医生。也有因疲劳而引起的情形，但如果症状长期持续，就可能是激素失衡或循环系统的疾病，请去内科就诊检查。

是 可能是库欣综合征，请去内科或内分泌科就诊。

否 是否在早晨出现，从眼睑、颜面、脚踝部发展为全身性？

- 是 浮肿是否突然很快就消失？
  - 是 可能是血管神经性水肿，请去血管内科或皮肤科就诊。
  - 否 可能是肾性水肿，也可能是急性、慢性肾炎或肾病综合征，请去肾内科就诊。
- 否 浮肿部位如果发红、按压会疼痛，就是炎症性水肿，请去外科就诊。

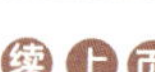

浮肿（成人）

（接上页）

是否在月经前一个星期浮肿，月经来后就消失？

是 → 可能是月经前浮肿，通常不必担心。但为了慎重起见，请去妇科就诊检查。

否 → 如果是40岁以上的女性，是否有头重、肩膀疼痛、头昏脑涨、晕眩、低烧等症状出现？

是 → 可能是更年期综合征，请去妇科就诊。

否 → 腋下或大腿根部是否长出瘤般的东西？

是 → 可能是淋巴管炎，请立即去外科就诊。

否 → 腹部是否像积水般膨胀？

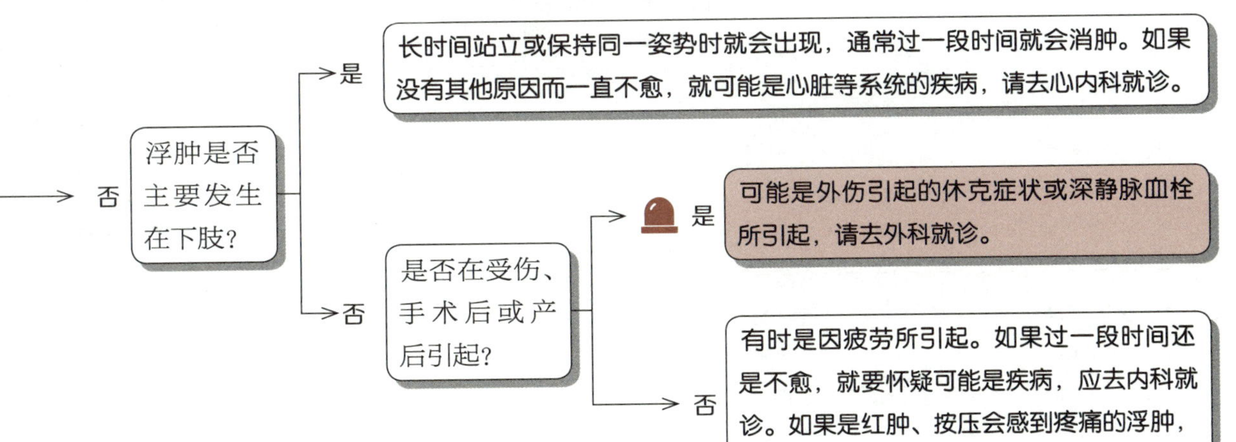
是
可能是肝源性水肿，如肝硬化或腹膜炎等，请立即去传染科或消化科就诊。
否
浮肿是否主要发生在下肢？
是
长时间站立或保持同一姿势时就会出现，通常过一段时间就会消肿。如果没有其他原因而一直不愈，就可能是心脏等系统的疾病，请去心内科就诊。
否
是否在受伤、手术后或产后引起？
是
可能是外伤引起的休克症状或深静脉血栓所引起，请去外科就诊。
否
有时是因疲劳所引起。如果过一段时间还是不愈，就要怀疑可能是疾病，应去内科就诊。如果是红肿、按压会感到疼痛的浮肿，就是有发炎，应去外科就诊。

肤色异常

皮肤是反映内脏状况的一面镜子。不同的肤色不但提示一个人的健康程度，还与各种疾病有关。

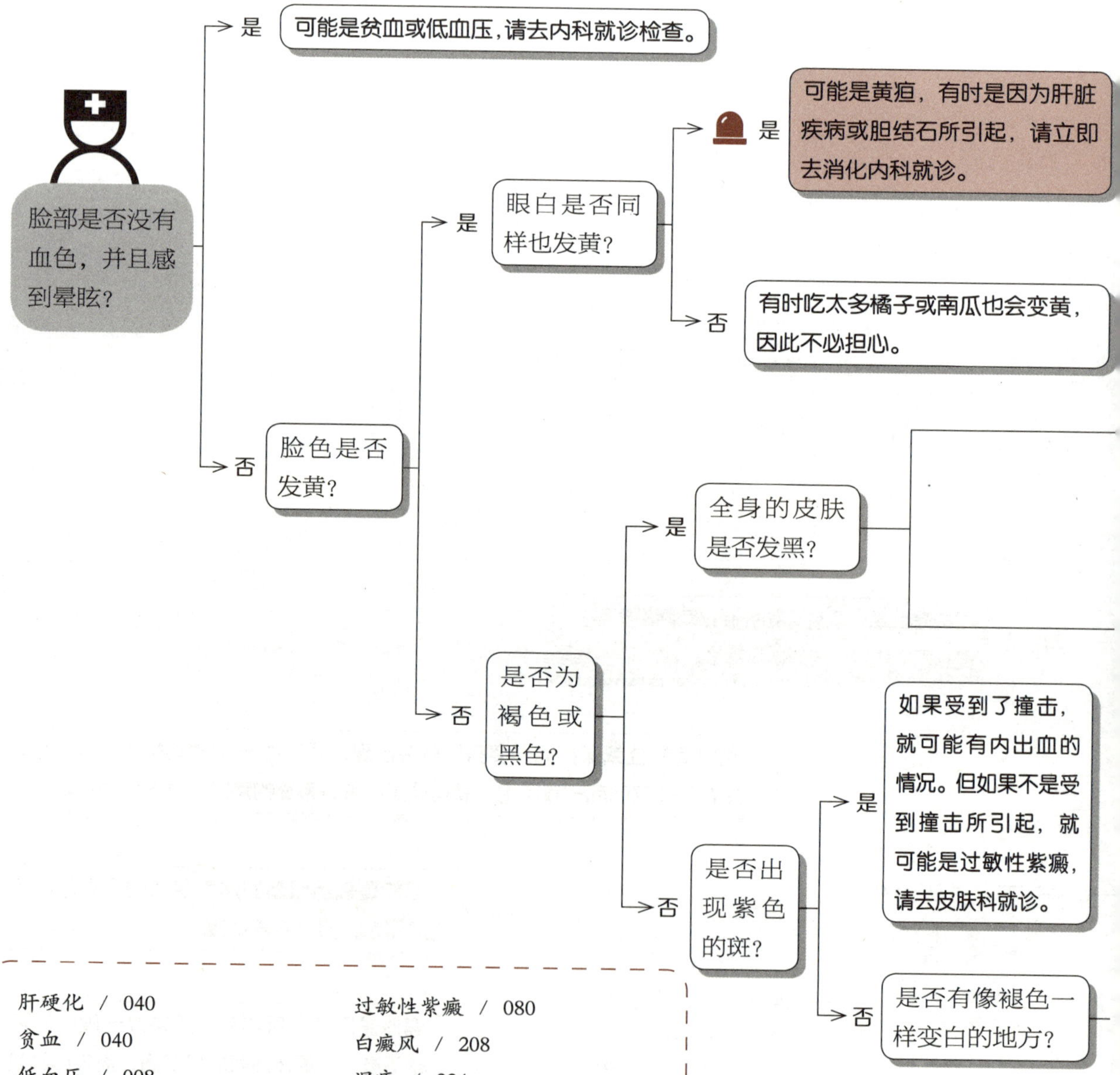

脸部是否没有血色，并且感到晕眩？

- 是 → 可能是贫血或低血压，请去内科就诊检查。
- 否 → 脸色是否发黄？
  - 是 → 眼白是否同样也发黄？
    - 是 → 可能是黄疸，有时是因为肝脏疾病或胆结石所引起，请立即去消化内科就诊。
    - 否 → 有时吃太多橘子或南瓜也会变黄，因此不必担心。
  - 否 → 是否为褐色或黑色？
    - 是 → 全身的皮肤是否发黑？
    - 否 → 是否出现紫色的斑？
      - 是 → 如果受到了撞击，就可能有内出血的情况。但如果不是受到撞击所引起，就可能是过敏性紫癜，请去皮肤科就诊。
      - 否 → 是否有像褪色一样变白的地方？

肝硬化 / 040
贫血 / 040
低血压 / 008
黄疸 / 041
胆结石 / 102
过敏性紫癜 / 080
白癜风 / 208
湿疹 / 224
肾上腺皮质功能减退症 / 057
进行性指掌角皮症 / 219

是：如果有全身倦怠感或食欲减退，就可能是慢性肾上腺皮质功能减退症或肝硬化，请立即去内分泌科或消化内科就诊。

否：除晒伤引起的黑斑、雀斑外，也有老化、使用化妆品引起的皮肤发黑等多种情况。如果感到可疑，请去皮肤科就诊。此外，成年后才长出的黑痣或黑斑，有时也会引起恶性疾病，因此要特别注意，如果持续变大，应尽快去皮肤科就诊。

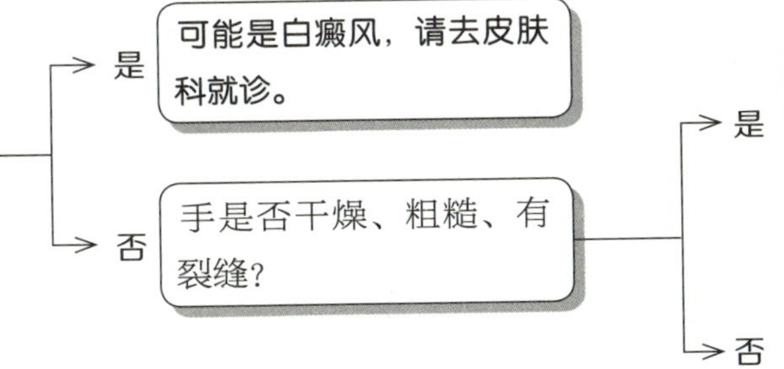

是：可能是进行性指掌角皮症或手部湿疹等。手部湿疹常会因手需要经常沾水或肥皂、清洁剂而恶化，初期的治疗很重要，请尽快去皮肤科就诊。

否：如果红肿或发红、溃烂等异常长久持续，请去皮肤科就诊。

皮肤瘙痒

皮肤瘙痒主要由皮肤病或系统性（全身性）疾病引起。不伴有皮肤症状的瘙痒通常是系统性疾病引起。某些药物、妊娠、皮肤干燥、接触刺激物和搔抓也会引起皮肤瘙痒。

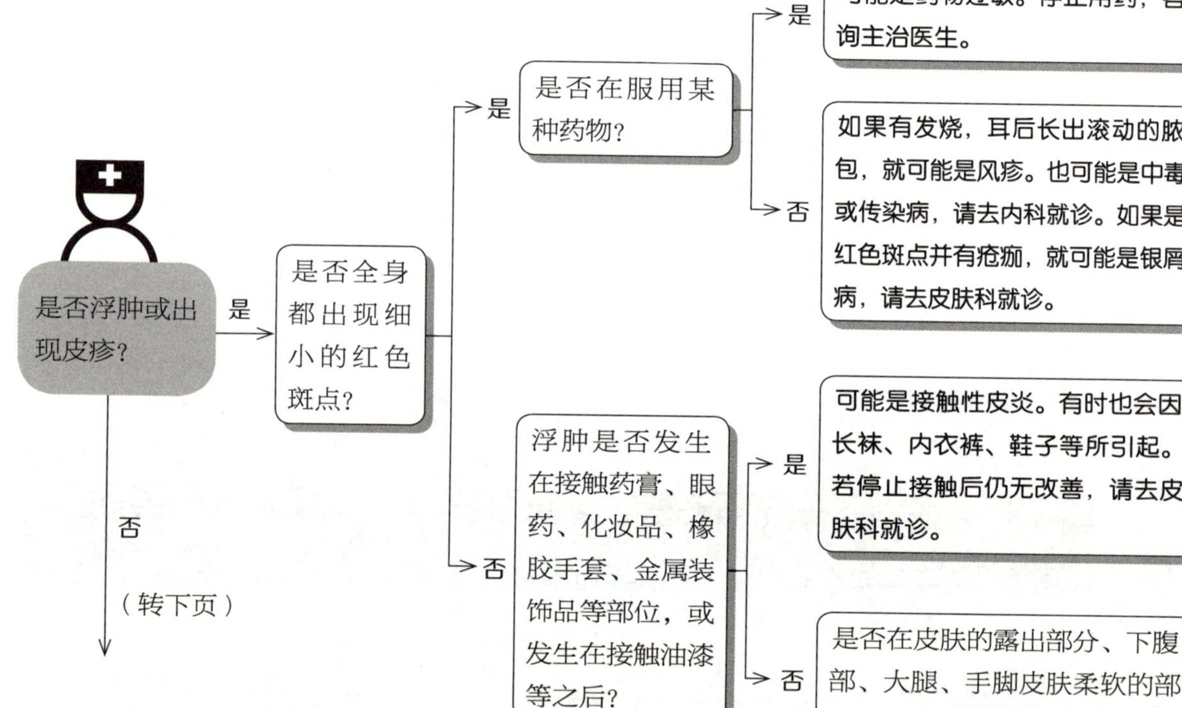

风疹 / 363
银屑病 / 228
接触性皮炎 / 214
日晒伤与日光过敏 / 222
腹股沟癣 / 212
湿疹 / 224
荨麻疹 / 225
脂溢性皮炎 / 232
黄疸 / 041
脚癣 / 217
痱子 / 330
糖尿病 / 069
分离转换性障碍 / 270
念珠菌阴道炎 / 248
特异性皮炎 / 342

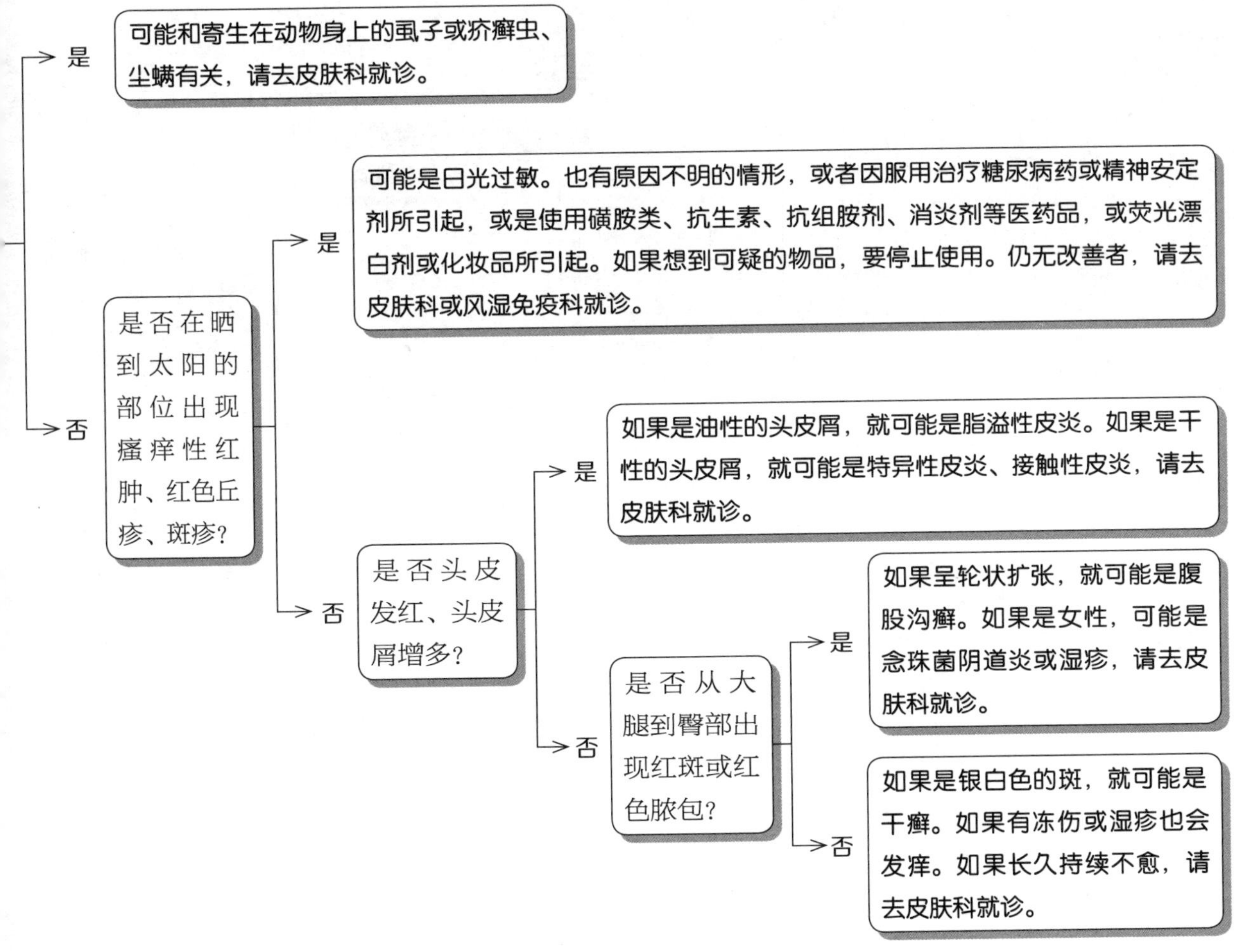

→是 可能和寄生在动物身上的虱子或疥癣虫、尘螨有关，请去皮肤科就诊。

→否 是否在晒到太阳的部位出现瘙痒性红肿、红色丘疹、斑疹？

→是 可能是日光过敏。也有原因不明的情形，或者因服用治疗糖尿病药或精神安定剂所引起，或是使用磺胺类、抗生素、抗组胺剂、消炎剂等医药品，或荧光漂白剂或化妆品所引起。如果想到可疑的物品，要停止使用。仍无改善者，请去皮肤科或风湿免疫科就诊。

→否 是否头皮发红、头皮屑增多？

→是 如果是油性的头皮屑，就可能是脂溢性皮炎。如果是干性的头皮屑，就可能是特异性皮炎、接触性皮炎，请去皮肤科就诊。

→否 是否从大腿到臀部出现红斑或红色脓包？

→是 如果呈轮状扩张，就可能是腹股沟癣。如果是女性，可能是念珠菌阴道炎或湿疹，请去皮肤科就诊。

→否 如果是银白色的斑，就可能是干癣。如果有冻伤或湿疹也会发痒。如果长久持续不愈，请去皮肤科就诊。

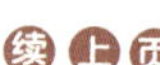

皮肤瘙痒

（接上页）

是否浮肿或出现皮疹？

→ 否：当皮肤突然出现像地图般不规则形的发红、肿起、发痒，是否出现红色的蚯蚓状纹？

→ 是：可能是荨麻疹。多半是过敏性，和受凉、饮食（鲭鱼、虾子、贝类、火腿、蛋等）或药物等有关。数分钟到数小时症状就会消失，但如果是全身性或发痒严重，请去皮肤科就诊。

→ 否：皮肤和眼白是否变黄？

→ 是：可能是黄疸，请去内科就诊。

→ 否：手或脚的指缝是否有皮肤脱落、白色小泡？

→ 是：可能是脚癣，请去皮肤科就诊。

→ 否：是否在夏季出汗时容易出现？

→是　可能是痱子。出汗后不擦干就容易长痱子，如果保持清洁还不痊愈，请去皮肤科就诊。

→否　可能是皮肤瘙痒症。糖尿病（20% 的患者有外阴或肛周瘙痒）、肝脏病、肾脏病、血液疾病，或是分离转换性障碍等精神疾病或老年人，也会出现皮肤瘙痒，应去内科抽血检查肝肾功能和血糖、白细胞水平。此外，化学药品或化学纤维、金属等导致的炎症也会引起皮肤瘙痒。确认原因后去皮肤科进行相应检查。有时，妊娠最后几个月也会出现皮肤瘙痒症状，去妇产科就诊。

皮肤出现皮疹

皮疹多半会和发痒一同出现，但如果没有发痒的现象，就不单是皮肤的疾病，有可能是因内脏疾病所引起。

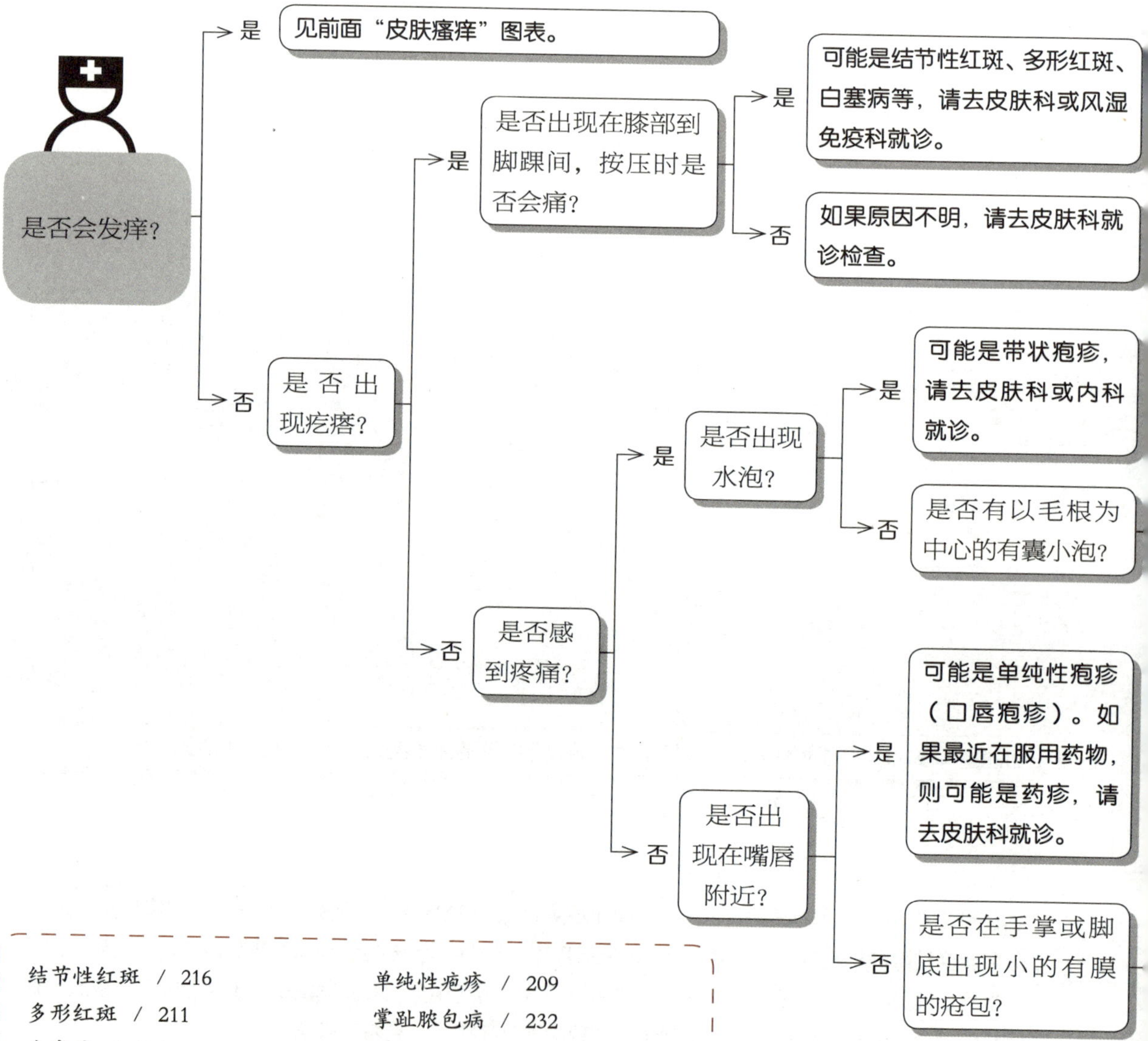

是否会发痒？

- 是 → 见前面“皮肤瘙痒”图表。
- 否 → 是否出现疙瘩？
  - 是 → 是否出现在膝部到脚踝间，按压时是否会痛？
    - 是 → 可能是结节性红斑、多形红斑、白塞病等，请去皮肤科或风湿免疫科就诊。
    - 否 → 如果原因不明，请去皮肤科就诊检查。
  - 否 → 是否感到疼痛？
    - 是 → 是否出现水泡？
      - 是 → 可能是带状疱疹，请去皮肤科或内科就诊。
      - 否 → 是否有以毛根为中心的有囊小泡？
    - 否 → 是否出现在嘴唇附近？
      - 是 → 可能是单纯性疱疹（口唇疱疹）。如果最近在服用药物，则可能是药疹，请去皮肤科就诊。
      - 否 → 是否在手掌或脚底出现小的有膜的疮包？

结节性红斑 / 216
多形红斑 / 211
白塞病 / 071
带状疱疹 / 211
疖痈 / 219
痤疮 / 209
单纯性疱疹 / 209
掌趾脓包病 / 232
脚癣 / 217
银屑病 / 228
脑膜炎 / 093

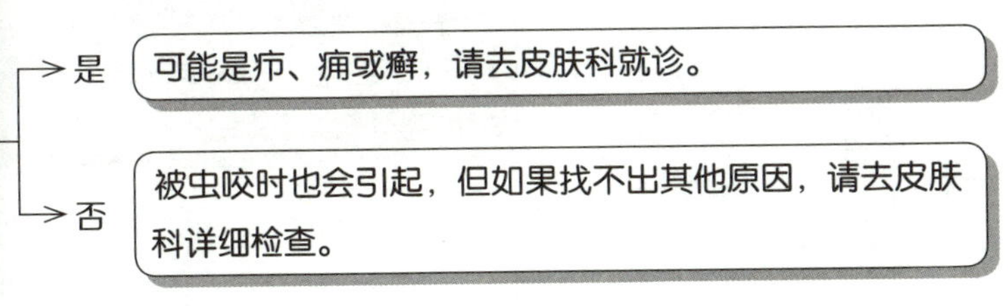

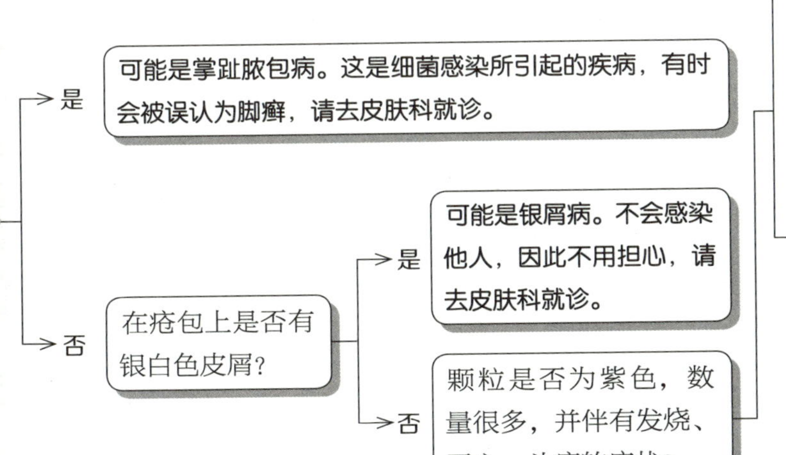

是
可能是病毒感染引起的脑膜炎，请立即去神经内科就诊。

否
皮肤的小疮通常被称为痤疮。青春期常见的痤疮也是一种疾病，严重时需要去皮肤科进行治疗。如果有痣变大，而且越来越黑，就有恶化可能，尽快去皮肤科就诊。

容易出汗

天气炎热、运动、受到惊吓、紧张、兴奋时流汗，是人体调节体温正常的生理现象。但如果除此之外经常出汗，而且汗量比平时多，就有可能是疾病引起。

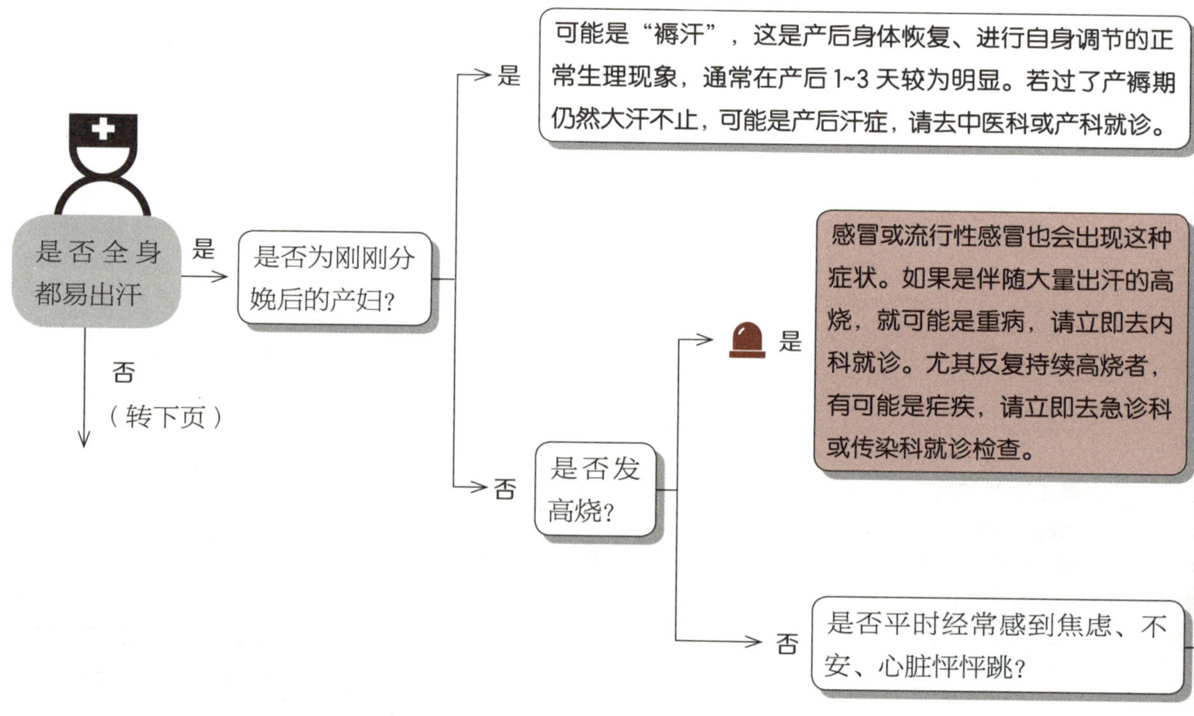

→是 可能是甲状腺功能亢进症，请去内分泌科就诊。

→否 若是因天气炎热或兴奋而出汗，就不必担心。但如果汗量极多且流汗不止，就可能是多汗症，这种情形多半是脑部的体温调节中枢有问题，或是糖尿病、酒精依赖症所引起，请尽快去内科、内分泌科就诊。

续上页

容易出汗

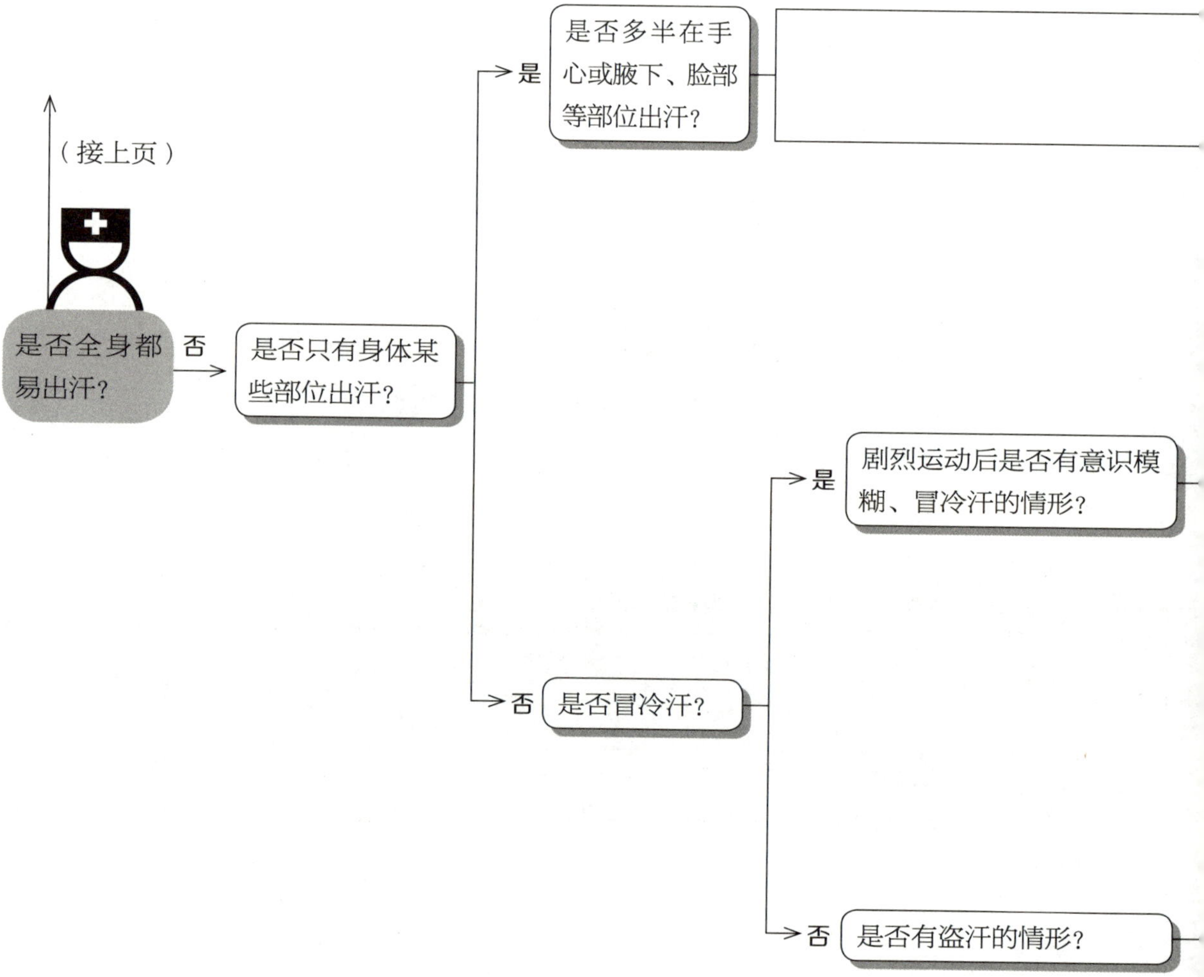

（接上页）

是否全身都易出汗？

否 → 是否只有身体某些部位出汗？

- 是 → 是否多半在手心或腋下、脸部等部位出汗？
- 否 → 是否冒冷汗？
  - 是 → 剧烈运动后是否有意识模糊、冒冷汗的情形？
  - 否 → 是否有盗汗的情形？

→ 是　如果只是身体某部位流汗，有可能是局部性多汗症。多半是因精神兴奋所引起，不必担心，也可去内分泌科就诊检查。

→ 否　如果因脑卒中造成半身不遂，在治疗其他疾病过程中阻断交感神经，也会有局部多汗的情形，请去神经内科就诊。如果没有其他原因而持久、持续出汗，请去内分泌科就诊。

→ 是　可能是糖尿病引起的低血糖状态。严重时会变得意识不清，请尽快含糖块、饮糖水，并去内科或内分泌科就诊。

→ 否　受到外部刺激时，体温会突然下降，脸色苍白、冒冷汗，这是末梢血管循环不良所引起。放松后若仍未见改善，请去内科就诊。

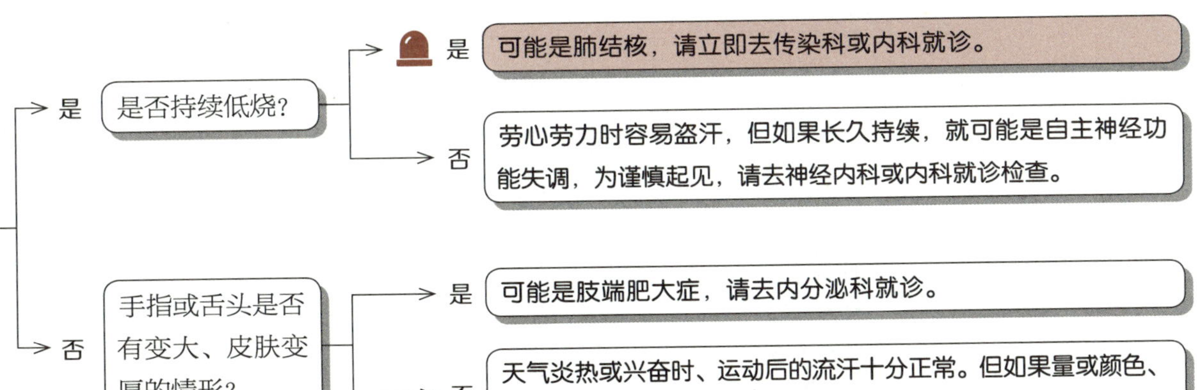

丧失意识（晕厥）

短暂的丧失意识的失神、晕厥主要因脑部供血不足引起；长时间丧失意识的昏睡、昏迷状态通常是因脑组织调节活动水平和意识状态的能力受损造成。

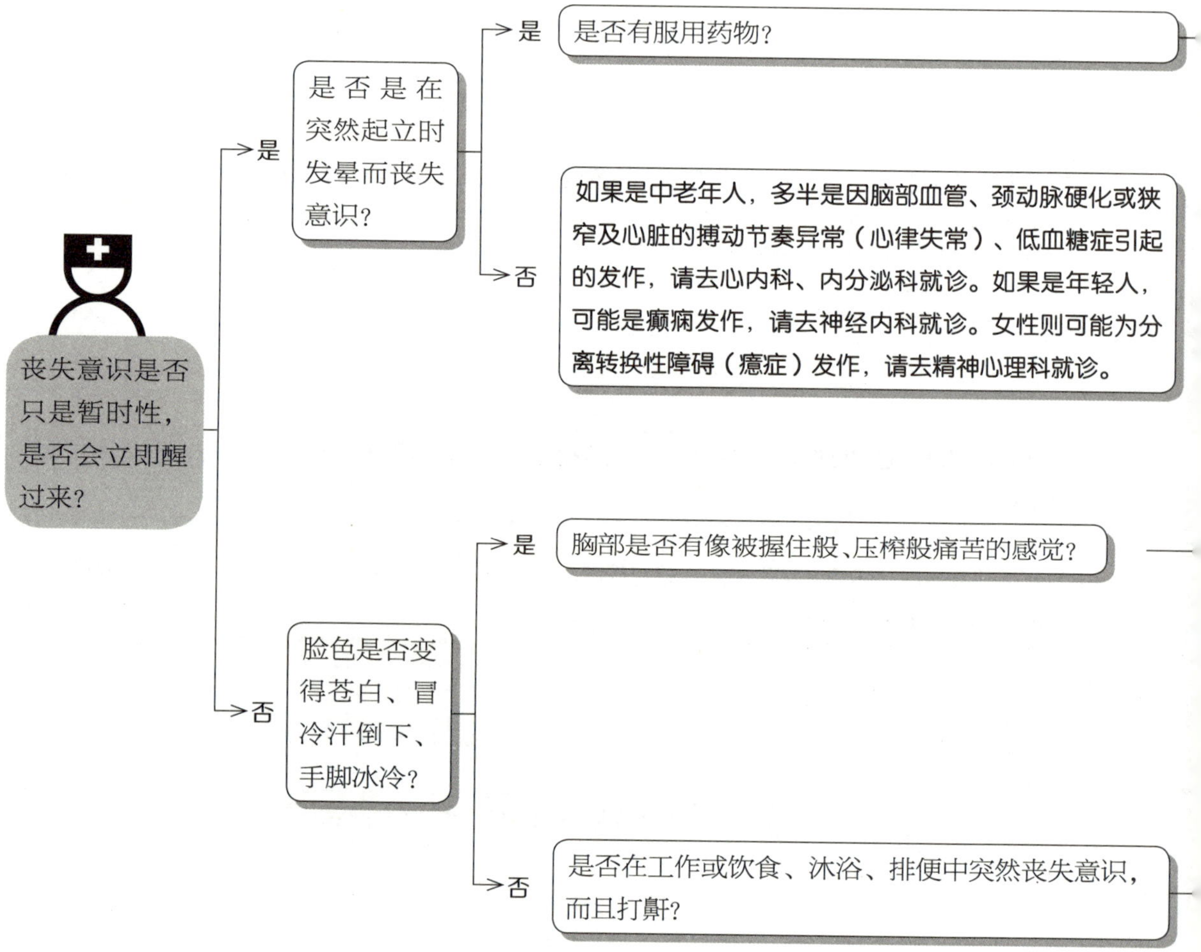

丧失意识是否只是暂时性，是否会立即醒过来？

- 是 → 是否是在突然起立时发晕而丧失意识？
  - 是 → 是否有服用药物？
  - 否 → 如果是中老年人，多半是因脑部血管、颈动脉硬化或狭窄及心脏的搏动节奏异常（心律失常）、低血糖症引起的发作，请去心内科、内分泌科就诊。如果是年轻人，可能是癫痫发作，请去神经内科就诊。女性则可能为分离转换性障碍（癔症）发作，请去精神心理科就诊。
- 否 → 脸色是否变得苍白、冒冷汗倒下、手脚冰冷？
  - 是 → 胸部是否有像被握住般、压榨般痛苦的感觉？
  - 否 → 是否在工作或饮食、沐浴、排便中突然丧失意识，而且打鼾？

颈椎病 / 152
低血压 / 008
贫血 / 081
动脉硬化 / 002
低血糖症 / 061
心律失常 / 015
心肌梗死 / 010
脑卒中 / 094
糖尿病 / 069
酒精中毒 / 301
心绞痛 / 012
分离转换性障碍 / 270
癫痫 / 086

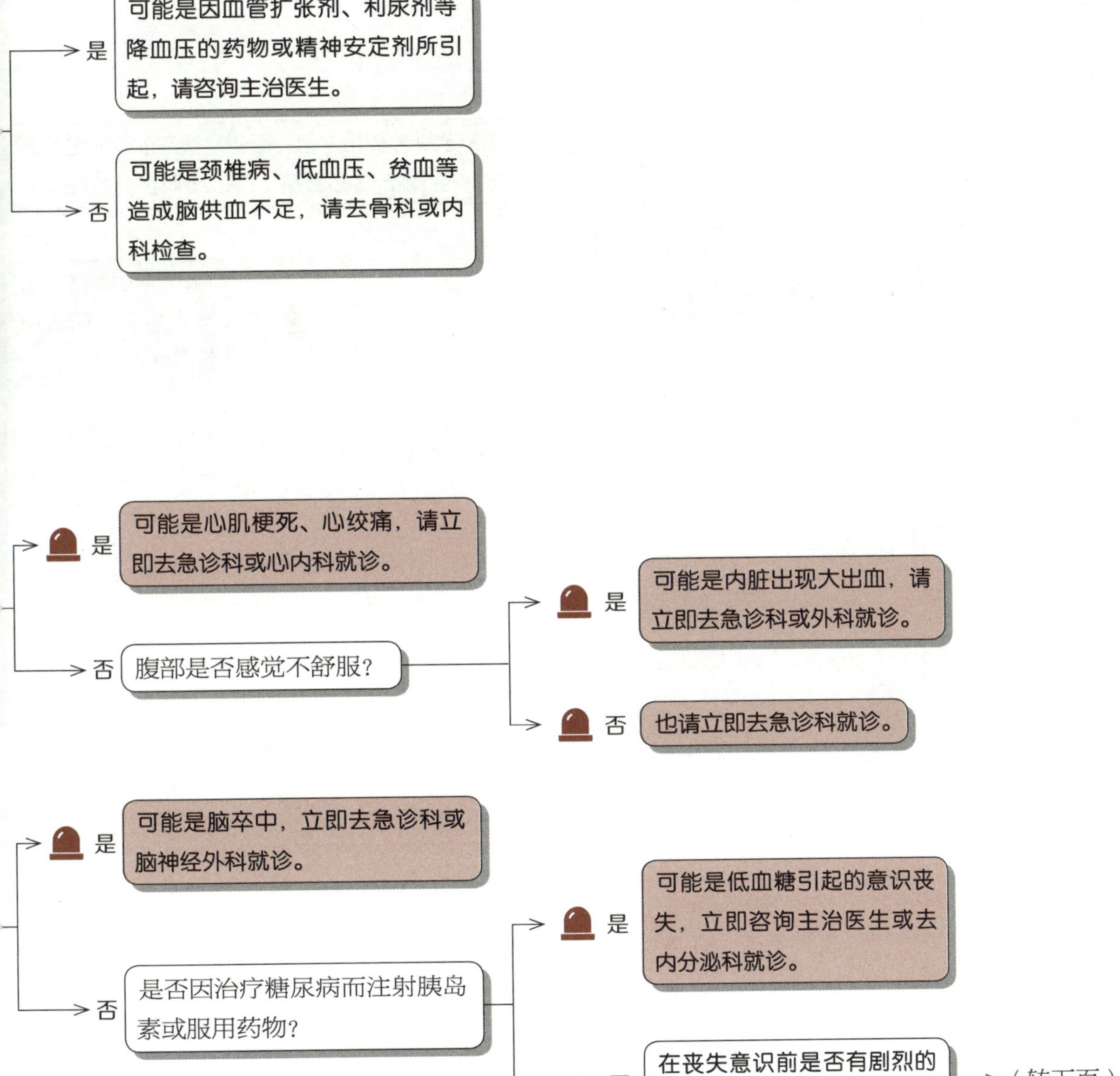
是
可能是因血管扩张剂、利尿剂等降血压的药物或精神安定剂所引起，请咨询主治医生。
否
可能是颈椎病、低血压、贫血等造成脑供血不足，请去骨科或内科检查。
是
可能是心肌梗死、心绞痛，请立即去急诊科或心内科就诊。
否
腹部是否感觉不舒服?
是
可能是内脏出现大出血，请立即去急诊科或外科就诊。
否
也请立即去急诊科就诊。
是
可能是脑卒中，立即去急诊科或脑神经外科就诊。
否
是否因治疗糖尿病而注射胰岛素或服用药物?
是
可能是低血糖引起的意识丧失，立即咨询主治医生或去内分泌科就诊。
否
在丧失意识前是否有剧烈的头痛或恶心、呕吐?

→（转下页）

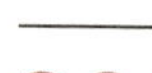

丧失意识（晕厥）

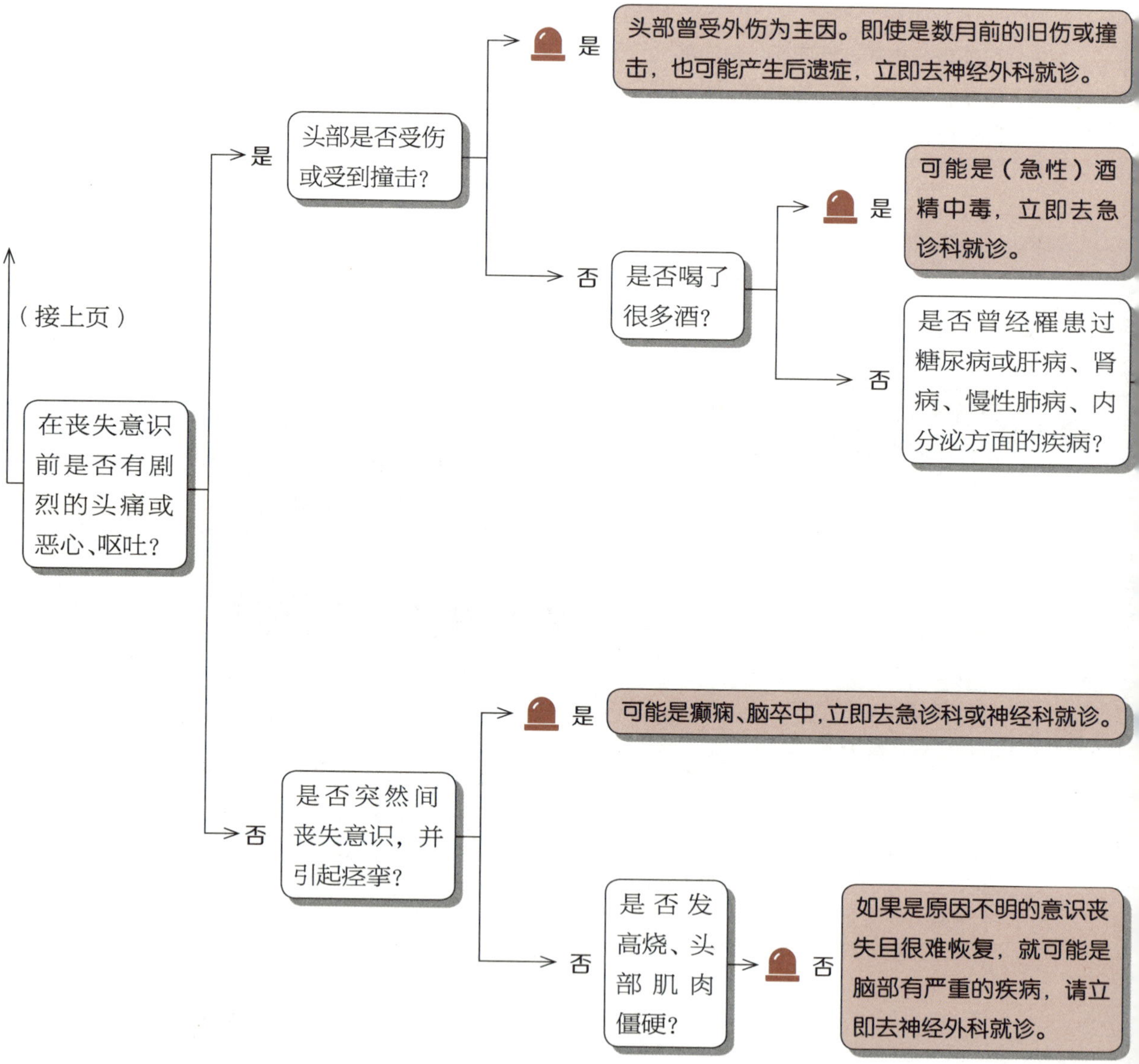

（接上页）

在丧失意识前是否有剧烈的头痛或恶心、呕吐？

- 是 → 头部是否受伤或受到撞击？
  - 是 → 头部曾受外伤为主因。即使是数月前的旧伤或撞击，也可能产生后遗症，立即去神经外科就诊。
  - 否 → 是否喝了很多酒？
    - 是 → 可能是（急性）酒精中毒，立即去急诊科就诊。
    - 否 → 是否曾经罹患过糖尿病或肝病、肾病、慢性肺病、内分泌方面的疾病？
- 否 → 是否突然间丧失意识，并引起痉挛？
  - 是 → 可能是癫痫、脑卒中，立即去急诊科或神经科就诊。
  - 否 → 是否发高烧、头部肌肉僵硬？
    - 否 → 如果是原因不明的意识丧失且很难恢复，就可能是脑部有严重的疾病，请立即去神经外科就诊。

是 可能是以前疾病的恶化，请立即去内科就诊。

否 平时活力充沛的人在起立时突然倒下，如果是年轻人，可能是贫血，请去内科就诊。如果是中老年人出现意识不清，就可能是严重的疾病，请立即去急诊科就诊。

痉挛（成人）

痉挛是因脑部的运动中枢或神经受过度刺激引起，但原因可能不限于脑部的疾病。

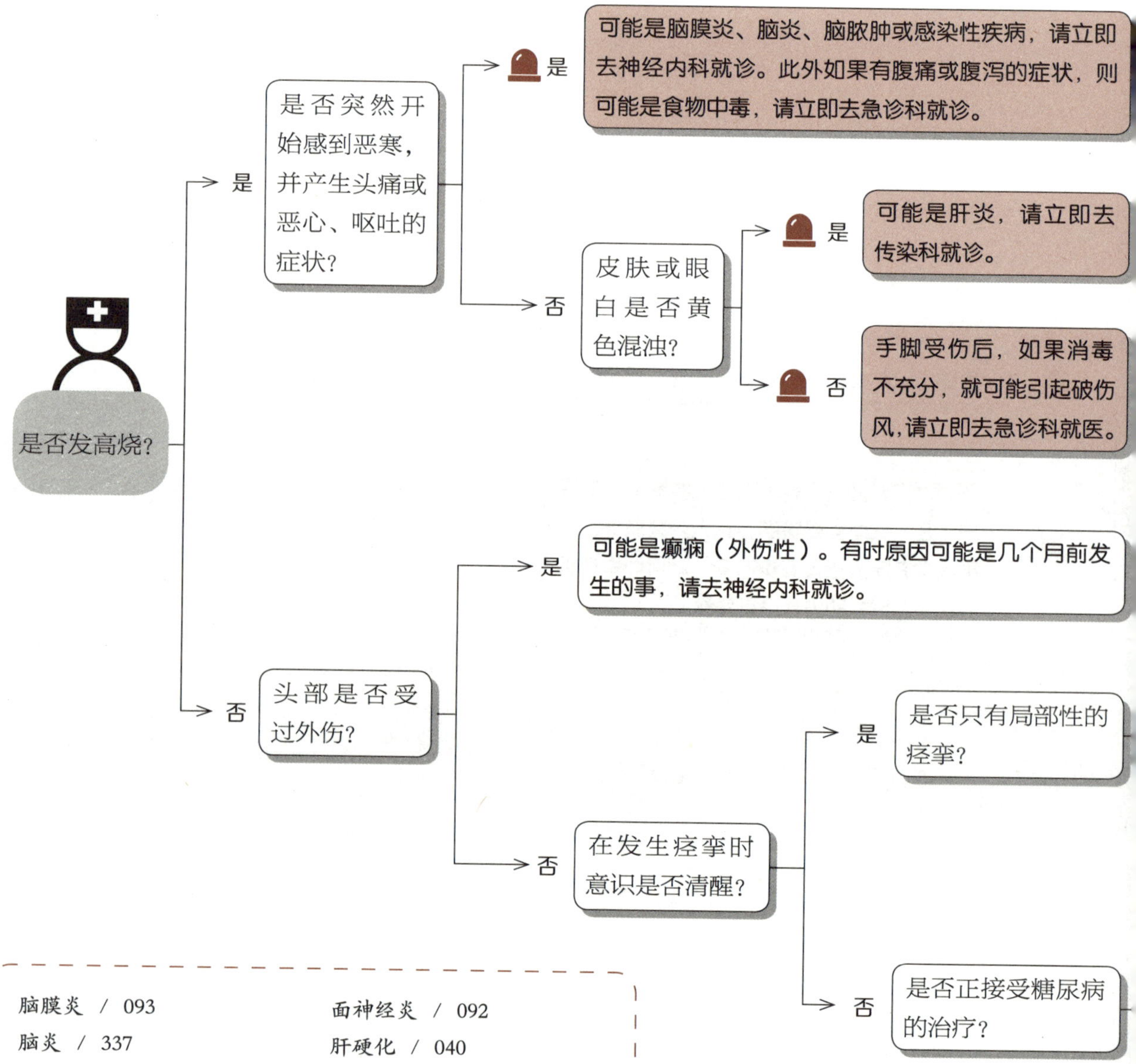

是否发高烧？

- 是 → 是否突然开始感到恶寒，并产生头痛或恶心、呕吐的症状？
  - 是 → 可能是脑膜炎、脑炎、脑脓肿或感染性疾病，请立即去神经内科就诊。此外如果有腹痛或腹泻的症状，则可能是食物中毒，请立即去急诊科就诊。
  - 否 → 皮肤或眼白是否黄色混浊？
    - 是 → 可能是肝炎，请立即去传染科就诊。
    - 否 → 手脚受伤后，如果消毒不充分，就可能引起破伤风，请立即去急诊科就医。
- 否 → 头部是否受过外伤？
  - 是 → 可能是癫痫（外伤性）。有时原因可能是几个月前发生的事，请去神经内科就诊。
  - 否 → 在发生痉挛时意识是否清醒？
    - 是 → 是否只有局部性的痉挛？
    - 否 → 是否正接受糖尿病的治疗？

脑膜炎 / 093
脑炎 / 337
脑脓肿 / 094
感染性疾病 / 300
食物中毒 / 307
肝炎 / 289
破伤风 / 304
癫痫 / 086
糖尿病 / 069
面神经炎 / 092
肝硬化 / 040
分离转换性障碍 / 270
低血糖症 / 061
尿毒症 / 055
酒精中毒 / 301
脑卒中 / 091
狂犬病 / 302
妊娠中毒症 / 253

是

在脸部发生的话，就可能是面神经炎，请去神经内科就诊。肝硬化也会引起痉挛，请去消化内科就诊。另外疲劳也会使眼皮痉挛，但不必过于担心。除此之外，还有因精神性原因引起的痉挛或神经疾病引起的痉挛。如果不是暂时性，而是经常发生，请去精神心理科、内科详细检查。

否

如果症状强烈或长久持续，请去内科、神经科就诊检查。也可能是分离转换性障碍，如果反复出现，请去精神心理科就诊。

是

可能是因血液中的糖分减少引起低血糖症发作，请立即咨询主治医生。

否

是否有肾脏方面的疾病？

是

可能是尿毒症，请立即去内科就诊。

否

是否正在戒酒或停止服用药物？

（转下页）

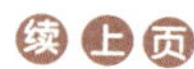

痉挛（成人）

（接上页）

是否正在戒酒或停止服用药物？

→ 是：可能是酒精或药物的中毒或戒断症状，请立即去内科就诊。

→ 否：是否头痛？

→ 是：以往是否偶尔会发生痉挛？

→ 是：很可能是脑部的严重疾病，请去神经内科就诊检查。

→ 否：是否是中老年人，平时血糖就高，并有恶心或目眩的症状？

→ 否：引起痉挛的原因多半是脑神经方面的疾病，且成为严重疾病的概率很高。不要因为症状轻微，或即使发作后很快就平息而掉以轻心，还是必须去内科、神经科检查，尤其是反复发作者，更要引起重视。

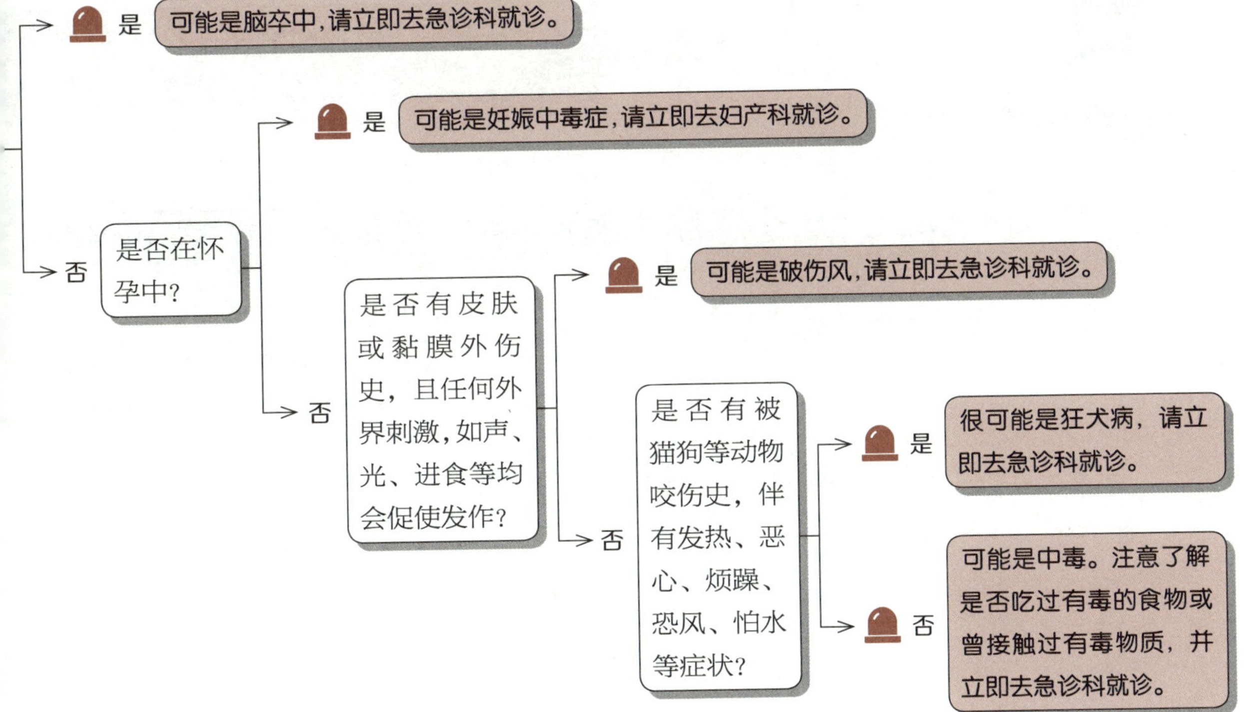
是
可能是脑卒中，请立即去急诊科就诊。
否
是否在怀孕中？
是
可能是妊娠中毒症，请立即去妇产科就诊。
否
是否有皮肤或黏膜外伤史，且任何外界刺激，如声、光、进食等均会促使发作？
是
可能是破伤风，请立即去急诊科就诊。
否
是否有被猫狗等动物咬伤史，伴有发热、恶心、烦躁、恐风、怕水等症状？
是
很可能是狂犬病，请立即去急诊科就诊。
否
可能是中毒。注意了解是否吃过有毒的食物或曾接触过有毒物质，并立即去急诊科就诊。

发高烧

发烧是人体的自我保护机制。发烧时人体免疫功能显著增强，有利于清除病原体和促进身体痊愈。但过高的体温可导致正常细胞和组织的损害。发烧达到 39℃以上就称为高烧。如果是突然发生，可能是感冒以及细菌或病毒感染所引起的。如果有剧烈的头痛或呕吐、呼吸困难等症状，就可能是患了重病。

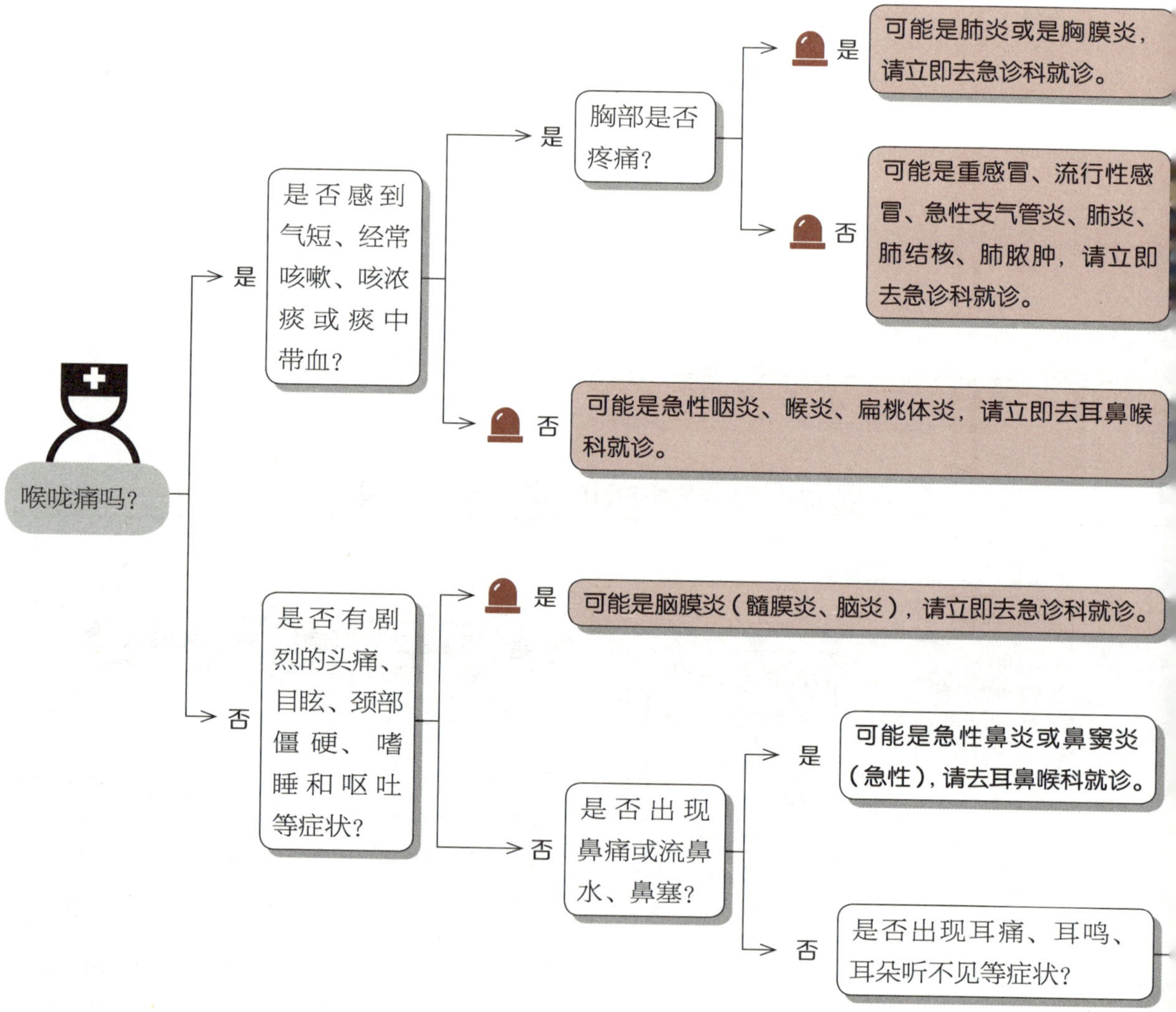

喉咙痛吗？

- 是 → 是否感到气短、经常咳嗽、咳浓痰或痰中带血？
  - 是 → 胸部是否疼痛？
    - 是 → 可能是肺炎或是胸膜炎，请立即去急诊科就诊。
    - 否 → 可能是重感冒、流行性感冒、急性支气管炎、肺炎、肺结核、肺脓肿，请立即去急诊科就诊。
  - 否 → 可能是急性咽炎、喉炎、扁桃体炎，请立即去耳鼻喉科就诊。
- 否 → 是否有剧烈的头痛、目眩、颈部僵硬、嗜睡和呕吐等症状？
  - 是 → 可能是脑膜炎（髓膜炎、脑炎），请立即去急诊科就诊。
  - 否 → 是否出现鼻痛或流鼻水、鼻塞？
    - 是 → 可能是急性鼻炎或鼻窦炎（急性），请去耳鼻喉科就诊。
    - 否 → 是否出现耳痛、耳鸣、耳朵听不见等症状？

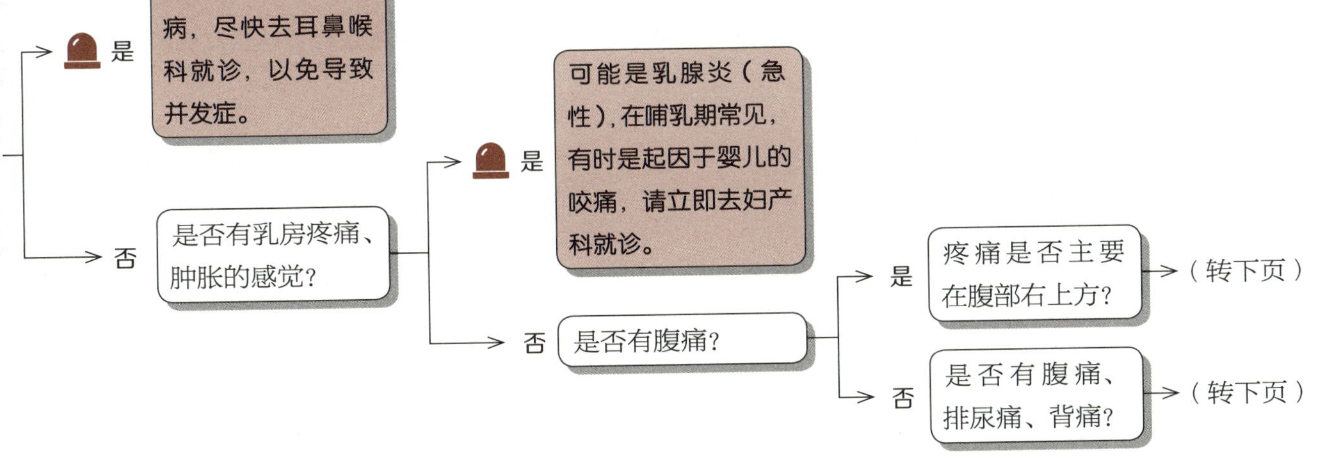

是
可能是中耳炎等疾病，尽快去耳鼻喉科就诊，以免导致并发症。
否
是否有乳房疼痛、肿胀的感觉？
是
可能是乳腺炎（急性），在哺乳期常见，有时是起因于婴儿的咬痛，请立即去妇产科就诊。
否
是否有腹痛？
是
疼痛是否主要在腹部右上方？
（转下页）
否
是否有腹痛、排尿痛、背痛？
（转下页）

续上页

发高烧

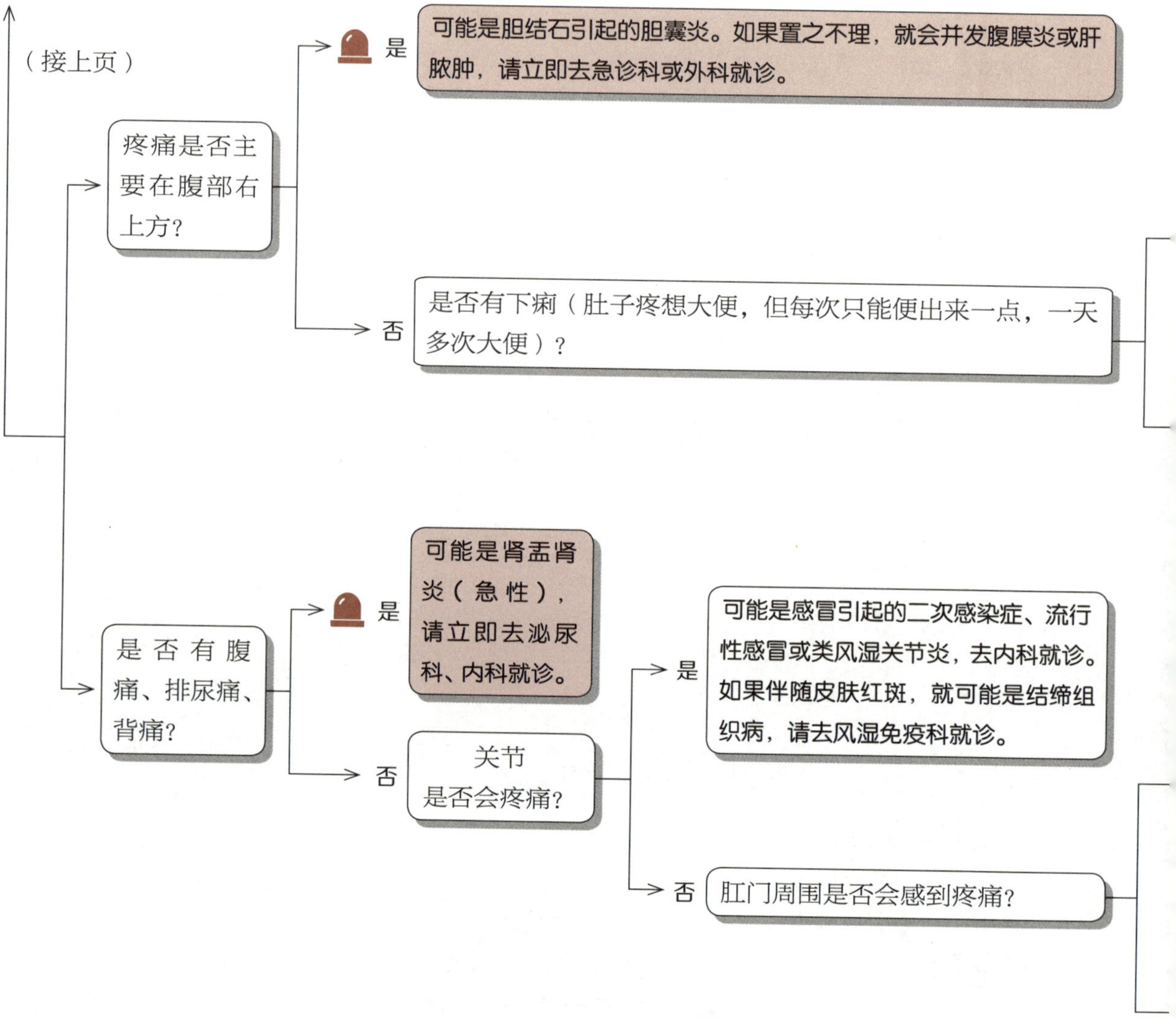

（接上页）

疼痛是否主要在腹部右上方？

- 是 → 可能是胆结石引起的胆囊炎。如果置之不理，就会并发腹膜炎或肝脓肿，请立即去急诊科或外科就诊。
- 否 → 是否有下痢（肚子疼想大便，但每次只能便出来一点，一天多次大便）？

是否有腹痛、排尿痛、背痛？

- 是 → 可能是肾盂肾炎（急性），请立即去泌尿科、内科就诊。
- 否 → 关节是否会疼痛？
  - 是 → 可能是感冒引起的二次感染症、流行性感冒或类风湿关节炎，去内科就诊。如果伴随皮肤红斑，就可能是结缔组织病，请去风湿免疫科就诊。
  - 否 → 肛门周围是否会感到疼痛？

是　可能是（急性）胃炎、（急性）肠炎或食物中毒、一种罕见的痢疾——血痢（便中带血、无脓），请尽快去急诊科或内科就诊。

否　可能是胰腺炎、（急性）溃疡性结肠炎等。如果疼痛在腹部右下方，就可能是急性阑尾炎，尽快去外科就诊。如果是女性，就可能是妇科方面的疾病。都有并发腹膜炎（急性）的风险，请尽快去急诊科、外科或妇科就诊。

是　可能是肛周脓肿、溃疡或肛裂等，请去肛肠科或外科就诊。

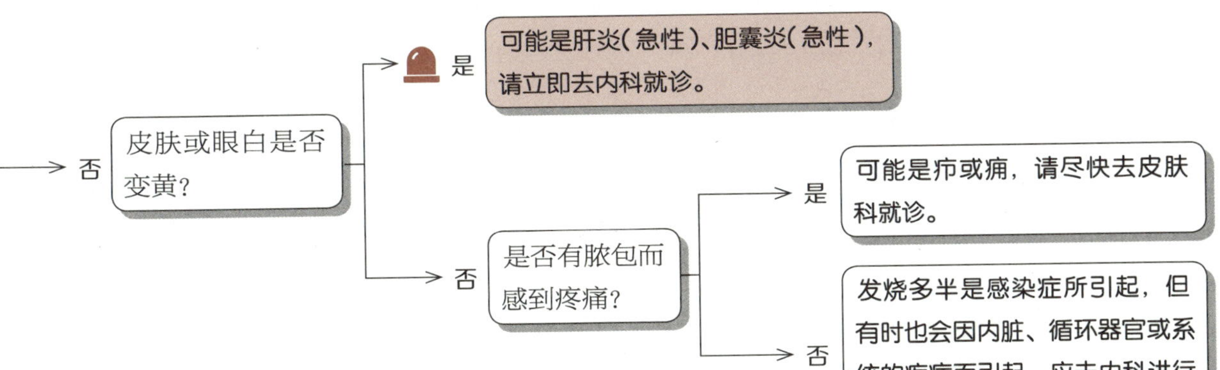

持续低烧

低烧可因感冒及多种疾病引起。如果经常、持续低烧，并出现疲劳、倦怠感、食欲不振等症状，就可能有全身性严重疾病。

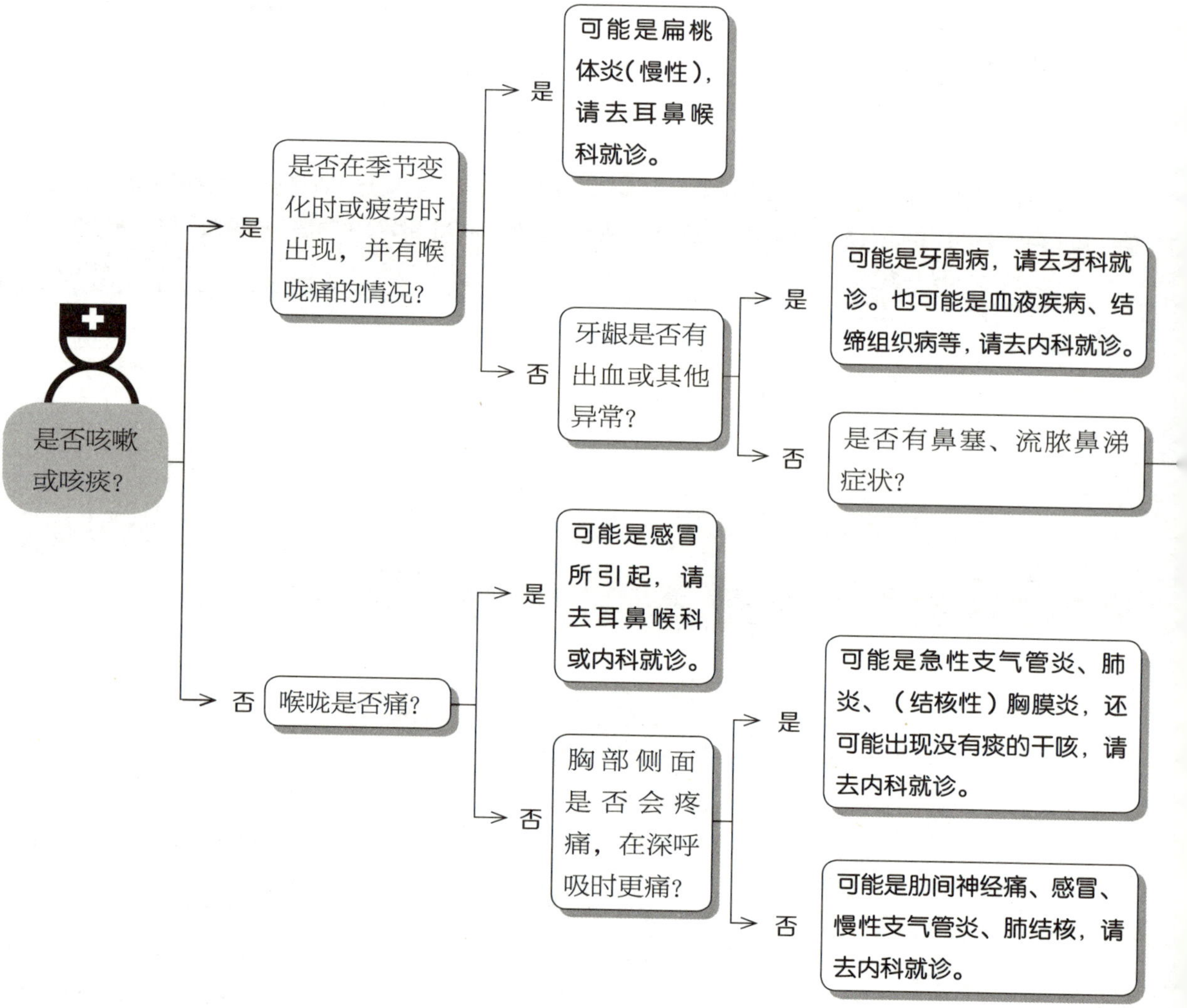

- 是否咳嗽或咳痰？
  - 是 → 是否在季节变化时或疲劳时出现，并有喉咙痛的情况？
    - 是 → 可能是扁桃体炎（慢性），请去耳鼻喉科就诊。
    - 否 → 牙龈是否有出血或其他异常？
      - 是 → 可能是牙周病，请去牙科就诊。也可能是血液疾病、结缔组织病等，请去内科就诊。
      - 否 → 是否有鼻塞、流脓鼻涕症状？
  - 否 → 喉咙是否痛？
    - 是 → 可能是感冒所引起，请去耳鼻喉科或内科就诊。
    - 否 → 胸部侧面是否会疼痛，在深呼吸时更痛？
      - 是 → 可能是急性支气管炎、肺炎、（结核性）胸膜炎，还可能出现没有痰的干咳，请去内科就诊。
      - 否 → 可能是肋间神经痛、感冒、慢性支气管炎、肺结核，请去内科就诊。

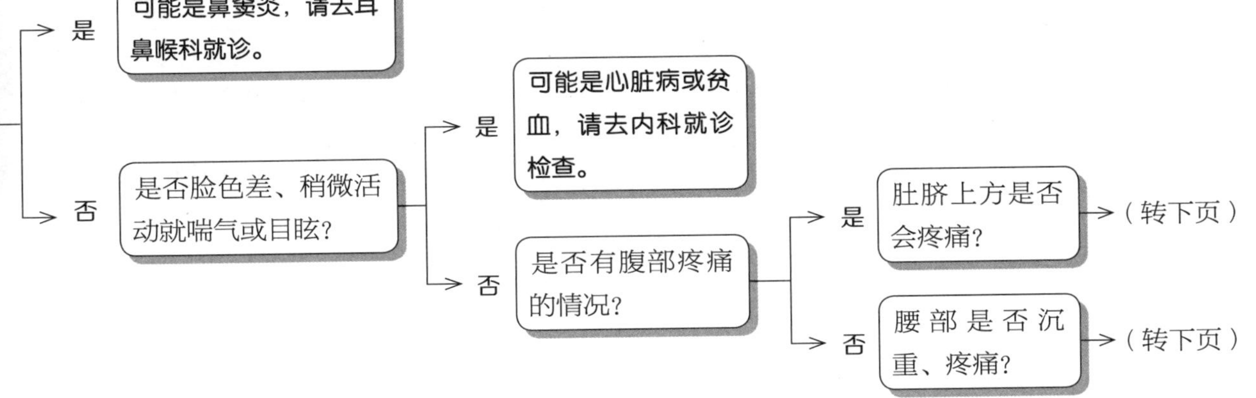

是
可能是鼻窦炎，请去耳鼻喉科就诊。
否
是否脸色差、稍微活动就喘气或目眩？
是
可能是心脏病或贫血，请去内科就诊检查。
否
是否有腹部疼痛的情况？
是
肚脐上方是否会疼痛？
（转下页）
否
腰部是否沉重、疼痛？
（转下页）

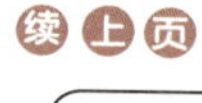

续上页

持续低烧

（接上页）

肚脐上方是否会疼痛？

- 是：如果从胸口到肋骨下方疼痛，有可能是胆囊炎（慢性），通常会引起黄疸，应尽快去内科就诊。
- 否：如果是在右侧下腹部，有可能是急性阑尾炎，请尽快去内科就诊。此外也可能是克罗恩病、尿路结石等疾病，请去消化科或泌尿科就诊检查。

腰部是否沉重、疼痛？

- 是：如果尿液呈现异常，有可能是肾盂肾炎（慢性），请去内科、泌尿科就诊。女性也可能是妇科方面的疾病，请去妇科就诊。
- 否：是否在黎明时手脚关节僵硬或疼痛？
  - 是：是否容易疲劳、食欲不振或肌肉痛、皮肤有红斑等？
  - 否：是否感到倦怠、容易疲劳，并且有心悸情况？

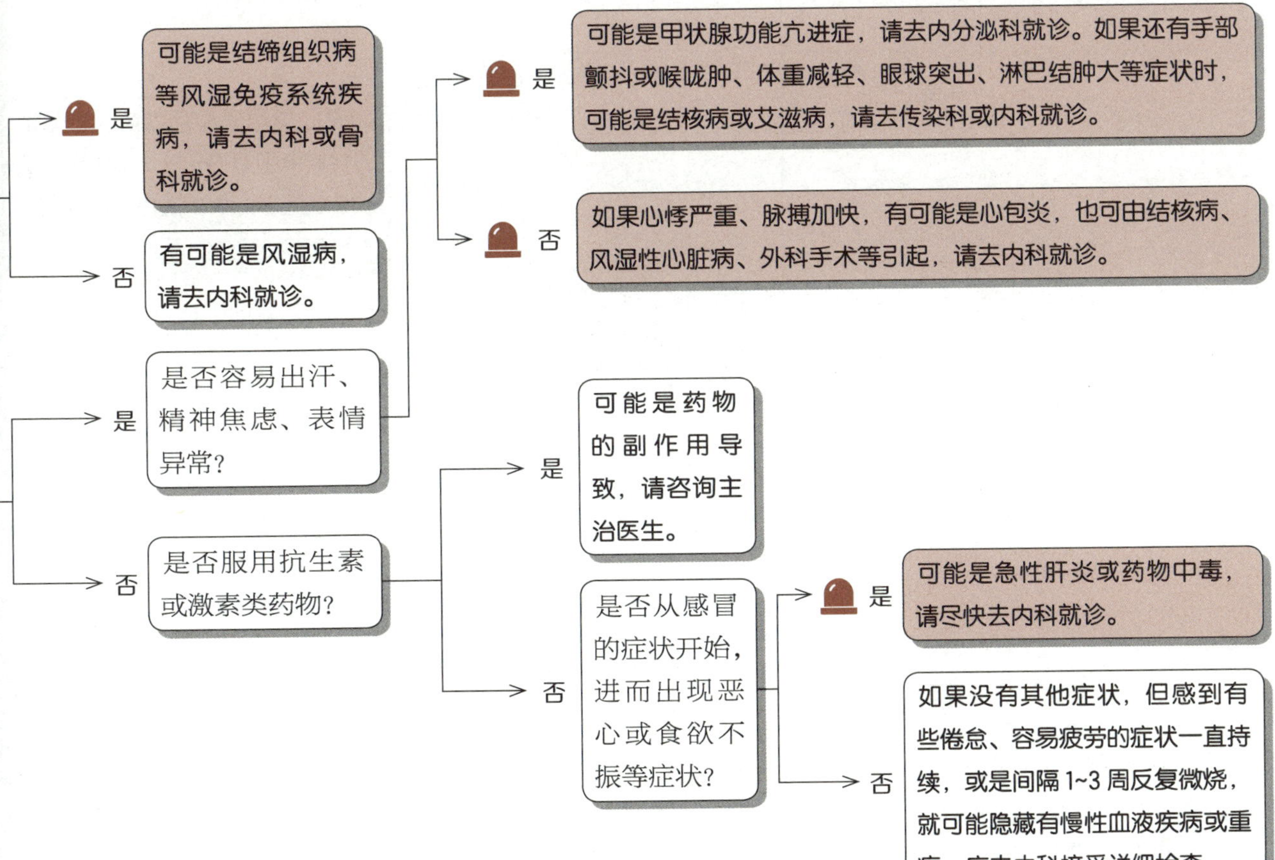
可能是结缔组织病等风湿免疫系统疾病，请去内科或骨科就诊。
是
否
有可能是风湿病，请去内科就诊。
是
是否容易出汗、精神焦虑、表情异常？
否
是否服用抗生素或激素类药物？
是
可能是甲状腺功能亢进症，请去内分泌科就诊。如果还有手部颤抖或喉咙肿、体重减轻、眼球突出、淋巴结肿大等症状时，可能是结核病或艾滋病，请去传染科或内科就诊。
否
如果心悸严重、脉搏加快，有可能是心包炎，也可由结核病、风湿性心脏病、外科手术等引起，请去内科就诊。
是
可能是药物的副作用导致，请咨询主治医生。
否
是否从感冒的症状开始，进而出现恶心或食欲不振等症状？
是
可能是急性肝炎或药物中毒，请尽快去内科就诊。
否
如果没有其他症状，但感到有些倦怠、容易疲劳的症状一直持续，或是间隔1~3周反复微烧，就可能隐藏有慢性血液疾病或重病，应去内科接受详细检查。

脸色差

一般来讲，健康人的脸色通常是微黄，显红润而有光泽。不健康的人可表现为多种异常的脸色，如苍白、潮红、青紫、发黄、发黑等。

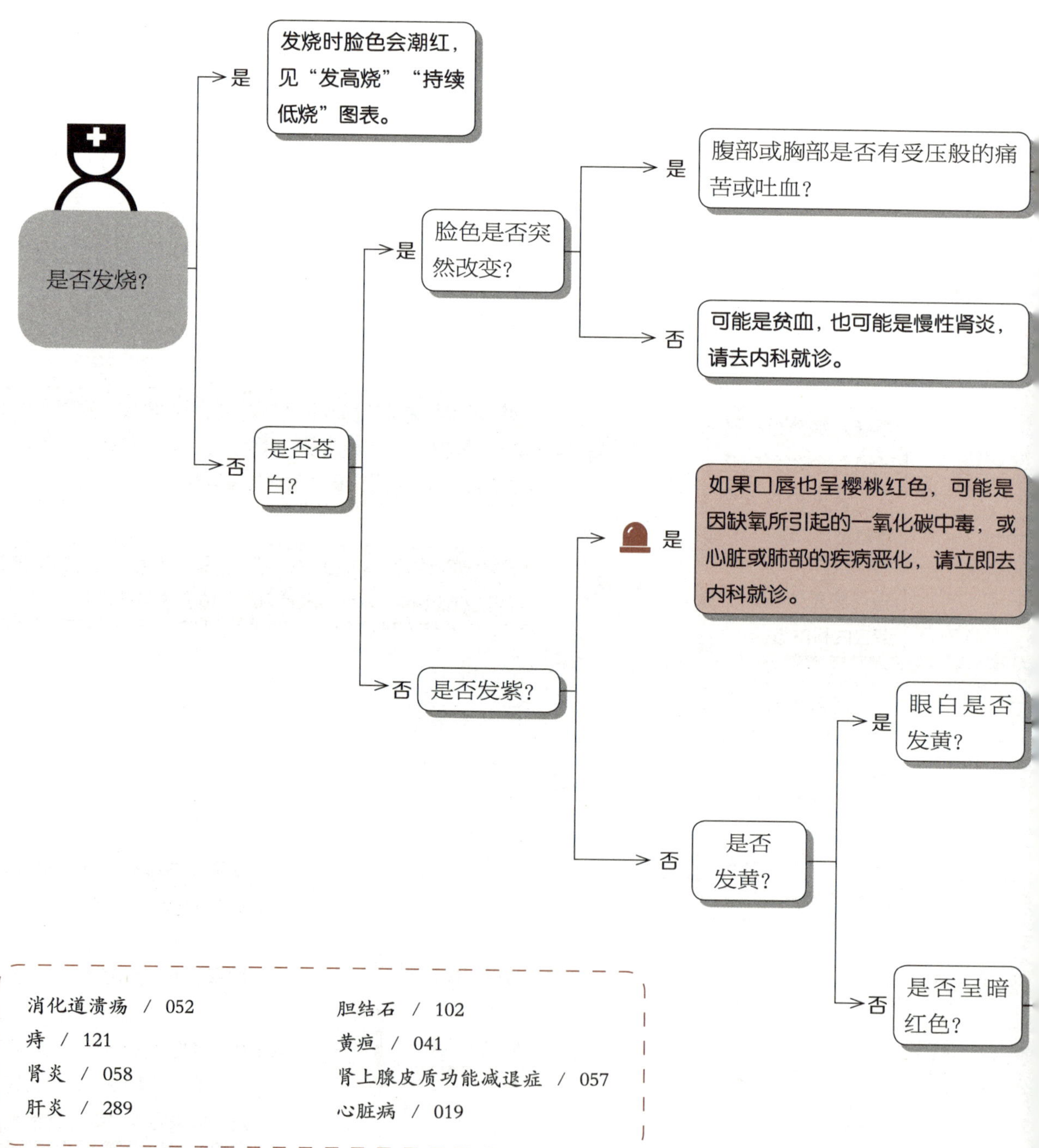

消化道溃疡 / 052
痔 / 121
肾炎 / 058
肝炎 / 289
胆结石 / 102
黄疸 / 041
肾上腺皮质功能减退症 / 057
心脏病 / 019

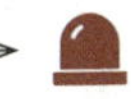

是　可能是发生了胃肠道大出血，请立即去消化内科或急诊就诊。

否　如果是中老年人，是否最近数周脸色有变苍白的情形？

- 是　可能是消化道溃疡。消化道或痔的出血也会使脸色变差，请去消化内科或肛肠科就诊检查。
- 否　如果是因突然起立或长时间站立所引起，可能是暂时性的脑供血不足。有时会失去意识，把头放低躺下来就能立即改善。如果有其他异常，请去内科就诊。

是　可能是因肝炎（急性）、胆结石或胆道梗阻所引起的黄疸，请立即去消化内科就诊。

否　吃太多橘子或南瓜也会导致发黄。

是　是否发黑严重，口腔内出现黑色斑点？

- 是　可能是肾上腺皮质功能减退症等疾病，请去肾内科、内分泌科就诊。
- 否　如果是因紧张或兴奋的暂时性发红，则属于生理上正常的现象，不须担心。如果有感觉不舒服，就可能是心脏病、胃肠功能障碍、重金属中毒等，请去内科就诊。

否　任何人都会因周围的温度或精神状态而脸色发红或发白，如果只是暂时性的就不须太过担心。假如症状一直持续没有改善就可能是隐藏有其他疾病，为慎重起见，请去内科就诊检查。

脸部扭曲、表情改变

眼部肌肉、颜面肌肉和口部肌肉的变化构成了面部表情，映射着心理、精神和部分身体的变化。

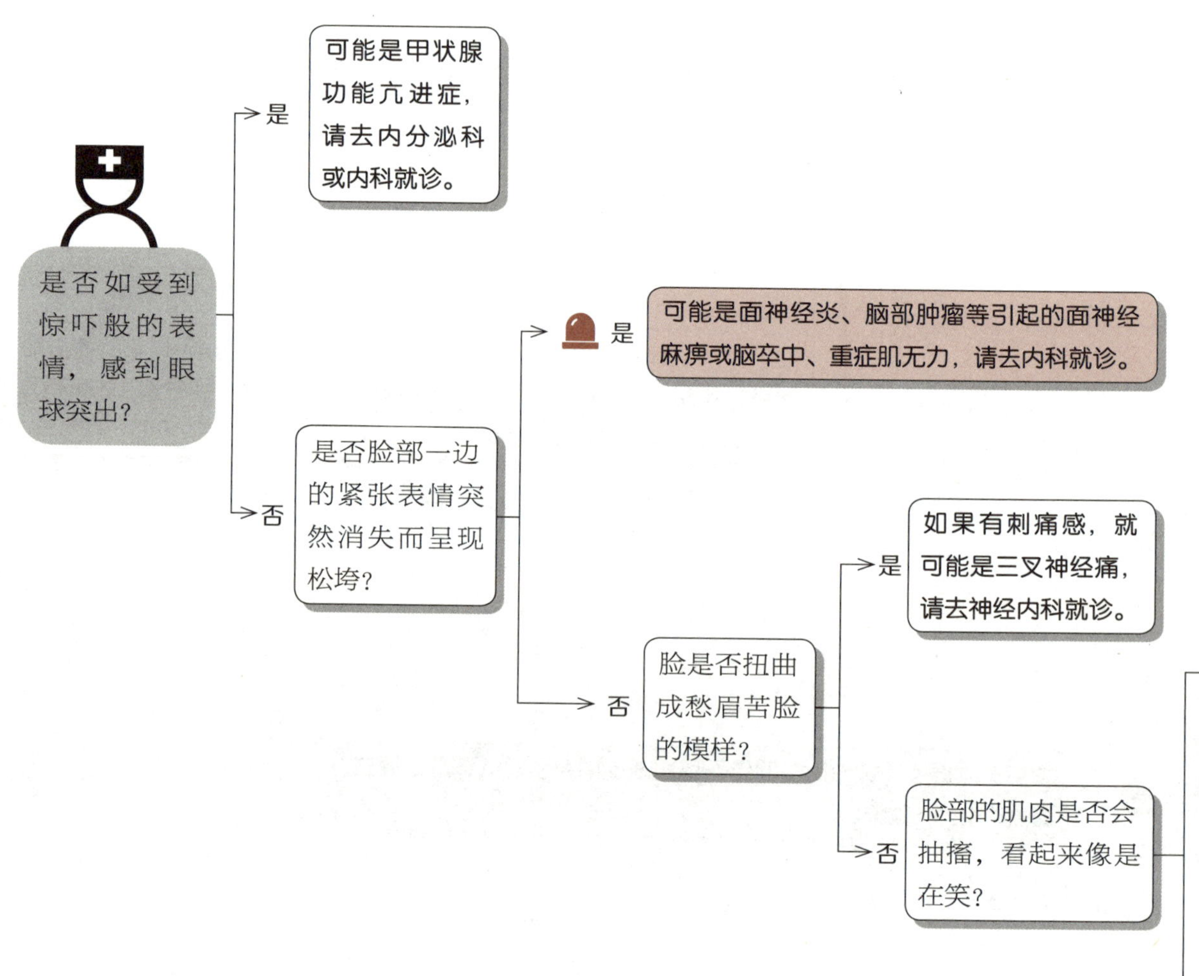

甲状腺功能亢进症 / 064
面神经炎 / 092
脑卒中 / 094
重症肌无力 / 111
三叉神经痛 / 099
破伤风 / 304
精神分裂症 / 274
狂犬病 / 302
癫痫 / 086
硬皮症 / 078
帕金森病 / 096
抑郁症 / 281
神经症（神经官能症） / 278
甲状腺功能减退症 / 063

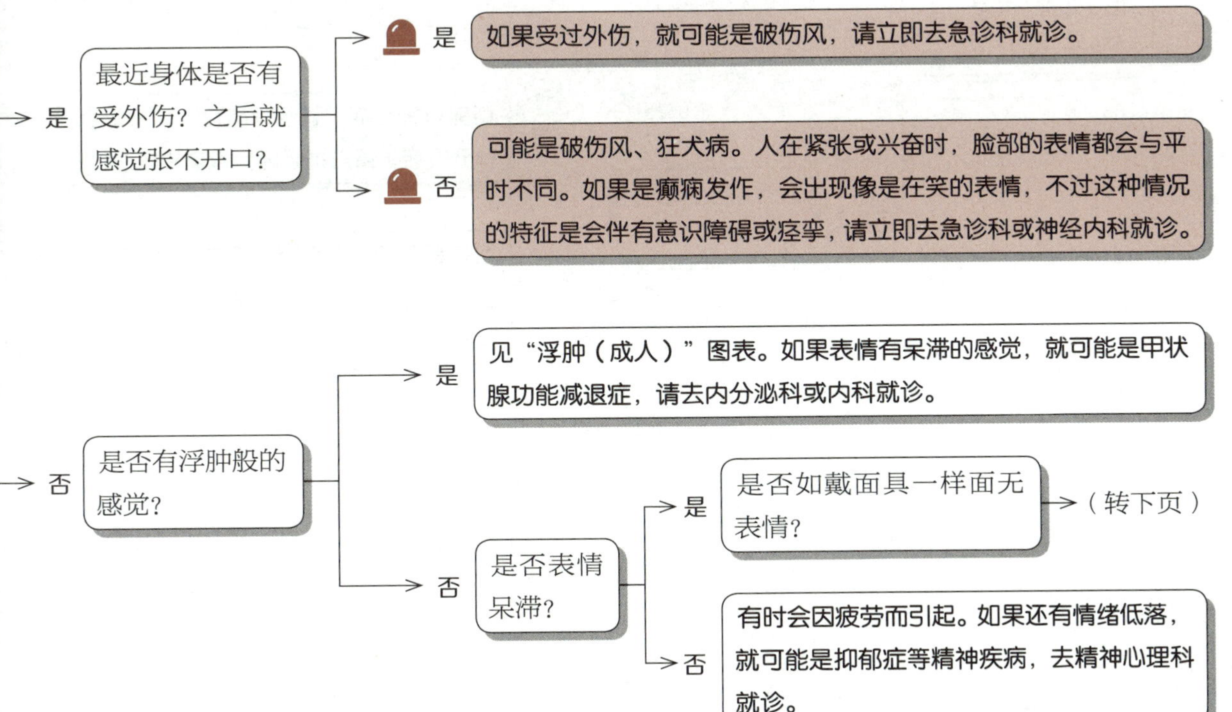
是
最近身体是否有受外伤？之后就感觉张不开口？
是
如果受过外伤，就可能是破伤风，请立即去急诊科就诊。
否
可能是破伤风、狂犬病。人在紧张或兴奋时，脸部的表情都会与平时不同。如果是癫痫发作，会出现像是在笑的表情，不过这种情况的特征是会伴有意识障碍或痉挛，请立即去急诊科或神经内科就诊。
否
是否有浮肿般的感觉？
是
见“浮肿（成人）”图表。如果表情有呆滞的感觉，就可能是甲状腺功能减退症，请去内分泌科或内科就诊。
否
是否表情呆滞？
是
是否如戴面具一样面无表情？
（转下页）
否
有时会因疲劳而引起。如果还有情绪低落，就可能是抑郁症等精神疾病，去精神心理科就诊。

续上页

脸部扭曲、表情改变

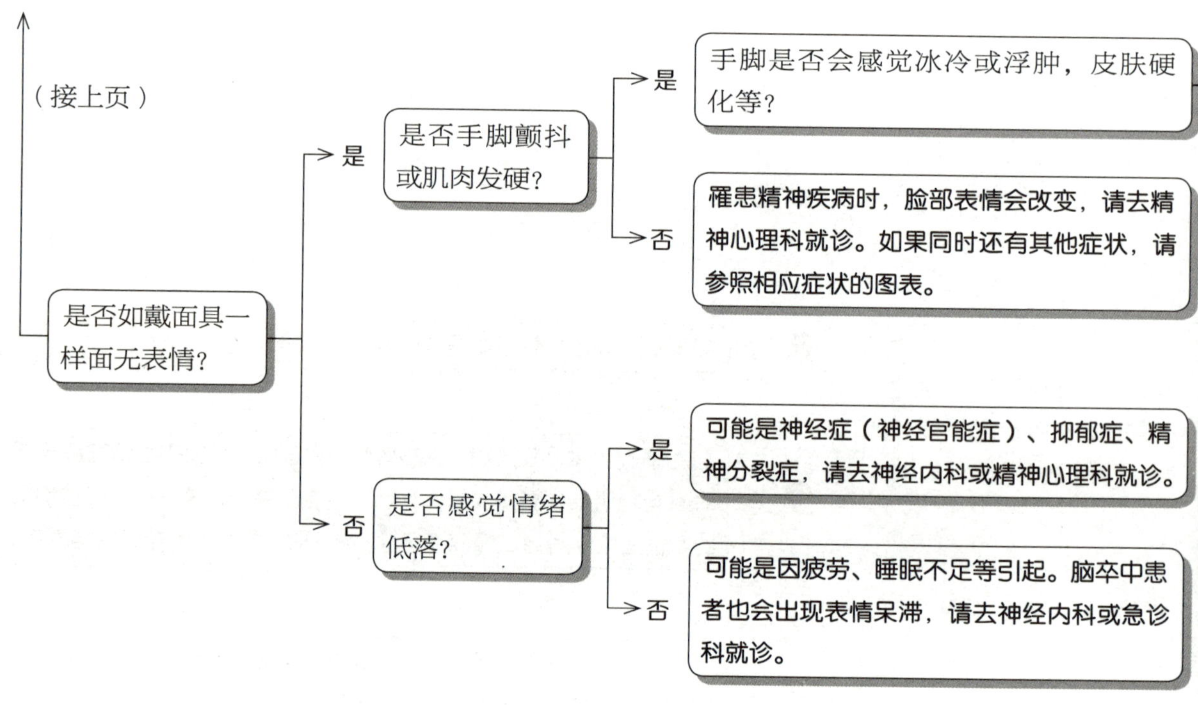
（接上页）
是否如戴面具一样面无表情？
是
是否手脚颤抖或肌肉发硬？
是
手脚是否会感觉冰冷或浮肿，皮肤硬化等？
否
罹患精神疾病时，脸部表情会改变，请去精神心理科就诊。如果同时还有其他症状，请参照相应症状的图表。
否
是否感觉情绪低落？
是
可能是神经症（神经官能症）、抑郁症、精神分裂症，请去神经内科或精神心理科就诊。
否
可能是因疲劳、睡眠不足等引起。脑卒中患者也会出现表情呆滞，请去神经内科或急诊科就诊。

是 → 可能是硬皮症，请去皮肤科就诊。

否 → 可能是帕金森病，请去神经内科就诊。

头晕

头晕可分为感觉到周围景物都在旋转的旋转性头晕，和站起、直立时感到眩晕或摇晃的摇晃性头晕两类。头晕可能是人体内与平衡有关的多个部位病变的表现，约有 5% 的头晕是由严重疾病引起。

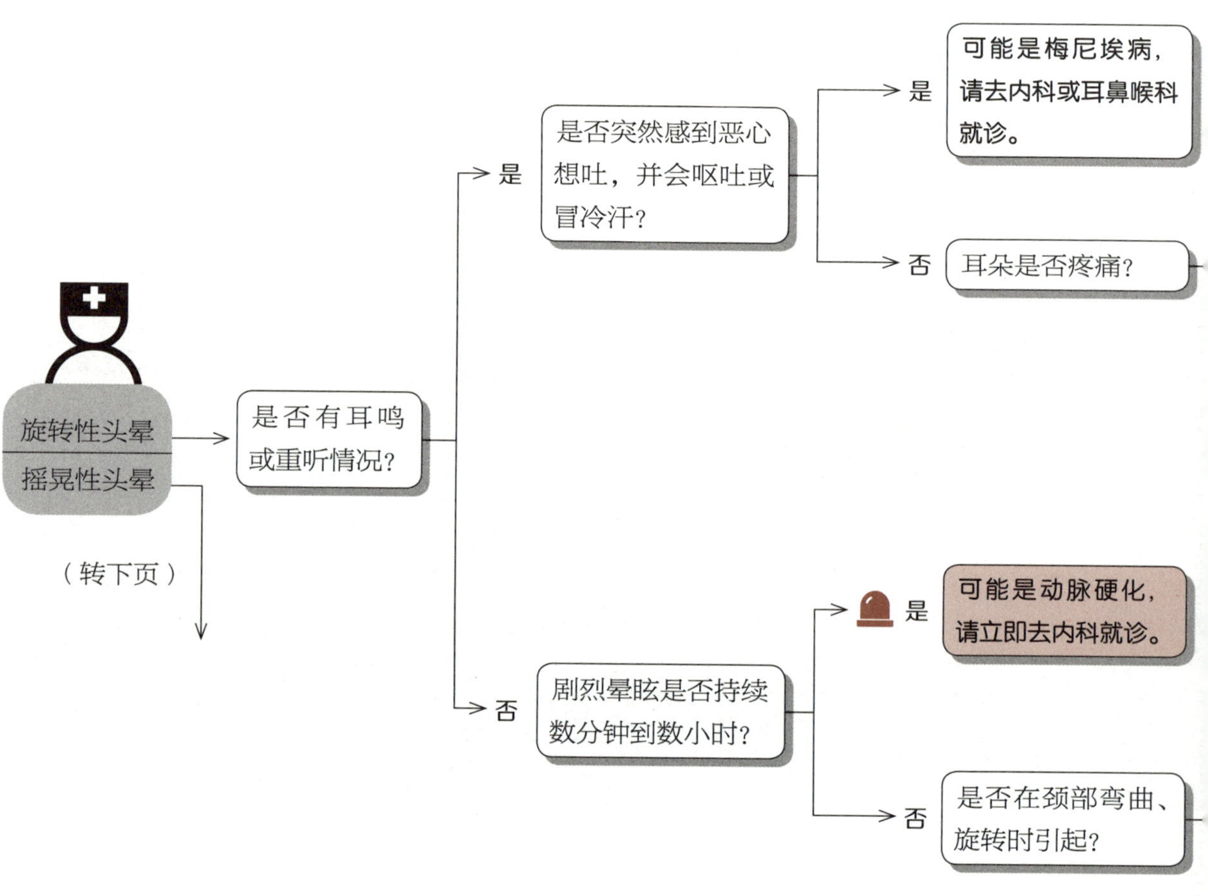

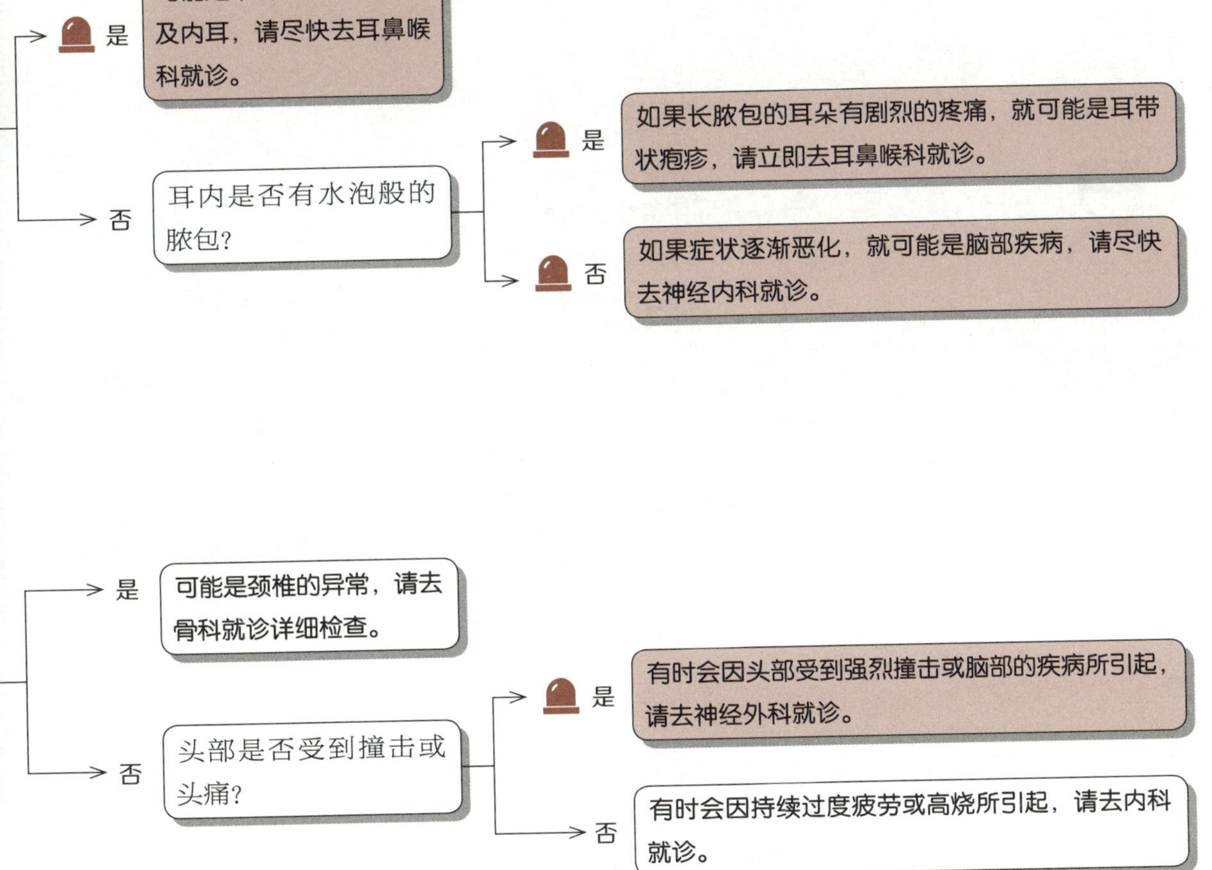
是
可能是中耳炎（急性）殃及内耳，请尽快去耳鼻喉科就诊。
否
耳内是否有水泡般的脓包?
是
如果长脓包的耳朵有剧烈的疼痛，就可能是耳带状疱疹，请立即去耳鼻喉科就诊。
否
如果症状逐渐恶化，就可能是脑部疾病，请尽快去神经内科就诊。
是
可能是颈椎的异常，请去骨科就诊详细检查。
否
头部是否受到撞击或头痛?
是
有时会因头部受到强烈撞击或脑部的疾病所引起，请去神经外科就诊。
否
有时会因持续过度疲劳或高烧所引起，请去内科就诊。

续上页

头晕

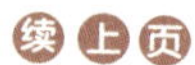

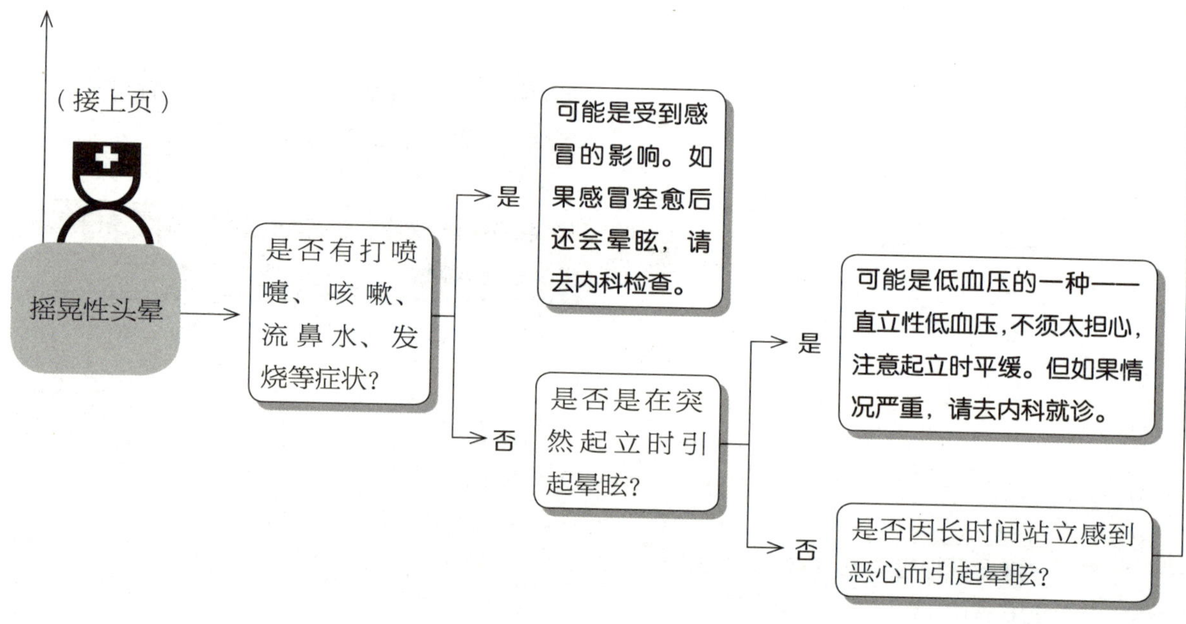
（接上页）
摇晃性头晕
是否有打喷嚏、咳嗽、流鼻水、发烧等症状？
是
可能是受到感冒的影响。如果感冒痊愈后还会晕眩，请去内科检查。
否
是否是在突然起立时引起晕眩？
是
可能是低血压的一种——直立性低血压，不须太担心，注意起立时平缓。但如果情况严重，请去内科就诊。
否
是否因长时间站立感到恶心而引起晕眩？

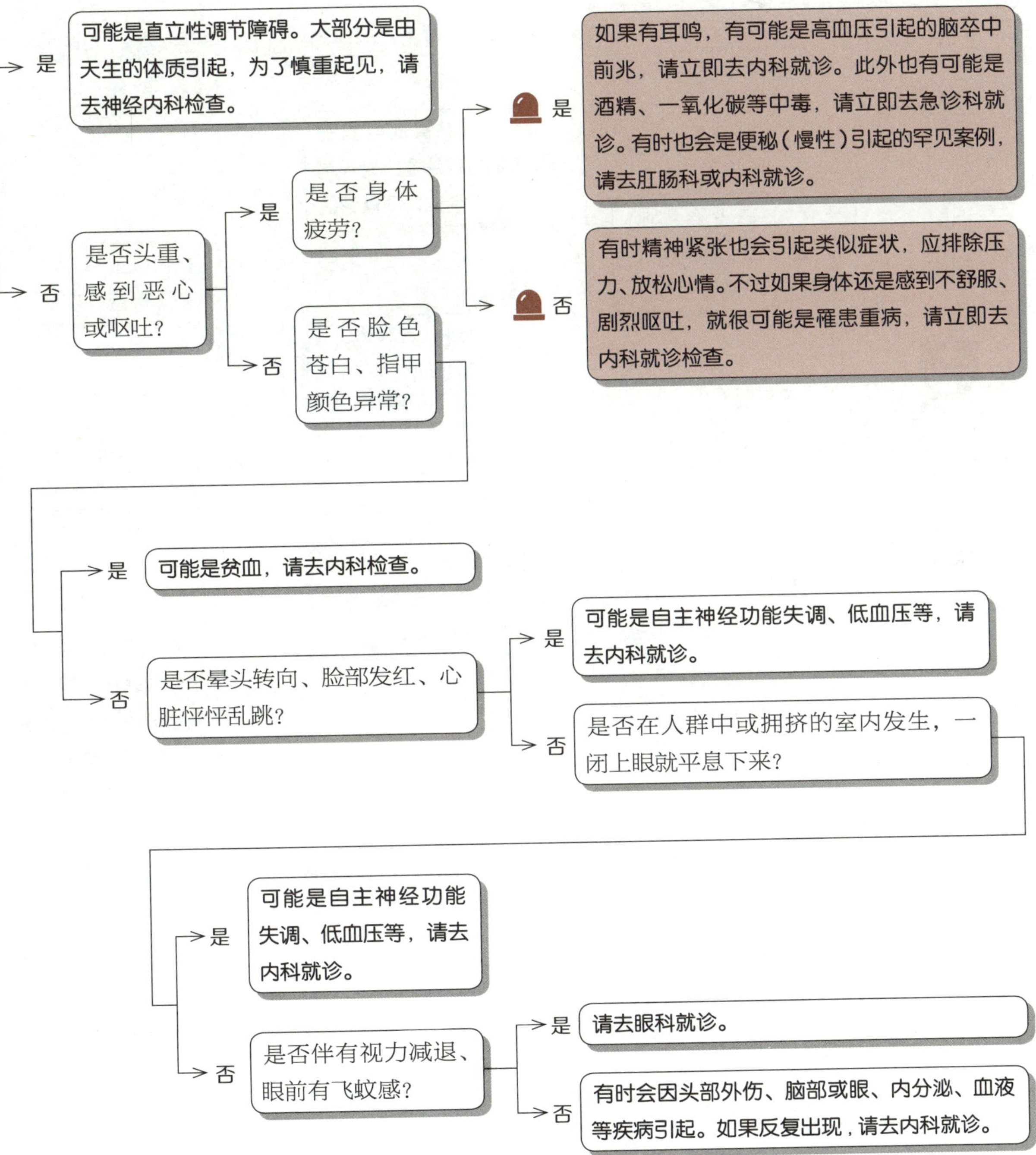
是
可能是直立性调节障碍。大部分是由天生的体质引起，为了慎重起见，请去神经内科检查。
否
是否头重、感到恶心或呕吐？
是
是否身体疲劳？
是
如果有耳鸣，有可能是高血压引起的脑卒中前兆，请立即去内科就诊。此外也有可能是酒精、一氧化碳等中毒，请立即去急诊科就诊。有时也会是便秘（慢性）引起的罕见案例，请去肛肠科或内科就诊。
否
有时精神紧张也会引起类似症状，应排除压力、放松心情。不过如果身体还是感到不舒服、剧烈呕吐，就很可能是罹患重病，请立即去内科就诊检查。
否
是否脸色苍白、指甲颜色异常？
是
可能是贫血，请去内科检查。
否
是否晕头转向、脸部发红、心脏怦怦乱跳？
是
可能是自主神经功能失调、低血压等，请去内科就诊。
否
是否在人群中或拥挤的室内发生，一闭上眼就平息下来？
是
可能是自主神经功能失调、低血压等，请去内科就诊。
否
是否伴有视力减退、眼前有飞蚊感？
是
请去眼科就诊。
否
有时会因头部外伤、脑部或眼、内分泌、血液等疾病引起。如果反复出现，请去内科就诊。

头痛（成人）

头痛很少由严重疾病引起。最常见的头痛是紧张性头痛。但头痛如果属突发、严重，特别是伴有发烧、呕吐、颈强直、视力和感觉变化、年龄在 50 岁以上者等情况时，应立刻就医。

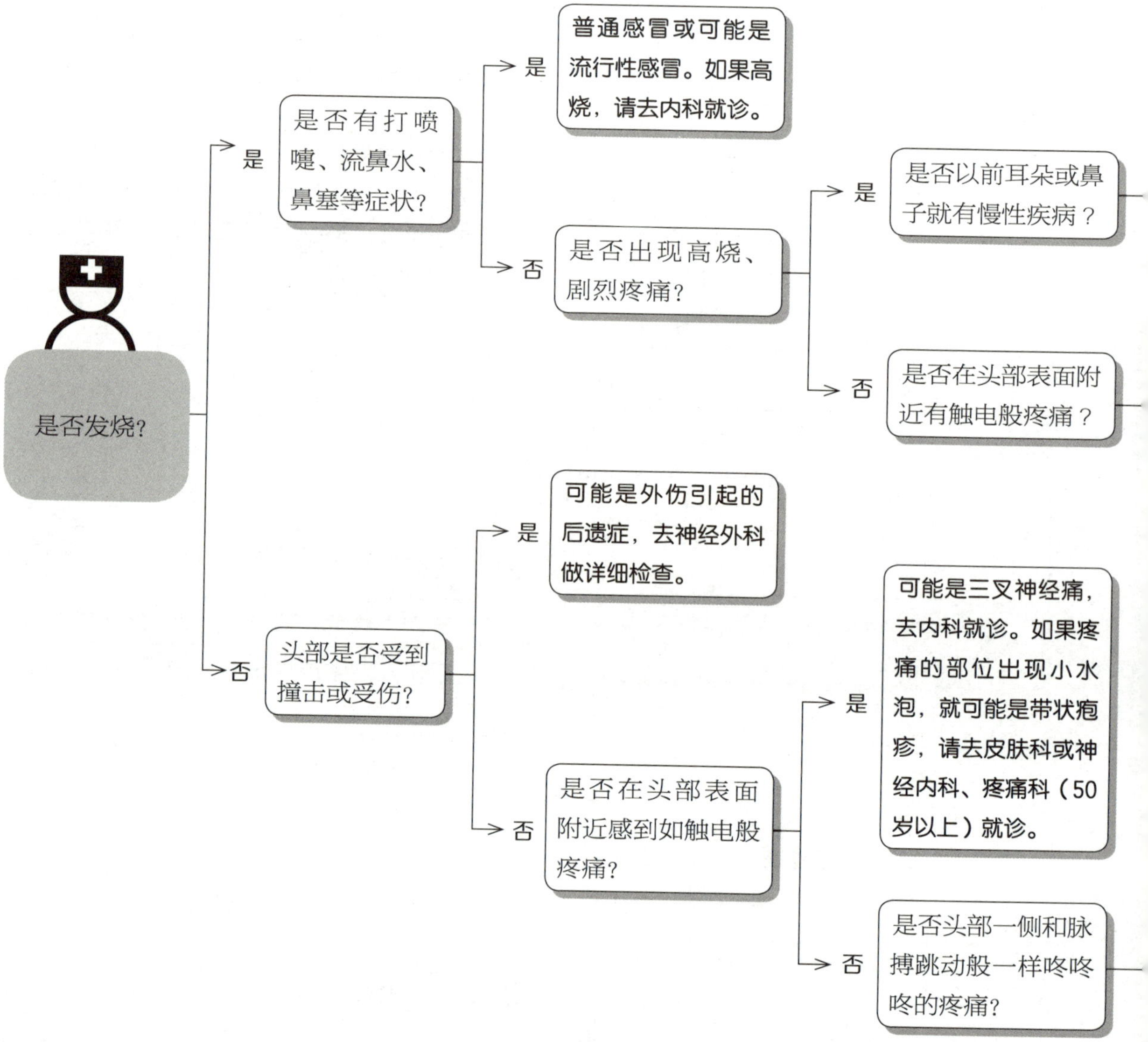

是否发烧？

- 是 → 是否有打喷嚏、流鼻水、鼻塞等症状？
  - 是 → 普通感冒或可能是流行性感冒。如果高烧，请去内科就诊。
  - 否 → 是否出现高烧、剧烈疼痛？
    - 是 → 是否以前耳朵或鼻子就有慢性疾病？
    - 否 → 是否在头部表面附近有触电般疼痛？
- 否 → 头部是否受到撞击或受伤？
  - 是 → 可能是外伤引起的后遗症，去神经外科做详细检查。
  - 否 → 是否在头部表面附近感到如触电般疼痛？
    - 是 → 可能是三叉神经痛，去内科就诊。如果疼痛的部位出现小水泡，就可能是带状疱疹，请去皮肤科或神经内科、疼痛科（50 岁以上）就诊。
    - 否 → 是否头部一侧和脉搏跳动般一样咚咚咚的疼痛？

是：可能是颅内感染，请立即去脑内科或内科就诊。

否：如果是颈部的肌肉出现僵硬，就可能是脑膜炎，请立即去脑内科就诊。

是：可能是带状疱疹。50 岁以下患者，请去皮肤科就诊；50 岁以上患者，由于通常会有神经痛，请去神经内科或疼痛科就诊。

否：会引起发烧的头痛常见于感染性疾病，请去急诊科就诊。

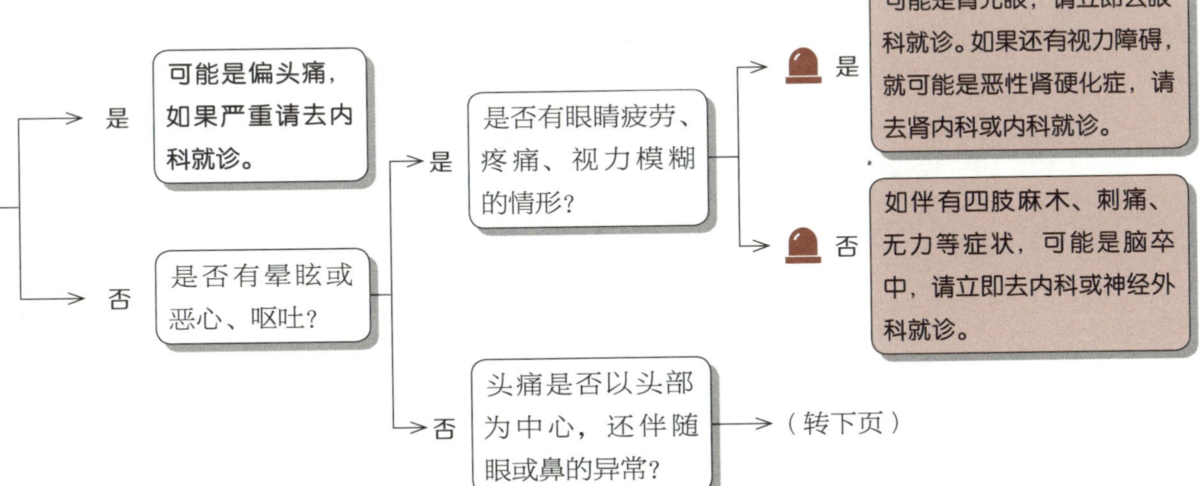

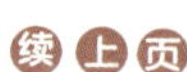
续上页

头痛（成人）

（接上页）

头痛是否以头部为中心，还伴随眼或鼻的异常？

- 是 → 如果出现在阅读、看电脑电视时，可能是屈光不正（近视、散光等）、老视、青光眼等眼睛的疾病，请去眼科就诊。如果鼻子有黄绿色分泌物，可能是急慢性鼻炎、鼻窦炎等鼻部疾病，请去耳鼻喉科就诊。
- 否 → 是否颈部疼痛，同时产生耳鸣或晕眩、牙痛？
  - 是 → 如果吃硬的东西后，下颌肌肉会感到酸痛，则有可能是急性中耳炎、外耳道炎等耳朵的疾病或是龋病（蛀牙）所引起，请去耳鼻喉科或口腔科就诊。
  - 否 → 头部是否有感到钝痛，而且越来越痛？
    - 是 → 可能是严重疾病，请立即去急诊科就诊。
    - 否 → 枕部是否疼痛，并有晕眩或耳鸣、心悸、喘气等症状？

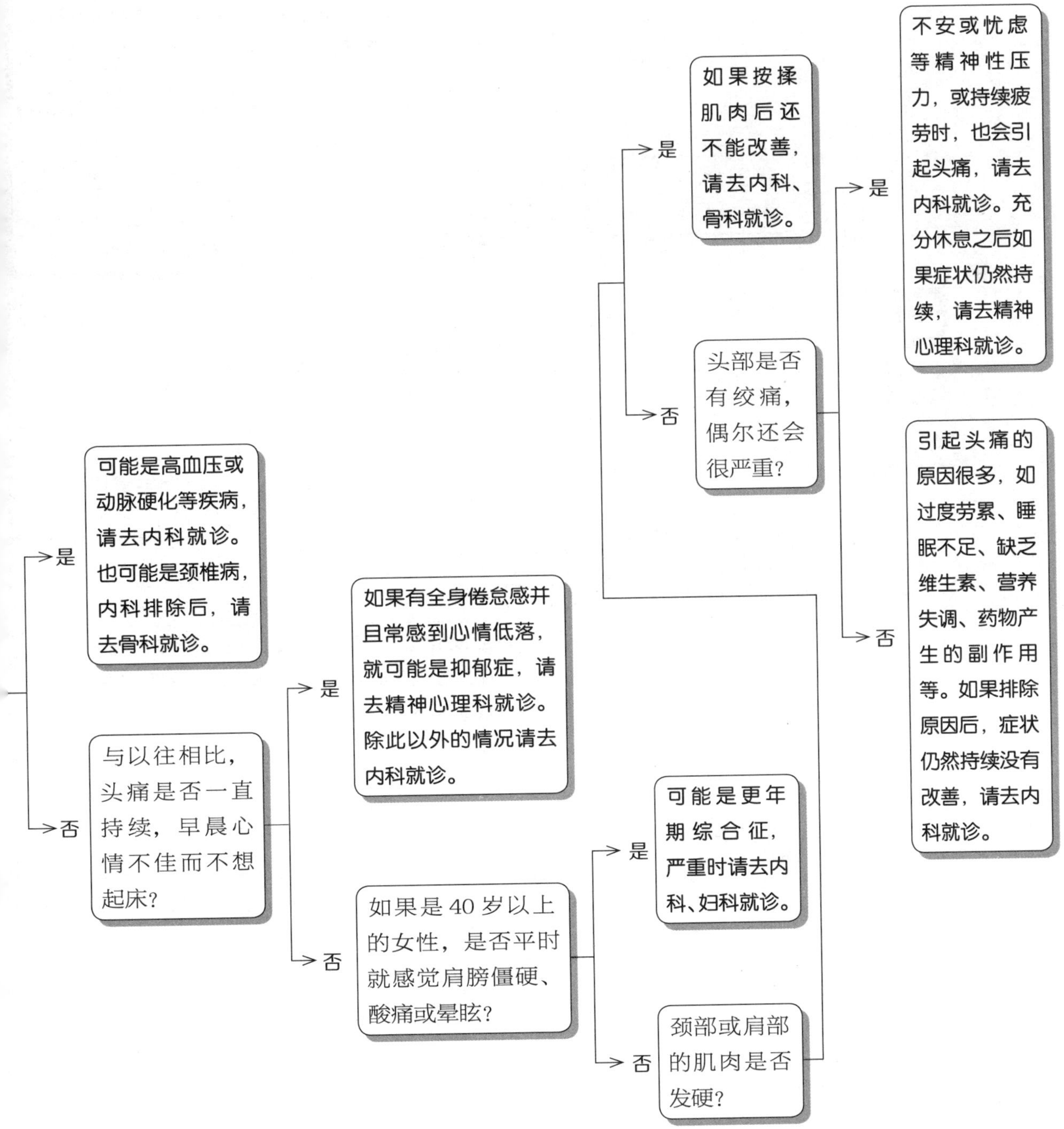

是 → 可能是高血压或动脉硬化等疾病，请去内科就诊。也可能是颈椎病，内科排除后，请去骨科就诊。

否 → 与以往相比，头痛是否一直持续，早晨心情不佳而不想起床？

- 是 → 如果有全身倦怠感并且常感到心情低落，就可能是抑郁症，请去精神心理科就诊。除此以外的情况请去内科就诊。
- 否 → 如果是 40 岁以上的女性，是否平时就感觉肩膀僵硬、酸痛或晕眩？
  - 是 → 可能是更年期综合征，严重时请去内科、妇科就诊。
  - 否 → 颈部或肩部的肌肉是否发硬？
    - 是 → 如果按揉肌肉后还不能改善，请去内科、骨科就诊。
    - 否 → 头部是否有绞痛，偶尔还会很严重？
      - 是 → 不安或忧虑等精神性压力，或持续疲劳时，也会引起头痛，请去内科就诊。充分休息之后如果症状仍然持续，请去精神心理科就诊。
      - 否 → 引起头痛的原因很多，如过度劳累、睡眠不足、缺乏维生素、营养失调、药物产生的副作用等。如果排除原因后，症状仍然持续没有改善，请去内科就诊。

头昏脑胀、虚冷

从身体的机制来看，头昏脑胀、虚冷是因皮肤的血管收缩、扩张所引起。原因通常是温度的变化或过度精神兴奋等，除此之外的情形，就可能是血压方面的异常。

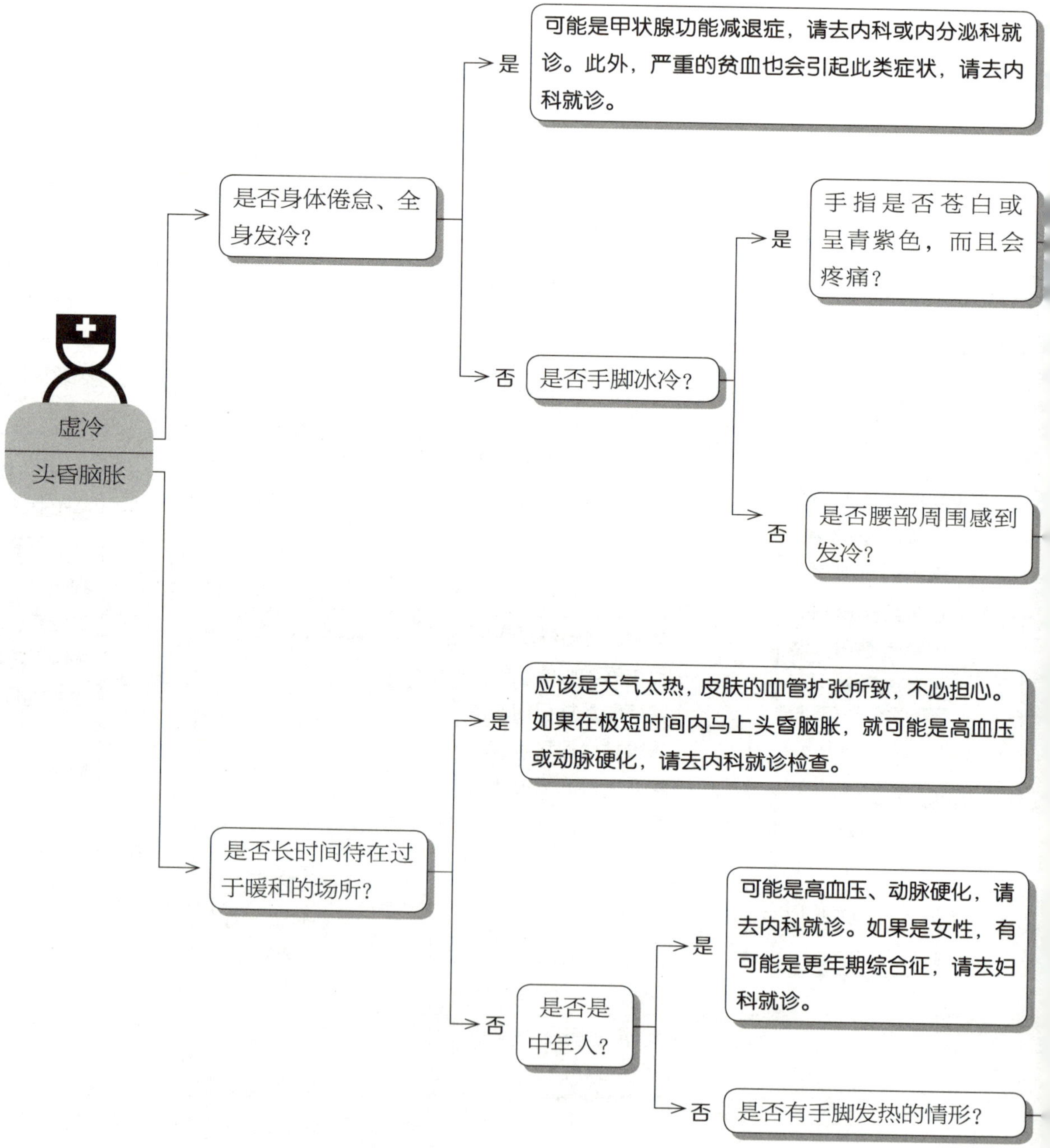

虚冷

- 是否身体倦怠、全身发冷？
  - 是 → 可能是甲状腺功能减退症，请去内科或内分泌科就诊。此外，严重的贫血也会引起此类症状，请去内科就诊。
  - 否 → 是否手脚冰冷？
    - 是 → 手指是否苍白或呈青紫色，而且会疼痛？
    - 否 → 是否腰部周围感到发冷？

头昏脑胀

- 是否长时间待在过于暖和的场所？
  - 是 → 应该是天气太热，皮肤的血管扩张所致，不必担心。如果在极短时间内马上头昏脑胀，就可能是高血压或动脉硬化，请去内科就诊检查。
  - 否 → 是否是中年人？
    - 是 → 可能是高血压、动脉硬化，请去内科就诊。如果是女性，有可能是更年期综合征，请去妇科就诊。
    - 否 → 是否有手脚发热的情形？

高血压 / 004
动脉硬化 / 002
更年期综合征 / 241
自主神经功能失调 / 101
甲状腺功能亢进症 / 064
低血压 / 008
甲状腺功能减退症 / 063
贫血 / 081
雷诺综合征 / 077
子宫内膜炎 / 268
附件炎 / 237

→是　可能是雷诺综合征，请去内科就诊。

→否　可能是低血压，如果连夏天手脚都会冰冷，走路时感到疼痛，就很可能是动脉硬化等血管病变，请去内科或血管外科就诊。

→是　是否为女性？

- →是　以前罹患过子宫内膜炎或附件炎的人，容易出现腰部虚冷，如果症状严重，请去妇科就诊。
- →否　见本页带★图表。

→否　★看看是否有暴露在冬天的寒气中或冷气开得太强、穿得太少等原因，如果排除以上原因还是依然感到虚冷，除低血压或贫血外，还有可能是患了其他疾病，为慎重起见，请尽快去内科就诊检查。

→是　如果触摸感到发热的部位是冰冷的，有可能是自主神经功能失调，请去神经内科就诊。

→否　如果没有明显的原因却头昏脑胀或严重发热，就可能是自主神经功能失调或甲状腺功能亢进症，请去神经内科、内分泌科就诊。

脱发、秃头

正常情况下，人每天大约有100根头发脱落。脱发除可能由于毛囊疾病引起外，也可由精神因素、系统性疾病、激素水平变化、药物或缺乏维生素等原因而引起。

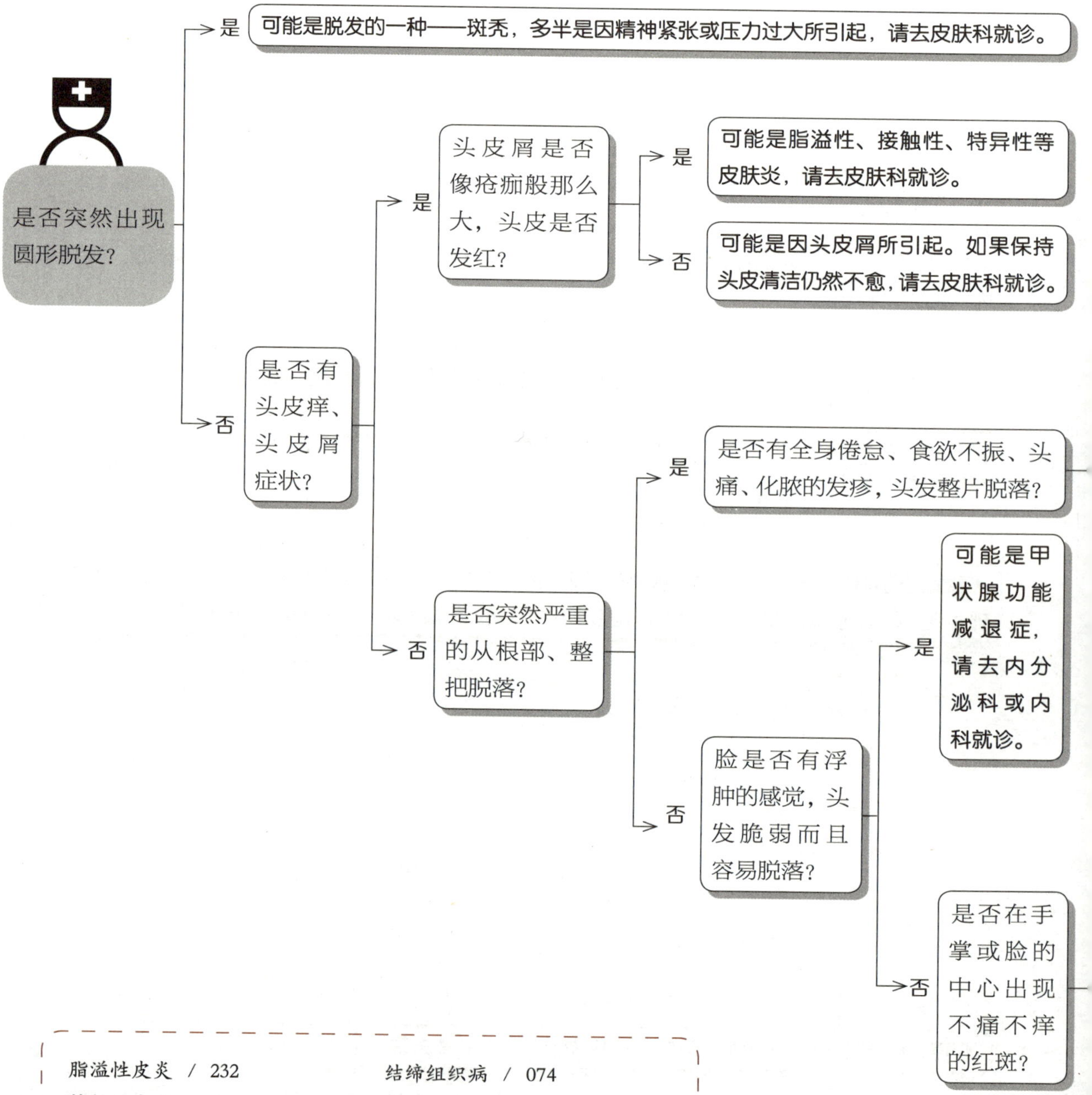

是否突然出现圆形脱发？

- 是 → 可能是脱发的一种——斑秃，多半是因精神紧张或压力过大所引起，请去皮肤科就诊。
- 否 → 是否有头皮痒、头皮屑症状？
  - 是 → 头皮屑是否像疮痂般那么大，头皮是否发红？
    - 是 → 可能是脂溢性、接触性、特异性等皮肤炎，请去皮肤科就诊。
    - 否 → 可能是因头皮屑所引起。如果保持头皮清洁仍然不愈，请去皮肤科就诊。
  - 否 → 是否突然严重的从根部、整把脱落？
    - 是 → 是否有全身倦怠、食欲不振、头痛、化脓的发疹，头发整片脱落？
    - 否 → 脸是否有浮肿的感觉，头发脆弱而且容易脱落？
      - 是 → 可能是甲状腺功能减退症，请去内分泌科或内科就诊。
      - 否 → 是否在手掌或脸的中心出现不痛不痒的红斑？

脂溢性皮炎 / 232
接触性皮炎 / 214
特异性皮炎 / 342
结缔组织病 / 074
贫血 / 081
甲状腺功能减退症 / 063

 是　可能是全身疾病的部分症状，请立即去皮肤科或内科就诊。

否　如果最近在服用药物，可能是药物的副作用所引起，请咨询主治医生。如果找不出其他原因而大量脱落，或少量但持续的脱落，请去皮肤科就诊。

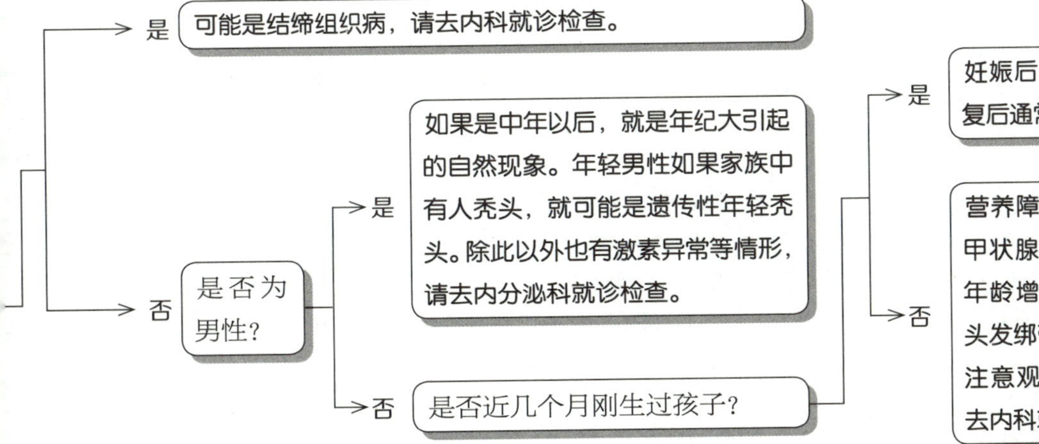

视力减退

近视、远视、散光、弱视、斜视和老视（老花眼）在医学上均为屈光不正，是视力减退的主要原因。疲劳、老龄化等身体的变化也都会在我们的眼睛上有所表现。视力下降或视野狭窄有时并不是眼睛本身的疾病所致，而预示着身体某一部分出现问题。

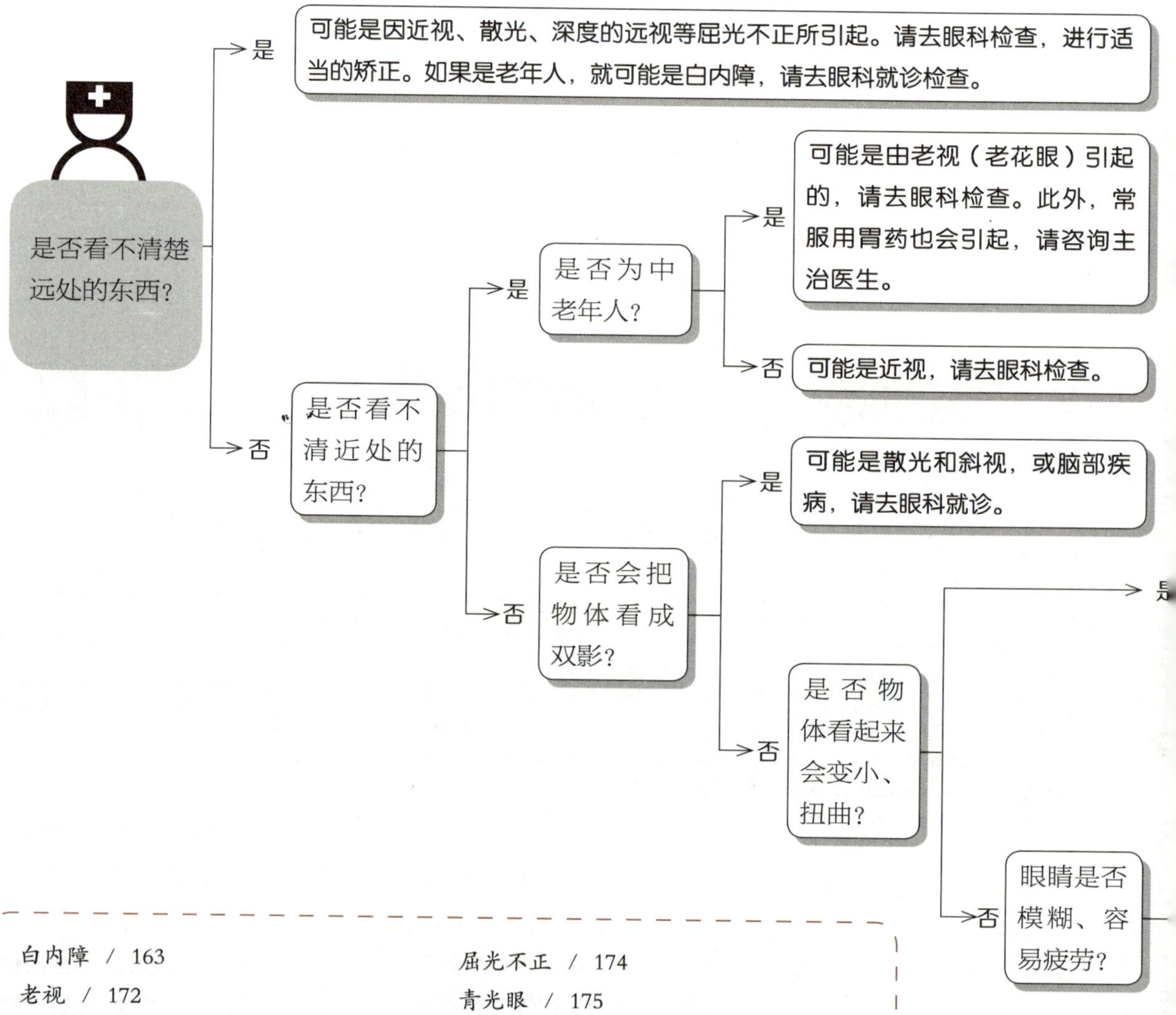

是否看不清楚远处的东西？

→是：可能是因近视、散光、深度的远视等屈光不正所引起。请去眼科检查，进行适当的矫正。如果是老年人，就可能是白内障，请去眼科就诊检查。

→否：是否看不清近处的东西？

- →是：是否为中老年人？
  - →是：可能是由老视（老花眼）引起的，请去眼科检查。此外，常服用胃药也会引起，请咨询主治医生。
  - →否：可能是近视，请去眼科检查。
- →否：是否会把物体看成双影？
  - →是：可能是散光和斜视，或脑部疾病，请去眼科就诊。
  - →否：是否物体看起来会变小、扭曲？
    - →是
    - →否：眼睛是否模糊、容易疲劳？

白内障 / 163
老视 / 172
斜视 / 351
视神经炎 / 177
葡萄膜炎 / 173
高血压 / 004
糖尿病性视网膜病变 / 178
虹膜炎 / 167
屈光不正 / 174
青光眼 / 175
糖尿病性视网膜症 / 178
中心性渗出性脉络膜视网膜病变 / 179
中心性浆液性脉络膜视网膜病变 / 179
飞蚊症 / 164
视网膜脱离 / 177
视神经萎缩 / 176

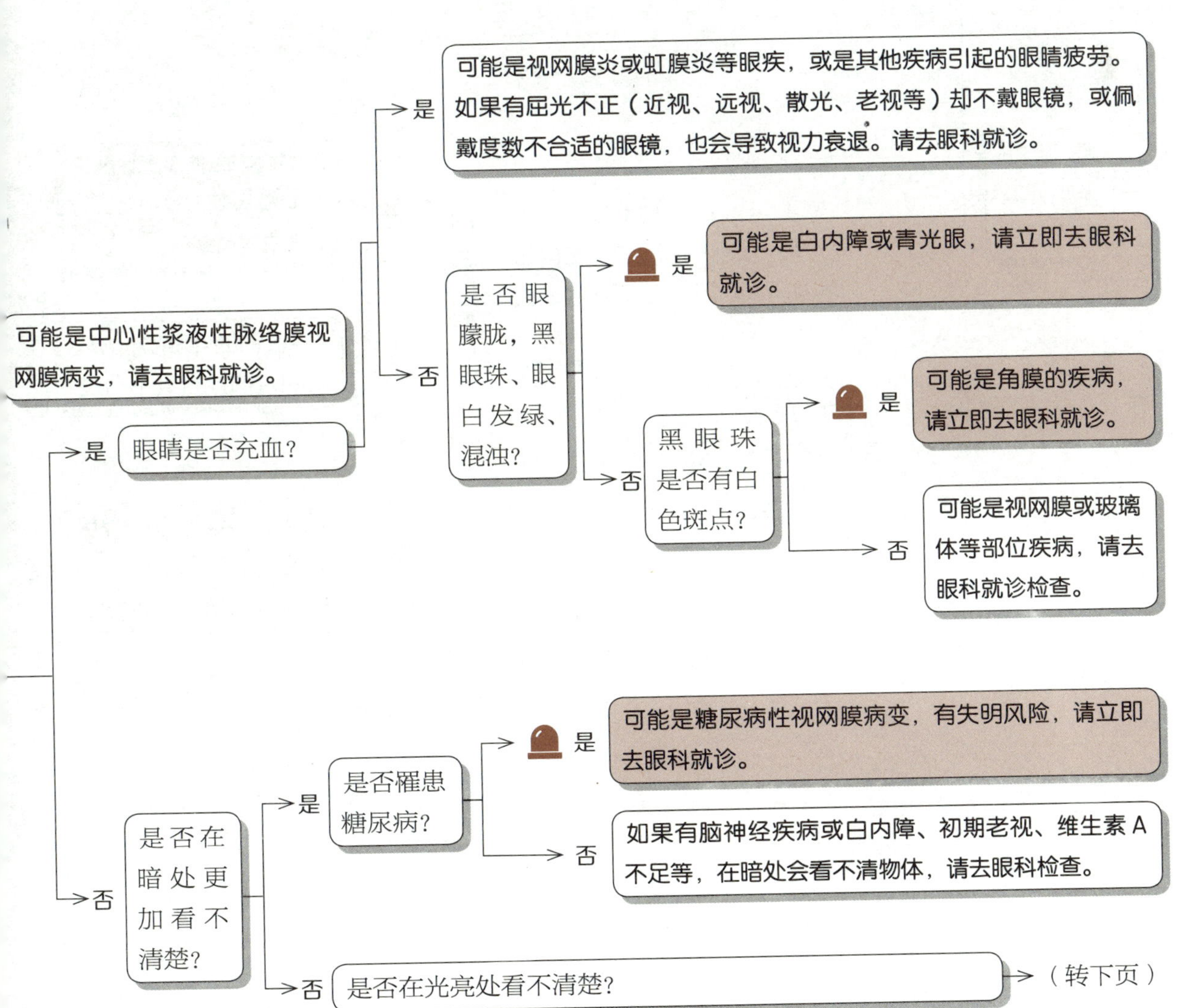
可能是视网膜炎或虹膜炎等眼疾，或是其他疾病引起的眼睛疲劳。如果有屈光不正（近视、远视、散光、老视等）却不戴眼镜，或佩戴度数不合适的眼镜，也会导致视力衰退。请去眼科就诊。
是
可能是白内障或青光眼，请立即去眼科就诊。
是
是否眼朦胧，黑眼珠、眼白发绿、混浊？
否
可能是中心性浆液性脉络膜视网膜病变，请去眼科就诊。
可能是角膜的疾病，请立即去眼科就诊。
是
是
眼睛是否充血？
黑眼珠是否有白色斑点？
否
可能是视网膜或玻璃体等部位疾病，请去眼科就诊检查。
否
可能是糖尿病性视网膜病变，有失明风险，请立即去眼科就诊。
是
是否罹患糖尿病？
是
如果有脑神经疾病或白内障、初期老视、维生素A不足等，在暗处会看不清物体，请去眼科检查。
否
是否在暗处更加看不清楚？
否
否
是否在光亮处看不清楚？
（转下页）

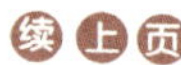

续上页

视力减退

（接上页）

是否在光亮处看不清楚？

- 是 → 可能是脑神经疾病或视神经出现炎症（视神经炎），请立即去眼科就诊。
- 否 → 视野是否有变窄的感觉？
  - 是 → 视野的中心部位是否有些地方看不清楚？
    - 是 → 可能是中心性渗出性脉络膜视网膜病变、视神经炎，请立即去眼科就诊。
    - 否 → 在视野的内侧或外侧是否有固定的地方看不清楚？
  - 否 → 在视野中是否有小颗粒般的东西飘浮，或有看到蚊子在飞的感觉？
    - 是 → 可能是飞蚊症。有时是因视网膜脱离或葡萄膜炎前兆而引起，请立即去眼科检查。
    - 否 → 如果一直不愈，请去眼科检查。

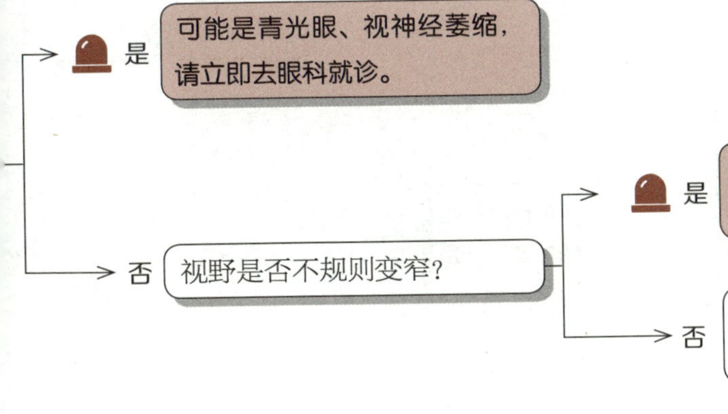

是

可能是视网膜脱离或脑部疾病，请立即去眼科检查。

否

可能是因身心症或全身性疾病（高血压、糖尿病、颅内病变）或严重的眼疾所引起，请去眼科检查。

眼睛疲劳

眼睛疲劳主要是长时间阅读或注视电子屏幕时，眼睛眨眼次数减少，造成眼泪分泌减少，同时屏幕明亮、闪烁刺激眼睛所引起。从事精密作业或佩戴度数不适的眼镜，也会引起眼睛疲劳。有时还会因为内脏疾病而引起眼睛疲劳。

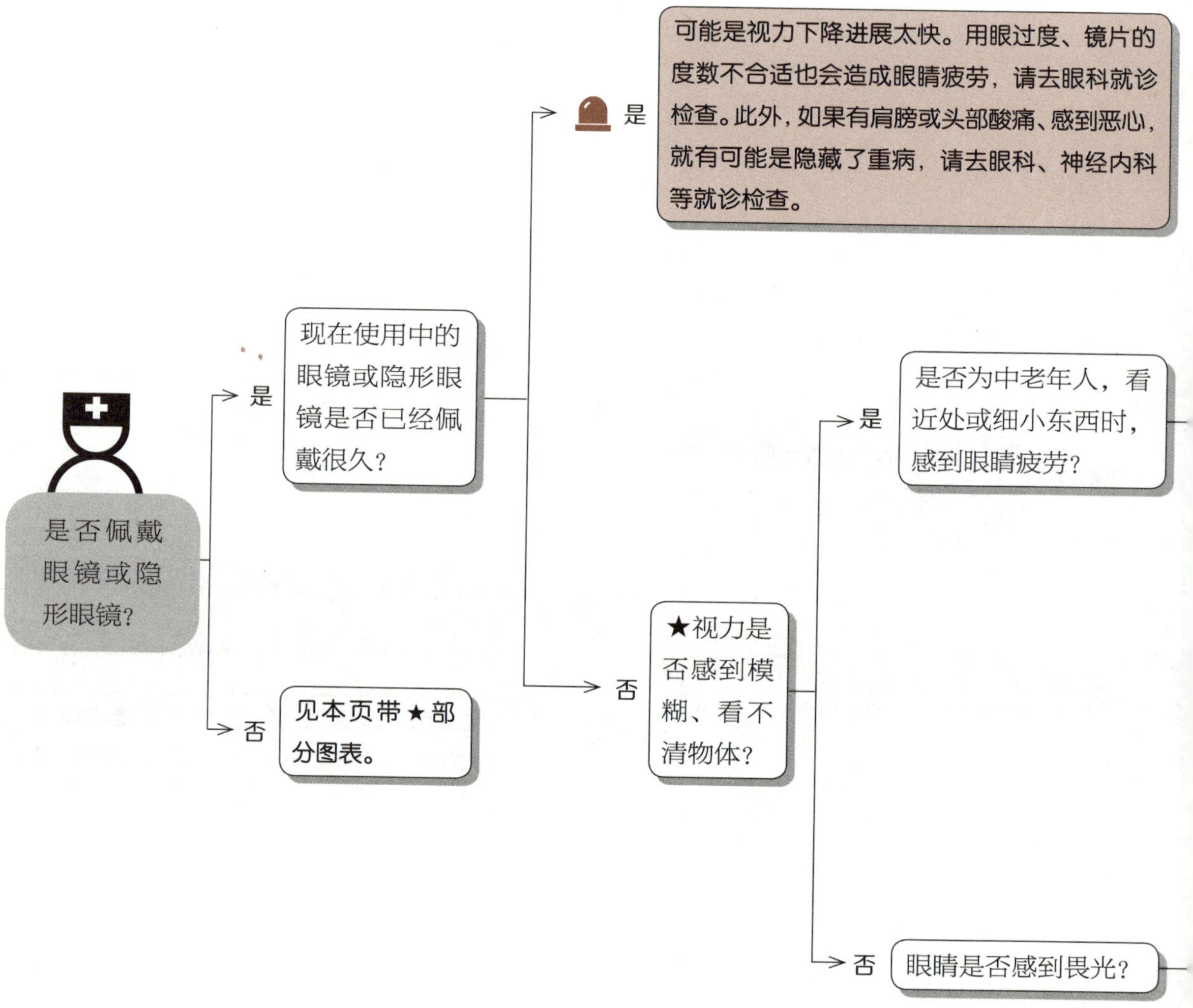

是否佩戴眼镜或隐形眼镜？

→ 是：现在使用中的眼镜或隐形眼镜是否已经佩戴很久？

→ 是：可能是视力下降进展太快。用眼过度、镜片的度数不合适也会造成眼睛疲劳，请去眼科就诊检查。此外，如果有肩膀或头部酸痛、感到恶心，就有可能是隐藏了重病，请去眼科、神经内科等就诊检查。

→ 否：★视力是否感到模糊、看不清物体？

→ 是：是否为中老年人，看近处或细小东西时，感到眼睛疲劳？

→ 否：眼睛是否感到畏光？

→ 否：见本页带★部分图表。

老视 / 172
屈光不正 / 174
青光眼 / 175
白内障 / 163

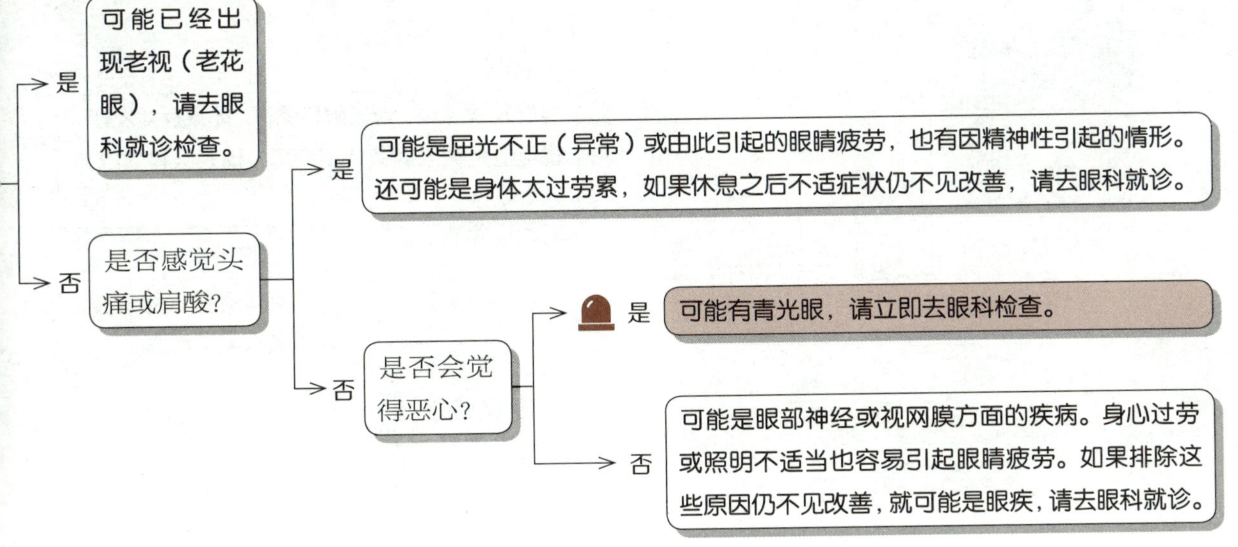

是　因熬夜或失眠，使眼睛过度疲劳所引起。如果睡眠充足、好好休息后仍不能改善，就可能隐藏白内障等疾病，请去眼科就诊检查。

否　如果视力障碍持续下去，尽快去眼科就诊检查。如果有严重头痛或恶心时就要特别注意。

眼睛痒

眼睛痒多因过敏和眼睛疲劳所致。

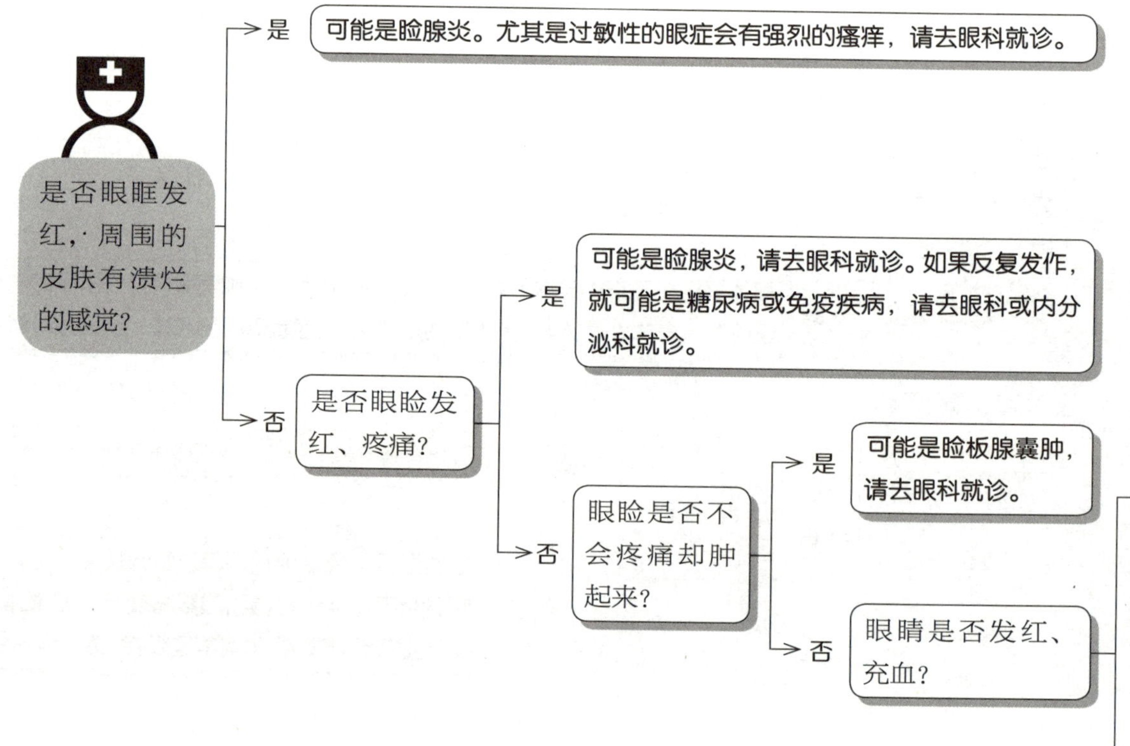

睑腺炎 / 170
糖尿病 / 069
睑板腺囊肿 / 168
结膜炎 / 169
过敏性结膜炎 / 165

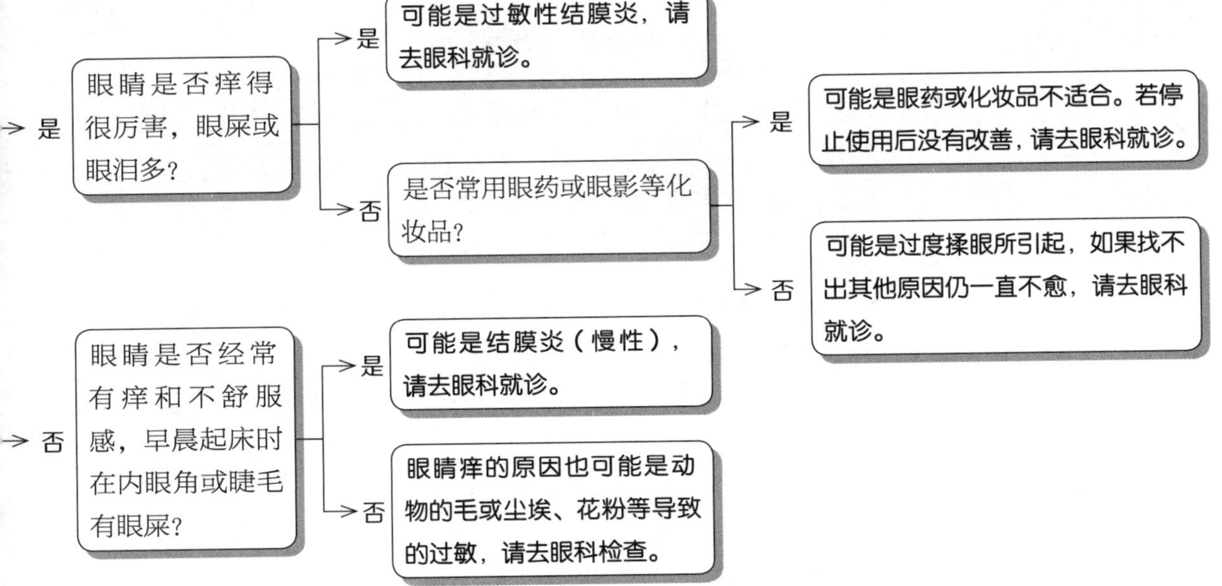
是
眼睛是否痒得很厉害，眼屎或眼泪多？
是
可能是过敏性结膜炎，请去眼科就诊。
否
是否常用眼药或眼影等化妆品？
是
可能是眼药或化妆品不适合。若停止使用后没有改善，请去眼科就诊。
否
可能是过度揉眼所引起，如果找不出其他原因仍一直不愈，请去眼科就诊。
否
眼睛是否经常有痒和不舒服感，早晨起床时在内眼角或睫毛有眼屎？
是
可能是结膜炎（慢性），请去眼科就诊。
否
眼睛痒的原因也可能是动物的毛或尘埃、花粉等导致的过敏，请去眼科检查。

眼睛痛、流眼泪、流眼眵（屎）

泪液是由水分和油脂性黏液构成的盐性物质，具有湿润与洁净眼表及抵御感染的作用。流眼泪、流眼屎通常因眼部感染引起，眼睛深处的疼痛需倍加注意。

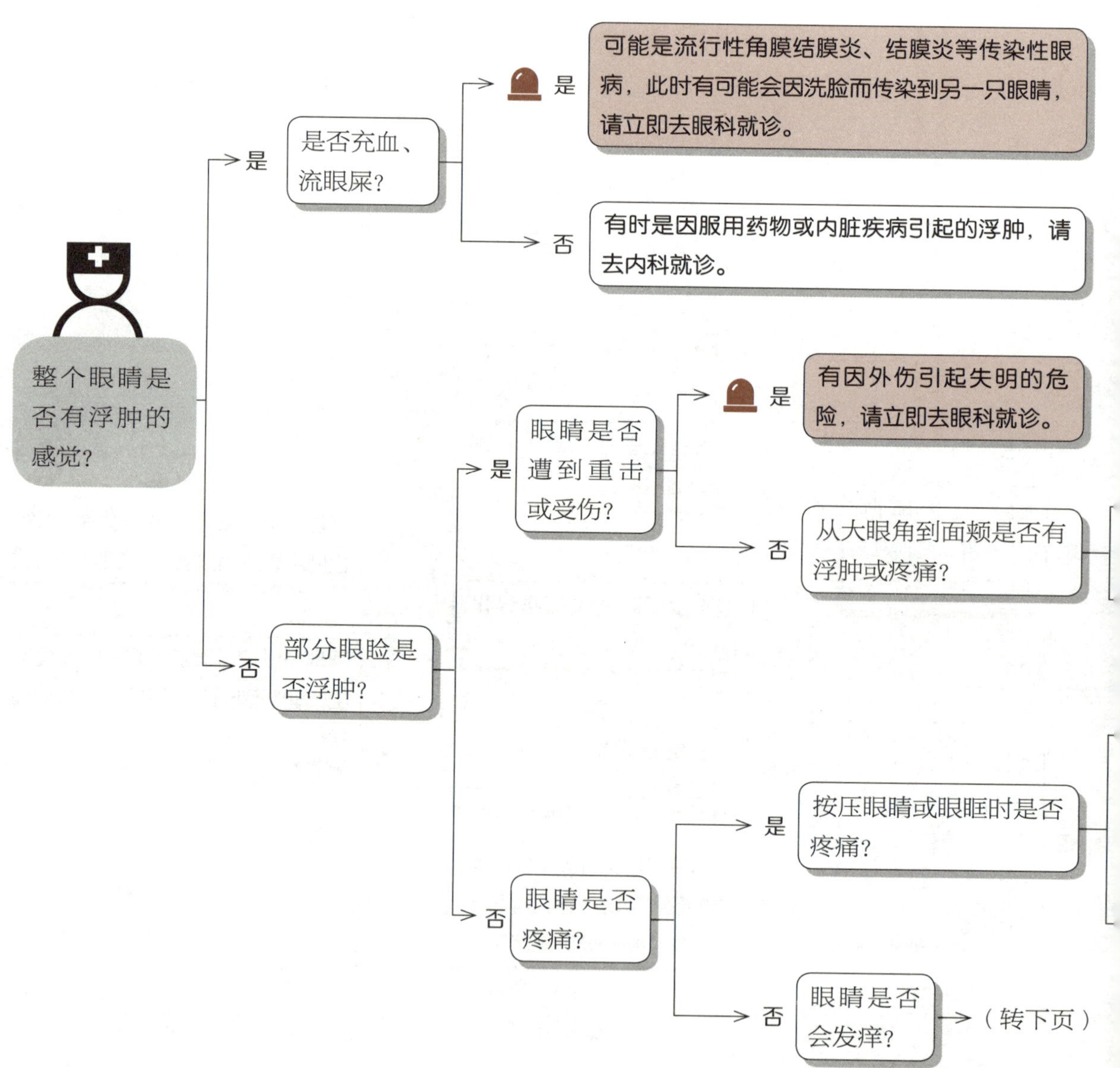

（转下页）

结膜炎 / 169　　过敏性结膜炎 / 165　　白内障 / 163
睑腺炎 / 170　　睑板腺囊肿 / 168　　角膜炎 / 068
泪囊炎 / 172　　青光眼 / 175　　黄疸 / 041
巩膜炎 / 166　　虹膜炎 / 167　　流行性角膜结膜炎 / 171

→是　可能是睑腺炎或睑板腺囊肿，请去眼科就诊。

→否　可能是泪囊炎（急性），请去眼科就诊。如果有硬块，就可能是睑板腺囊肿，请去眼科就诊。

→是　可能是巩膜炎或眼睛的神经痛，请去眼科就诊。

→否　★眼睛是否会感到闪烁?

→是　如果眼睛在晴天畏光流泪，可能是因为光和化学烟雾所引起。此外，也可能是尘埃进入眼睛或戴隐形眼镜所引起。严重时请去眼科就诊。

→否　眼睛深处是否会疼痛?

→是　如果有恶心或头痛，就有可能是青光眼。如果看光会有刺痛感，则可能是虹膜炎，有失明的危险，请立即去眼科就诊。

→否　可能是身心过度疲劳或照明不适当、眼睛疲劳等引起。如果一直不愈，请去眼科就诊检查。

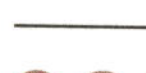

续上页

眼睛痛、流眼泪、流眼眵（屎）

（接上页）

眼睛是否会发痒？

- 是 → 见“眼睛痒”图表。
- 否 → 眼睛的颜色是否异常？
  - 是 → 黑眼珠是否发白或发绿等，是否有混浊的感觉？
    - 是 → 如果发白就可能是白内障，如果发绿就可能是青光眼，请立即去眼科就诊。
    - 否 → 眼白是否充血？
  - 否 → 是否流眼泪或有眼屎？
    - 是 → 是否会有脓液或黏液？
    - 否 → 见上页带★部分图表。

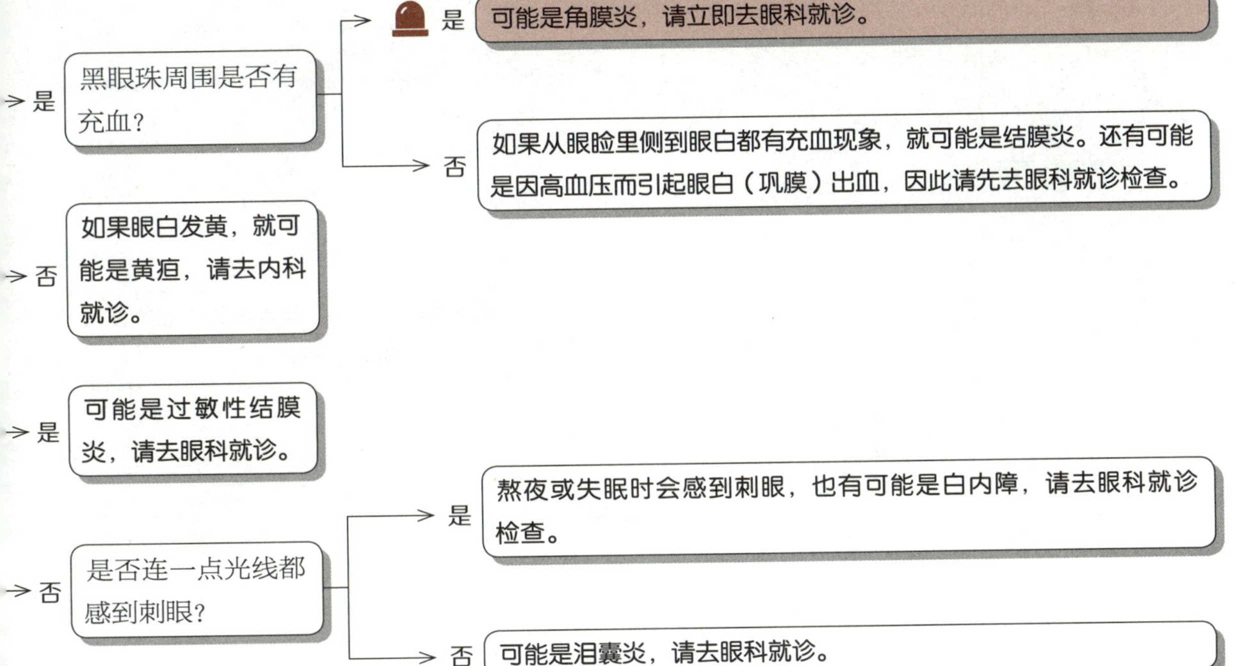
是
可能是角膜炎，请立即去眼科就诊。
是
黑眼珠周围是否有充血？
否
如果从眼睑里侧到眼白都有充血现象，就可能是结膜炎。还有可能是因高血压而引起眼白（巩膜）出血，因此请先去眼科就诊检查。
否
如果眼白发黄，就可能是黄疸，请去内科就诊。
是
可能是过敏性结膜炎，请去眼科就诊。
是
熬夜或失眠时会感到刺眼，也有可能是白内障，请去眼科就诊检查。
否
是否连一点光线都感到刺眼？
否
可能是泪囊炎，请去眼科就诊。

耳鸣、听不清楚

耳鸣是一种常见症状，可因疲劳、情绪不佳、头部血液循环不良、内耳疾病等引起。对于耳鸣的感知以及严重程度常受到心理因素的影响。如果持续性耳鸣，尤其是伴有眩晕、听力下降（听不清楚）、头痛等症状时，应提高警惕。

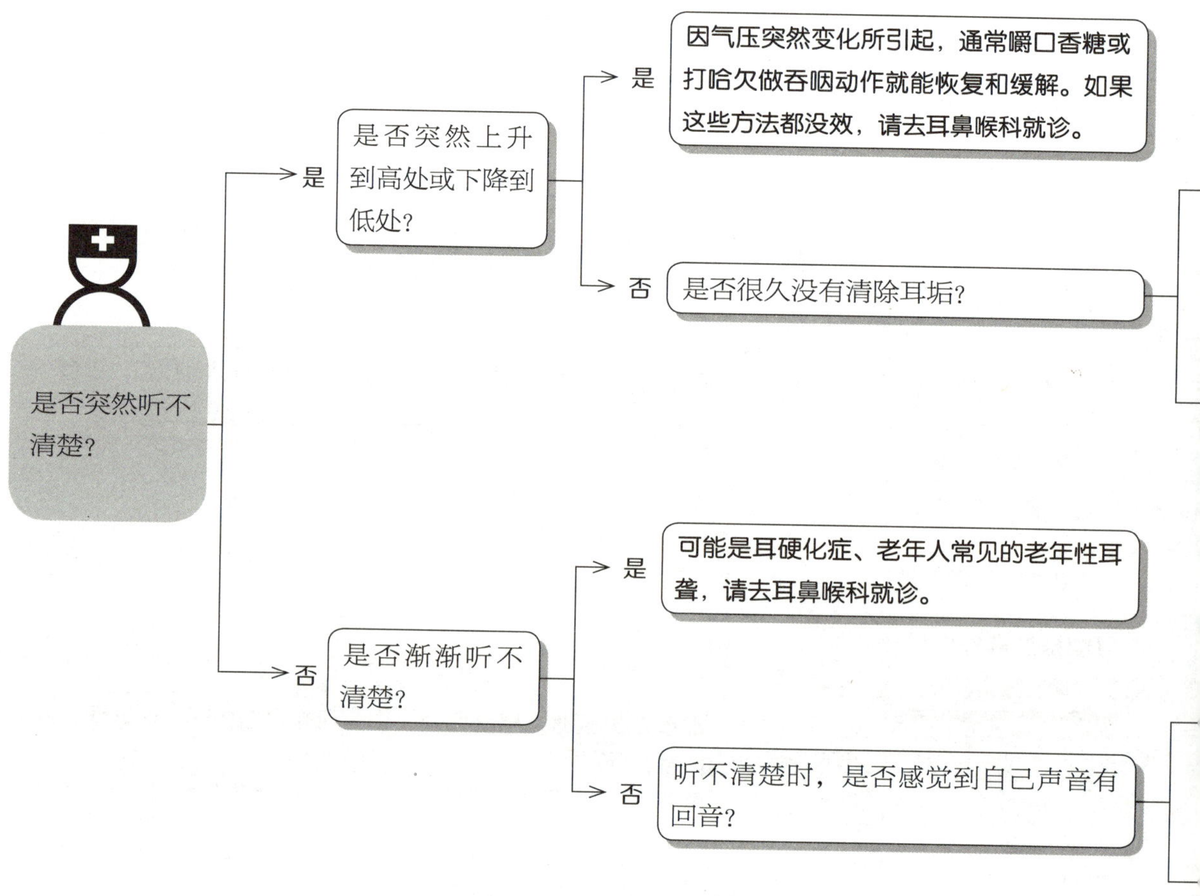

耵聍栓塞 / 183
内耳炎 / 195
分泌性中耳炎 / 185
突发性耳聋 / 195
耳硬化症 / 185
老年性耳聋 / 192
耳咽管狭窄 / 185
更年期综合征 / 241
高血压 / 004
低血压 / 008
梅尼埃病 / 091

是 可能是耵聍（耳垢）栓塞，请去耳鼻喉科就诊检查。

否 如果因内耳炎或中耳炎（急性）而完全听不见，就可能是突发性耳聋，请立即去耳鼻喉科就诊。

是 可能是耳咽管狭窄或分泌性中耳炎，请去耳鼻喉科就诊。

否 是否会耳鸣或是晕眩？

是 有时会因过劳或过度兴奋、紧张所引起，有时是更年期综合征的症状。如果感到恶心就可能是重病的前兆，请去耳鼻喉科检查。

否 有时是因高血压、低血压、血液循环系统疾病所引起，请去内科检查。如果伴有恶心或头晕，就可能是梅尼埃病，请去耳鼻喉科就诊。

耳痛、耳流分泌物

耳痛可源于耳部疾病，也可源于耳朵周围、鼻和咽喉等部位的疾病。源于耳部的疼痛最常见的原因是感染，如果伴有流脓、发烧等症状需尽快就医。

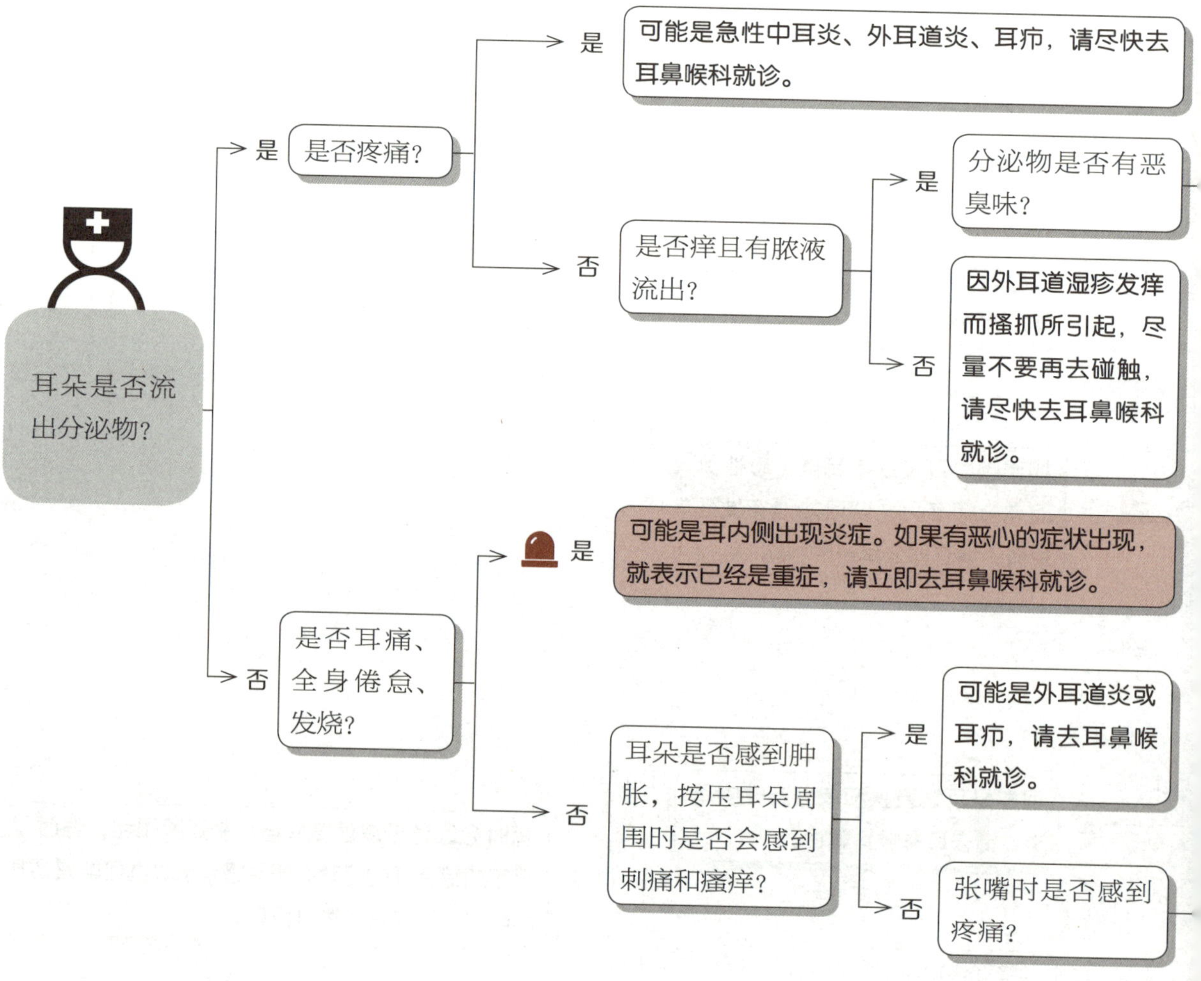

中耳炎 / 359
耳疖 / 184
外耳道炎 / 196
流行性腮腺炎 / 364
扁桃体炎 / 325
三叉神经痛 / 099
龋病 / 201
口腔炎 / 199
咽炎 / 197
喉炎 / 189

→是 可能是中耳炎（慢性）的一种——胆脂瘤型中耳炎，有时耳朵周围会肿起，请尽快去耳鼻喉科就诊。

→否 如果是长期有慢性中耳炎的成年人或中老年人，突然流出血性液体，则可能是严重疾病。请尽快去耳鼻喉科就诊。如果头部受了外伤，耳朵流出清亮的液体（这种液体称为脑脊液），说明颅底发生了骨折，请立即去急诊科就诊。

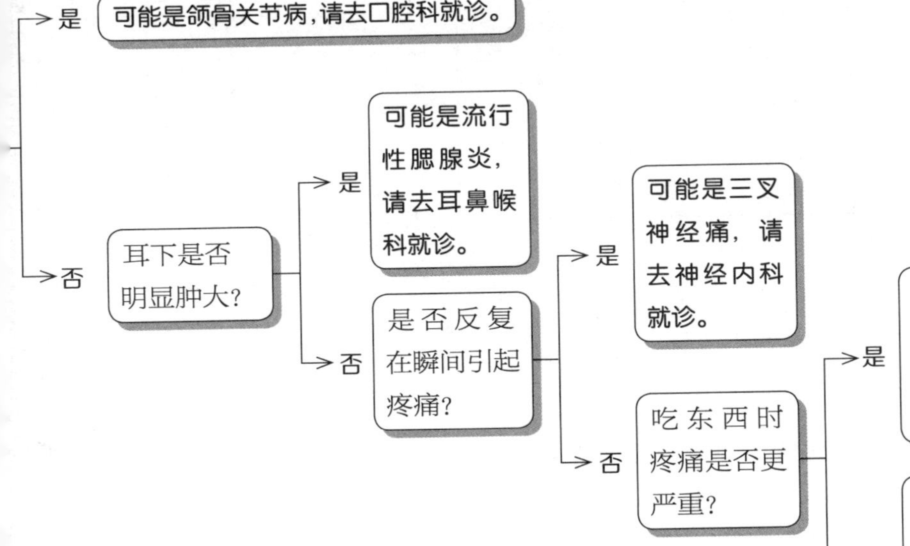

→是 可能是因龋病（蛀牙）或口腔炎而从该处的疼痛延伸到耳朵附近，请去口腔科就诊检查。

→否 如果找不出其他原因，而症状一直持续，请去耳鼻喉科检查。咽炎、喉炎或扁桃体炎有时也会引起耳痛。

闻不出味道、鼻痛

嗅觉由位于鼻腔上部的感受细胞，经位于鼻上方颅内称为嗅球的神经细胞，传给大脑而产生。鼻腔、鼻腔到大脑的神经通路、大脑的病变均可影响嗅觉。闻不出味道时，大部分都是因为感冒、鼻息肉、过敏性鼻炎等引起的鼻塞造成。吸烟也可影响嗅觉，有时也会因脑部重病而使嗅觉麻痹。如果伴有疼痛就可能是鼻内有肿瘤或炎症。

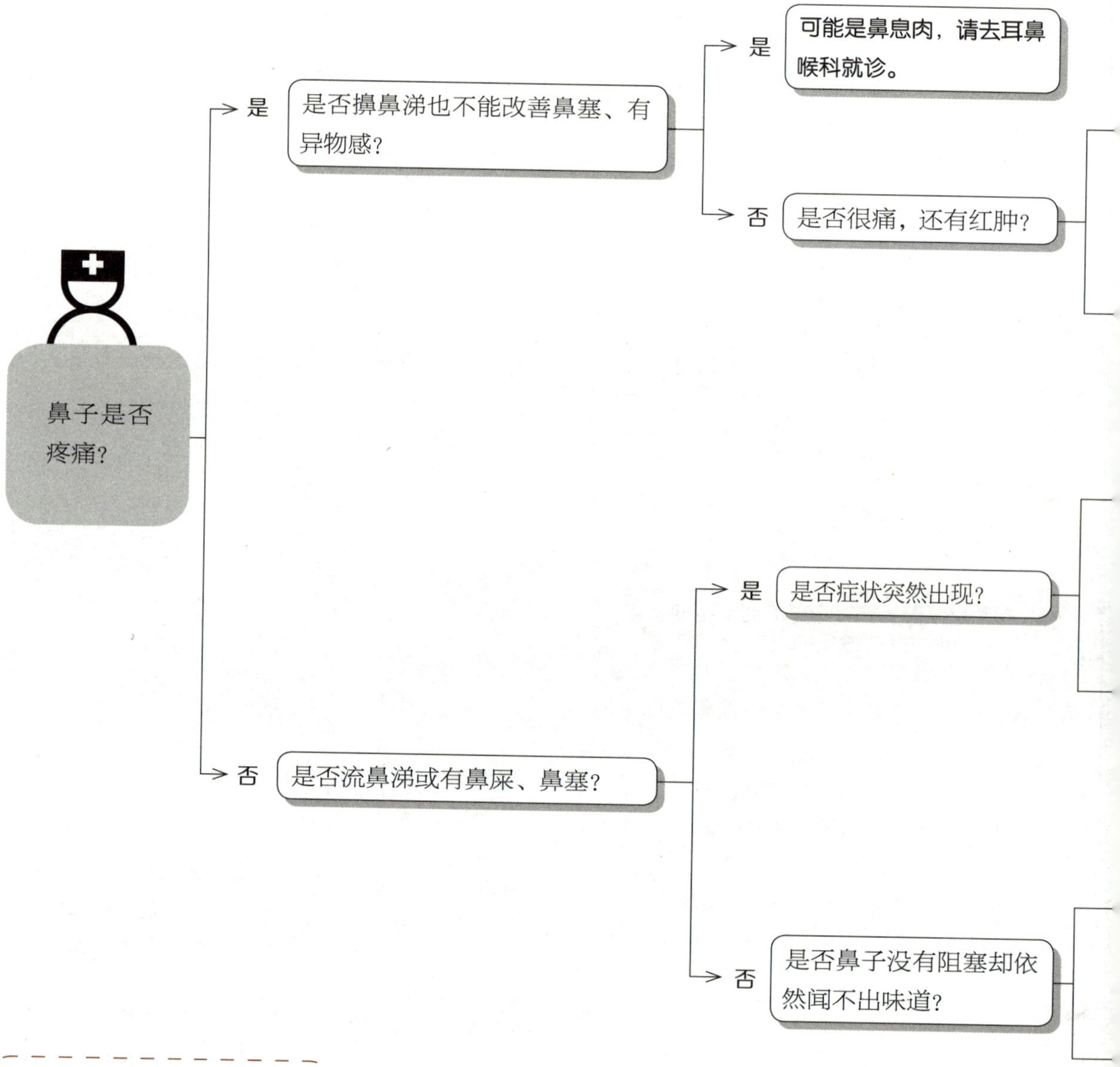

鼻子是否疼痛？

- 是 → 是否擤鼻涕也不能改善鼻塞、有异物感？
  - 是 → 可能是鼻息肉，请去耳鼻喉科就诊。
  - 否 → 是否很痛，还有红肿？
- 否 → 是否流鼻涕或有鼻屎、鼻塞？
  - 是 → 是否症状突然出现？
  - 否 → 是否鼻子没有阻塞却依然闻不出味道？

鼻息肉 / 182
急性鼻炎 / 190
鼻窦炎 / 180

是 可能是鼻塞，请去耳鼻喉科就诊。

否 是否闻不出味道或鼻臭？

- 是 如果有鼻塞或流鼻涕，就可能是急性鼻炎、鼻窦炎（急性），请去耳鼻喉科就诊。如果是外伤引起的疼痛，请去外科就诊。
- 否 如果没有鼻塞，就可能是重病，请去耳鼻喉科就诊。如果没有其他鼻病，或许是精神方面的疾病，请去精神心理科或内科就诊。

是 可能是急性鼻炎、鼻窦炎（急性），请去耳鼻喉科就诊。

否 鼻涕如果像清水一样，就是过敏性鼻炎，如果是黏稠状，则可能是鼻窦炎，请去耳鼻喉科就诊。另外，如果鼻炎恶化或鼻内阻塞异物，也会闻不出味道，请去耳鼻喉科就诊。

是 可能是耳鼻喉部的疾病或脑部重病。请到耳鼻喉科或神经内科就诊。

否 如果鼻内有阻塞异物或引起炎症，有时也会引起嗅觉异常或疼痛，请去耳鼻喉科就诊检查。

鼻塞、流鼻涕

除感冒外，过敏性鼻炎、鼻腔感染、鼻息肉等均是常见的原因。有时由于创伤性（外伤）或非创伤性原因，脑脊液也会以鼻腔间断或持续流出清亮水样液体或淡红色液体形式漏出。

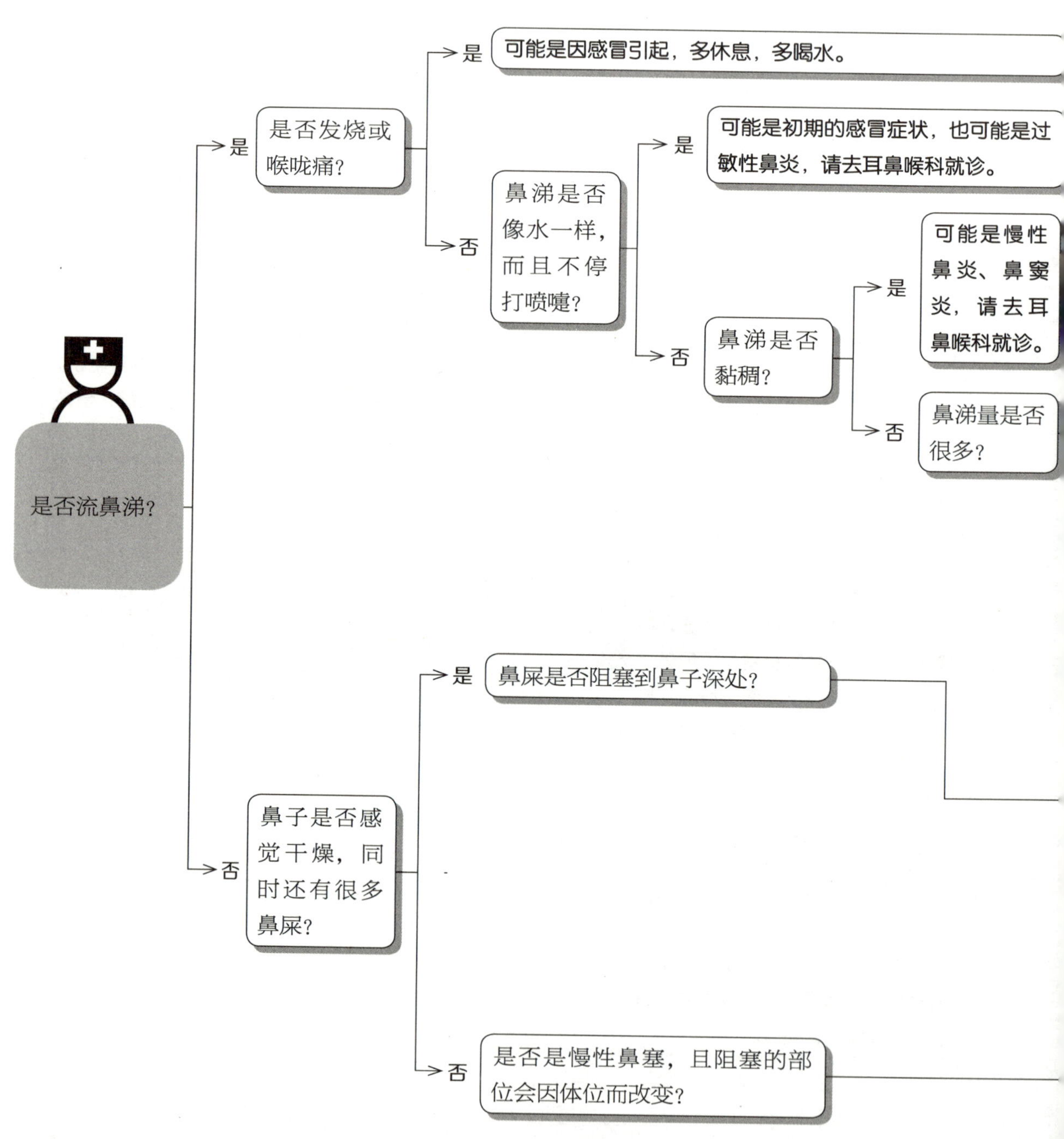

感冒 / 023　过敏性鼻炎 / 186　鼻疖 / 181
慢性鼻炎 / 193　鼻窦炎 / 180　慢性肥厚性鼻炎 / 194
鼻息肉 / 182　鼻中隔偏曲 / 183

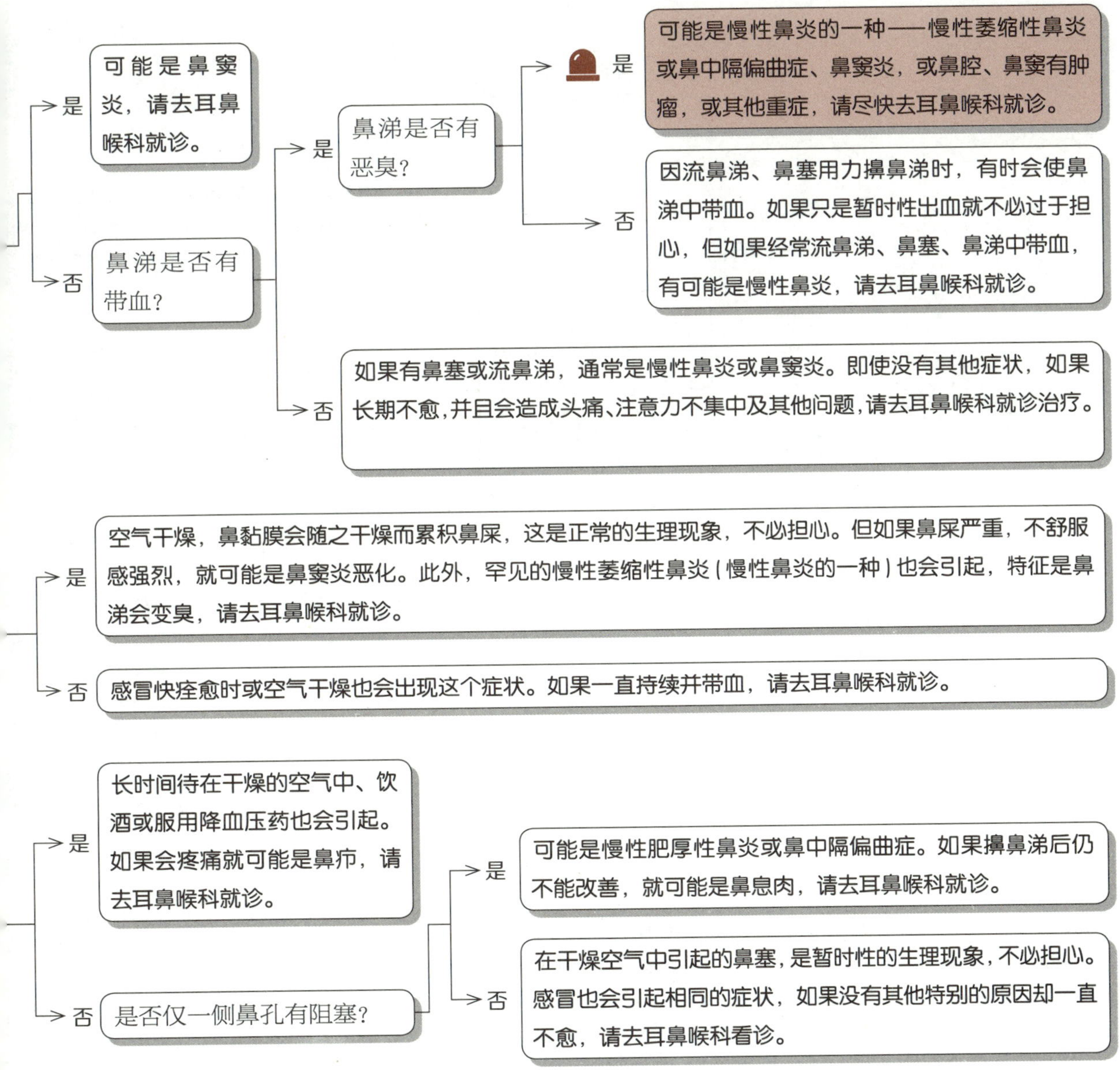

是 → 可能是鼻窦炎，请去耳鼻喉科就诊。

否 → 鼻涕是否有带血？

- 是 → 鼻涕是否有恶臭？
  - 是 → 可能是慢性鼻炎的一种——慢性萎缩性鼻炎或鼻中隔偏曲症、鼻窦炎，或鼻腔、鼻窦有肿瘤，或其他重症，请尽快去耳鼻喉科就诊。
  - 否 → 因流鼻涕、鼻塞用力擤鼻涕时，有时会使鼻涕中带血。如果只是暂时性出血就不必过于担心，但如果经常流鼻涕、鼻塞、鼻涕中带血，有可能是慢性鼻炎，请去耳鼻喉科就诊。
- 否 → 如果有鼻塞或流鼻涕，通常是慢性鼻炎或鼻窦炎。即使没有其他症状，如果长期不愈，并且会造成头痛、注意力不集中及其他问题，请去耳鼻喉科就诊治疗。

是 → 空气干燥，鼻黏膜会随之干燥而累积鼻屎，这是正常的生理现象，不必担心。但如果鼻屎严重，不舒服感强烈，就可能是鼻窦炎恶化。此外，罕见的慢性萎缩性鼻炎（慢性鼻炎的一种）也会引起，特征是鼻涕会变臭，请去耳鼻喉科就诊。

否 → 感冒快痊愈时或空气干燥也会出现这个症状。如果一直持续并带血，请去耳鼻喉科就诊。

是 → 长时间待在干燥的空气中、饮酒或服用降血压药也会引起。如果会疼痛就可能是鼻疖，请去耳鼻喉科就诊。

否 → 是否仅一侧鼻孔有阻塞？

- 是 → 可能是慢性肥厚性鼻炎或鼻中隔偏曲症。如果擤鼻涕后仍不能改善，就可能是鼻息肉，请去耳鼻喉科就诊。
- 否 → 在干燥空气中引起的鼻塞，是暂时性的生理现象，不必担心。感冒也会引起相同的症状，如果没有其他特别的原因却一直不愈，请去耳鼻喉科看诊。

鼻出血

鼻出血有多种原因，最常见的是挖鼻和外伤，冬天干冷的气候也常引起鼻出血。服用抗凝血或抗血小板药也常会引起鼻出血。

大多数鼻出血位于血管丰富的鼻中隔前部，且较好控制。少数因老年和动脉硬化引起的鼻出血位于鼻的后部，非常危险且较难止血。

用手指持续捏压鼻翼两侧 15 分钟，可止住大多数鼻出血。如果指压不能止血，须立即去医院就诊。

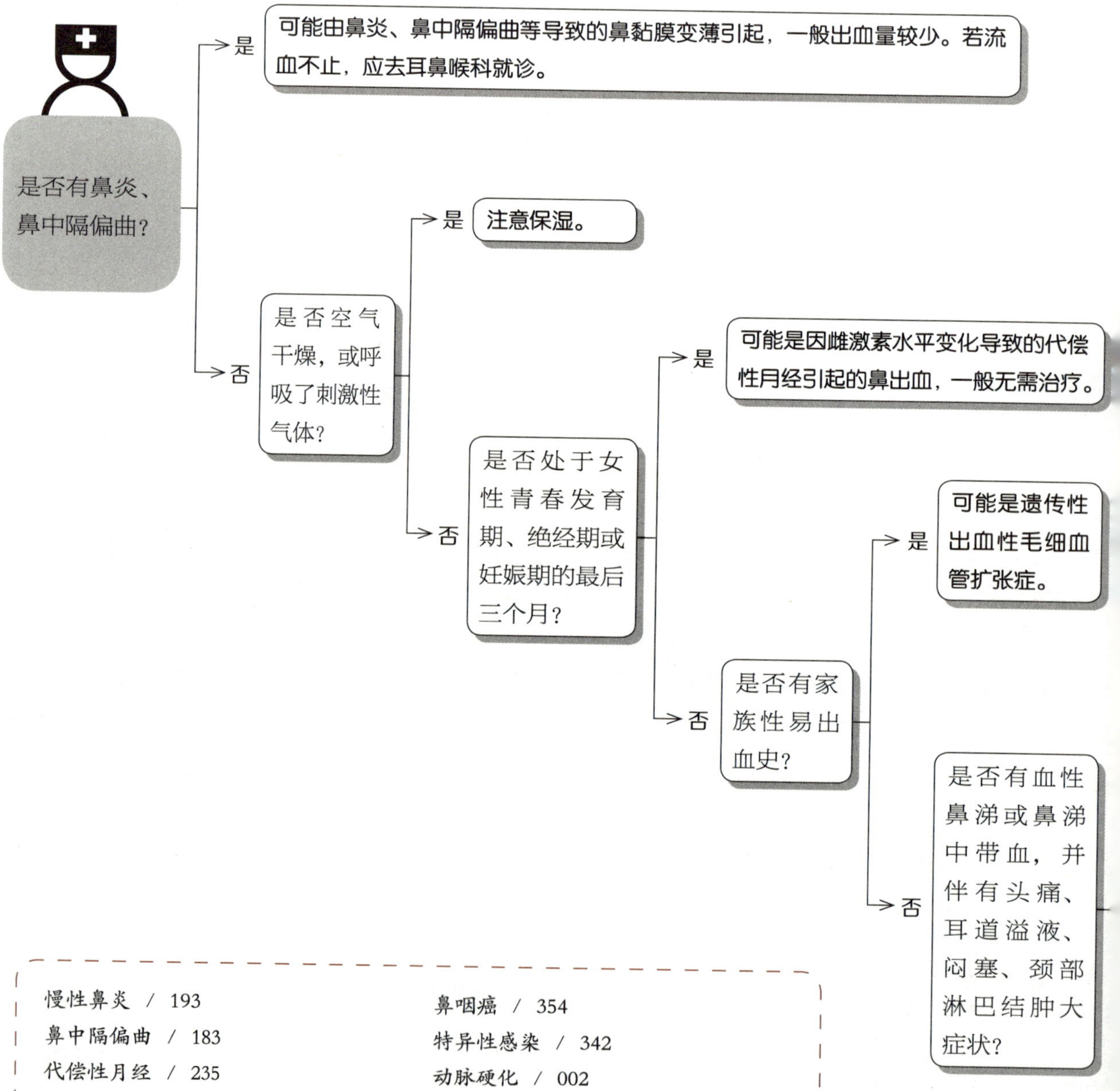

是否有鼻炎、鼻中隔偏曲？

- 是 → 可能由鼻炎、鼻中隔偏曲等导致的鼻黏膜变薄引起，一般出血量较少。若流血不止，应去耳鼻喉科就诊。
- 否 → 是否空气干燥，或呼吸了刺激性气体？
  - 是 → 注意保湿。
  - 否 → 是否处于女性青春发育期、绝经期或妊娠期的最后三个月？
    - 是 → 可能是因雌激素水平变化导致的代偿性月经引起的鼻出血，一般无需治疗。
    - 否 → 是否有家族性易出血史？
      - 是 → 可能是遗传性出血性毛细血管扩张症。
      - 否 → 是否有血性鼻涕或鼻涕中带血，并伴有头痛、耳道溢液、闷塞、颈部淋巴结肿大症状？

慢性鼻炎 / 193
鼻中隔偏曲 / 183
代偿性月经 / 235
高血压 / 004
鼻咽癌 / 354
特异性感染 / 342
动脉硬化 / 002
遗传性出血性毛细血管扩张症 / 352

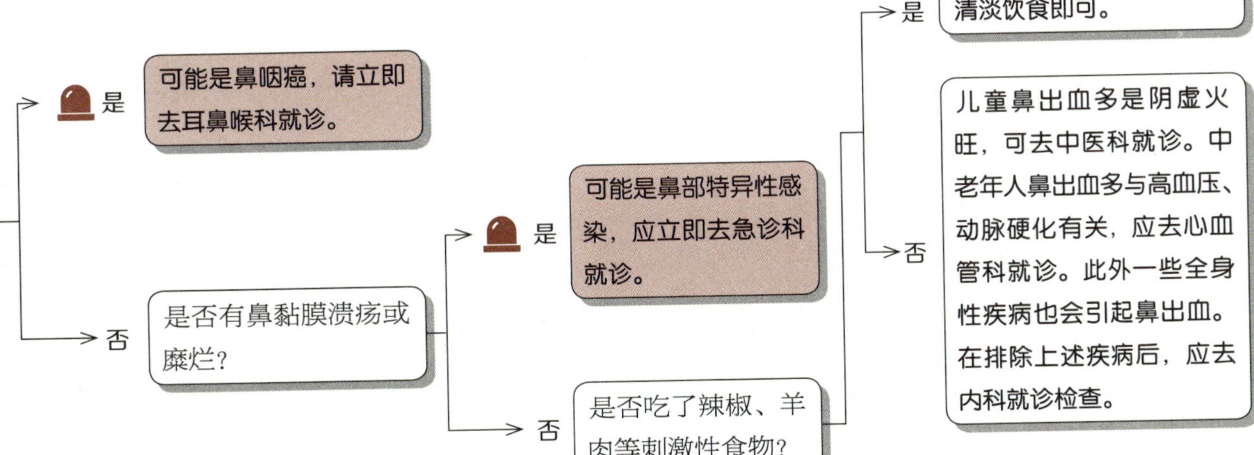
是
可能是鼻咽癌，请立即去耳鼻喉科就诊。
否
是否有鼻黏膜溃疡或糜烂？
是
可能是鼻部特异性感染，应立即去急诊科就诊。
否
是否吃了辣椒、羊肉等刺激性食物？
是
清淡饮食即可。
否
儿童鼻出血多是阴虚火旺，可去中医科就诊。中老年人鼻出血多与高血压、动脉硬化有关，应去心血管科就诊。此外一些全身性疾病也会引起鼻出血。在排除上述疾病后，应去内科就诊检查。

喉咙痛、吞咽困难、梗塞

咽喉由咽（头）与喉（头）组成，食物经过咽（头）进入食管（食道），空气经过喉（头）进入气管。咽喉疾病大部分是炎症，偶尔会有异常增生和肿瘤。

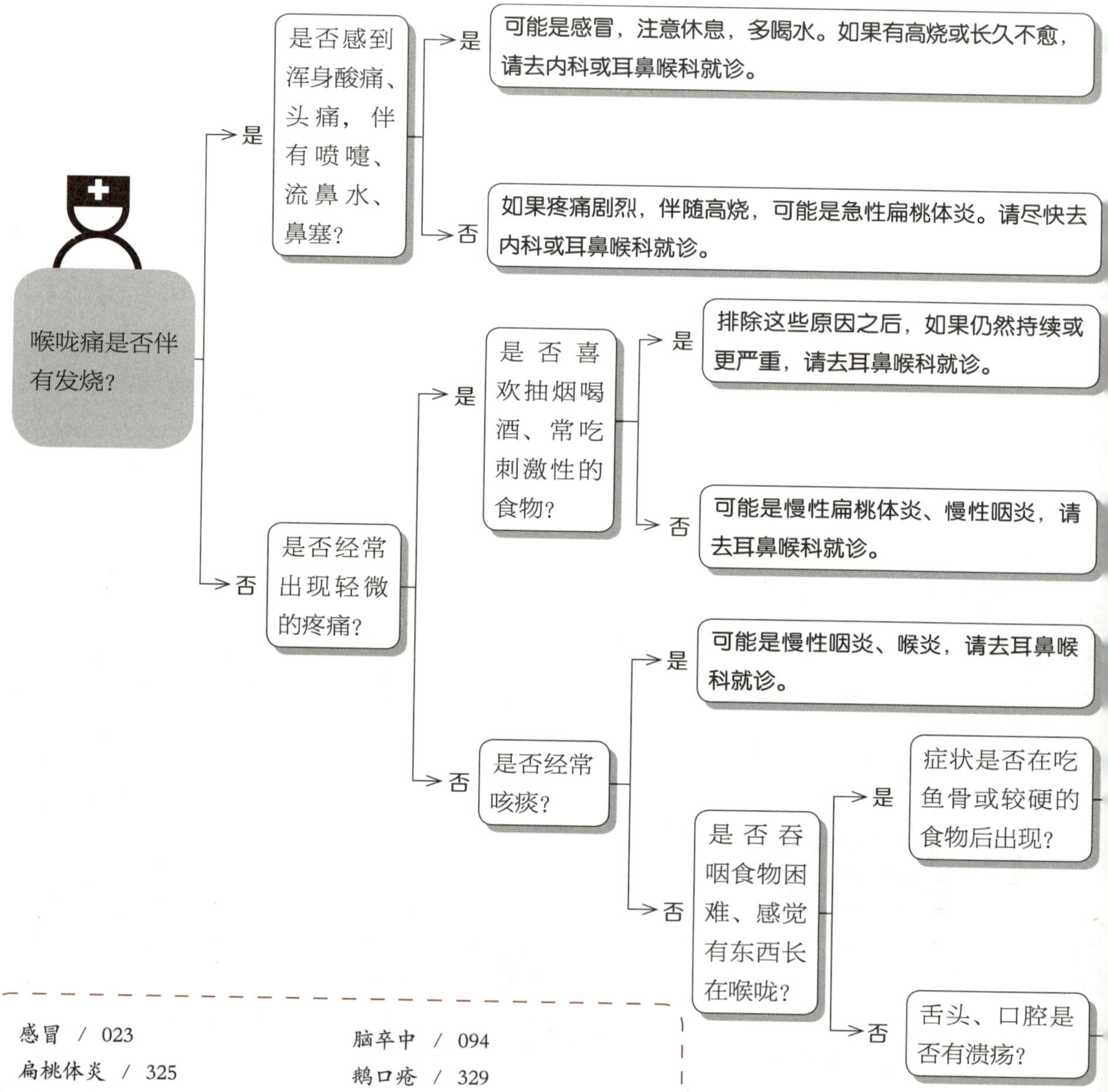

喉咙痛是否伴有发烧？

- 是 → 是否感到浑身酸痛、头痛，伴有喷嚏、流鼻水、鼻塞？
  - 是 → 可能是感冒，注意休息，多喝水。如果有高烧或长久不愈，请去内科或耳鼻喉科就诊。
  - 否 → 如果疼痛剧烈，伴随高烧，可能是急性扁桃体炎。请尽快去内科或耳鼻喉科就诊。
- 否 → 是否经常出现轻微的疼痛？
  - 是 → 是否喜欢抽烟喝酒、常吃刺激性的食物？
    - 是 → 排除这些原因之后，如果仍然持续或更严重，请去耳鼻喉科就诊。
    - 否 → 可能是慢性扁桃体炎、慢性咽炎，请去耳鼻喉科就诊。
  - 否 → 是否经常咳痰？
    - 是 → 可能是慢性咽炎、喉炎，请去耳鼻喉科就诊。
    - 否 → 是否吞咽食物困难、感觉有东西长在喉咙？
      - 是 → 症状是否在吃鱼骨或较硬的食物后出现？
      - 否 → 舌头、口腔是否有溃疡？

感冒 / 023
扁桃体炎 / 325
咽炎 / 197
喉炎 / 189
咽异感症 / 204
脑卒中 / 094
鹅口疮 / 329
三叉神经痛 / 099
食管炎 / 046

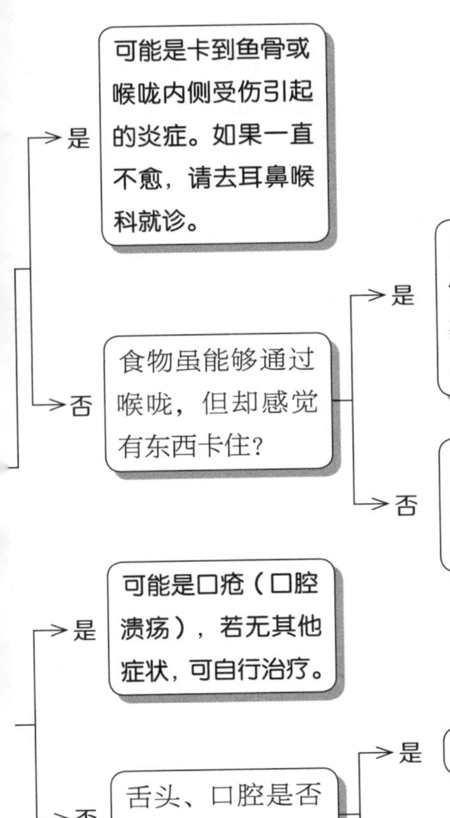

是　为慎重起见，请去耳鼻喉科或内科就诊检查。如果在检查后未发现原因，但症状却一直持续，就可能是咽异感症。喉咙出现异常感通常并无什么疾病，不必担心。这是怀疑自己可能是罹患咽癌的人常见的情形，如果一直不愈，请去精神心理科就诊。

否　即使没有其他异常，但为了慎重起见还是应去耳鼻喉科、内科检查。甲状腺的炎症或食管炎等也经常会感到喉咙痛或吞咽困难。脑卒中（尤其是脑梗死）等脑部疾病也有吞咽困难的情况。

是　可能是鹅口疮，若无其他症状，可自行治疗。

否　如果反复出现咚咚样的疼痛，可能是三叉神经痛，请去神经内科就诊。

声音沙哑、颤抖

感冒和用嗓过度是造成声音沙哑、颤抖的常见原因，但症状超过2~3周时，应高度警惕。

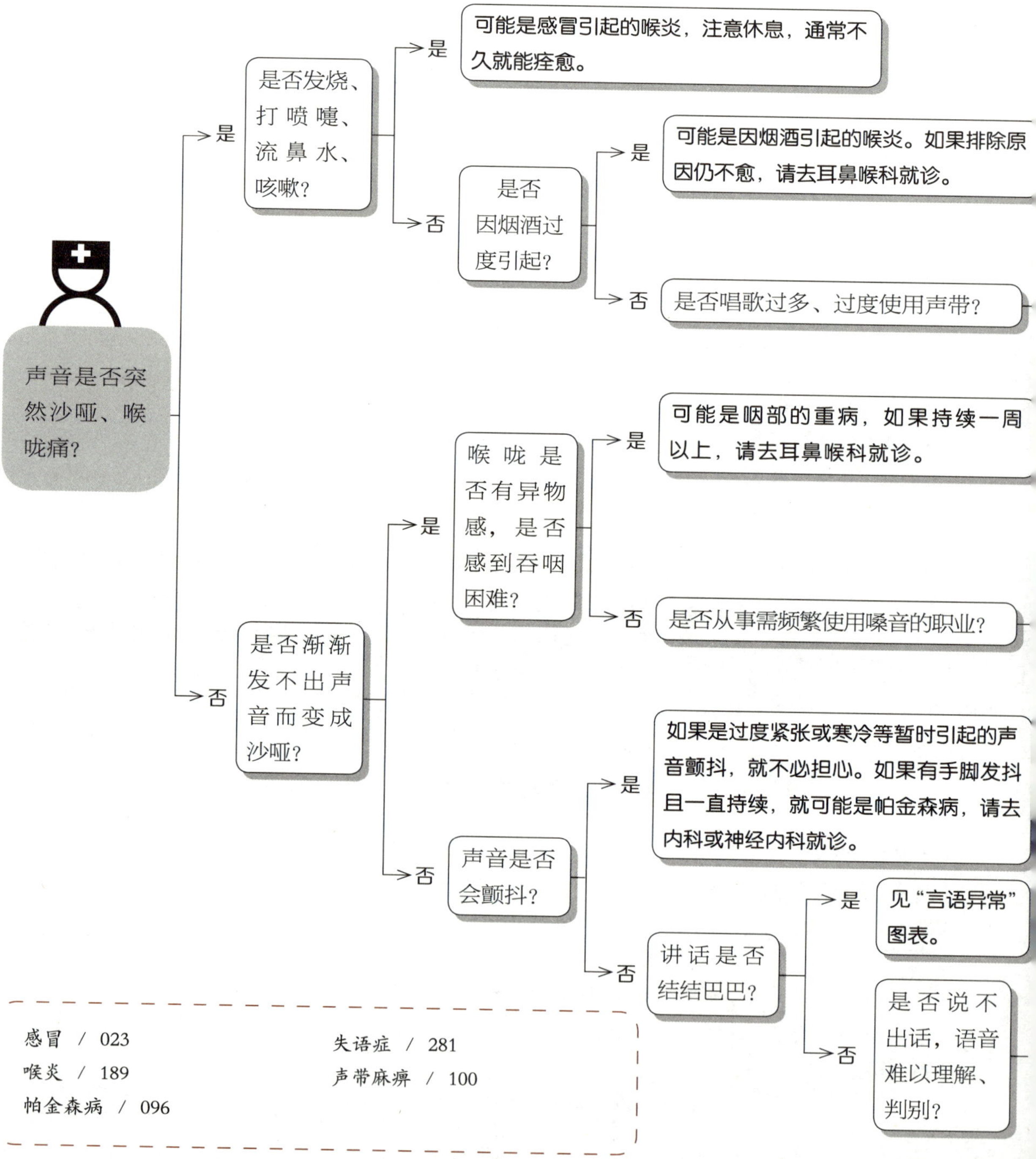

- 声音是否突然沙哑、喉咙痛？
  - 是 → 是否发烧、打喷嚏、流鼻水、咳嗽？
    - 是 → 可能是感冒引起的喉炎，注意休息，通常不久就能痊愈。
    - 否 → 是否因烟酒过度引起？
      - 是 → 可能是因烟酒引起的喉炎。如果排除原因仍不愈，请去耳鼻喉科就诊。
      - 否 → 是否唱歌过多、过度使用声带？
  - 否 → 是否渐渐发不出声音而变成沙哑？
    - 是 → 喉咙是否有异物感，是否感到吞咽困难？
      - 是 → 可能是咽部的重病，如果持续一周以上，请去耳鼻喉科就诊。
      - 否 → 是否从事需频繁使用嗓音的职业？
    - 否 → 声音是否会颤抖？
      - 是 → 如果是过度紧张或寒冷等暂时引起的声音颤抖，就不必担心。如果有手脚发抖且一直持续，就可能是帕金森病，请去内科或神经内科就诊。
      - 否 → 讲话是否结结巴巴？
        - 是 → 见“言语异常”图表。
        - 否 → 是否说不出话，语音难以理解、判别？

感冒 / 023
喉炎 / 189
帕金森病 / 096
失语症 / 281
声带麻痹 / 100

→是　漱口或吸入蒸汽、不要说话、保持安静。如果一直不愈，请去耳鼻喉科就诊。

→否　因空气干燥或气温急速变化，吸入尘埃或化学烟雾、刺激性气体等环境因素所引起。如果症状严重，请去耳鼻喉科就诊。

→是　可能是过度用嗓引起的声带发炎。严重时会引起声带节结或声带息肉，请去耳鼻喉科检查。

→否　除环境因素或过度用嗓之外，也可能是喉咙的慢性疾病，请去耳鼻喉科检查。

→是　可能是失语症、脑血管病，请去神经内科、内科就诊。

→否　是否喉咙不痛、却突然发不出声音？

→是　有时会因震撼或紧张而说不出话、发不出声音，请去精神心理科就诊。其他还有因神经或肌肉等障碍引起的情况，请去神经内科就诊。

→否　可能是声带麻痹，请去耳鼻喉科检查。

口干、口渴

口干的原因除饮水量不足外，唾液腺疾病、糖尿病、药物、焦虑和压力过大也是常见原因。随着年龄的增长，口也会变干，尤其是绝经后妇女。长期口腔干燥，会增加患龋病和牙周病的风险。

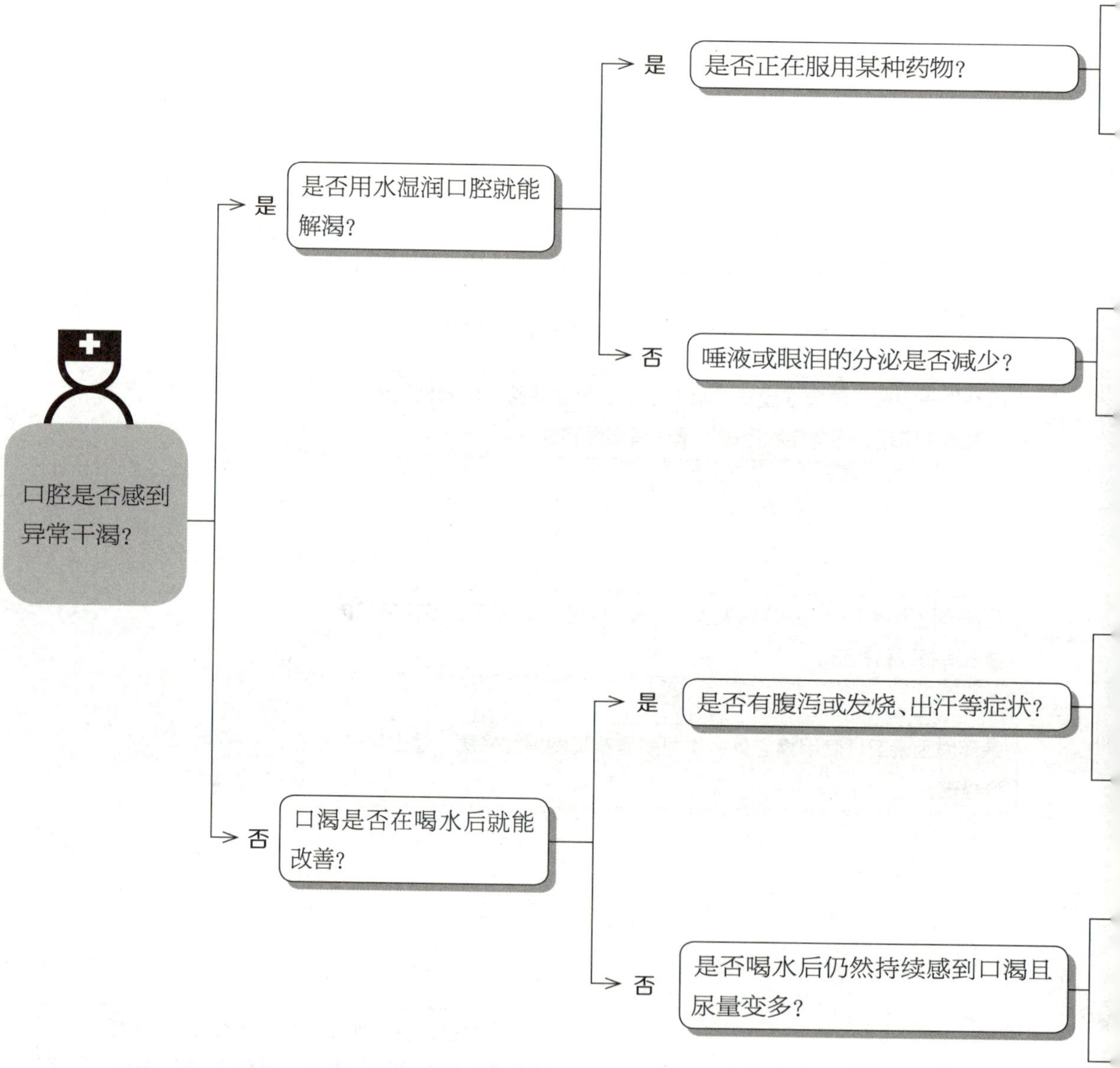

口腔是否感到异常干渴？

- 是 → 是否用水湿润口腔就能解渴？
  - 是 → 是否正在服用某种药物？
  - 否 → 唾液或眼泪的分泌是否减少？
- 否 → 口渴是否在喝水后就能改善？
  - 是 → 是否有腹泻或发烧、出汗等症状？
  - 否 → 是否喝水后仍然持续感到口渴且尿量变多？

干燥综合征 / 073
肾炎 / 058
糖尿病 / 069
尿崩症 / 055
抑郁症 / 281
神经症 / 278

→是 若生活习惯无改变，可能是药物产生的副作用，请去咨询主治医生。

→否 温度高、空气干燥或因鼻塞改用嘴呼吸、发烧时，也会出现口干、口渴。此外，假牙咬合不正也会引起口干、口渴。如果经由治疗，排除这些原因后仍然持续不愈，就可能是唾液分泌异常，请去内科、耳鼻喉科、口腔科就诊检查。

→是 可能是干燥综合征，请去内科就诊。

→否 如果有发烧或腹泻，可能是由此引起的脱水症状所导致的口腔干燥，罹患慢性肾炎或糖尿病时也容易口渴，请去内科就诊。精神紧张而感到不安、忧虑时也会口渴。严重时，请去精神心理科就诊。

→是 因腹泻或发烧、出汗而引起的临床症状，治疗腹泻、发烧后即能改善。

→否 是否喝了很多酒？
- →是 应是醉酒引起的脱水症状，大量饮水可改善。
- →否 精神上感到很紧张时也会引起口渴。如果没有其他原因而一直不愈，请去内科就诊检查。

→是 可能是糖尿病、尿崩症、慢性肾炎，请去内科就诊。

→否 是否经常有心事放不下，感到倦怠、情绪低落？
- →是 抑郁症、神经症（神经官能症）等有时也会引起口渴，请去精神心理科就诊。
- →否 精神上感到很紧张时也会引起口渴。如果没有其他原因而一直不愈，请去内科就诊检查。

口腔痛、刺痛

口腔疼痛或吃东西时感觉刺痛，多因口腔炎所引起，少数为严重疾病的症状。

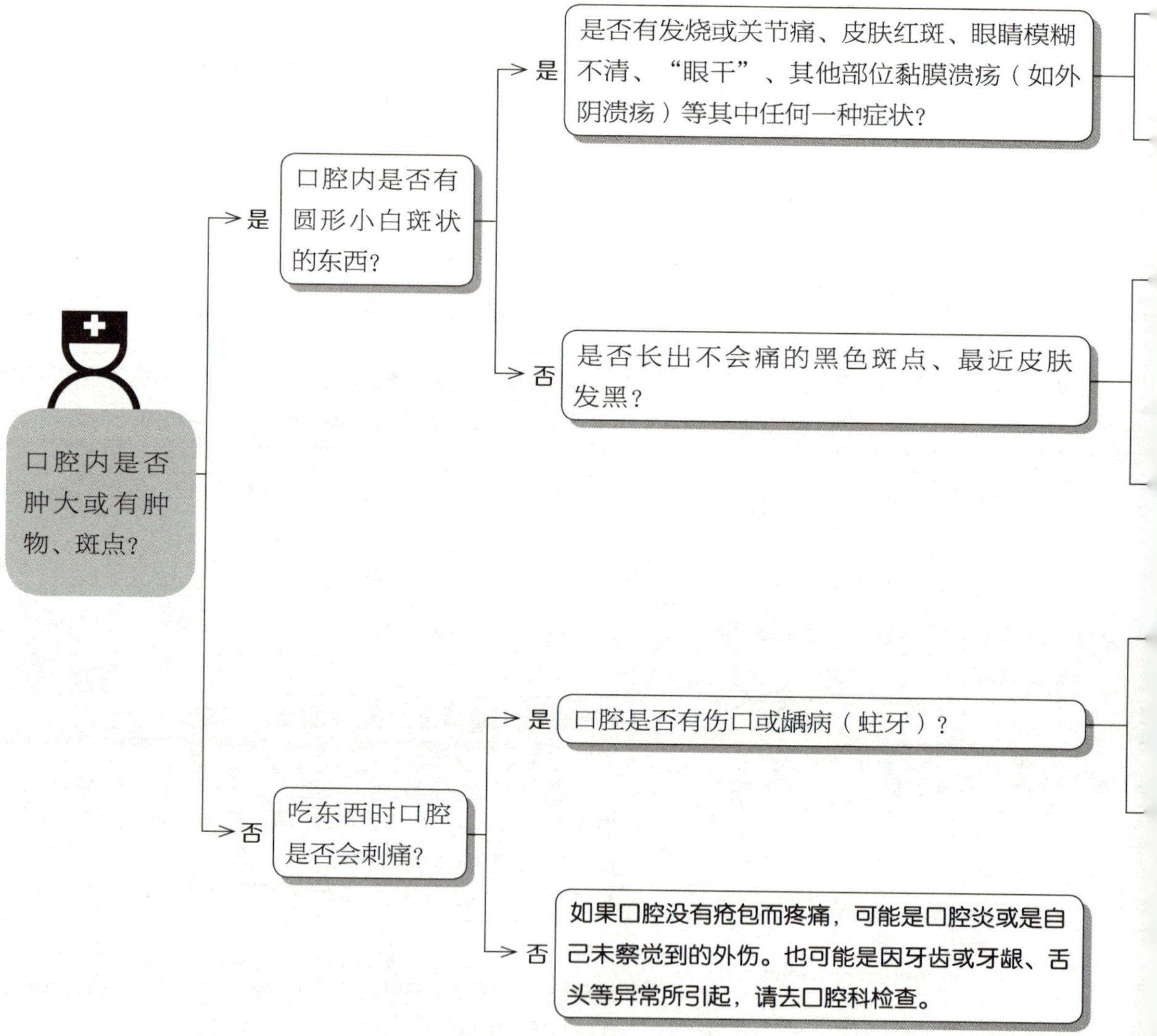

口腔内是否肿大或有肿物、斑点？

→ 是：口腔内是否有圆形小白斑状的东西？
  → 是：是否有发烧或关节痛、皮肤红斑、眼睛模糊不清、“眼干”、其他部位黏膜溃疡（如外阴溃疡）等其中任何一种症状？
  → 否：是否长出不会痛的黑色斑点、最近皮肤发黑？

→ 否：吃东西时口腔是否会刺痛？
  → 是：口腔是否有伤口或龋病（蛀牙）？
  → 否：**如果口腔没有疮包而疼痛，可能是口腔炎或是自己未察觉到的外伤。也可能是因牙齿或牙龈、舌头等异常所引起，请去口腔科检查。**

白塞病 / 071
干燥综合征 / 073
结缔组织病 / 074
口腔炎 / 199
急性外阴溃疡 / 244
肾上腺皮质功能减退症 / 057
肺炎 / 021
麻疹 / 365
白血病 / 079
龋病 / 201

是 可能是白塞病、干燥综合征或结缔组织病，请去内分泌科或内科就诊。

否 可能是口腔炎（疱疹性），请去口腔科就诊。

是 可能是肾上腺皮质功能减退症，请去内分泌科或内科就诊。

否 是否口腔黏膜发红，或有红斑或溃烂？

- 是 发红可能是黏膜性口腔炎，溃烂则可能是溃疡性口腔炎，多漱口以保持口腔清洁。如果很痛且一直不愈，请去口腔科或内科就诊。
- 否 口腔疼痛或长疮包有可能是因为维生素不足或病毒性感冒而引起。如果一直不愈，请去内科或口腔科就诊。如果是随着肺炎或麻疹、白血病出现，就是口腔炎最严重的症状，有时会引起口腔组织坏死，请立即去咨询主治医生。

是 可能是因伤口或龋病而感到刺痛。保持口腔清洁，请去口腔科就诊。

否 如果食物碰到牙齿或牙龈以外的部分感到疼痛，就可能是口腔炎。如果很痛且一直不愈，请去口腔科、内科就诊。也会有牙齿或牙龈、舌头等异常的情况，请去口腔科就诊。

舌头颜色异常、粗糙

舌头颜色、形状及表面的变化可敏感地反映身体的健康状况。

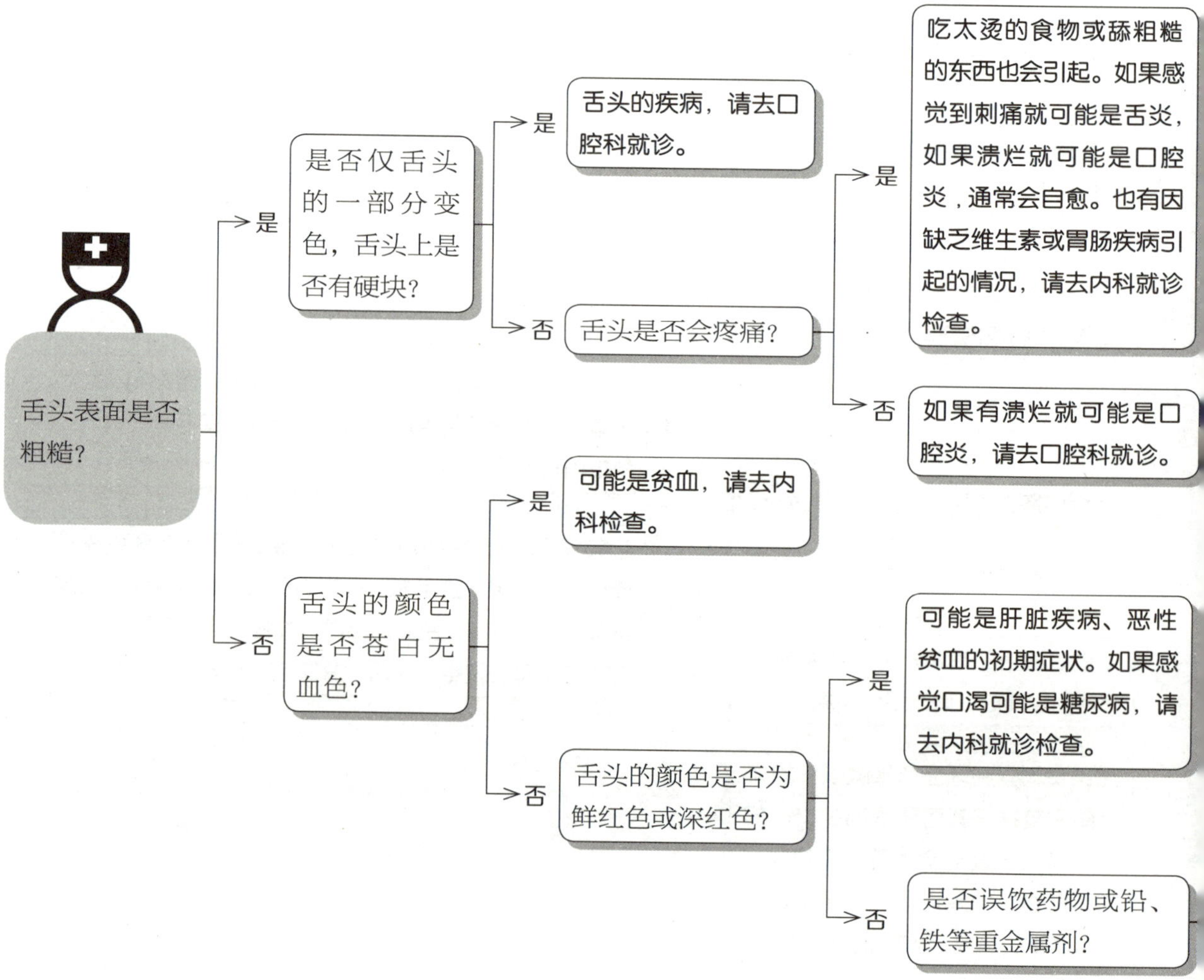

舌头表面是否粗糙？

- 是 → 是否仅舌头的一部分变色，舌头上是否有硬块？
  - 是 → 舌头的疾病，请去口腔科就诊。
  - 否 → 舌头是否会疼痛？
    - 是 → 吃太烫的食物或舔粗糙的东西也会引起。如果感觉到刺痛就可能是舌炎，如果溃烂就可能是口腔炎，通常会自愈。也有因缺乏维生素或胃肠疾病引起的情况，请去内科就诊检查。
    - 否 → 如果有溃烂就可能是口腔炎，请去口腔科就诊。
- 否 → 舌头的颜色是否苍白无血色？
  - 是 → 可能是贫血，请去内科检查。
  - 否 → 舌头的颜色是否为鲜红色或深红色？
    - 是 → 可能是肝脏疾病、恶性贫血的初期症状。如果感觉口渴可能是糖尿病，请去内科就诊检查。
    - 否 → 是否误饮药物或铅、铁等重金属剂？

口腔炎 / 199
贫血 / 081
地图状舌 / 198
糖尿病 / 069
重金属中毒 / 308

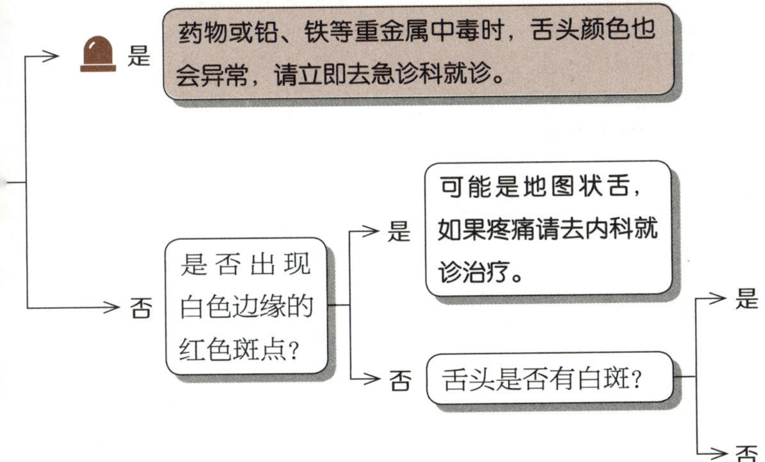
是
药物或铅、铁等重金属中毒时，舌头颜色也会异常，请立即去急诊科就诊。
否
是否出现白色边缘的红色斑点？
是
可能是地图状舌，如果疼痛请去内科就诊治疗。
否
舌头是否有白斑？
是
有时是因发烧或胃肠障碍引起的。但中老年人如果舌头有部分肥厚的情况，就可能是重病，请去内科、口腔科就诊检查。
否
使用抗生素或激素治疗，有时舌头颜色也会改变。如果还有其他症状，请参照相应症状的图表。

牙齿敏感、牙痛

龋病（蛀牙）是最常见的原因，也是最常见的牙齿疾病。坚持每次进食后刷牙或用清水漱口，及每日睡前使用牙线清洁口腔，可有效预防和控制龋病的发生。

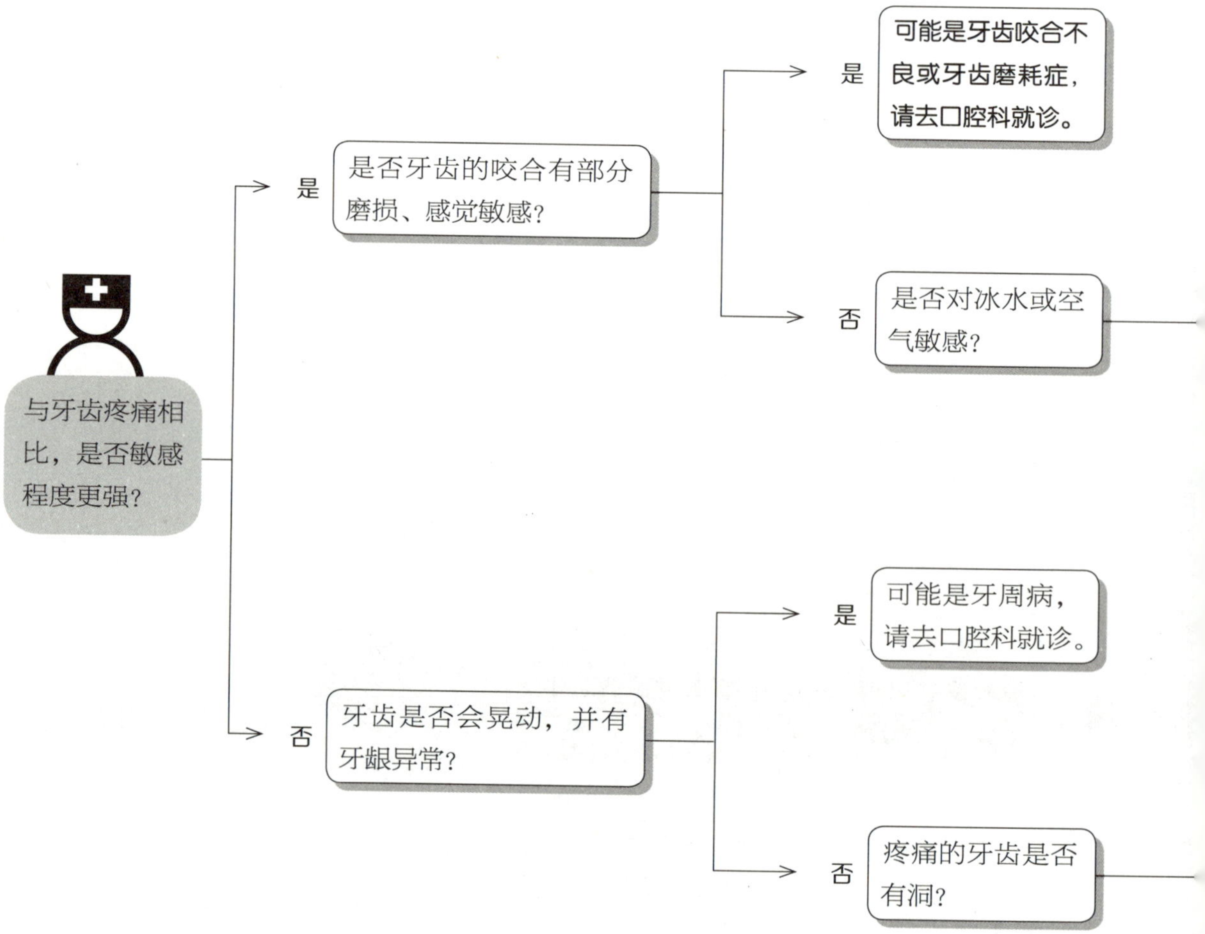

与牙齿疼痛相比，是否敏感程度更强？

- 是 → 是否牙齿的咬合有部分磨损、感觉敏感？
  - 是 → 可能是牙齿咬合不良或牙齿磨耗症，请去口腔科就诊。
  - 否 → 是否对冰水或空气敏感？
- 否 → 牙齿是否会晃动，并有牙龈异常？
  - 是 → 可能是牙周病，请去口腔科就诊。
  - 否 → 疼痛的牙齿是否有洞？

牙齿磨耗症 / 203　　牙髓炎 / 204
龋病 / 201　　牙周病 / 207

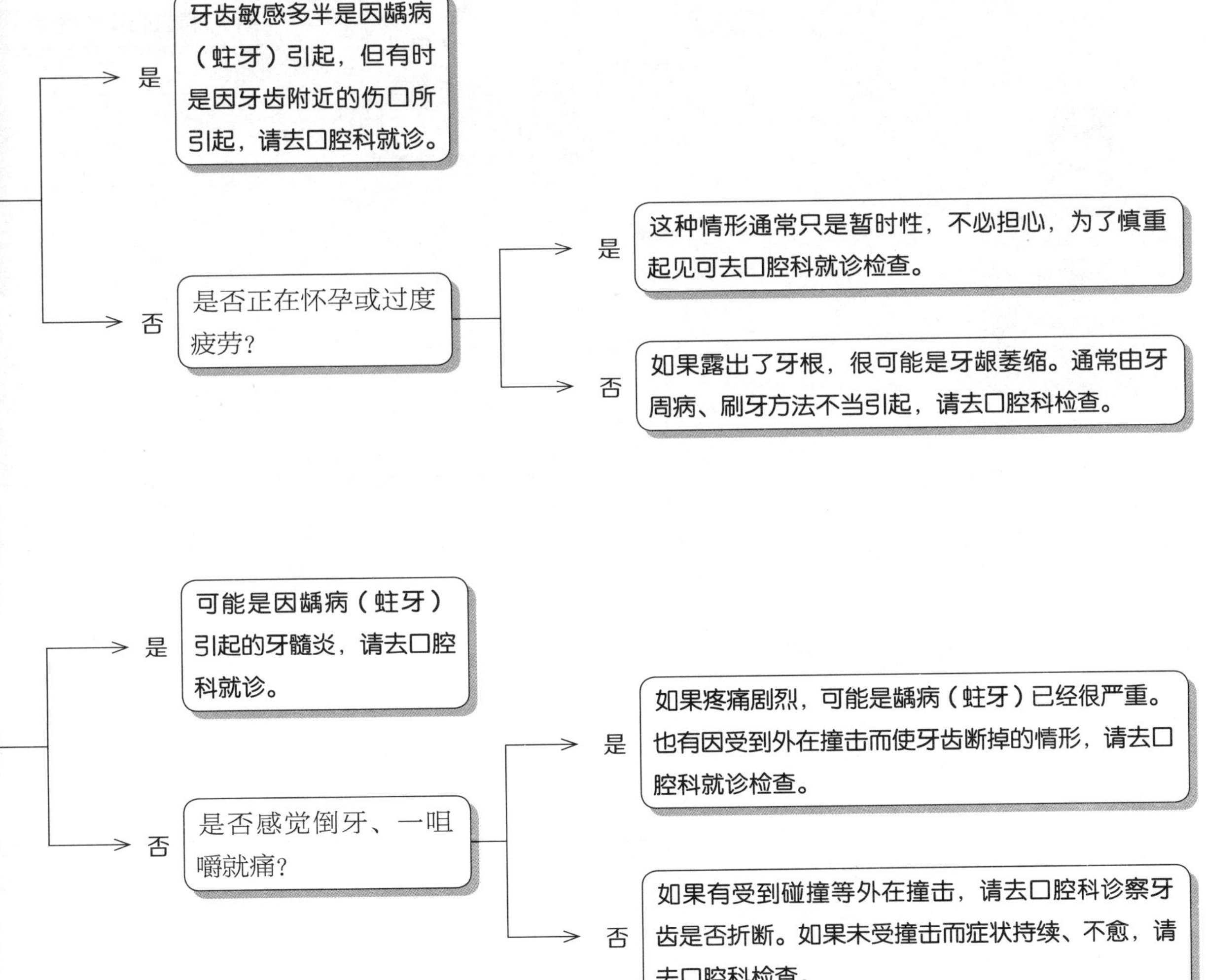
是
牙齿敏感多半是因龋病（蛀牙）引起，但有时是因牙齿附近的伤口所引起，请去口腔科就诊。
否
是否正在怀孕或过度疲劳？
是
这种情形通常只是暂时性，不必担心，为了慎重起见可去口腔科就诊检查。
否
如果露出了牙根，很可能是牙龈萎缩。通常由牙周病、刷牙方法不当引起，请去口腔科检查。
是
可能是因龋病（蛀牙）引起的牙髓炎，请去口腔科就诊。
否
是否感觉倒牙、一咀嚼就痛？
是
如果疼痛剧烈，可能是龋病（蛀牙）已经很严重。也有因受到外在撞击而使牙齿断掉的情形，请去口腔科就诊检查。
否
如果有受到碰撞等外在撞击，请去口腔科诊察牙齿是否折断。如果未受撞击而症状持续、不愈，请去口腔科检查。

牙龈浮肿、出血

牙龈浮肿、出血十分常见，多半为牙龈炎和牙周病。若不治疗不但会恶化，还可能并发其他疾病。一旦有出血不容易止住、持续数分钟甚至更长时间的情况，就可能是重病。

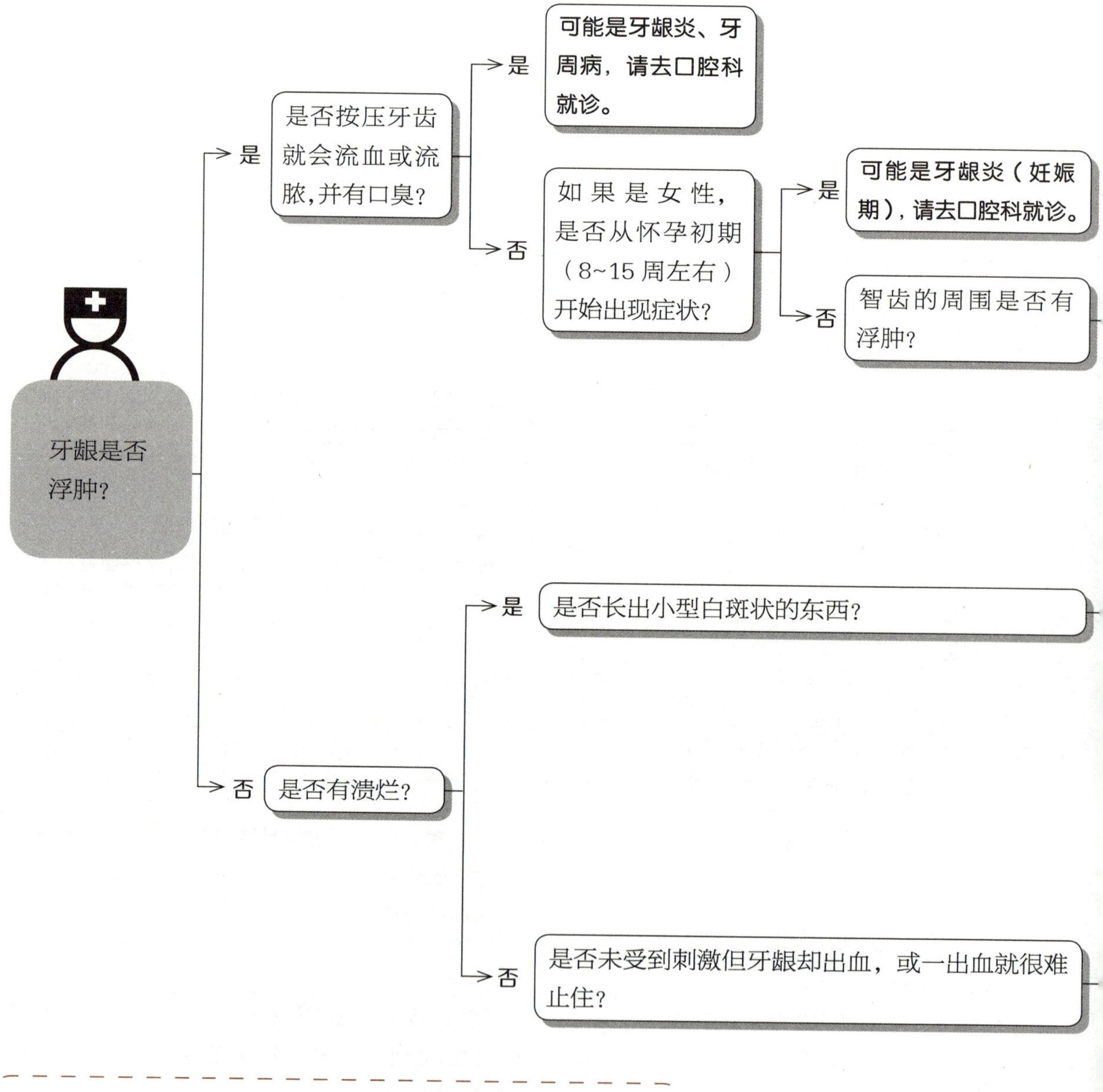

牙龈炎 / 204
牙周病 / 207
牙龈增生 / 206
贫血 / 081
口腔炎 / 199
智齿冠周炎 / 207
过敏性紫癜 / 080

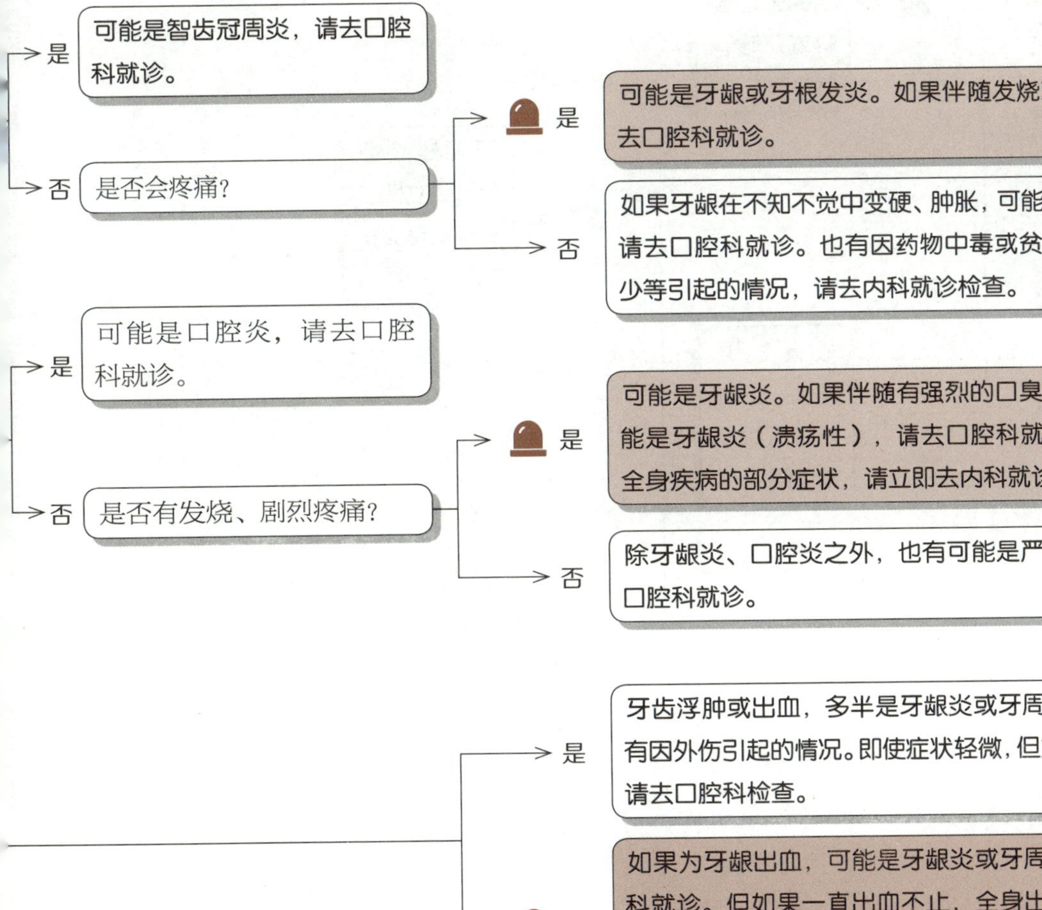
是
可能是智齿冠周炎，请去口腔科就诊。
否
是否会疼痛？
是
可能是牙龈或牙根发炎。如果伴随发烧就要注意，请去口腔科就诊。
否
如果牙龈在不知不觉中变硬、肿胀，可能是牙龈增生，请去口腔科就诊。也有因药物中毒或贫血、白细胞减少等引起的情况，请去内科就诊检查。
是
可能是口腔炎，请去口腔科就诊。
否
是否有发烧、剧烈疼痛？
是
可能是牙龈炎。如果伴随有强烈的口臭或出血，就可能是牙龈炎（溃疡性），请去口腔科就诊。也可能是全身疾病的部分症状，请立即去内科就诊。
否
除牙龈炎、口腔炎之外，也有可能是严重疾病，请去口腔科就诊。
是
牙齿浮肿或出血，多半是牙龈炎或牙周病所引起，也有因外伤引起的情况。即使症状轻微，但如果一直不愈，请去口腔科检查。
否
如果为牙龈出血，可能是牙龈炎或牙周病，请去口腔科就诊。但如果一直出血不止，全身出现紫色的皮下出血斑，除过敏性紫癜外也可能是严重疾病，应尽快去内科检查。

嘴张不开

嘴张不开及嘴的周围疼痛或浮肿时，就可能是下颌或牙齿的疾病。此外，如果出现不痛、浮肿、面颊僵硬而张不开嘴的症状，就可能是已经罹患重病。

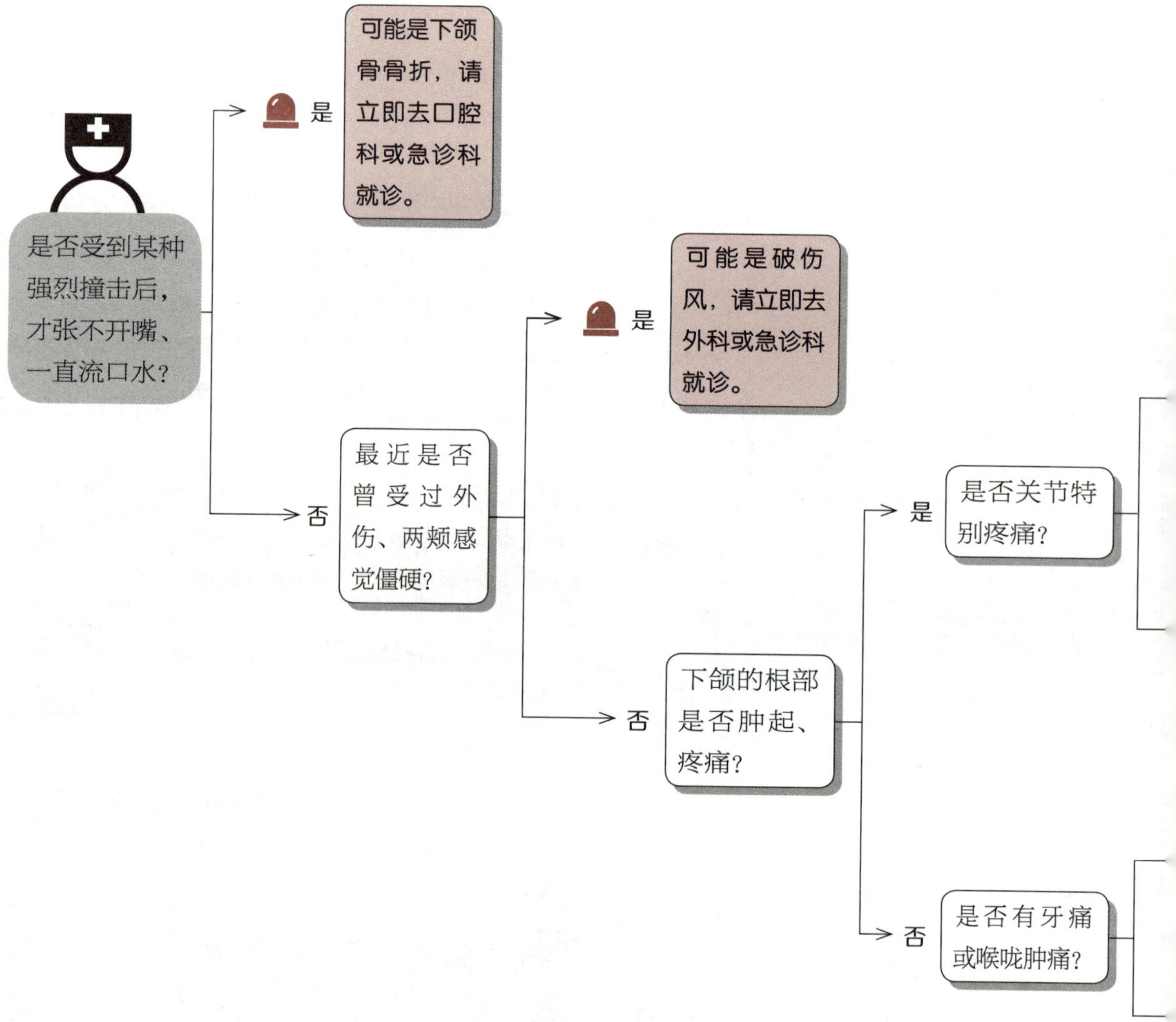

是否受到某种强烈撞击后，才张不开嘴、一直流口水？

- 是 → 可能是下颌骨骨折，请立即去口腔科或急诊科就诊。
- 否 → 最近是否曾受过外伤、两颊感觉僵硬？
  - 是 → 可能是破伤风，请立即去外科或急诊科就诊。
  - 否 → 下颌的根部是否肿起、疼痛？
    - 是 → 是否关节特别疼痛？
    - 否 → 是否有牙痛或喉咙肿痛？

骨折 / 144
破伤风 / 304
喉炎 / 189
流行性腮腺炎 / 364
颌骨骨膜炎、颌骨周围炎、颌骨骨髓炎 / 199
龋病 / 201
咽炎 / 197
颞下颌关节紊乱综合征 / 201

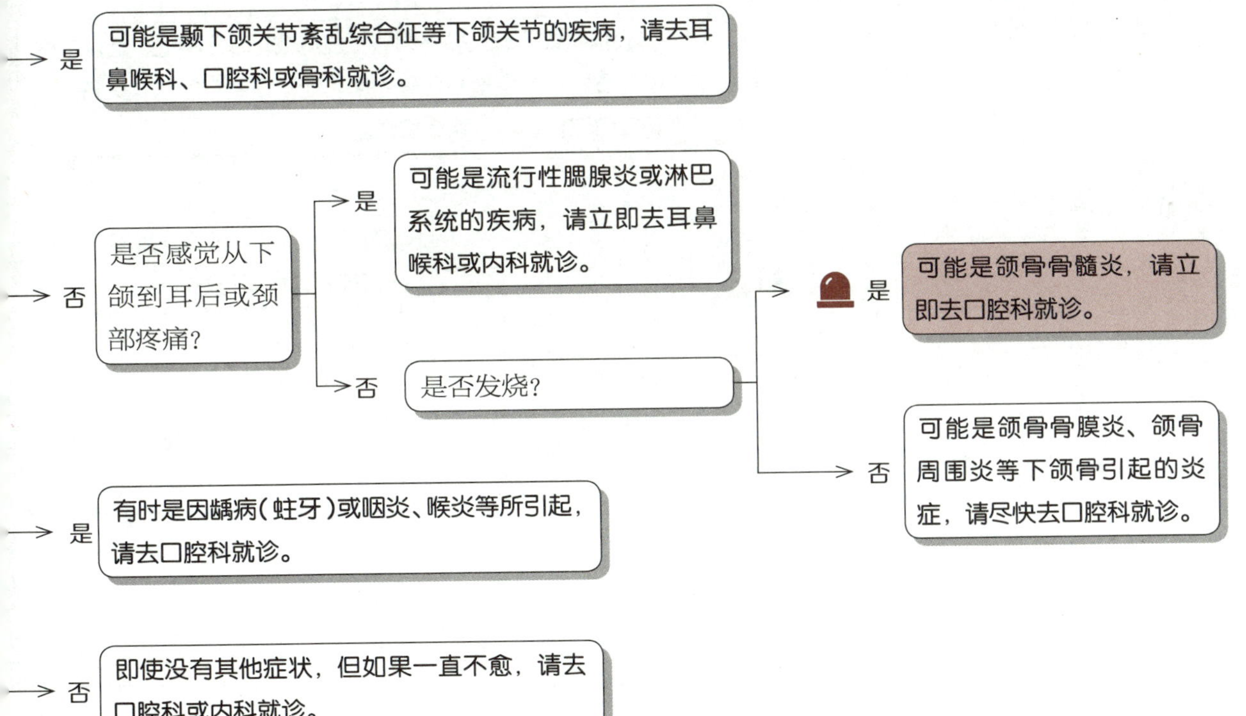
是
可能是颞下颌关节紊乱综合征等下颌关节的疾病，请去耳鼻喉科、口腔科或骨科就诊。
否
是否感觉从下颌到耳后或颈部疼痛?
是
可能是流行性腮腺炎或淋巴系统的疾病，请立即去耳鼻喉科或内科就诊。
否
是否发烧?
是
可能是颌骨骨髓炎，请立即去口腔科就诊。
否
可能是颌骨骨膜炎、颌骨周围炎等下颌骨引起的炎症，请尽快去口腔科就诊。
是
有时是因龋病(蛀牙)或咽炎、喉炎等所引起，请去口腔科就诊。
否
即使没有其他症状，但如果一直不愈，请去口腔科或内科就诊。

嘴唇浮肿、粗糙

嘴唇由于经常接触食物、饮料、药物、唇膏、强烈日光及空气中的刺激物很容易过敏，导致肿胀、粗糙。

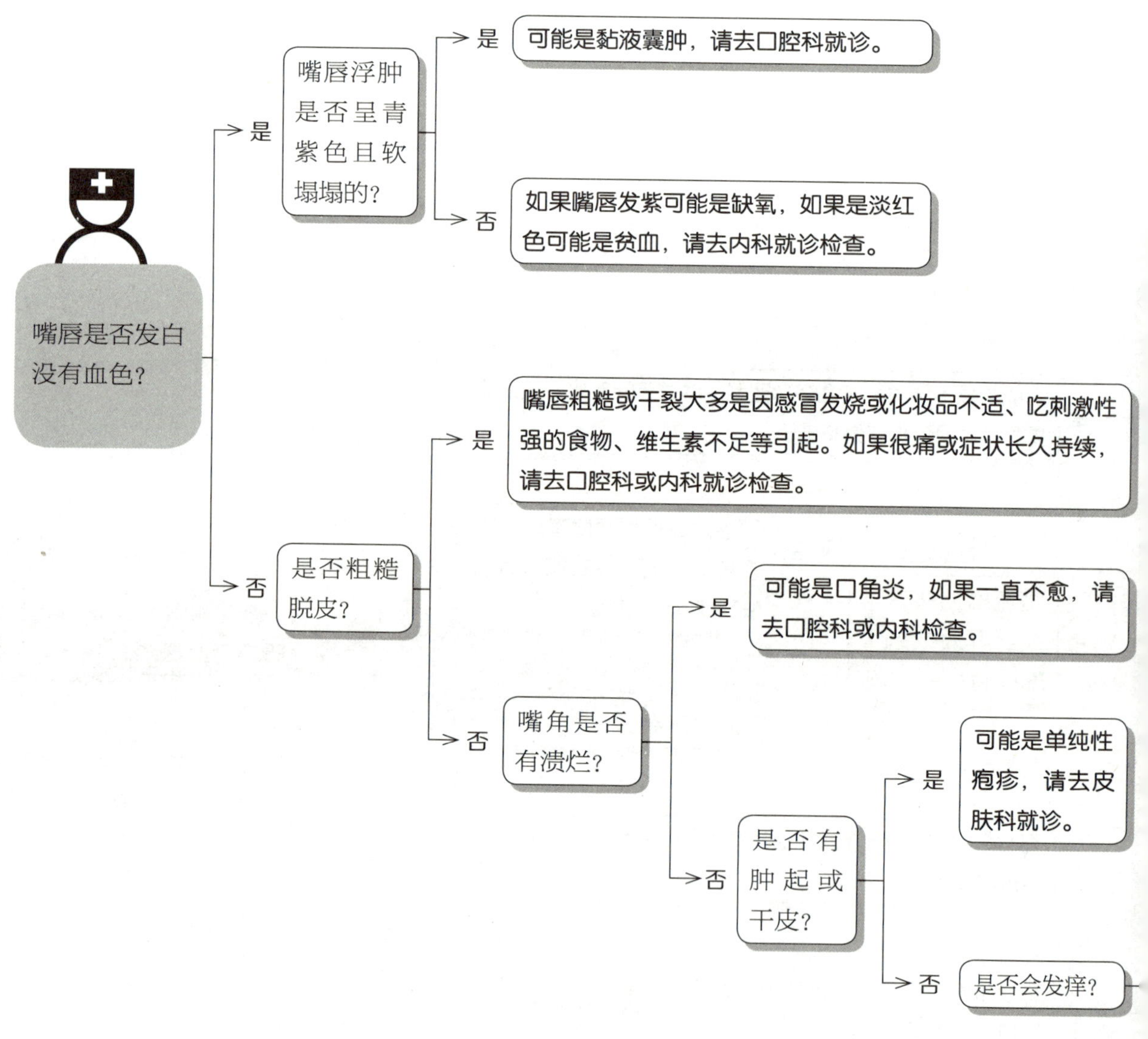

黏液囊肿 / 201
贫血 / 081
口角炎 / 199
单纯性疱疹 / 209

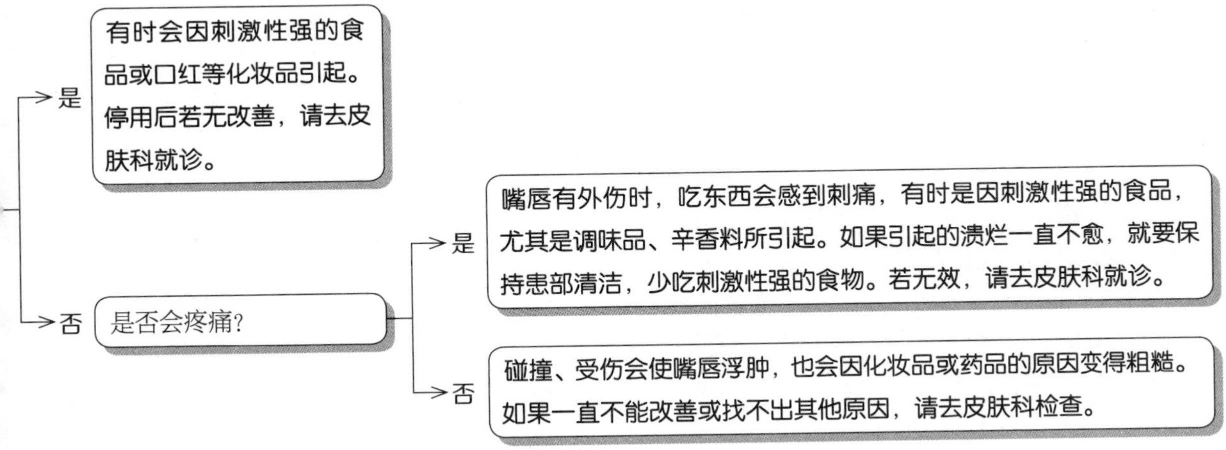

→是 有时会因刺激性强的食品或口红等化妆品引起。停用后若无改善，请去皮肤科就诊。

→否 是否会疼痛?

→是 嘴唇有外伤时，吃东西会感到刺痛，有时是因刺激性强的食品，尤其是调味品、辛香料所引起。如果引起的溃烂一直不愈，就要保持患部清洁，少吃刺激性强的食物。若无效，请去皮肤科就诊。

→否 碰撞、受伤会使嘴唇浮肿，也会因化妆品或药品的原因变得粗糙。如果一直不能改善或找不出其他原因，请去皮肤科检查。

咳嗽（成人）

咳嗽是人体将气道（从鼻、喉咙到支气管、肺）中的分泌物排出或抵抗外界异物进入的生理性防御反应之一，但如果咳嗽时，有呼吸困难或强烈的胸痛，可能就是重症的表现。咳嗽，特别是伴有大量痰液的咳嗽，不应简单被抑制，而应针对病因进行治疗。

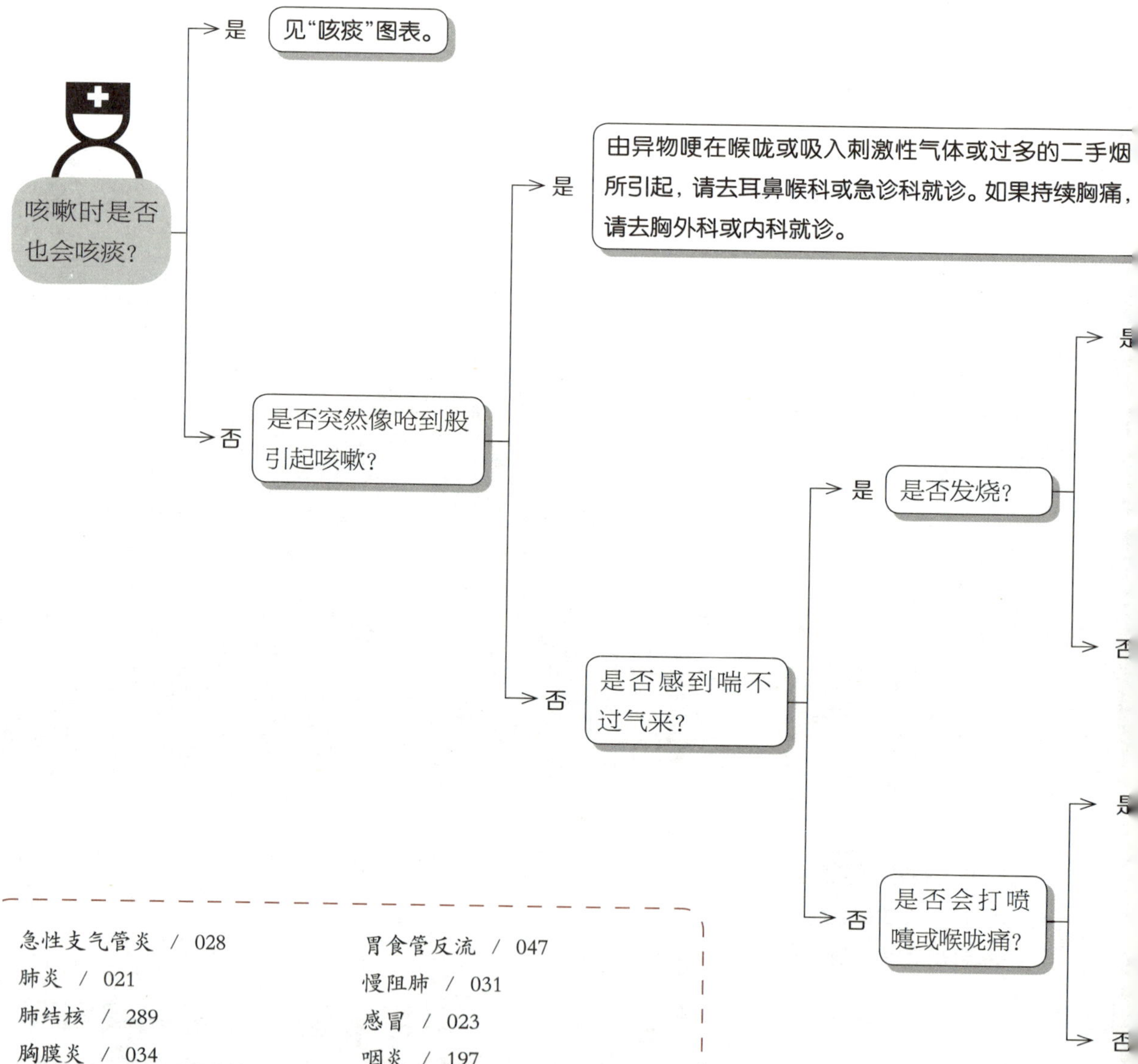

咳嗽时是否也会咳痰？

→是 见"咳痰"图表。

→否 是否突然像呛到般引起咳嗽？

→是 由异物哽在喉咙或吸入刺激性气体或过多的二手烟所引起，请去耳鼻喉科或急诊科就诊。如果持续胸痛，请去胸外科或内科就诊。

→否 是否感到喘不过气来？

→是 是否发烧？

→是

→否

→否 是否会打喷嚏或喉咙痛？

→是

→否

急性支气管炎 / 028
肺炎 / 021
肺结核 / 289
胸膜炎 / 034
肺栓塞和肺梗死 / 110
心脏病 / 019
心力衰竭 / 016
分离转换性障碍 / 270
哮喘 / 033
胃食管反流 / 047
慢阻肺 / 031
感冒 / 023
咽炎 / 197
喉炎 / 189
上呼吸道咳嗽综合征 / 032
慢性支气管炎 / 030
肺癌 / 350

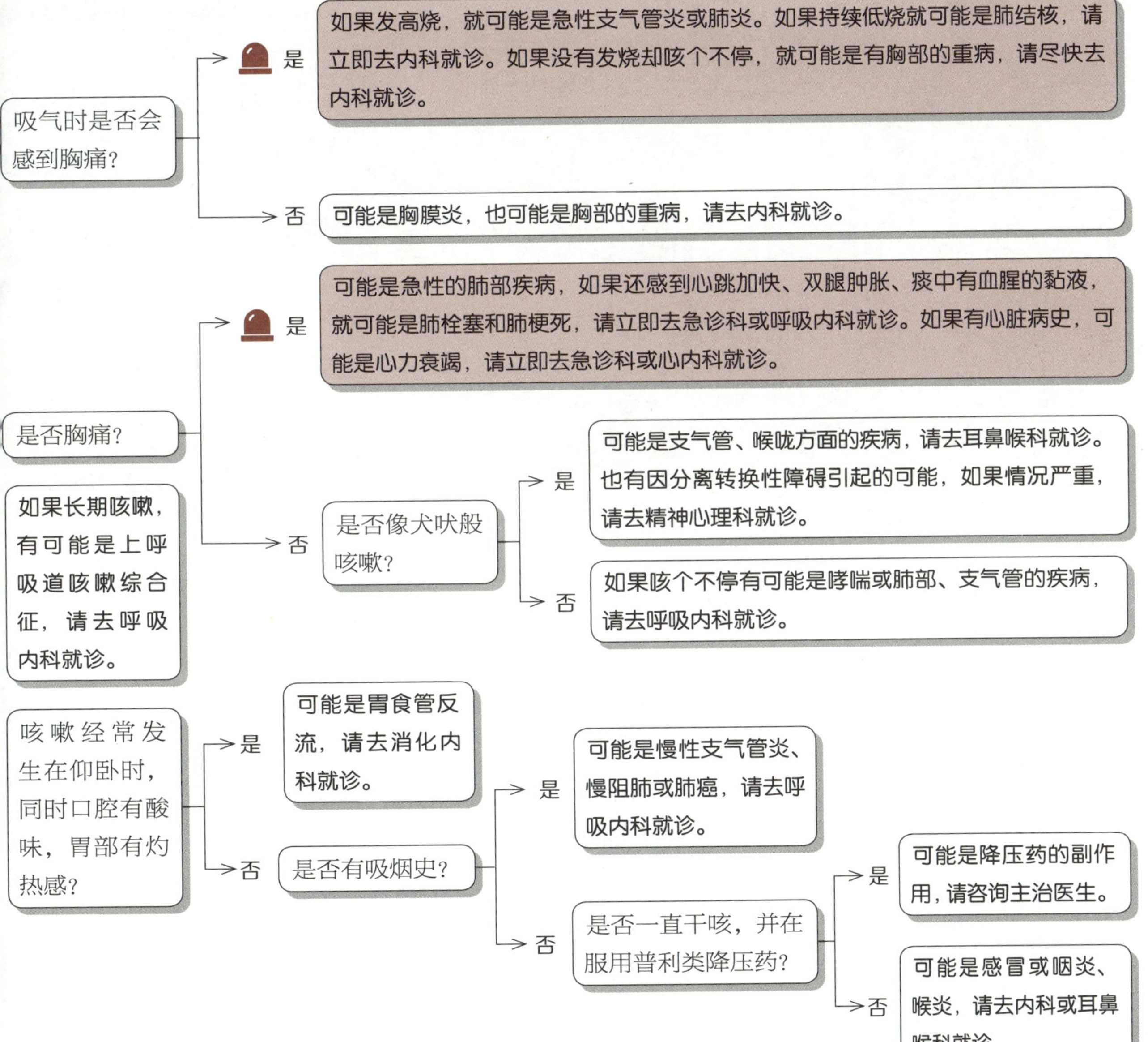
吸气时是否会感到胸痛？
是
如果发高烧，就可能是急性支气管炎或肺炎。如果持续低烧就可能是肺结核，请立即去内科就诊。如果没有发烧却咳个不停，就可能是有胸部的重病，请尽快去内科就诊。
否
可能是胸膜炎，也可能是胸部的重病，请去内科就诊。
是否胸痛？
是
可能是急性的肺部疾病，如果还感到心跳加快、双腿肿胀、痰中有血腥的黏液，就可能是肺栓塞和肺梗死，请立即去急诊科或呼吸内科就诊。如果有心脏病史，可能是心力衰竭，请立即去急诊科或心内科就诊。
否
是否像犬吠般咳嗽？
是
可能是支气管、喉咙方面的疾病，请去耳鼻喉科就诊。也有因分离转换性障碍引起的可能，如果情况严重，请去精神心理科就诊。
否
如果咳个不停有可能是哮喘或肺部、支气管的疾病，请去呼吸内科就诊。
如果长期咳嗽，有可能是上呼吸道咳嗽综合征，请去呼吸内科就诊。
咳嗽经常发生在仰卧时，同时口腔有酸味，胃部有灼热感？
是
可能是胃食管反流，请去消化内科就诊。
否
是否有吸烟史？
是
可能是慢性支气管炎、慢阻肺或肺癌，请去呼吸内科就诊。
否
是否一直干咳，并在服用普利类降压药？
是
可能是降压药的副作用，请咨询主治医生。
否
可能是感冒或咽炎、喉炎，请去内科或耳鼻喉科就诊。

咳痰（成人）

痰液的外观尤其是颜色及黏稠度的变化对判断病因有重要提示作用。黄色、绿色和褐色的痰液常提示细菌感染；透明而非常黏稠的痰液是哮喘的特征（但当气道处于痉挛状态时，痰液可不多或稀薄）；痰液带血常提示支气管炎。大量喝水和使用喷雾式加湿器可稀释痰液，使其容易咳出。

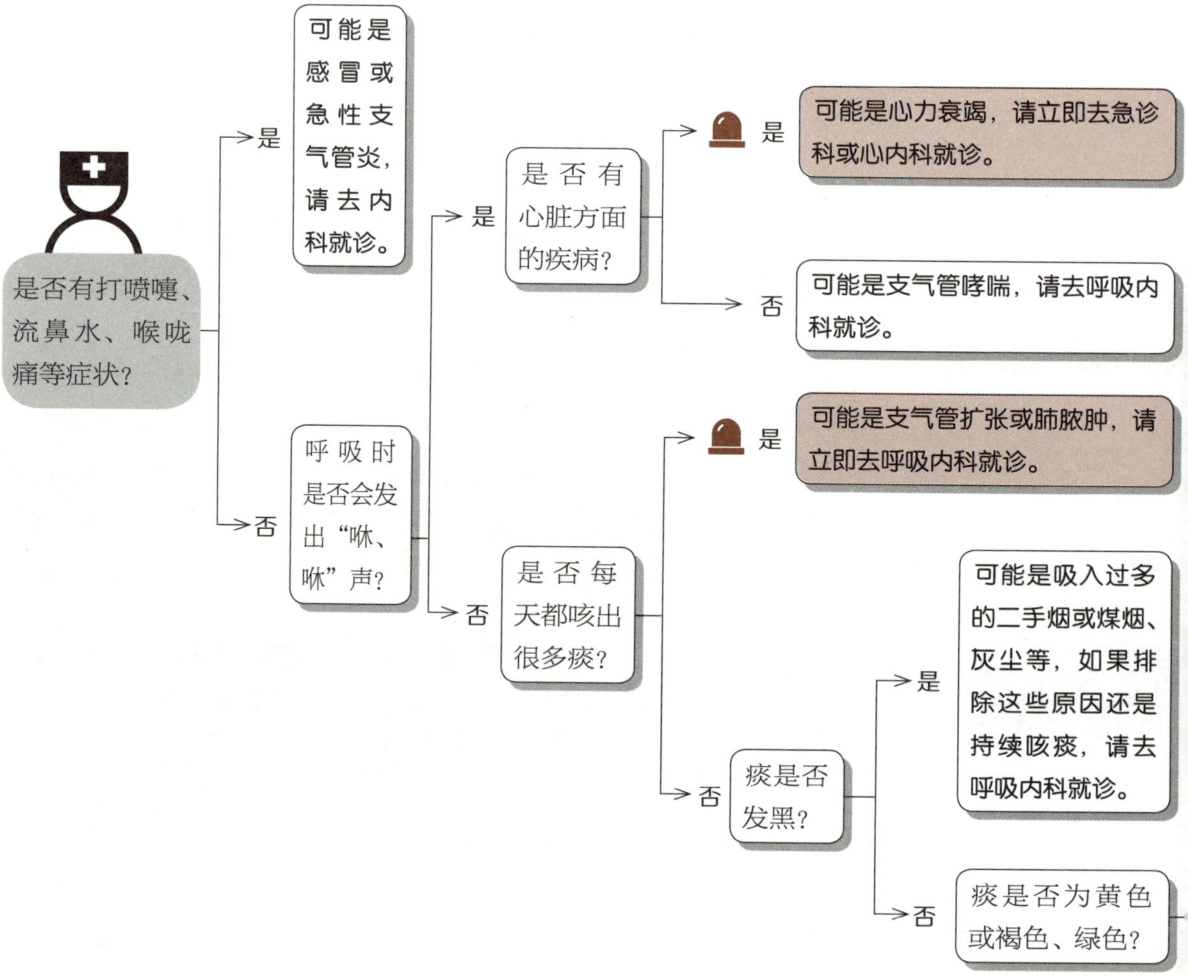

是否有打喷嚏、流鼻水、喉咙痛等症状？

- 是 → 可能是感冒或急性支气管炎，请去内科就诊。
- 否 → 呼吸时是否会发出“咻、咻”声？
  - 是 → 是否有心脏方面的疾病？
    - 是 → 可能是心力衰竭，请立即去急诊科或心内科就诊。
    - 否 → 可能是支气管哮喘，请去呼吸内科就诊。
  - 否 → 是否每天都咳出很多痰？
    - 是 → 可能是支气管扩张或肺脓肿，请立即去呼吸内科就诊。
    - 否 → 痰是否发黑？
      - 是 → 可能是吸入过多的二手烟或煤烟、灰尘等，如果排除这些原因还是持续咳痰，请去呼吸内科就诊。
      - 否 → 痰是否为黄色或褐色、绿色？

感冒 / 023

急性支气管炎 / 028

心力衰竭 / 016

哮喘 / 033

支气管扩张 / 035

肺脓肿 / 021

肺炎 / 021

黄疸 / 041

心脏瓣膜病 / 019

鼻窦炎 / 180

肺结核 / 289

肺水肿 / 021

心脏病 / 019

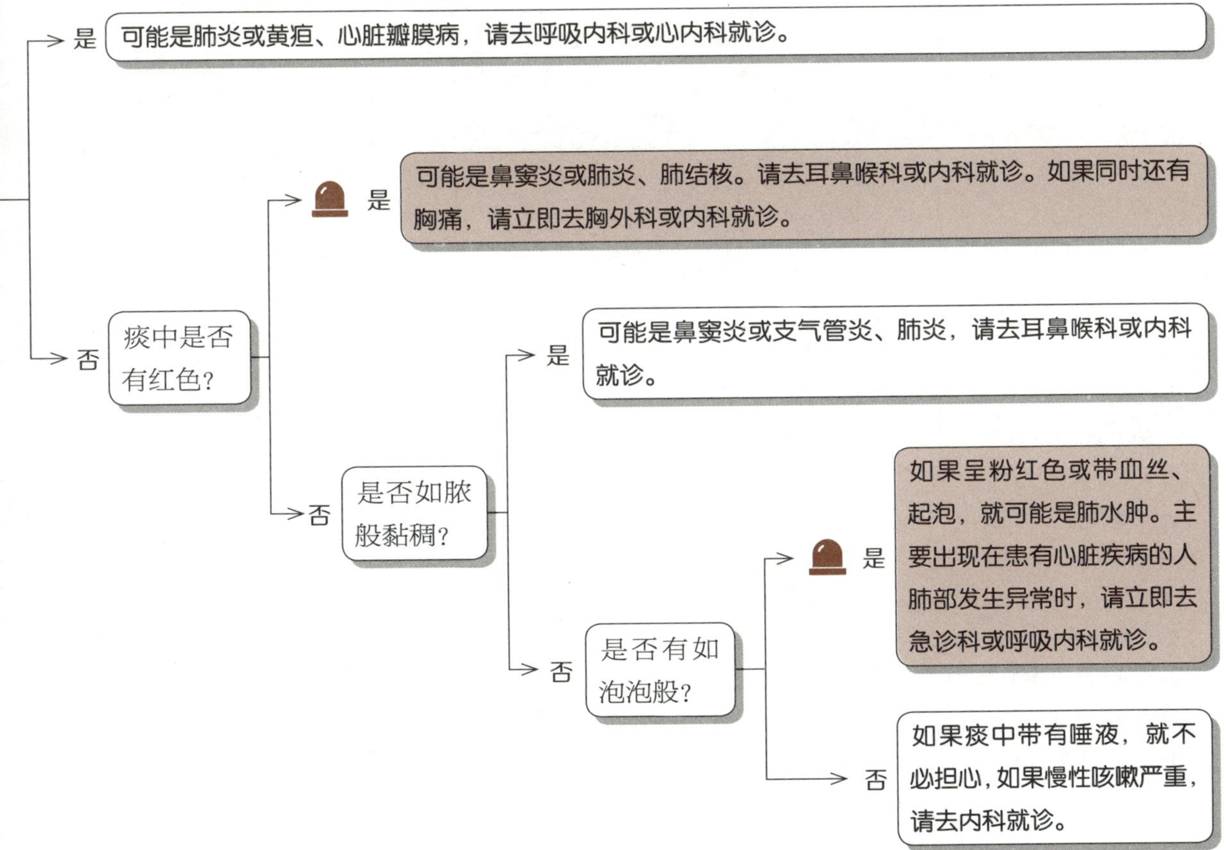
是
可能是肺炎或黄疸、心脏瓣膜病，请去呼吸内科或心内科就诊。
否
痰中是否有红色？
是
可能是鼻窦炎或肺炎、肺结核。请去耳鼻喉科或内科就诊。如果同时还有胸痛，请立即去胸外科或内科就诊。
否
是否如脓般黏稠？
是
可能是鼻窦炎或支气管炎、肺炎，请去耳鼻喉科或内科就诊。
否
是否有如泡泡般？
是
如果呈粉红色或带血丝、起泡，就可能是肺水肿。主要出现在患有心脏疾病的人肺部发生异常时，请立即去急诊科或呼吸内科就诊。
否
如果痰中带有唾液，就不必担心，如果慢性咳嗽严重，请去内科就诊。

恶心、呕吐

恶心和呕吐是由大脑呕吐中枢受刺激引起的。恶心和呕吐多是轻微的自限性疾病症状，但有时也可能是危及生命的疾病的先兆。

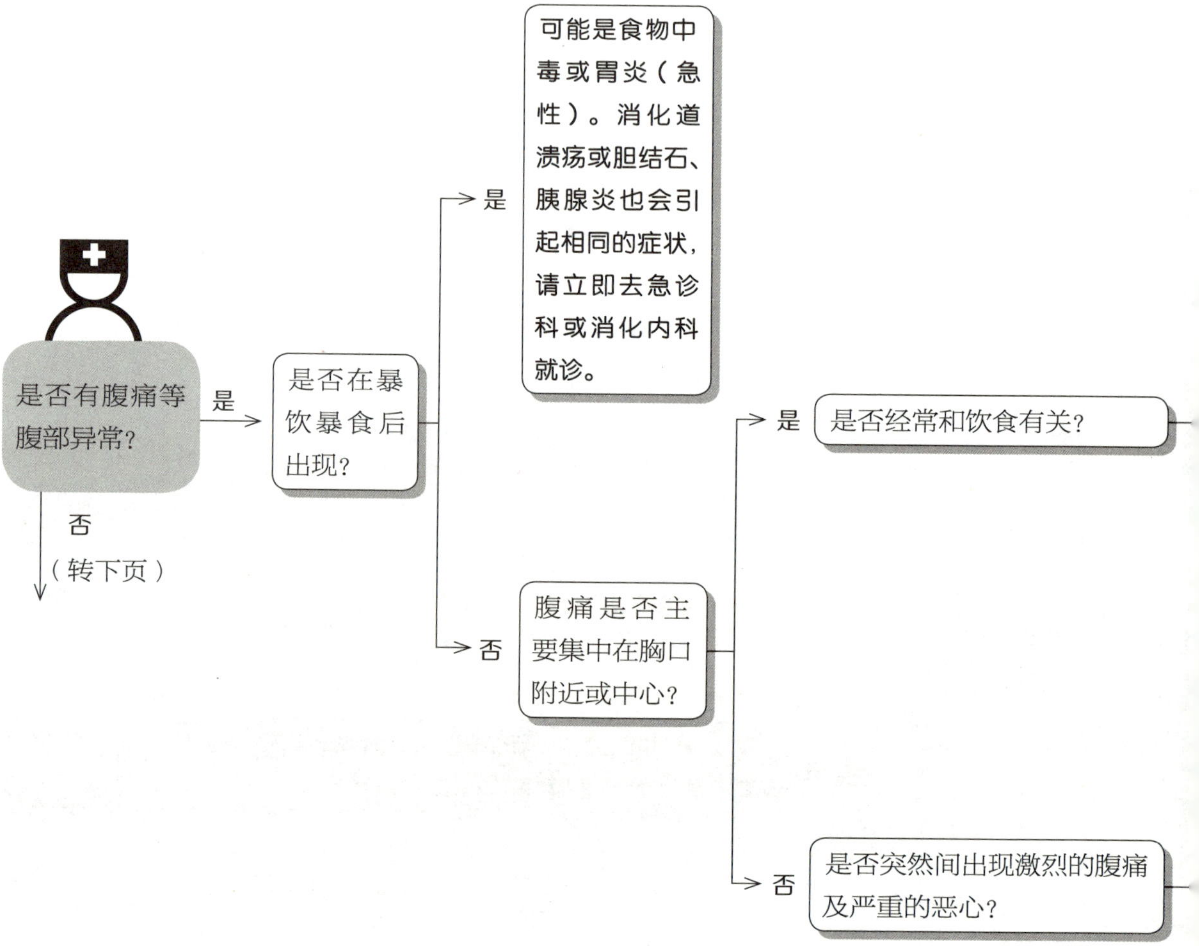

是否有腹痛等腹部异常？

- 是 → 是否在暴饮暴食后出现？
  - 是 → 可能是食物中毒或胃炎（急性）。消化道溃疡或胆结石、胰腺炎也会引起相同的症状，请立即去急诊科或消化内科就诊。
  - 否 → 腹痛是否主要集中在胸口附近或中心？
    - 是 → 是否经常和饮食有关？
    - 否 → 是否突然间出现激烈的腹痛及严重的恶心？
- 否 （转下页）

是 → 如果有食欲下降或非正常的体重下降，可能是消化道溃疡等，请去消化内科就诊。如果胸部以下有灼热感，饭后口腔有酸或苦味，可能是胃食管反流，请去消化内科或肠胃科就诊。否则可能是幽门狭窄、胰腺炎、胆囊炎、胆结石等，请去消化内科、胃肠科就诊。

否 → 如果有皮肤或眼白发黄、尿液变暗等症状，可能是肝炎等肝胆系统异常，请立即去急诊科或传染科就诊。否则，可能是心绞痛、心肌梗死、肺部疾病、肺栓塞和肺梗死、胃炎（急性）、急性阑尾炎的初期症状，请立即去急诊科或内科（心内科、消化内科、呼吸内科）就诊。

是 → 呕吐物如果有便臭，就可能是肠梗阻。请去急诊科或肠胃外科就诊。此外，也可能是脑部的疾病或心脏方面的疾病，请立即去急诊科或内科（神经内科或心内科）就诊。

否 → 胸部深处是否感到不适、一吃东西就吐出来？

- 是 → 可能是肝硬化、胆结石、肠炎、腹膜炎等，请去消化内科或外科（肝胆）做进一步的检查。
- 否 → 是否引起发烧或腹痛？
  - 是 → 可能是食管炎等食管及其周围的疾病，请去消化内科或胃肠科就诊。
  - 否 → 如果是暂时性的，则不必担心。但如果反复发作，就有可能是消化系统疾病，请去消化内科或内科就诊。

恶心、呕吐

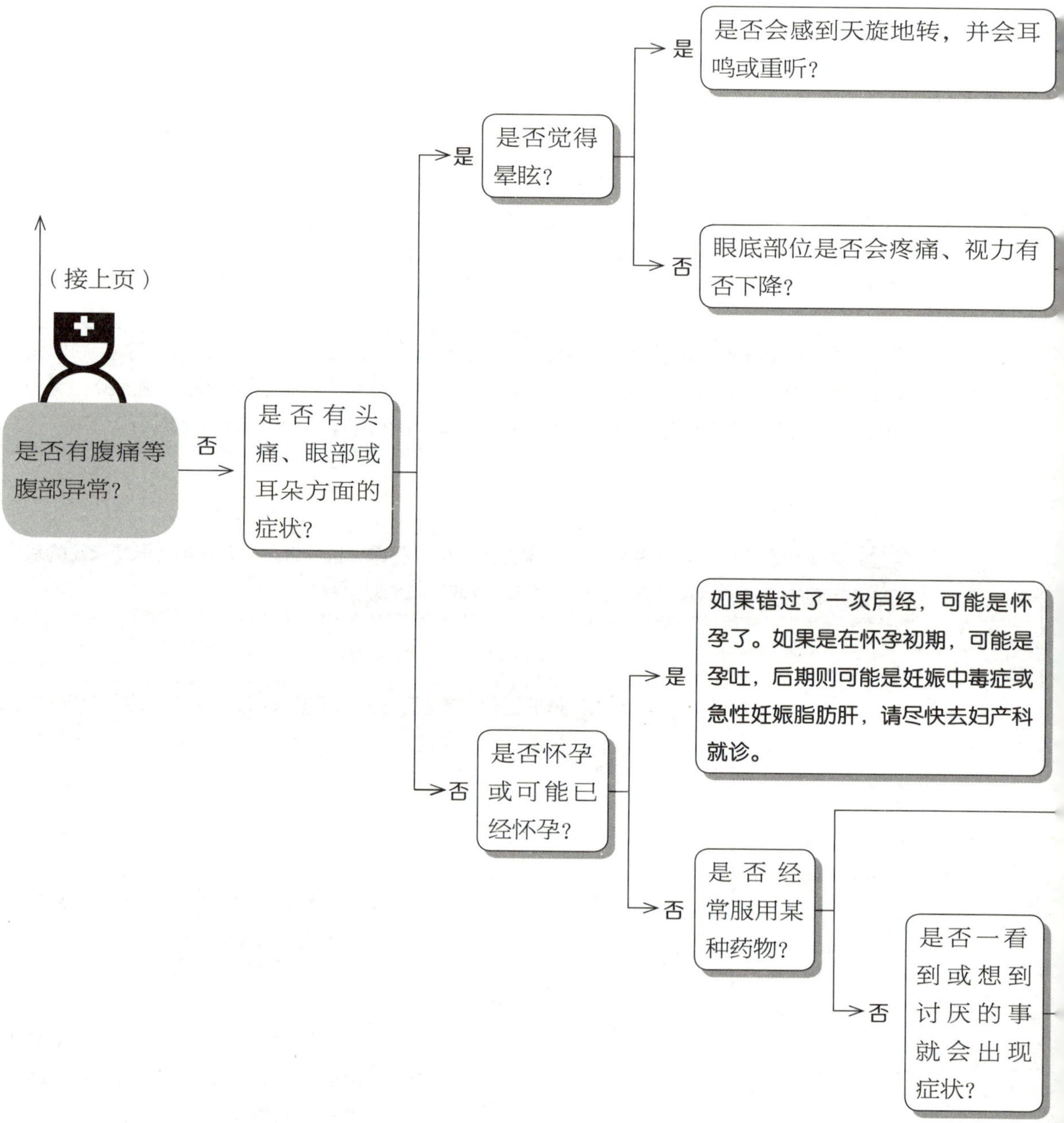

（接上页）

是否有腹痛等腹部异常？

否 → 是否有头痛、眼部或耳朵方面的症状？

- 是 → 是否觉得晕眩？
  - 是 → 是否会感到天旋地转，并会耳鸣或重听？
  - 否 → 眼底部位是否会疼痛、视力有否下降？
- 否 → 是否怀孕或可能已经怀孕？
  - 是 → **如果错过了一次月经，可能是怀孕了。如果是在怀孕初期，可能是孕吐，后期则可能是妊娠中毒症或急性妊娠脂肪肝，请尽快去妇产科就诊。**
  - 否 → 是否经常服用某种药物？
    - 否 → 是否一看到或想到讨厌的事就会出现症状？

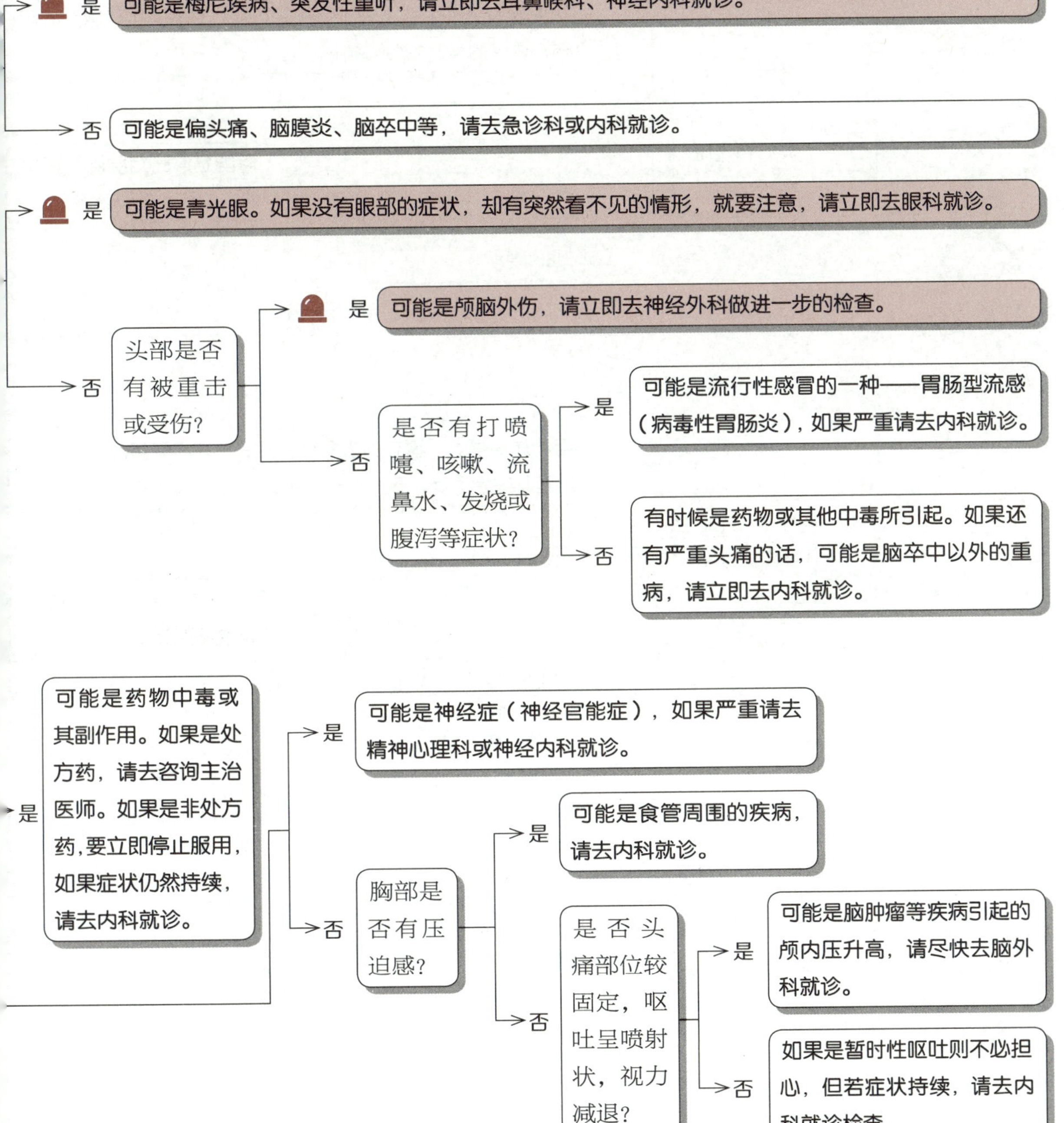
是
可能是梅尼埃病、突发性重听，请立即去耳鼻喉科、神经内科就诊。
否
可能是偏头痛、脑膜炎、脑卒中等，请去急诊科或内科就诊。
是
可能是青光眼。如果没有眼部的症状，却有突然看不见的情形，就要注意，请立即去眼科就诊。
否
头部是否有被重击或受伤？
是
可能是颅脑外伤，请立即去神经外科做进一步的检查。
否
是否有打喷嚏、咳嗽、流鼻水、发烧或腹泻等症状？
是
可能是流行性感冒的一种——胃肠型流感（病毒性胃肠炎），如果严重请去内科就诊。
否
有时候是药物或其他中毒所引起。如果还有严重头痛的话，可能是脑卒中以外的重病，请立即去内科就诊。
是
可能是药物中毒或其副作用。如果是处方药，请去咨询主治医师。如果是非处方药，要立即停止服用，如果症状仍然持续，请去内科就诊。
是
可能是神经症（神经官能症），如果严重请去精神心理科或神经内科就诊。
否
胸部是否有压迫感？
是
可能是食管周围的疾病，请去内科就诊。
否
是否头痛部位较固定，呕吐呈喷射状，视力减退？
是
可能是脑肿瘤等疾病引起的颅内压升高，请尽快去脑外科就诊。
否
如果是暂时性呕吐则不必担心，但若症状持续，请去内科就诊检查。

颈部疼痛、僵硬、浮肿，有肿块

这些症状可源于颈部的骨骼、肌肉和淋巴疾病，也可源于心、肺等胸部疾病的传导和牵拉。几乎所有的成年人都有颈部结构的磨损，原因包括从正常的老化到现代生活方式带来的颈部长期扭转、弯曲等一系列因素。

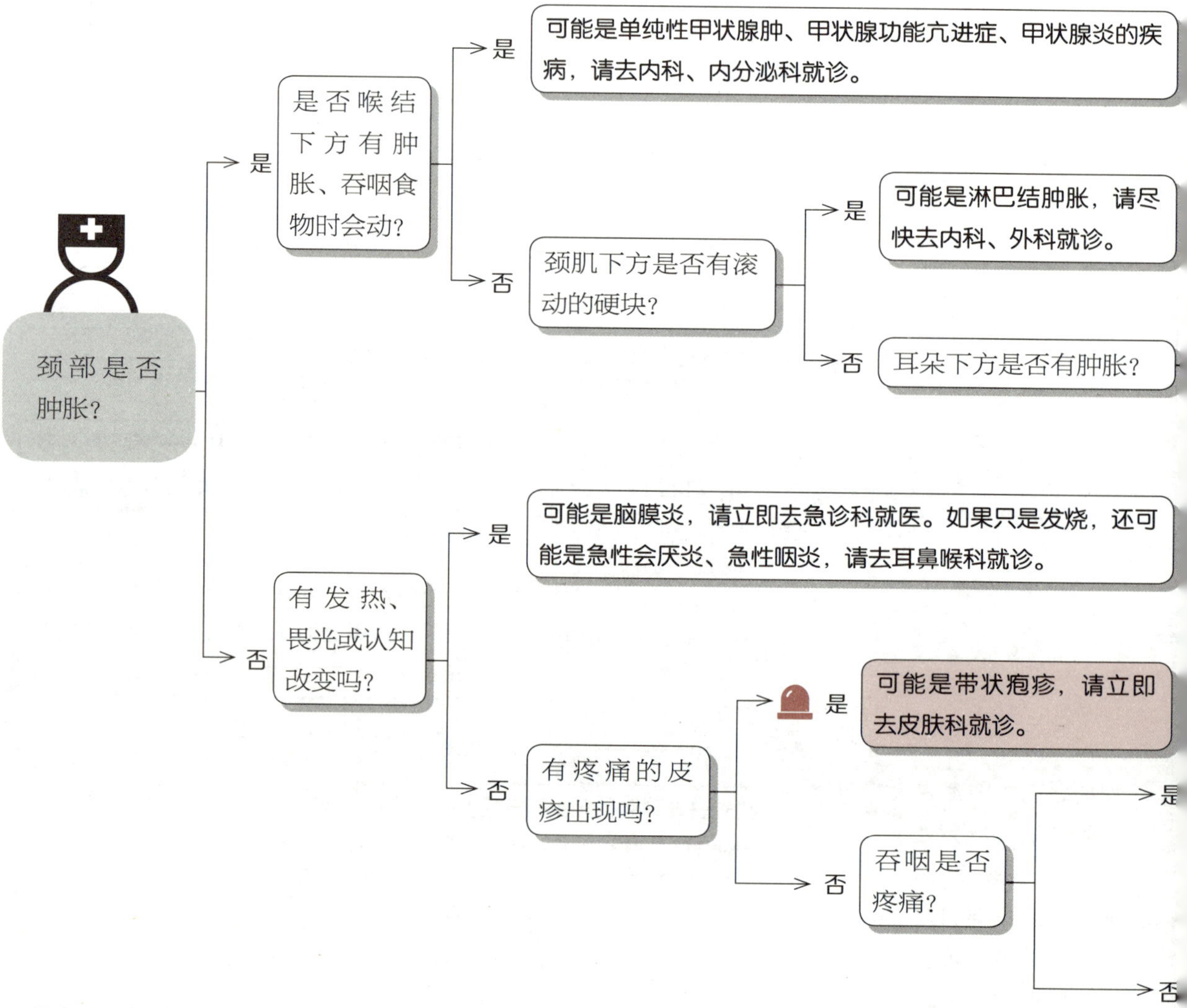

颈部是否肿胀？

- 是 → 是否喉结下方有肿胀、吞咽食物时会动？
  - 是 → 可能是单纯性甲状腺肿、甲状腺功能亢进症、甲状腺炎的疾病，请去内科、内分泌科就诊。
  - 否 → 颈肌下方是否有滚动的硬块？
    - 是 → 可能是淋巴结肿胀，请尽快去内科、外科就诊。
    - 否 → 耳朵下方是否有肿胀？
- 否 → 有发热、畏光或认知改变吗？
  - 是 → 可能是脑膜炎，请立即去急诊科就医。如果只是发烧，还可能是急性会厌炎、急性咽炎，请去耳鼻喉科就诊。
  - 否 → 有疼痛的皮疹出现吗？
    - 是 → 可能是带状疱疹，请立即去皮肤科就诊。
    - 否 → 吞咽是否疼痛？
      - 是
      - 否

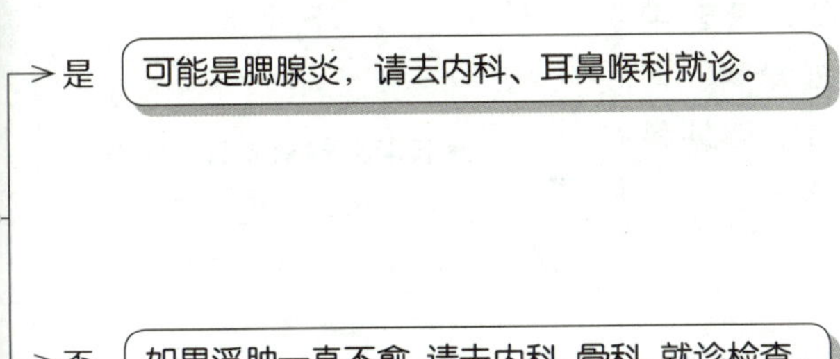

可能是咽炎、食管炎等，请去耳鼻喉科或消化内科就诊。

转动颈部时，疼痛是否会牵扯到肩或手臂？

是 → 可能是颈椎病、颈肩综合征，请去骨科就诊。

否 → 早晨起床时头颈部的关节是否会疼痛？

是 → 如果包括颈部在内的手或手指关节浮肿、疼痛，可能是类风湿关节炎，请去风湿免疫科、骨科就诊检查。

否 → 是否有发生在枕部的剧烈疼痛及恶心、呕吐？

是 → 可能是蛛网膜下腔出血等脑卒中疾病，请立即去急诊科就诊。

否 → 是否因颈部遭到殴打、扭伤或身体受到强烈撞击所引起？

是 → 可能是颈部创伤，立即去骨科就诊。颈部受伤如果不治疗很容易恶化，请去骨科接受详细的检查与治疗。

否 → 可能是肌肉痛或扭伤筋导致颈部疼痛，因落枕而不能旋转颈部的情况也很常见。这些症状经过一段时间就会自愈，不必担心。如果症状轻微却一直不愈，或还伴随其他异常，请去骨科检查。

肩酸、疼痛、僵硬

肩和颈共同支撑看似很轻、实则很重的头部，加之长时间使用电脑、手机等，极易引起疲劳、疼痛和僵硬。肩部疼痛高发于 40 ~ 60 岁人群。大多数肩部疼痛来自肩关节和周围结构。颈椎病和心肺等脏器疾病也会引起肩部疼痛。

是否左右两肩都酸痛僵硬？

→是 是否肩酸严重到连颈部或手臂都感到酸麻？

→是 可能是颈肩综合征或胸廓出口综合征，请去中医骨科、骨科或胸外科就诊。

→否 是否为中老年人？

→是 可能是肩周炎（五十肩），请去中医骨科就诊。如果是女性，也可能是更年期综合征的一个症状，请去内分泌科或妇科就诊。

→否 是否早晨起床时手或手指等关节都会疼痛？

否（转下页）

颈肩综合征 / 149
胸廓出口综合征 / 158
更年期综合征 / 241
类风湿关节炎 / 075
高血压 / 004
慢性低血压 / 008
中耳炎 / 359
肩周炎 / 155
胸膜炎 / 034
心绞痛 / 012
心肌梗死 / 010
食管炎 / 046
肺炎 / 021
龋病 / 201
胆结石 / 102

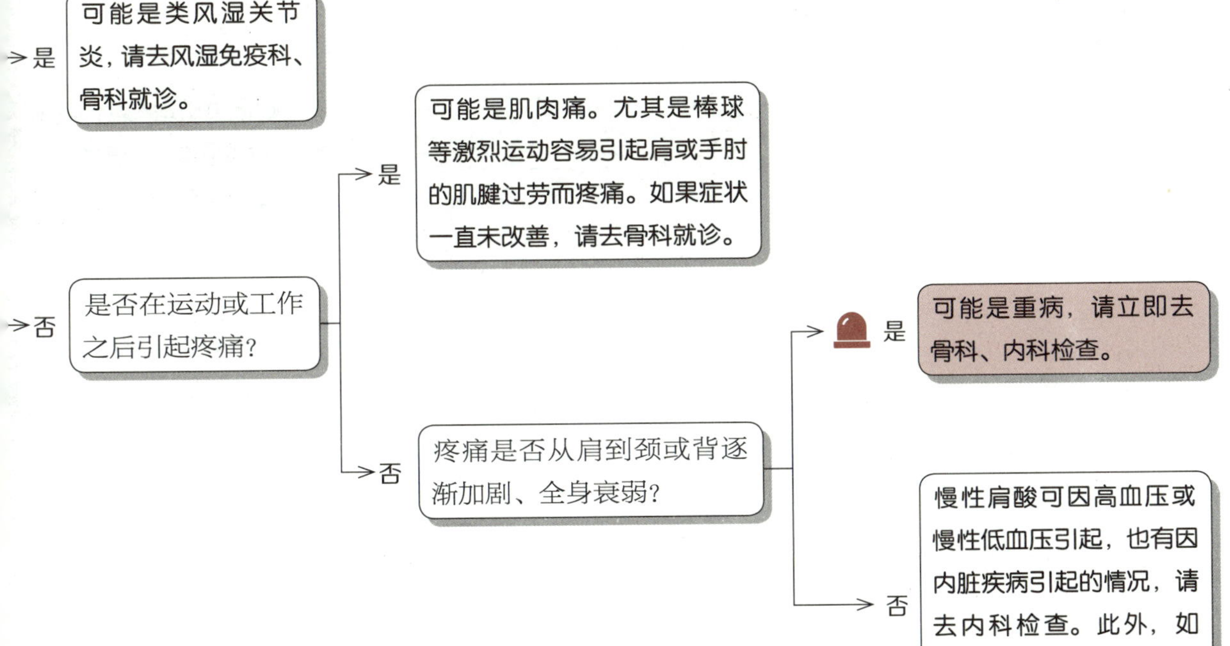
是
可能是类风湿关节炎，请去风湿免疫科、骨科就诊。
否
是否在运动或工作之后引起疼痛？
是
可能是肌肉痛。尤其是棒球等激烈运动容易引起肩或手肘的肌腱过劳而疼痛。如果症状一直未改善，请去骨科就诊。
否
疼痛是否从肩到颈或背逐渐加剧、全身衰弱？
是
可能是重病，请立即去骨科、内科检查。
否
慢性肩酸可因高血压或慢性低血压引起，也有因内脏疾病引起的情况，请去内科检查。此外，如果原因不明的疼痛一直持续，请去骨科就诊检查。

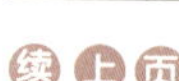

续上页

肩酸、疼痛、僵硬

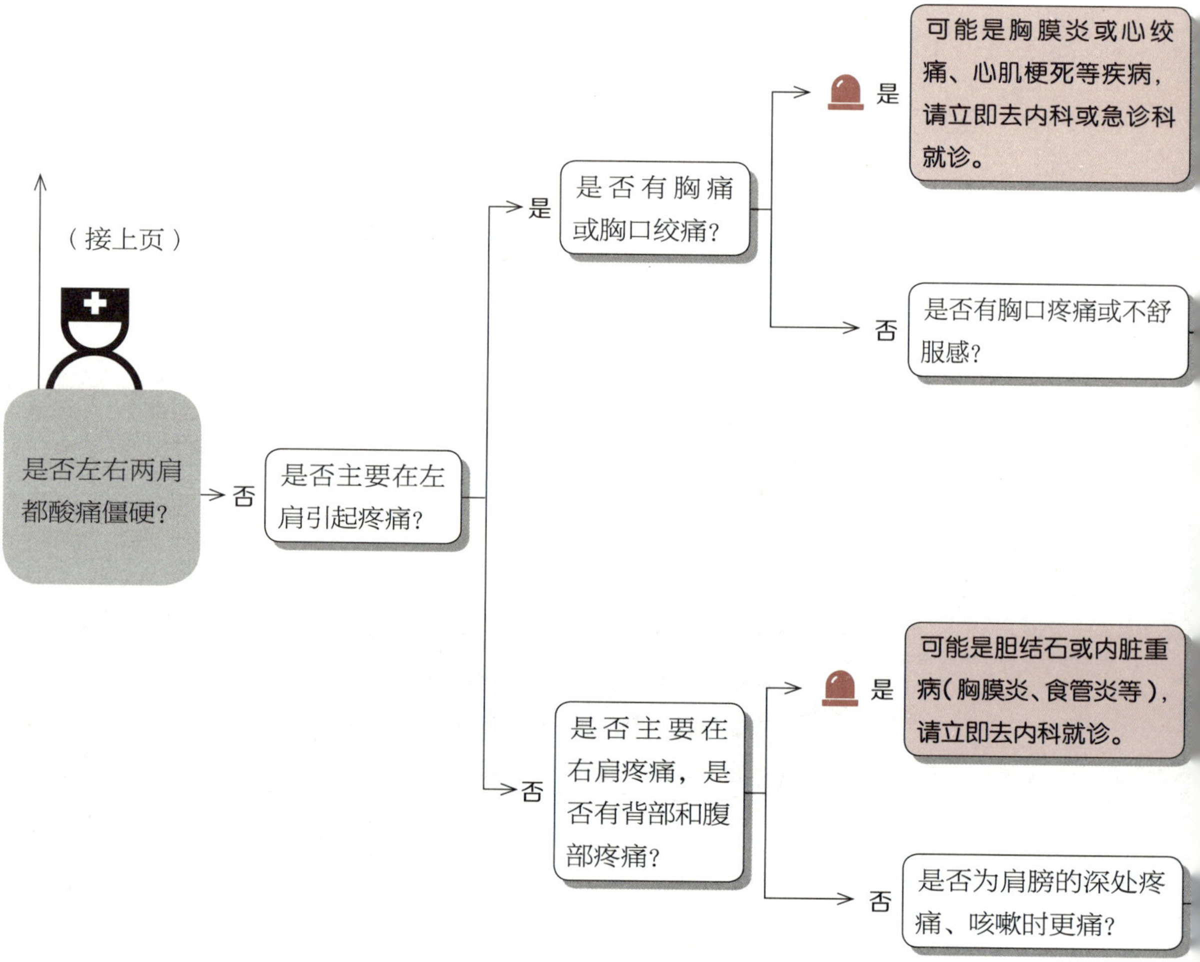

（接上页）

是否左右两肩都酸痛僵硬？

→ 否 → 是否主要在左肩引起疼痛？

- 是 → 是否有胸痛或胸口绞痛？
  - 是 → 可能是胸膜炎或心绞痛、心肌梗死等疾病，请立即去内科或急诊科就诊。
  - 否 → 是否有胸口疼痛或不舒服感？
- 否 → 是否主要在右肩疼痛，是否有背部和腹部疼痛？
  - 是 → 可能是胆结石或内脏重病（胸膜炎、食管炎等），请立即去内科就诊。
  - 否 → 是否为肩膀的深处疼痛、咳嗽时更痛？

是 可能是胸膜炎或胃部重病，请立即去内科就诊。

否 如果症状一直未见改善，请去骨科就诊检查。

是 可能是肺、呼吸系统疾病。如果发烧就可能是肺炎，请立即去内科就诊。

否 如果有视力、听力障碍，假牙不合、龋病（蛀牙）、下颌关节障碍、中耳炎或其他原因不明的僵硬或疼痛长久持续等其他症状，请去眼科、口腔科、耳鼻喉科、内科、骨科就诊。

心悸

心悸是指一个人可感觉到自己的心跳。在剧烈运动或情绪激动时，正常人有时也会感觉到自己强有力、快速或不规律的心跳。但如果在安静时或稍微活动一下身体时就会出现上述状况，那可能就是患了某种疾病。

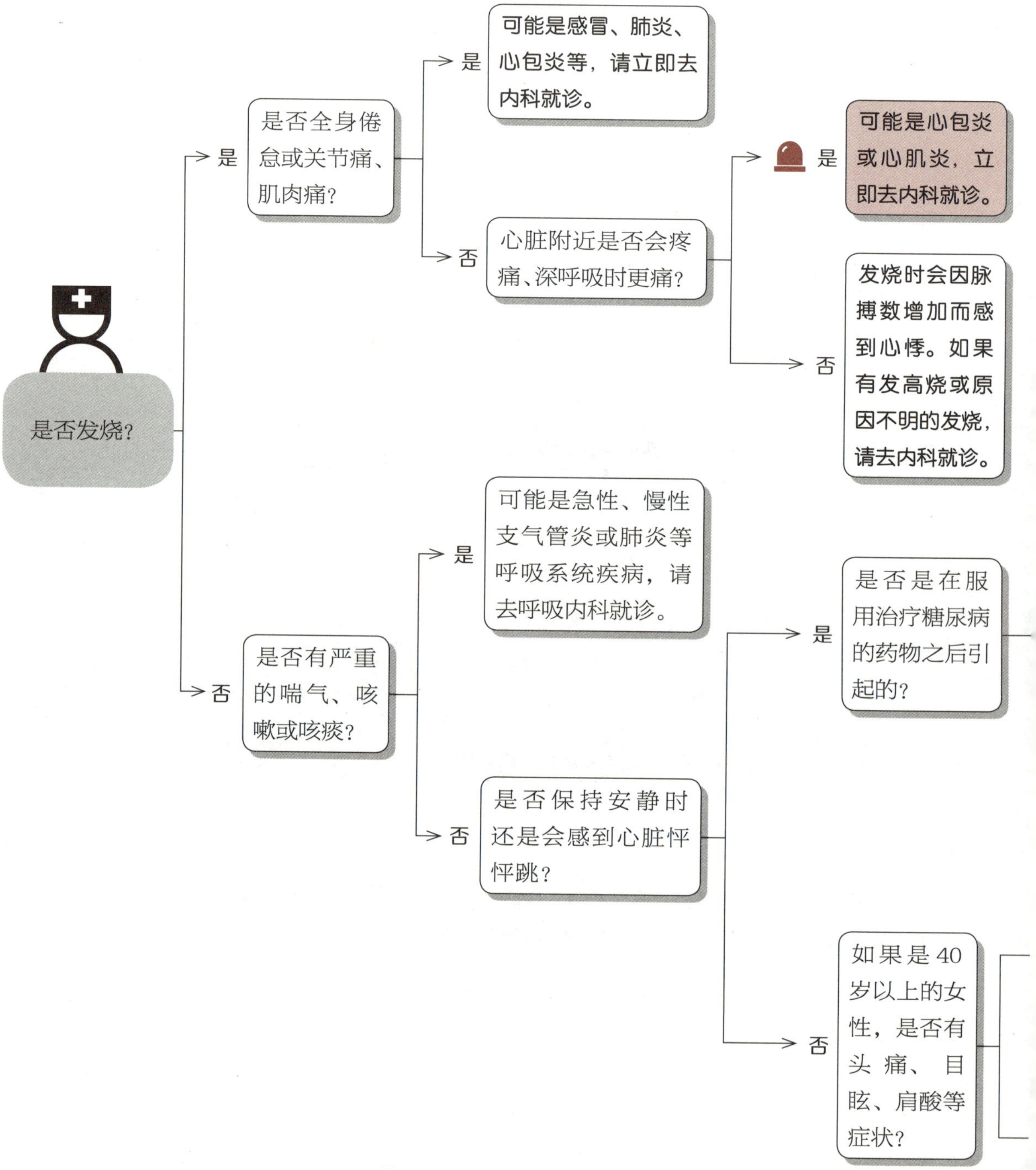

是否发烧？

- 是 → 是否全身倦怠或关节痛、肌肉痛？
  - 是 → 可能是感冒、肺炎、心包炎等，请立即去内科就诊。
  - 否 → 心脏附近是否会疼痛、深呼吸时更痛？
    - 是 → 可能是心包炎或心肌炎，立即去内科就诊。
    - 否 → 发烧时会因脉搏数增加而感到心悸。如果有发高烧或原因不明的发烧，请去内科就诊。
- 否 → 是否有严重的喘气、咳嗽或咳痰？
  - 是 → 可能是急性、慢性支气管炎或肺炎等呼吸系统疾病，请去呼吸内科就诊。
  - 否 → 是否保持安静时还是会感到心脏怦怦跳？
    - 是 → 是否是在服用治疗糖尿病的药物之后引起的？
    - 否 → 如果是40岁以上的女性，是否有头痛、目眩、肩酸等症状？

感冒 / 023
肺炎 / 021
心包炎 / 009
心肌炎 / 014
急性支气管炎 / 028
慢性支气管炎 / 030
更年期综合征 / 241
糖尿病 / 069
贫血 / 081
甲状腺功能亢进症 / 064
冠心病 / 003
心脏瓣膜病 / 019
心律失常 / 015

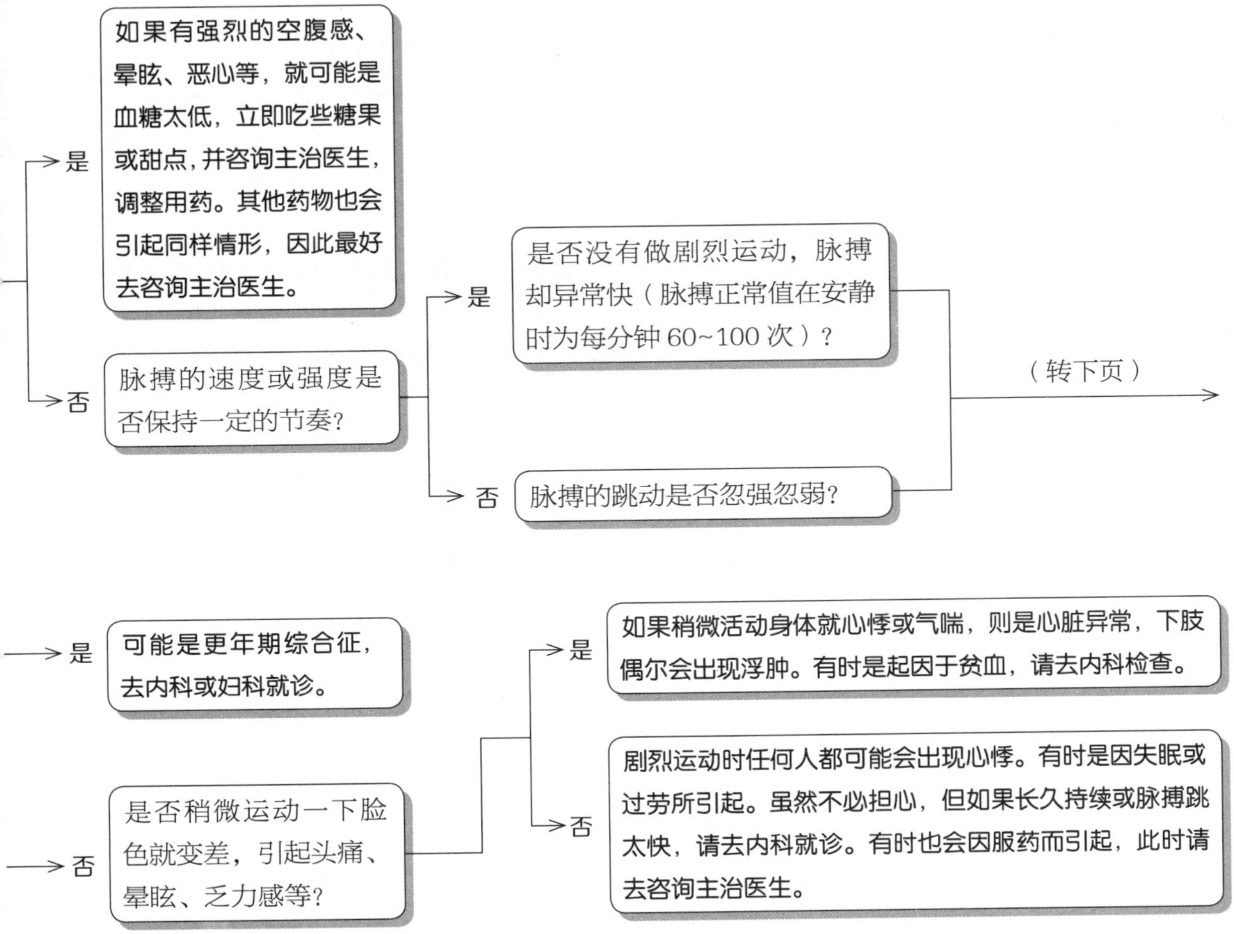

是
如果有强烈的空腹感、晕眩、恶心等，就可能是血糖太低，立即吃些糖果或甜点，并咨询主治医生，调整用药。其他药物也会引起同样情形，因此最好去咨询主治医生。
否
脉搏的速度或强度是否保持一定的节奏？
是
是否没有做剧烈运动，脉搏却异常快（脉搏正常值在安静时为每分钟60~100次）？
否
脉搏的跳动是否忽强忽弱？
（转下页）
是
可能是更年期综合征，去内科或妇科就诊。
否
是否稍微运动一下脸色就变差，引起头痛、晕眩、乏力感等？
是
如果稍微活动身体就心悸或气喘，则是心脏异常，下肢偶尔会出现浮肿。有时是起因于贫血，请去内科检查。
否
剧烈运动时任何人都可能会出现心悸。有时是因失眠或过劳所引起。虽然不必担心，但如果长久持续或脉搏跳太快，请去内科就诊。有时也会因服药而引起，此时请去咨询主治医生。

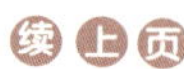

续上页

心悸

（接上页）

是否没有做剧烈运动，脉搏却异常快（脉搏正常值在安静时为每分钟60~100次）？

是 → 是否稍微活动身体就汗流浃背？

否 → 脉搏数是否比平时少？

脉搏的跳动是否忽强忽弱？

是 → 即使是健康人，如果疲劳或失眠也可能出现感觉脉搏中断的心律失常，不过高血压、冠心病、心脏瓣膜病、甲状腺功能亢进症等也经常会引起此类症状，请去内科就诊。

否 → 是否过劳又吸大量的香烟、喝很多咖啡或酒？

→ 是　如果有脸色差、目眩，就有可能是贫血的原因。也可能是循环系统或自主神经系统的疾病，去内科就诊。

→ 否　可能是甲状腺功能亢进症，请去内分泌科或内科就诊。

→ 是　如果脉搏数每分钟只有30~40次，就是明显的异常，尤其罹患冠心病的人更危险，立即去心内科就诊。

→ 否　★如果怀疑自己有病而感到强烈的不安，越在意反而越严重者，请去神经内科或精神心理科就诊。

→ 是　尼古丁或咖啡因、酒精有使心脏怦怦跳的作用，即使是健康的人，如果过度摄取，有时也会出现心悸。如果没有其他特别的症状，就不必担心，如果在意就去心内科就诊检查。

→ 否　是否在紧张、兴奋或压力大时出现？

→ 是　控制心脏作用的自主神经容易受到压力或兴奋等的影响，有时会导致激烈心悸。虽然不必担心，但如果严重，请去心内科做详细检查。

→ 否　见本页带★图表。

呼吸困难

呼吸困难是一种气短、喘不过气来、难以呼吸的不舒服的呼吸状态。呼吸困难不仅可由肺部疾病引起，也可由心脏、血液或精神等方面的疾病引起。

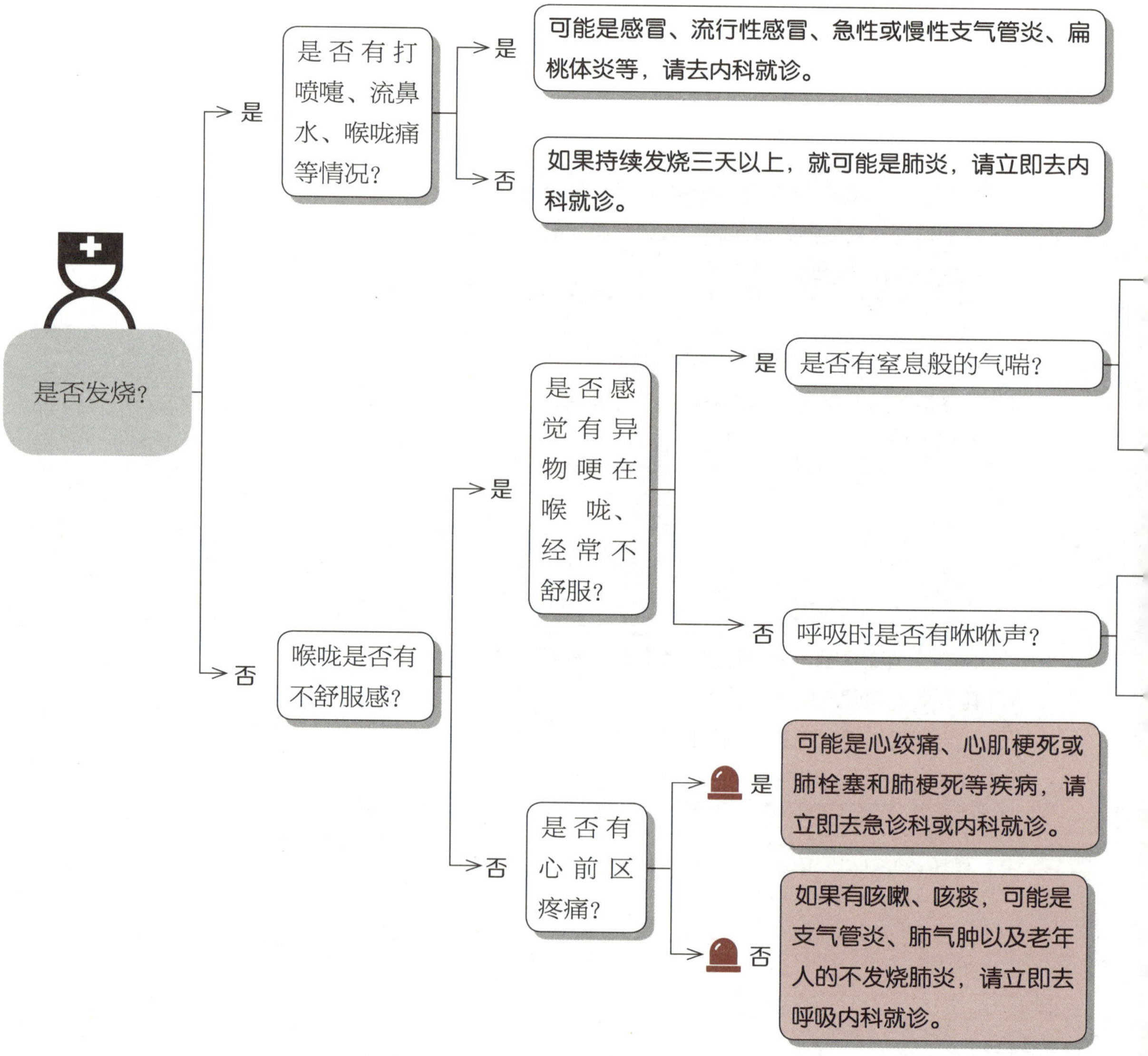

是否发烧?

- 是 → 是否有打喷嚏、流鼻水、喉咙痛等情况?
  - 是 → 可能是感冒、流行性感冒、急性或慢性支气管炎、扁桃体炎等，请去内科就诊。
  - 否 → 如果持续发烧三天以上，就可能是肺炎，请立即去内科就诊。
- 否 → 喉咙是否有不舒服感?
  - 是 → 是否感觉有异物哽在喉咙、经常不舒服?
    - 是 → 是否有窒息般的气喘?
    - 否 → 呼吸时是否有咻咻声?
  - 否 → 是否有心前区疼痛?
    - 是 → 可能是心绞痛、心肌梗死或肺栓塞和肺梗死等疾病，请立即去急诊科或内科就诊。
    - 否 → 如果有咳嗽、咳痰，可能是支气管炎、肺气肿以及老年人的不发烧肺炎，请立即去呼吸内科就诊。

感冒 / 023	心律失常 / 015	高血压 / 004
流行性感冒 / 029	哮喘 / 033	动脉硬化 / 002
急性支气管炎 / 028	心源性哮喘 / 018	糖尿病 / 069
慢性支气管炎 / 030	支气管扩张 / 035	心绞痛 / 012
扁桃体炎 / 325	肺结核 / 289	心肌梗死 / 010
肺炎 / 021	喉炎 / 335	肺栓塞 / 110
破伤风 / 304	过度通气综合征 / 022	自主神经功能失调 / 101

→ 是　因某种原因在喉咙（喉头）出现肿大或膨胀、梗塞引起的气喘或单纯的神经性气喘。有时也会因破伤风引起。此外，也有因心律不齐等心脏疾病引起或真正呼吸困难的情况，请去内科就诊。

→ 否　喉咙有异物或自主神经功能失调、心律失常等也会引起，请去耳鼻喉科、内科、神经内科就诊。

→ 是　是否突然发作？

- → 是　可能是支气管哮喘。立即去呼吸内科就诊。有心脏方面疾病的人则可能是心源性哮喘，请立即去心内科就诊。
- → 否　可能是喉咙或支气管、肺部隐藏重病，例如慢性支气管炎或支气管扩张、肺结核等慢性呼吸系统疾病，请去内科详细检查。

→ 否　是否声音逐渐变得沙哑、有点喘气？ →（转下页）

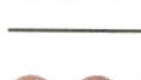

呼吸困难

（接上页）

是否声音逐渐变得沙哑、有点喘气？

是 → 可能是喉炎等喉部的疾病，请立即去耳鼻喉科就诊。

否 → 是否在注射或服用药物后突然感到不舒服？

- 是 → 可能是药物引起的过敏反应，请停药并立即咨询主治医生或去急诊科就诊。
- 否 → 是否抽烟？
  - 是 → 吸烟过多也会引起这样的症状。如果停止吸烟后症状持续，请去呼吸科就诊检查。此外，强烈的不安全感也会引起呼吸困难。
  - 否 → 呼吸是否突然加速，有胸闷、心率过速的情况？

→是 可能是过度通气综合征或是过度呼吸所引起。如果把嘴对准纸袋或塑胶袋进行呼吸仍不能缓解，请尽快去呼吸内科或精神心理科就诊。

→否 如果和他人谈话或稍微活动身体就会喘气，那就已经是比较严重了。此外，假如以普通的速度走路也会感到呼吸急促，无法和平时一样爬楼梯或爬坡等，也都算是异常现象。可能是因肺部或心脏、肾脏、血液疾病及代谢性疾病或神经性疾病等所引起，例如高血压、动脉硬化、糖尿病等，请去内科做详细的检查。

胸痛和绞痛

胸痛可能源于心脏、非心脏或精神因素。即使没有剧痛，如果钝痛一直持续，就可能是严重疾病。如果还伴有发烧或恶心、呼吸困难、绞痛般感觉，就要特别注意。

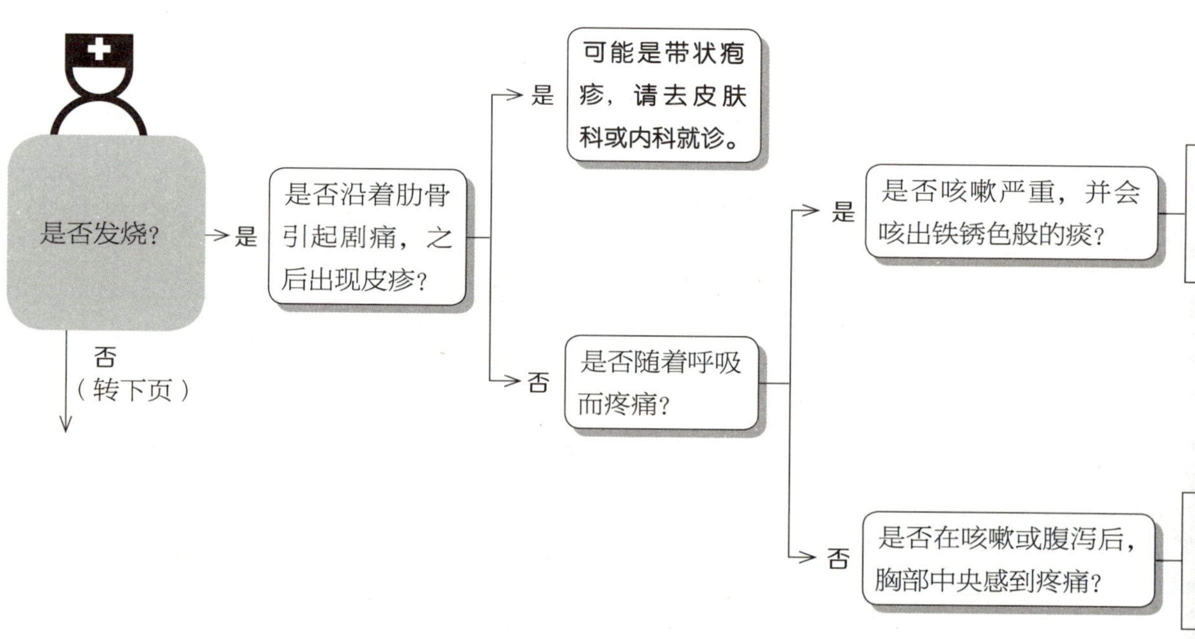

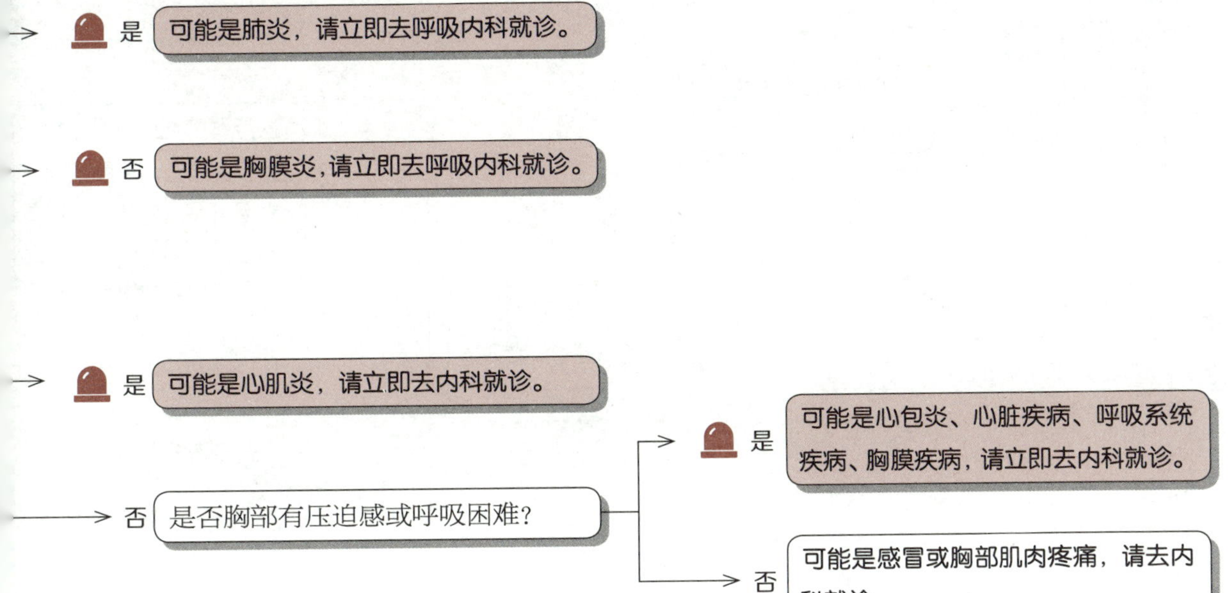
是
可能是肺炎，请立即去呼吸内科就诊。
否
可能是胸膜炎，请立即去呼吸内科就诊。
是
可能是心肌炎，请立即去内科就诊。
否
是否胸部有压迫感或呼吸困难?
是
可能是心包炎、心脏疾病、呼吸系统疾病、胸膜疾病，请立即去内科就诊。
否
可能是感冒或胸部肌肉疼痛，请去内科就诊。

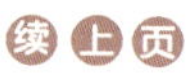

胸痛和绞痛

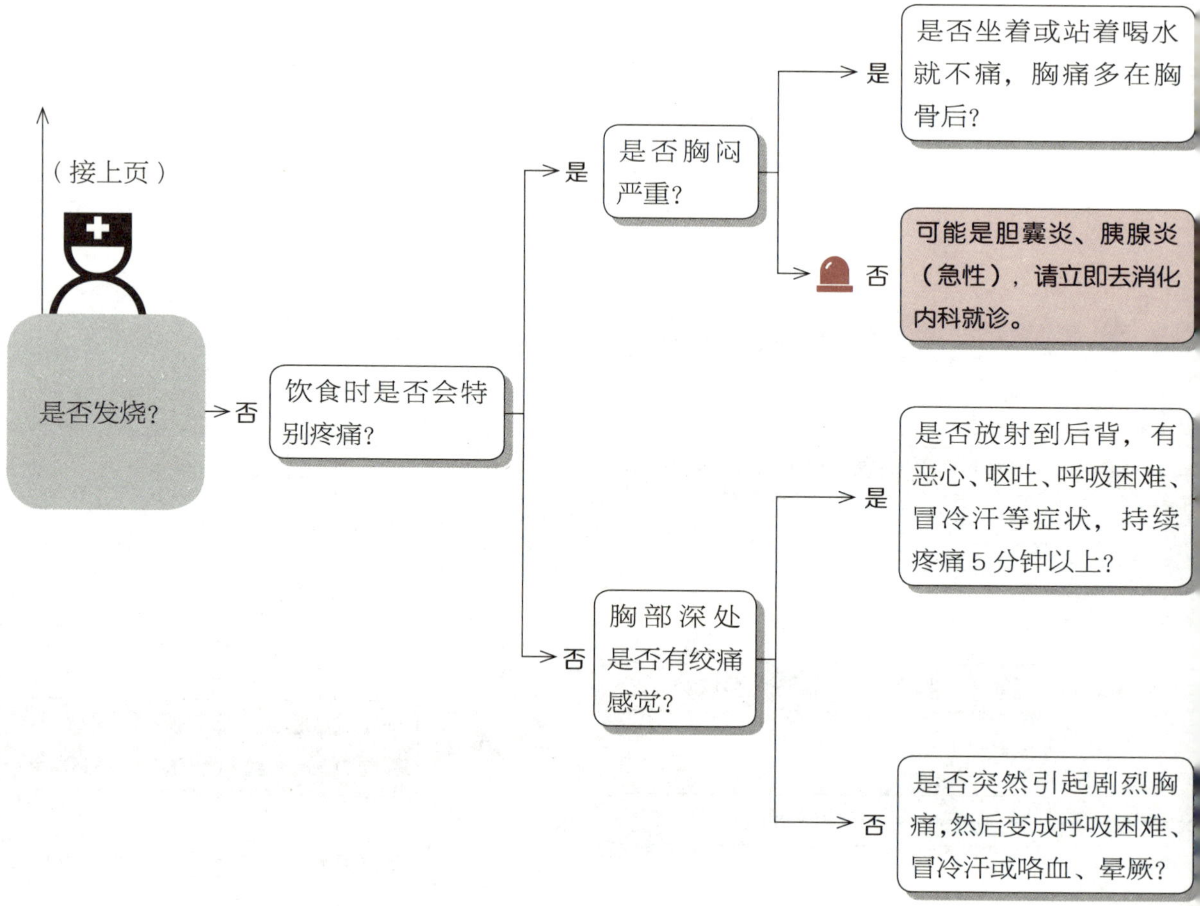

（接上页）

是否发烧？

→ 否 → 饮食时是否会特别疼痛？

- 是 → 是否胸闷严重？
  - 是 → 是否坐着或站着喝水就不痛，胸痛多在胸骨后？
  - 否 → **可能是胆囊炎、胰腺炎（急性），请立即去消化内科就诊。**
- 否 → 胸部深处是否有绞痛感觉？
  - 是 → 是否放射到后背，有恶心、呕吐、呼吸困难、冒冷汗等症状，持续疼痛5分钟以上？
  - 否 → 是否突然引起剧烈胸痛，然后变成呼吸困难、冒冷汗或咯血、晕厥？

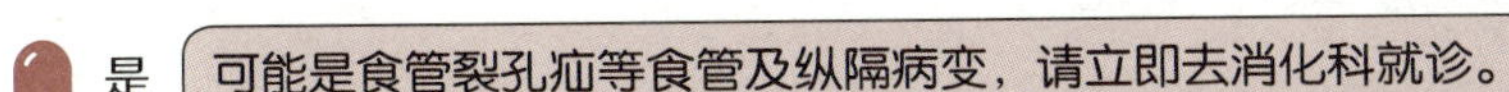

是　可能是食管裂孔疝等食管及纵隔病变，请立即去消化科就诊。

否　可能是食管炎、胆囊炎、急性胰腺炎，请立即去消化科就诊。

是　可能是心肌梗死、主动脉夹层和主动脉夹层瘤，请立即去急诊科或内科就诊。

否　可能是心绞痛发作，即使疼痛会平息，也应立即去急诊科或内科就诊。

是　可能是肺栓塞、肺梗死、气胸，请立即去急诊科或内科就诊。

否

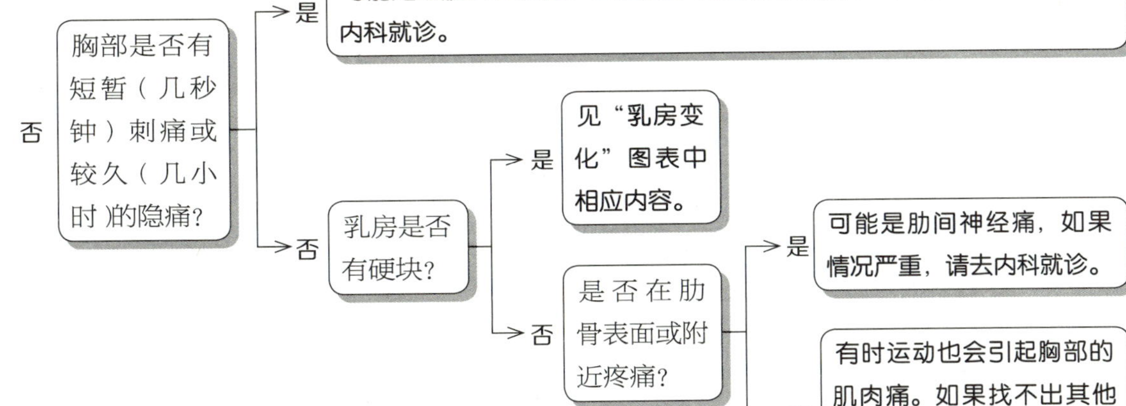

背痛

背痛有时不只是源于姿势不良或老化引起的脊椎骨及其周围肌肉的疾病，内脏的疾病也会引起背痛。

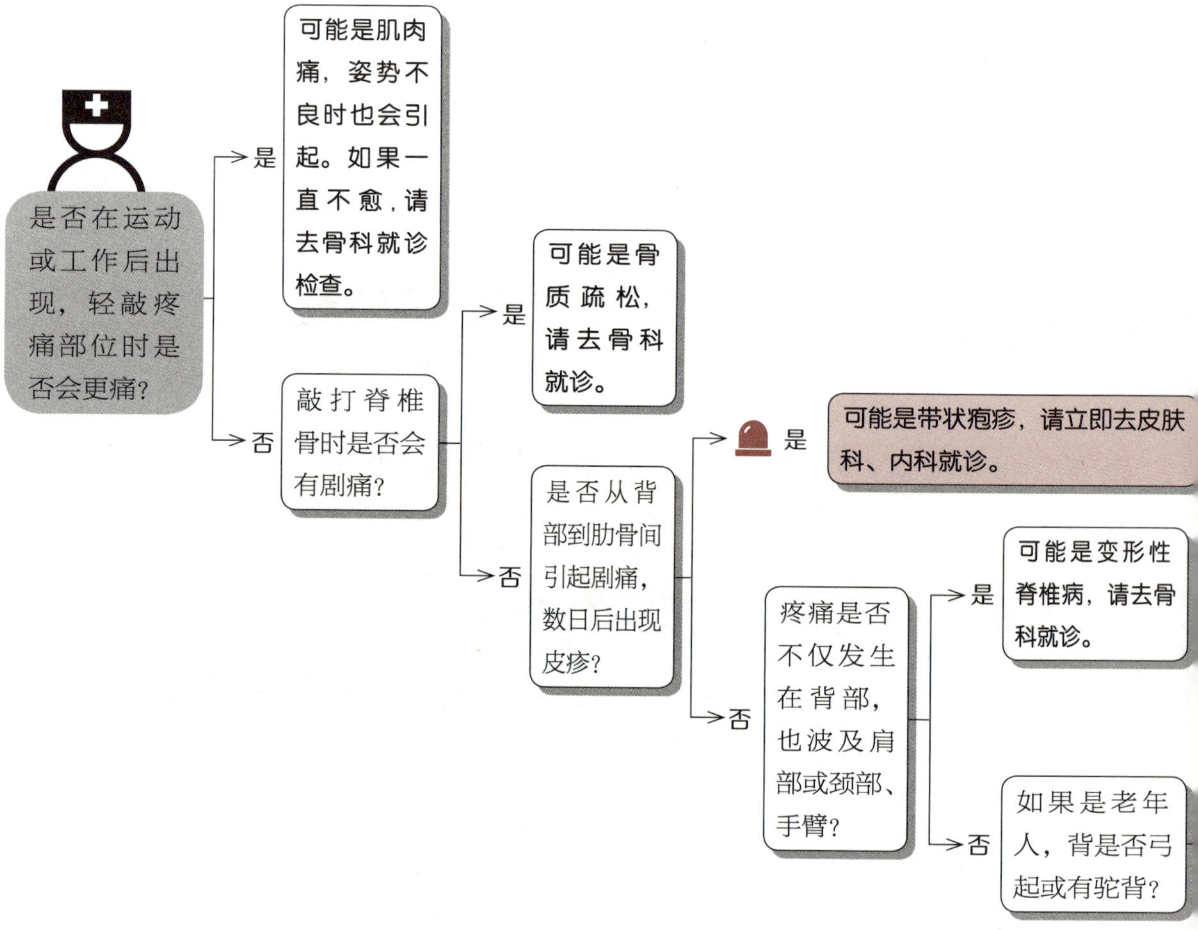

是否在运动或工作后出现，轻敲疼痛部位时是否会更痛？

- 是 → 可能是肌肉痛，姿势不良时也会引起。如果一直不愈，请去骨科就诊检查。
- 否 → 敲打脊椎骨时是否会有剧痛？
  - 是 → 可能是骨质疏松，请去骨科就诊。
  - 否 → 是否从背部到肋骨间引起剧痛，数日后出现皮疹？
    - 是 → 可能是带状疱疹，请立即去皮肤科、内科就诊。
    - 否 → 疼痛是否不仅发生在背部，也波及肩部或颈部、手臂？
      - 是 → 可能是变形性脊椎病，请去骨科就诊。
      - 否 → 如果是老年人，背是否弓起或有驼背？

骨质疏松 / 145
带状疱疹 / 211
变形性脊椎病 / 138
肾盂肾炎 / 060
动脉硬化 / 002

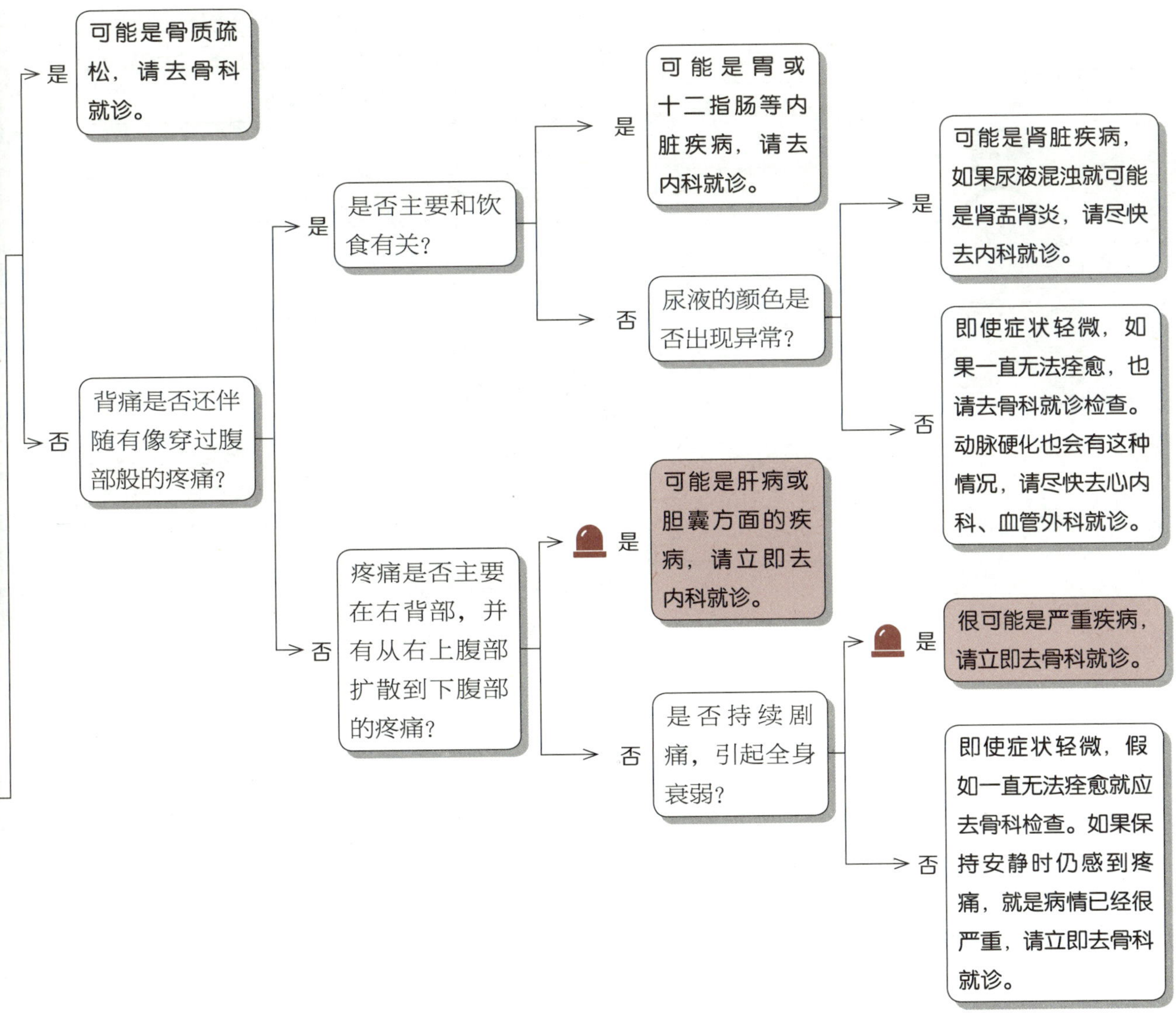
是
可能是骨质疏松，请去骨科就诊。
否
背痛是否还伴随有像穿过腹部般的疼痛？
是
是否主要和饮食有关？
是
可能是胃或十二指肠等内脏疾病，请去内科就诊。
否
尿液的颜色是否出现异常？
是
可能是肾脏疾病，如果尿液混浊就可能是肾盂肾炎，请尽快去内科就诊。
否
即使症状轻微，如果一直无法痊愈，也请去骨科就诊检查。动脉硬化也会有这种情况，请尽快去心内科、血管外科就诊。
否
疼痛是否主要在右背部，并有从右上腹部扩散到下腹部的疼痛？
是
可能是肝病或胆囊方面的疾病，请立即去内科就诊。
否
是否持续剧痛，引起全身衰弱？
是
很可能是严重疾病，请立即去骨科就诊。
否
即使症状轻微，假如一直无法痊愈就应去骨科检查。如果保持安静时仍感到疼痛，就是病情已经很严重，请立即去骨科就诊。

胃闷、胸口灼热

胃肠感染和饮食不当是最常见的原因。药物、吸烟和焦虑、抑郁等精神因素也较为普遍。如果这些症状是短时间的就不必太担心，但如果一直不愈，并伴有其他症状时应多加注意。

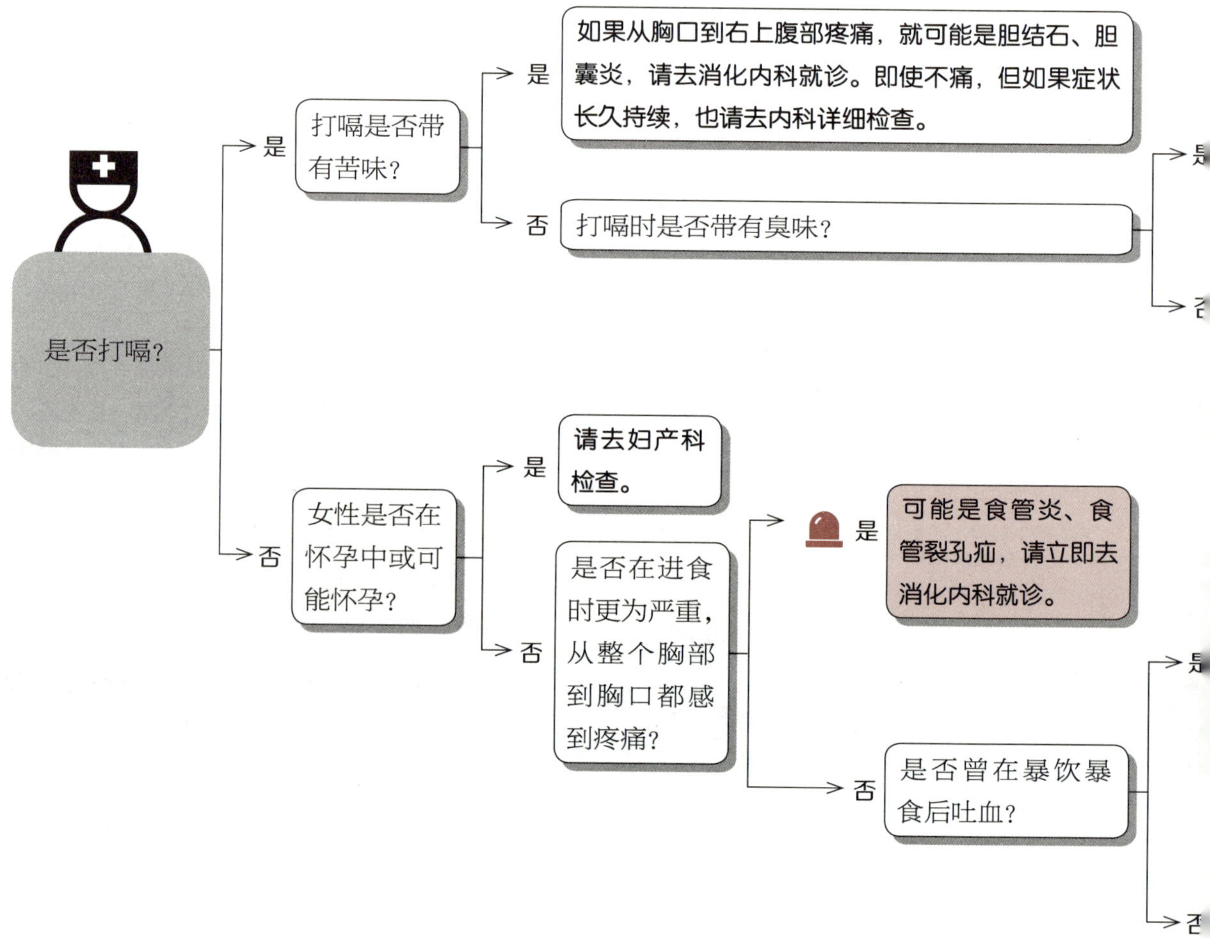

胆结石 / 102
胆囊炎 / 103
消化道溃疡 / 052
胃炎 / 049
食管炎 / 046
食管裂孔疝 / 045
食管贲门撕裂综合征 / 046
胃下垂 / 048
胃轻瘫综合征 / 047
心绞痛 / 012
心肌梗死 / 010
幽门狭窄 / 053

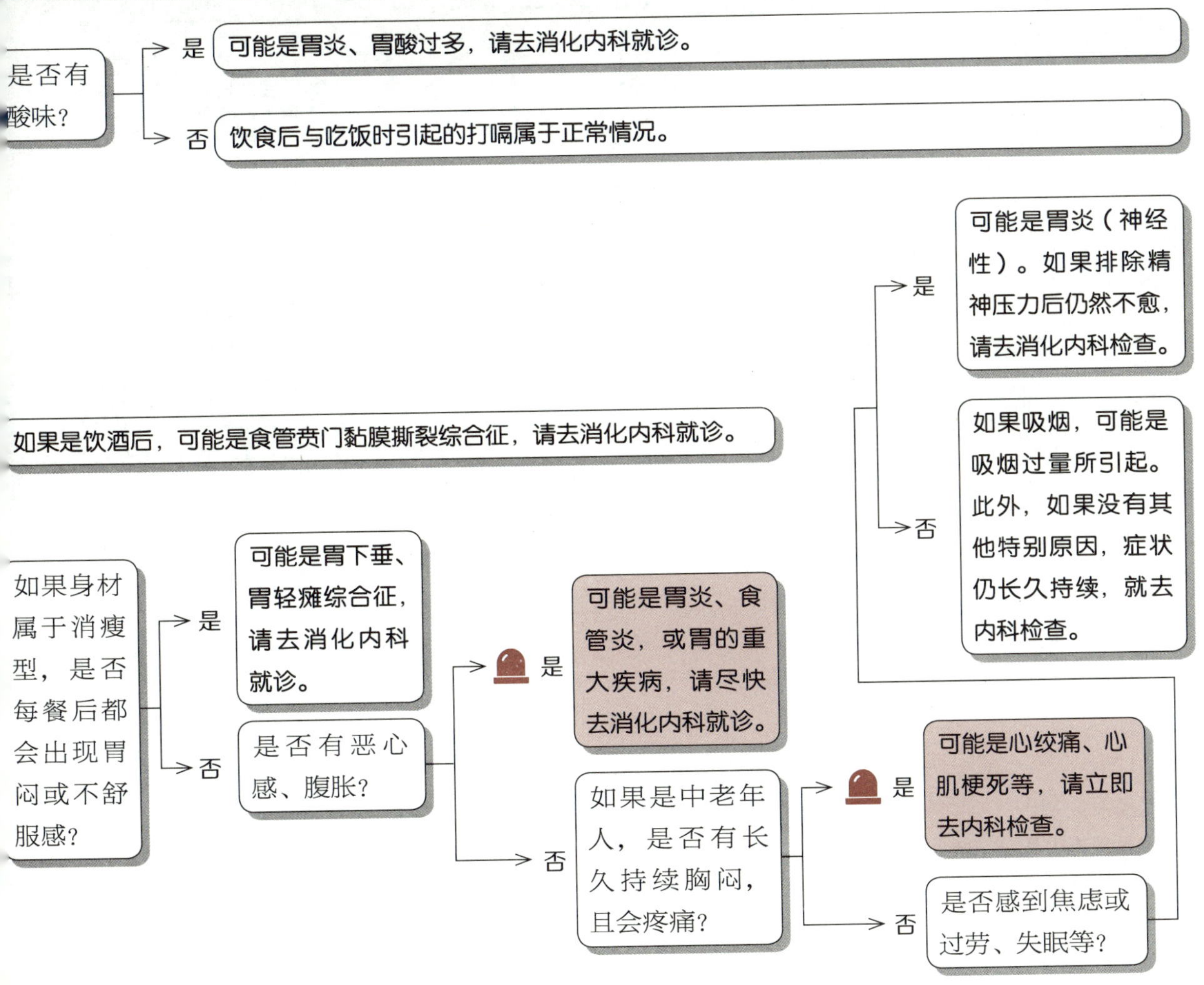
若是食用葱蒜等味道强烈的食物后暂时出现的打嗝，不必担心。但如果有胸口痛，就可能是消化道溃疡，如果反复出现原因不明的呕吐，就可能是幽门狭窄，请尽快去消化内科就诊。
是否有酸味？
是
可能是胃炎、胃酸过多，请去消化内科就诊。
否
饮食后与吃饭时引起的打嗝属于正常情况。
如果是饮酒后，可能是食管贲门黏膜撕裂综合征，请去消化内科就诊。
如果身材属于消瘦型，是否每餐后都会出现胃闷或不舒服感？
是
可能是胃下垂、胃轻瘫综合征，请去消化内科就诊。
否
是否有恶心感、腹胀？
是
可能是胃炎、食管炎，或胃的重大疾病，请尽快去消化内科就诊。
否
如果是中老年人，是否有长久持续胸闷，且会疼痛？
是
可能是心绞痛、心肌梗死等，请立即去内科检查。
否
是否感到焦虑或过劳、失眠等？
是
可能是胃炎（神经性）。如果排除精神压力后仍然不愈，请去消化内科检查。
否
如果吸烟，可能是吸烟过量所引起。此外，如果没有其他特别原因，症状仍长久持续，就去内科检查。

腹胀

多数腹胀是由胃肠系统疾病引起，有时会是肝、肾等系统的严重疾病导致。女性有时则可能是由怀孕或生理期而引起。

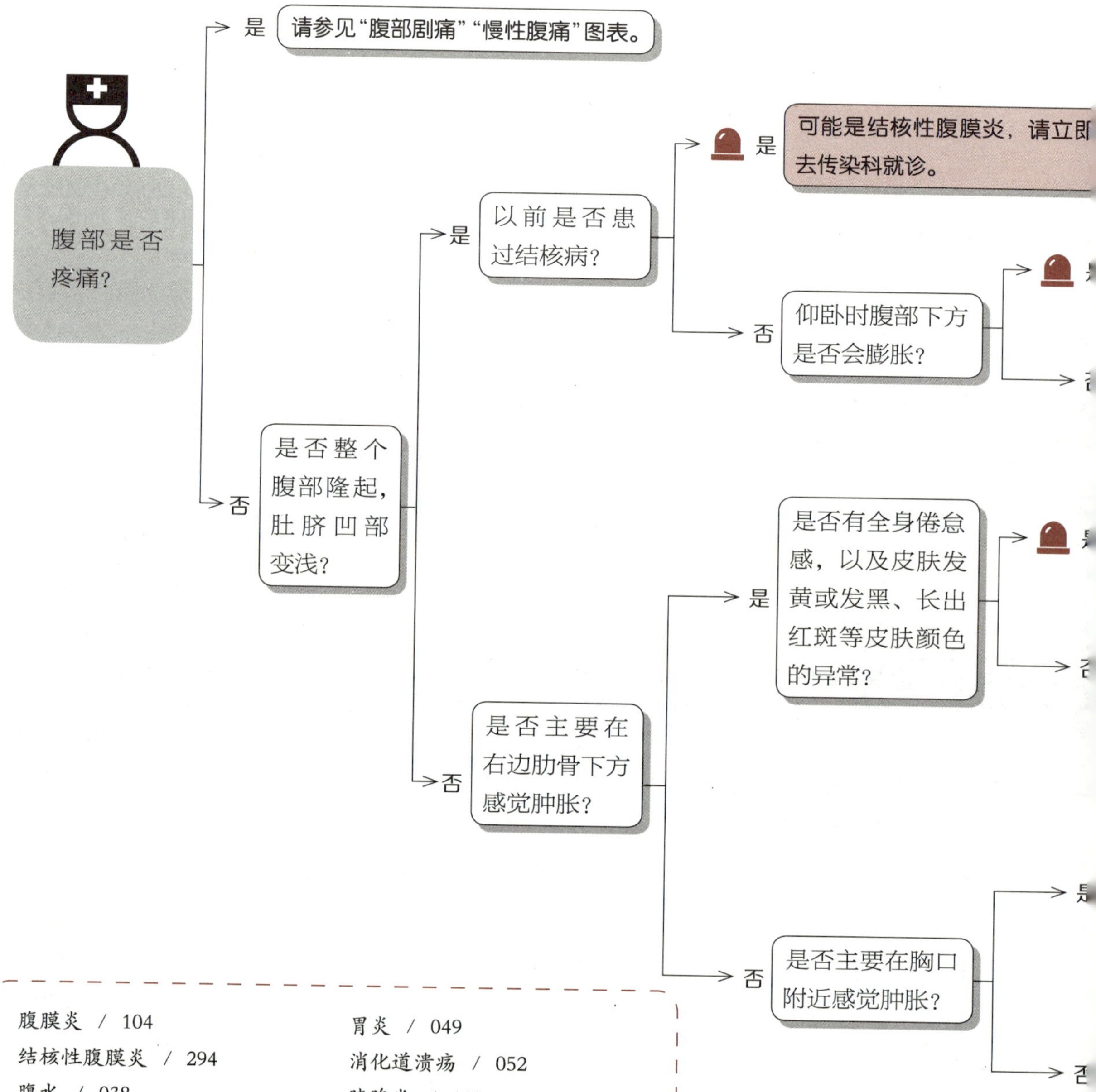

腹部是否疼痛？

- 是 → 请参见“腹部剧痛”“慢性腹痛”图表。
- 否 → 是否整个腹部隆起，肚脐凹部变浅？
  - 是 → 以前是否患过结核病？
    - 是 → 可能是结核性腹膜炎，请立即去传染科就诊。
    - 否 → 仰卧时腹部下方是否会膨胀？
  - 否 → 是否主要在右边肋骨下方感觉肿胀？
    - 是 → 是否有全身倦怠感，以及皮肤发黄或发黑、长出红斑等皮肤颜色的异常？
    - 否 → 是否主要在胸口附近感觉肿胀？

腹膜炎 / 104
结核性腹膜炎 / 294
腹水 / 038
心力衰竭 / 016
胆结石 / 102
肝硬化 / 040
胃炎 / 049
消化道溃疡 / 052
胰腺炎 / 109
肾炎 / 058
骨折 / 144

可能是腹腔积液（腹水）。除腹膜炎、心力衰竭外，也可能是内脏的重病，请立即去内科就诊。

如果敲打时会发出嘭嘭声、感觉钝痛，就可能是胀气。也可能是隐藏有其他重病，请去内科就诊。

可能是胆结石或肝硬化等肝脏疾病，请去消化内科或肝胆外科就诊。

如果曾受到强烈的外力撞击，就可能是碰撞造成肌肉损伤或骨折，请去骨科就诊。此外，即使症状轻微，但如果一直不愈，也应去内科详细检查。

如果有胸口灼热或胃病及相关的疼痛，就可能是胃炎或消化道溃疡、胰腺炎等，请去内科就诊。如有呕吐或吐血就是重病。如有硬块则可能是严重疾病，请立即去内科就诊。

是否主要在下腹部感觉肿胀？

→是 是否便秘？

→否 是否吃太多豆类或喝太多碳酸饮料？

→是 多喝牛奶、多吃蔬菜来补充益生菌和纤维素。此外，也可能是大肠疾病，或是胃或肠内储存气体。如果一直不愈，请去内科就诊。

→否 可能是结肠疾病，也可能是因肥胖所引起，请去内科检查。女性也可能是因生理期或虚冷所引起，如果严重，请去妇科就诊。

→是 可能是吃太多容易发酵的食品，不必担心。但所引起的不适或胃闷如果一直不愈，就可能是胃肠疾病，请去内科检查。

→否 如果看起来是浮肿的样子，就可能是肾炎或肾脏疾病，请去内科就诊。即使症状轻微，没有其他异常，但如果一直不愈，应去内科就诊检查。

腹部剧痛

腹部剧痛原因复杂，但迅速出现的严重腹痛多半是急重疾病的症状。约三分之一的患者需住院治疗，有时还可能需要进行紧急外科手术。迅速、详尽的诊断十分必要。

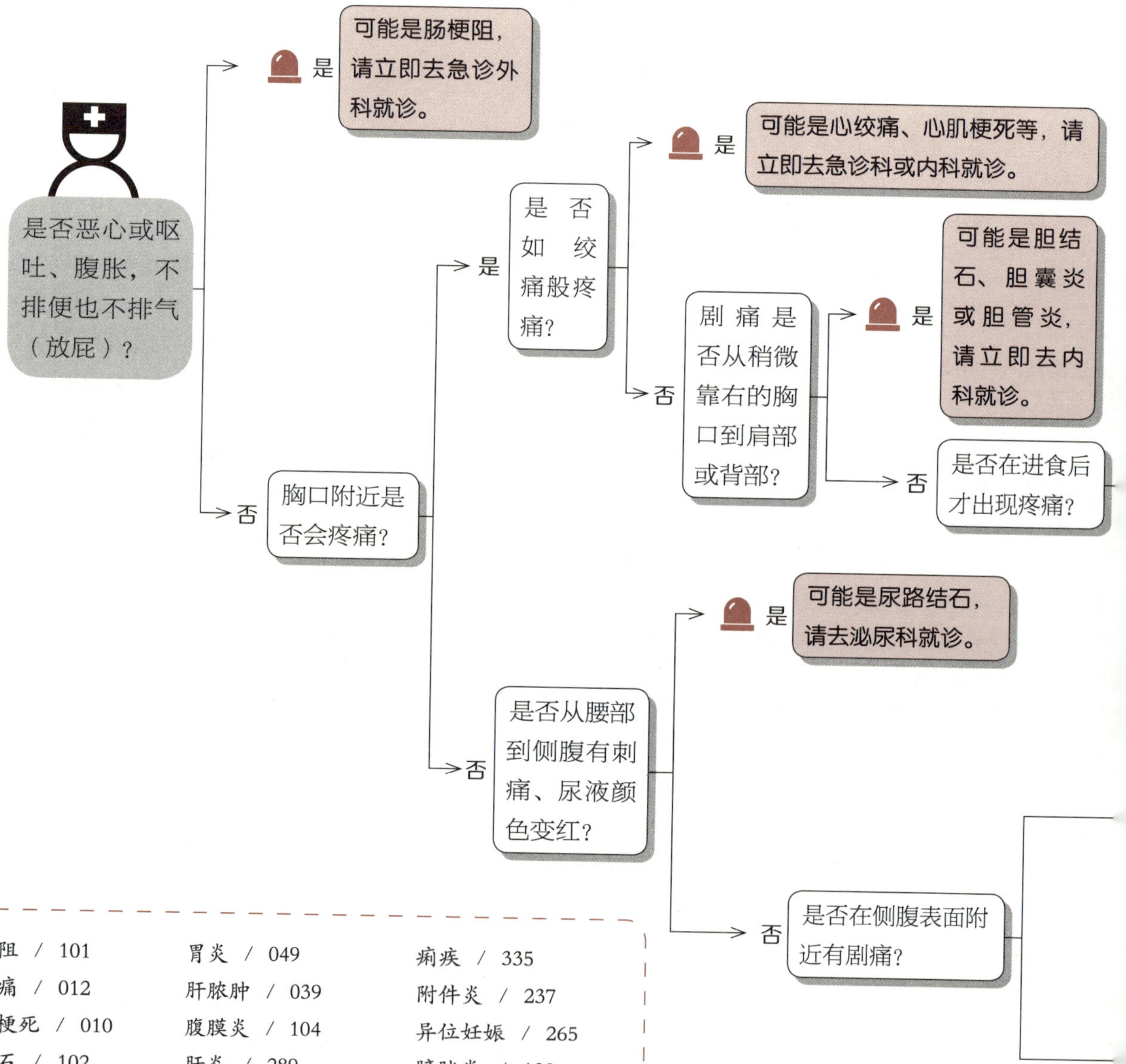

是否恶心或呕吐、腹胀，不排便也不排气（放屁）？

- 是 → 可能是肠梗阻，请立即去急诊外科就诊。
- 否 → 胸口附近是否会疼痛？
  - 是 → 是否如绞痛般疼痛？
    - 是 → 可能是心绞痛、心肌梗死等，请立即去急诊科或内科就诊。
    - 否 → 剧痛是否从稍微靠右的胸口到肩部或背部？
      - 是 → 可能是胆结石、胆囊炎或胆管炎，请立即去内科就诊。
      - 否 → 是否在进食后才出现疼痛？
  - 否 → 是否从腰部到侧腹有刺痛、尿液颜色变红？
    - 是 → 可能是尿路结石，请去泌尿科就诊。
    - 否 → 是否在侧腹表面附近有剧痛？

肠梗阻 / 101
心绞痛 / 012
心肌梗死 / 010
胆结石 / 102
胆囊炎 / 103
胆管炎 / 102
食物中毒 / 307
消化道溃疡 / 052
胰腺炎 / 109
胃炎 / 049
肝脓肿 / 039
腹膜炎 / 104
肝炎 / 289
食管裂孔疝 / 045
肋间神经痛 / 089
带状疱疹 / 211
急性阑尾炎 / 106
肠炎 / 036
痢疾 / 335
附件炎 / 237
异位妊娠 / 265
膀胱炎 / 130
尿路结石 / 128
盆腔炎 / 029
月经失调 / 264
流行性感冒 / 029

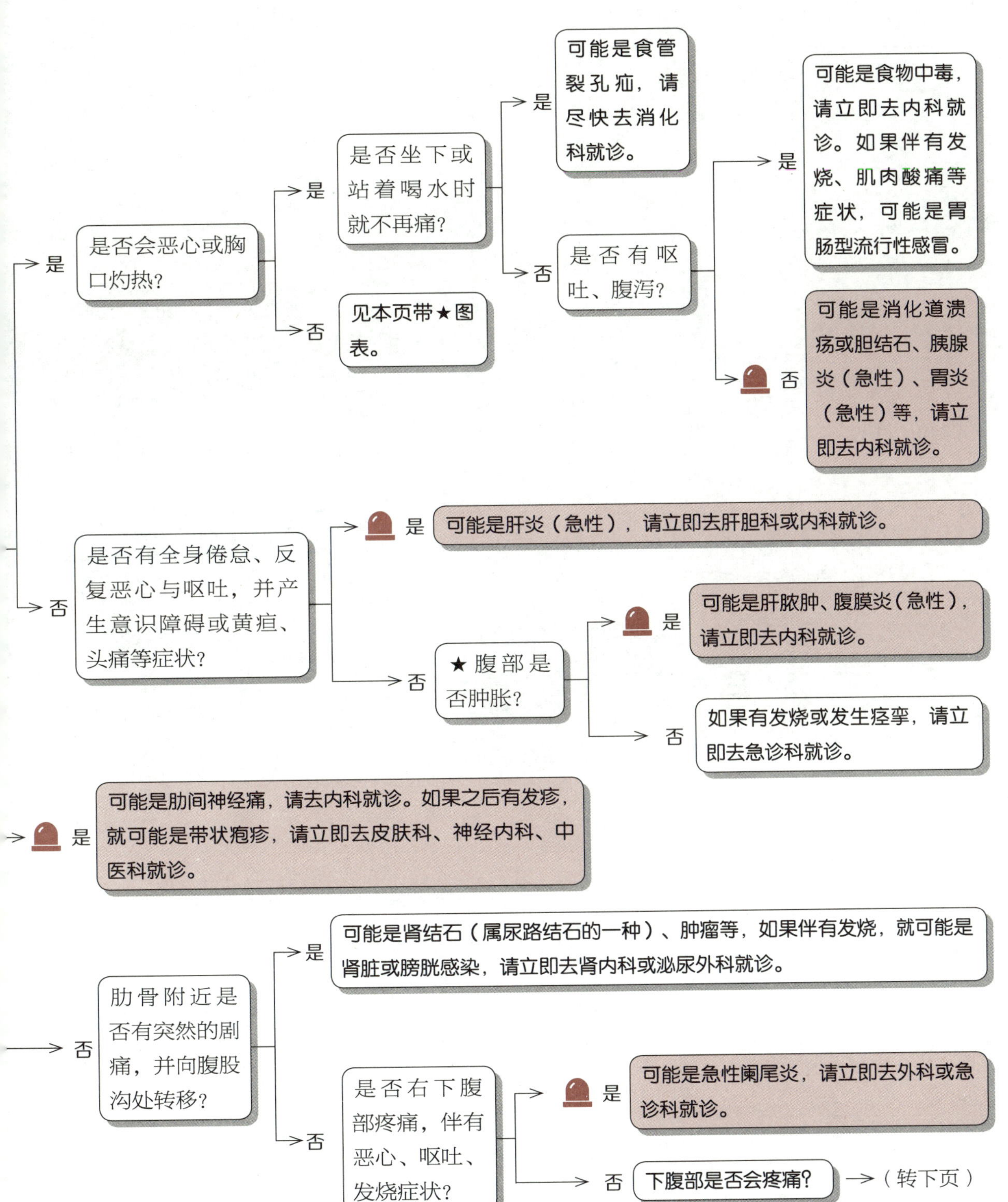
是
是否会恶心或胸口灼热?
是
是否坐下或站着喝水时就不再痛?
是
可能是食管裂孔疝，请尽快去消化科就诊。
否
是否有呕吐、腹泻?
是
可能是食物中毒，请立即去内科就诊。如果伴有发烧、肌肉酸痛等症状，可能是胃肠型流行性感冒。
否
可能是消化道溃疡或胆结石、胰腺炎（急性）、胃炎（急性）等，请立即去内科就诊。
否
见本页带★图表。
否
是否有全身倦怠、反复恶心与呕吐，并产生意识障碍或黄疸、头痛等症状?
是
可能是肝炎（急性），请立即去肝胆科或内科就诊。
否
★腹部是否肿胀?
是
可能是肝脓肿、腹膜炎（急性），请立即去内科就诊。
否
如果有发烧或发生痉挛，请立即去急诊科就诊。
是
可能是肋间神经痛，请去内科就诊。如果之后有发疹，就可能是带状疱疹，请立即去皮肤科、神经内科、中医科就诊。
否
肋骨附近是否有突然的剧痛，并向腹股沟处转移?
是
可能是肾结石（属尿路结石的一种）、肿瘤等，如果伴有发烧，就可能是肾脏或膀胱感染，请立即去肾内科或泌尿外科就诊。
否
是否右下腹部疼痛，伴有恶心、呕吐、发烧症状?
是
可能是急性阑尾炎，请立即去外科或急诊科就诊。
否
下腹部是否会疼痛?
（转下页）

续上页

腹部剧痛

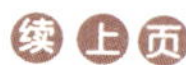

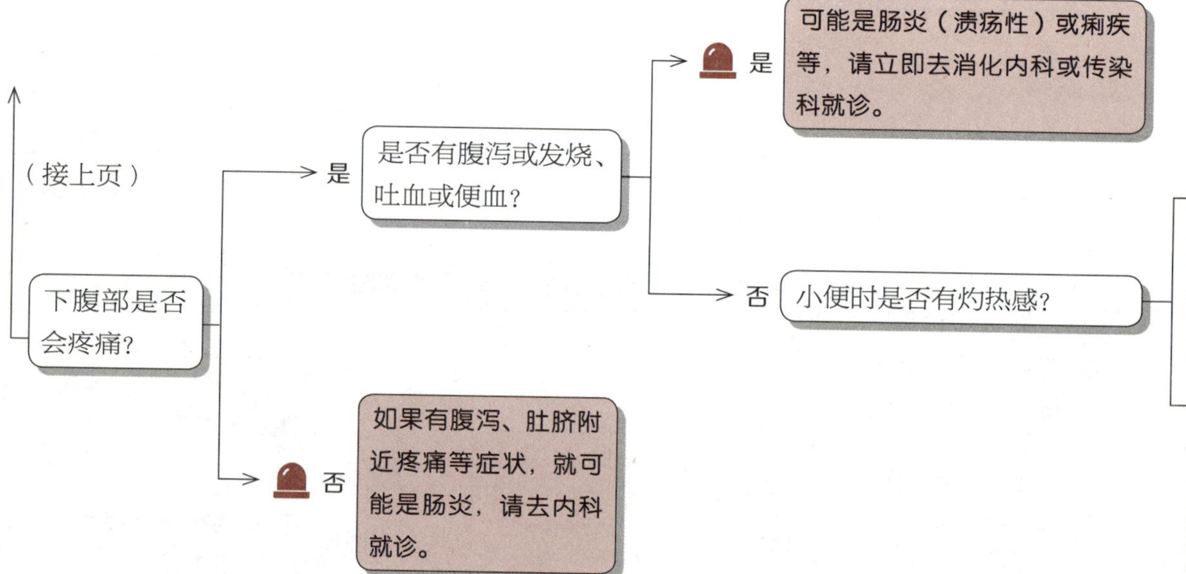
（接上页）
下腹部是否会疼痛?
是
是否有腹泻或发烧、吐血或便血?
是
可能是肠炎（溃疡性）或痢疾等，请立即去消化内科或传染科就诊。
否
小便时是否有灼热感?
否
如果有腹泻、肚脐附近疼痛等症状，就可能是肠炎，请去内科就诊。

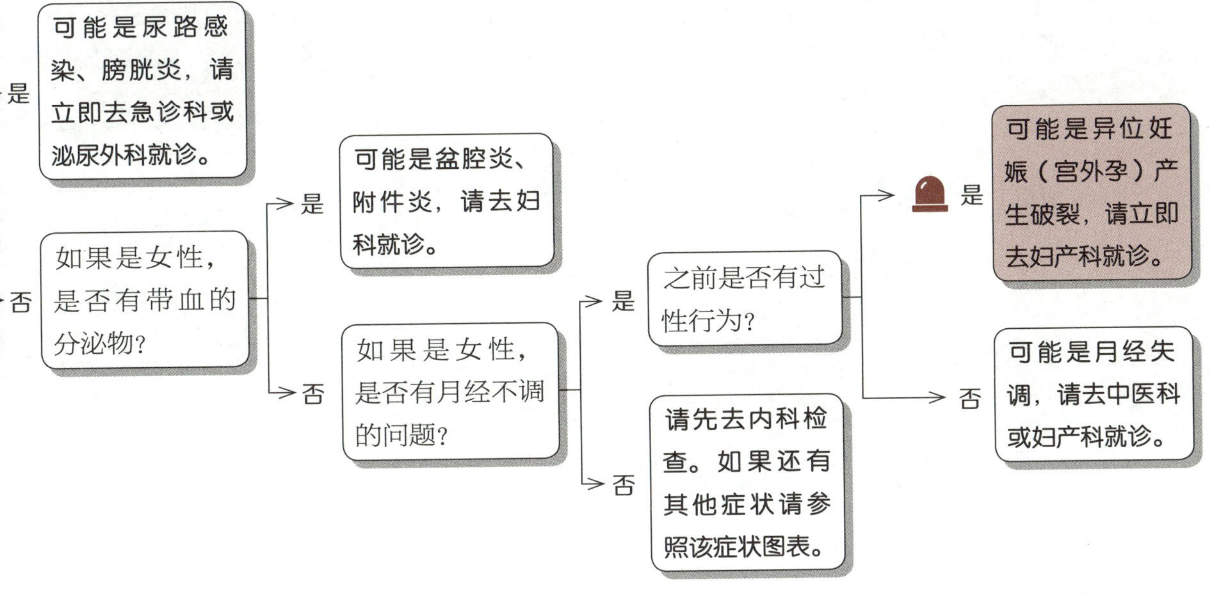
是
可能是尿路感染、膀胱炎，请立即去急诊科或泌尿外科就诊。
否
如果是女性，是否有带血的分泌物？
是
可能是盆腔炎、附件炎，请去妇科就诊。
否
如果是女性，是否有月经不调的问题？
是
之前是否有过性行为？
否
请先去内科检查。如果还有其他症状请参照该症状图表。
是
可能是异位妊娠（宫外孕）产生破裂，请立即去妇产科就诊。
否
可能是月经失调，请去中医科或妇产科就诊。

慢性腹痛

腹部慢性疼痛多起病隐匿，病程长，有时为钝痛或痛一下就平息的疼痛，但不能因此就断定是轻微疾病，也可能是缓慢进展中的严重疾病。常规、简单治疗不愈时，应尽早就医检查。

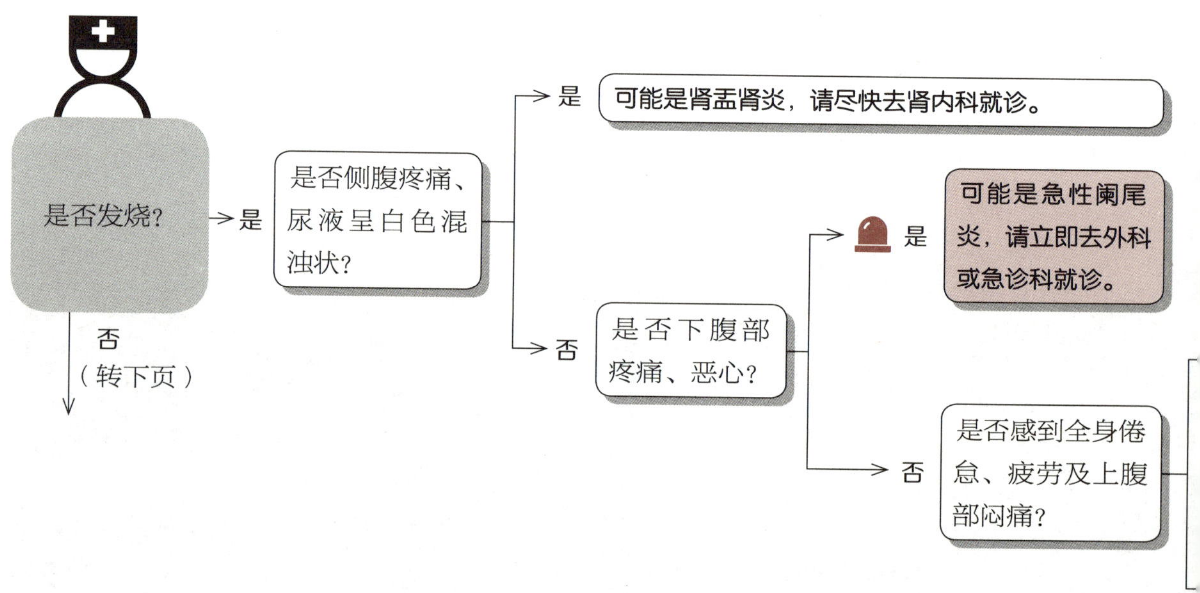

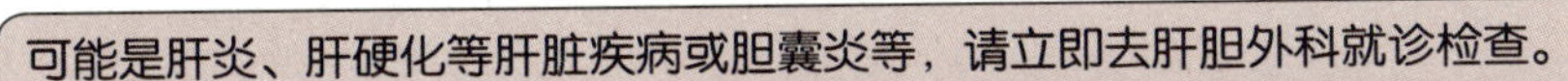

是 可能是肝炎、肝硬化等肝脏疾病或胆囊炎等，请立即去肝胆外科就诊检查。

否 是否左上腹部闷痛，并有贫血或黄疸？

- 是 可能是肝炎或肝硬化时的食管静脉瘤、贫血（溶血性），请立即去内科就诊
- 否 是否反复腹泻或便秘？
  - 是 有时是感冒所引起，如果一直不愈，就可能是肠结核或克罗恩病、慢性肠炎、肠道功能异常，请去消化内科就诊。
  - 否 即使没有其他异常，但为了慎重起见，还应去内科检查。如果下腹部有不舒服感，除慢性肠道疾病外，也可能是女性的妇科疾病，请去消化内科、妇科就诊。

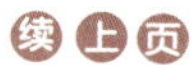

慢性腹痛

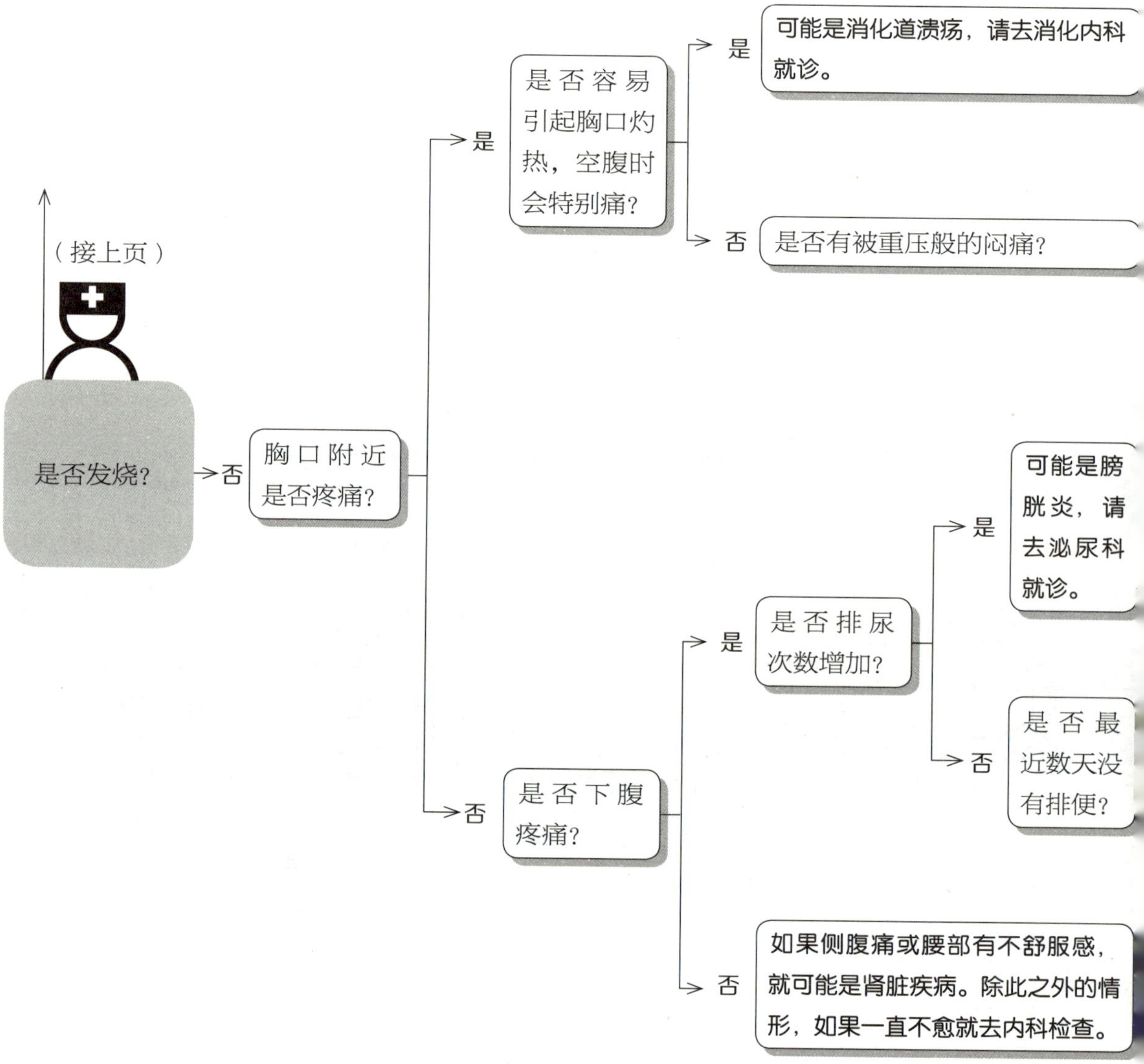

（接上页）

是否发烧？

→否 胸口附近是否疼痛？

→是 是否容易引起胸口灼热，空腹时会特别痛？

→是 可能是消化道溃疡，请去消化内科就诊。

→否 是否有被重压般的闷痛？

→否 是否下腹疼痛？

→是 是否排尿次数增加？

→是 可能是膀胱炎，请去泌尿科就诊。

→否 是否最近数天没有排便？

→否 如果侧腹痛或腰部有不舒服感，就可能是肾脏疾病。除此之外的情形，如果一直不愈就去内科检查。

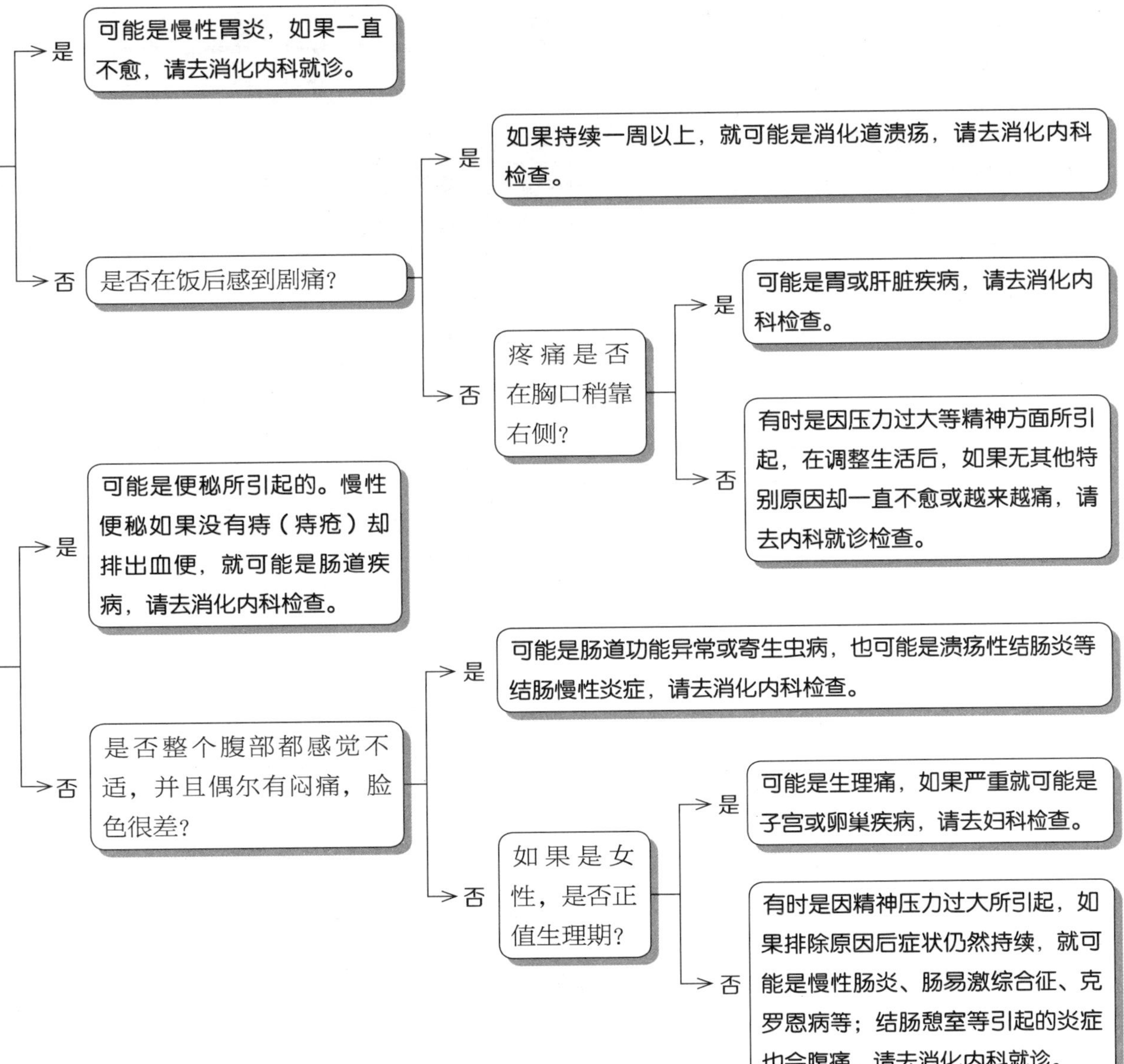
是
可能是慢性胃炎，如果一直不愈，请去消化内科就诊。
否
是否在饭后感到剧痛？
是
如果持续一周以上，就可能是消化道溃疡，请去消化内科检查。
否
疼痛是否在胸口稍靠右侧？
是
可能是胃或肝脏疾病，请去消化内科检查。
否
有时是因压力过大等精神方面所引起，在调整生活后，如果无其他特别原因却一直不愈或越来越痛，请去内科就诊检查。
是
可能是便秘所引起的。慢性便秘如果没有痔（痔疮）却排出血便，就可能是肠道疾病，请去消化内科检查。
否
是否整个腹部都感觉不适，并且偶尔有闷痛，脸色很差？
是
可能是肠道功能异常或寄生虫病，也可能是溃疡性结肠炎等结肠慢性炎症，请去消化内科检查。
否
如果是女性，是否正值生理期？
是
可能是生理痛，如果严重就可能是子宫或卵巢疾病，请去妇科检查。
否
有时是因精神压力过大所引起，如果排除原因后症状仍然持续，就可能是慢性肠炎、肠易激综合征、克罗恩病等；结肠憩室等引起的炎症也会腹痛，请去消化内科就诊。

腰痛

腰部是支撑上半身的关键部位，因此容易因腰椎或其周围的肌肉疲劳而引起疼痛，70% 的成年人都会发生腰痛。有时则是因位于腰部内脏的疾病而引起疼痛。

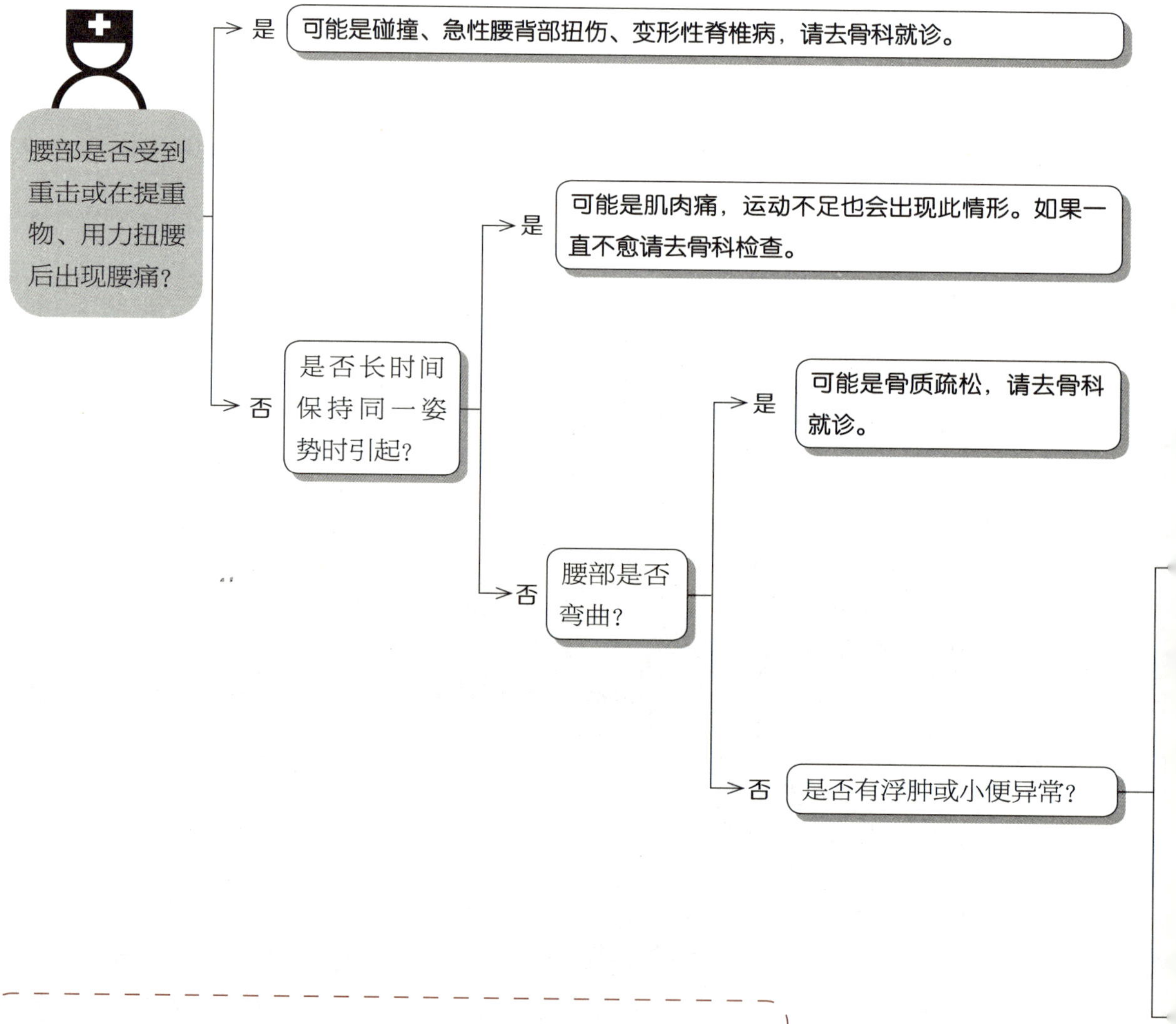

腰部是否受到重击或在提重物、用力扭腰后出现腰痛？

- 是 → 可能是碰撞、急性腰背部扭伤、变形性脊椎病，请去骨科就诊。
- 否 → 是否长时间保持同一姿势时引起？
  - 是 → 可能是肌肉痛，运动不足也会出现此情形。如果一直不愈请去骨科检查。
  - 否 → 腰部是否弯曲？
    - 是 → 可能是骨质疏松，请去骨科就诊。
    - 否 → 是否有浮肿或小便异常？

骨质疏松 / 145
肾盂肾炎 / 060
尿路结石 / 128
更年期综合征 / 241
变形性脊椎病 / 138
带状疱疹 / 211
脊椎分离症与脊椎滑脱症 / 154
子宫内膜异位症 / 269
急性腰背部扭伤 / 150
腰椎间盘突出症 / 159

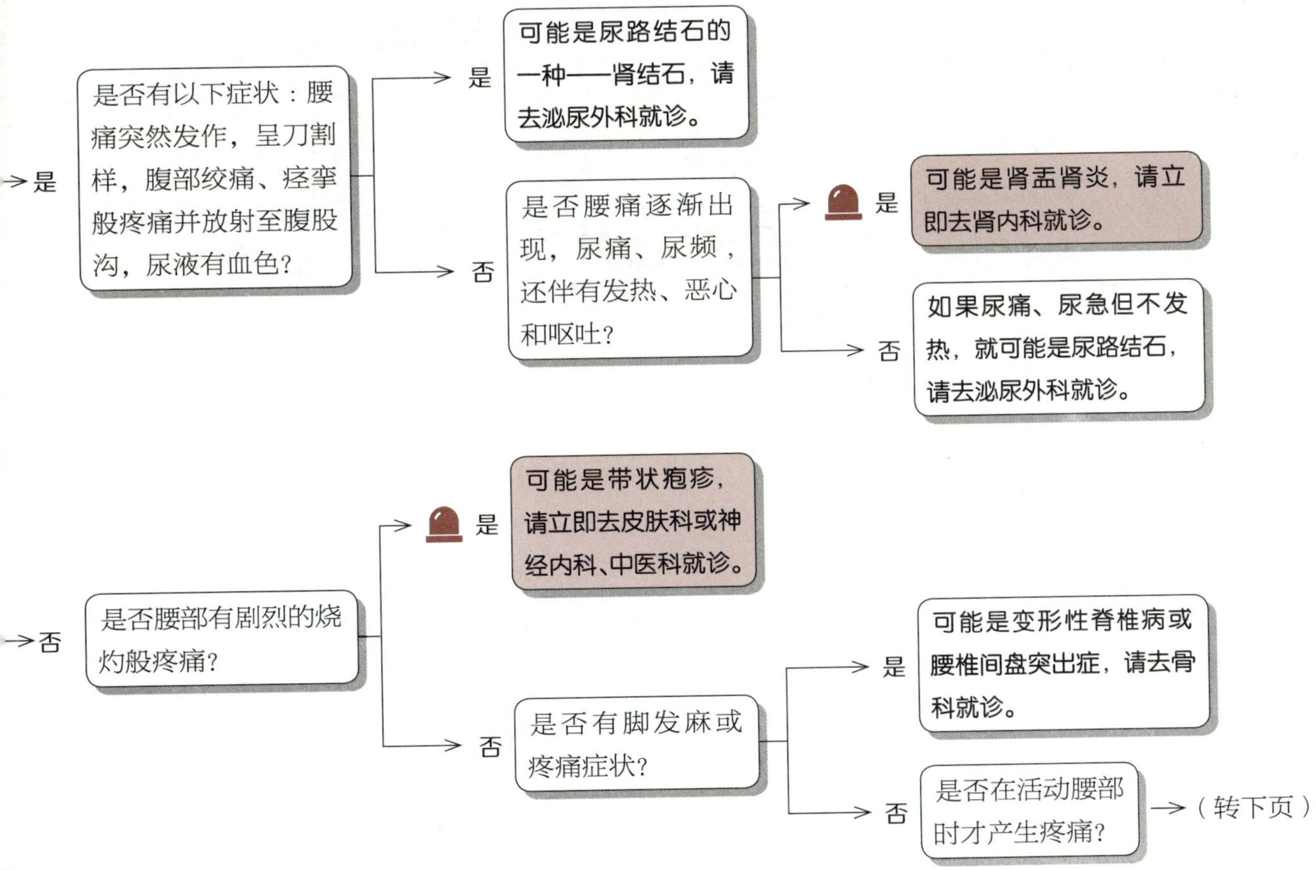

→是

是否有以下症状：腰痛突然发作，呈刀割样，腹部绞痛、痉挛般疼痛并放射至腹股沟，尿液有血色？

→是 可能是尿路结石的一种——肾结石，请去泌尿外科就诊。

→否 是否腰痛逐渐出现，尿痛、尿频，还伴有发热、恶心和呕吐？

→是 可能是肾盂肾炎，请立即去肾内科就诊。

→否 如果尿痛、尿急但不发热，就可能是尿路结石，请去泌尿外科就诊。

→否

是否腰部有剧烈的烧灼般疼痛？

→是 可能是带状疱疹，请立即去皮肤科或神经内科、中医科就诊。

→否 是否有脚发麻或疼痛症状？

→是 可能是变形性脊椎病或腰椎间盘突出症，请去骨科就诊。

→否 是否在活动腰部时才产生疼痛？ → （转下页）

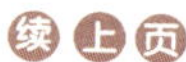

续上页

腰痛

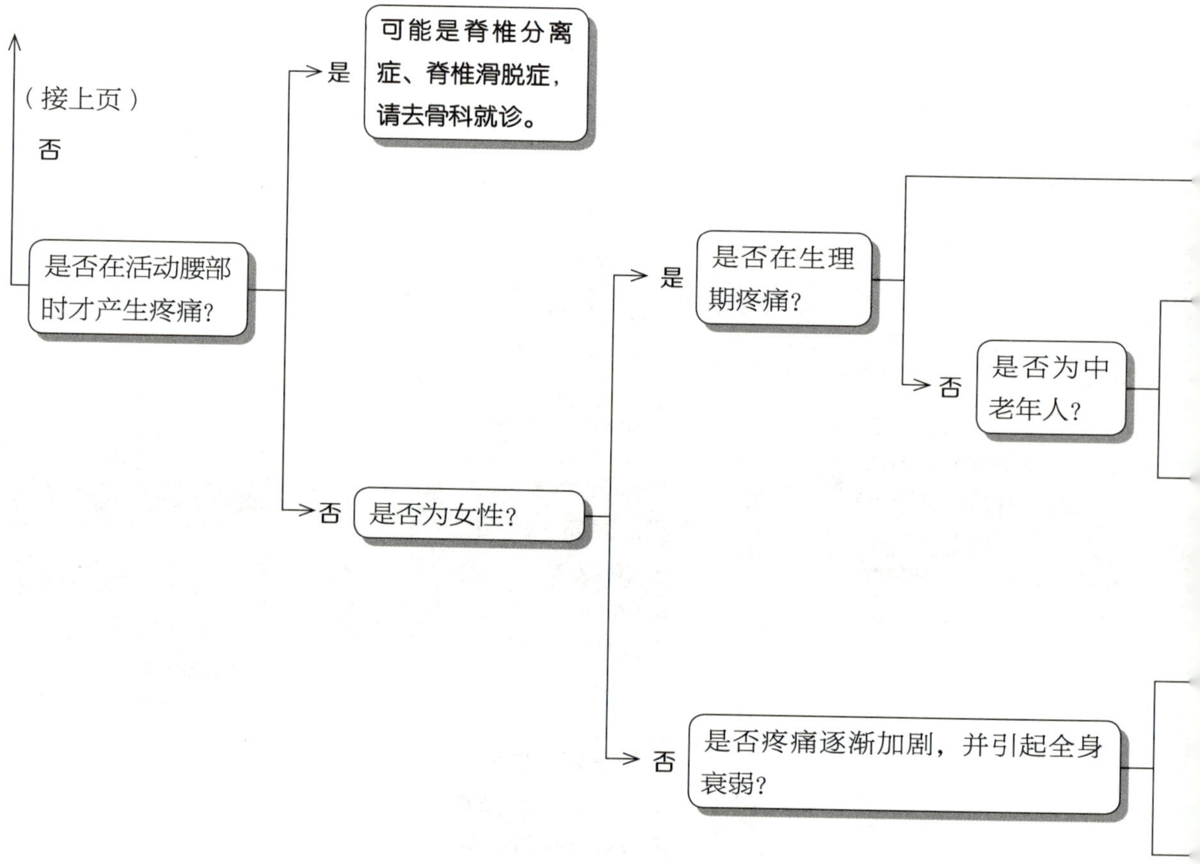

（接上页）

否

是否在活动腰部时才产生疼痛？

是 → 可能是脊椎分离症、脊椎滑脱症，请去骨科就诊。

否 → 是否为女性？

是 → 是否在生理期疼痛？

否 → 是否为中老年人？

否 → 是否疼痛逐渐加剧，并引起全身衰弱？

→是 如果是生理痛严重，可能是子宫内膜异位症，请去妇科就诊。

→是 可能是更年期综合征，如果疼痛严重，请去妇科或内分泌科就诊。

→否 内脏疾病或卵巢、子宫等女性特有的疾病，常会引起腰痛。慎重起见，请去妇科就诊检查。如果还有带臭味的分泌物或生理期以外的出血，更应特别重视，尽快去妇科就诊检查。

→是 可能是重病，请立即去骨科就诊。

→否 也有因神经性引起的情况，若疼痛严重，请去骨科就诊检查。此外，如果保持安静仍不见改善，可能是神经痛或严重的内脏疾病，请尽快先去内科就诊检查。

排尿不顺畅、疼痛

排尿前等待、尿流细弱以及排尿结束时尿液滴沥等排尿不顺畅情况和排尿时疼痛均是尿路梗阻的常见症状。

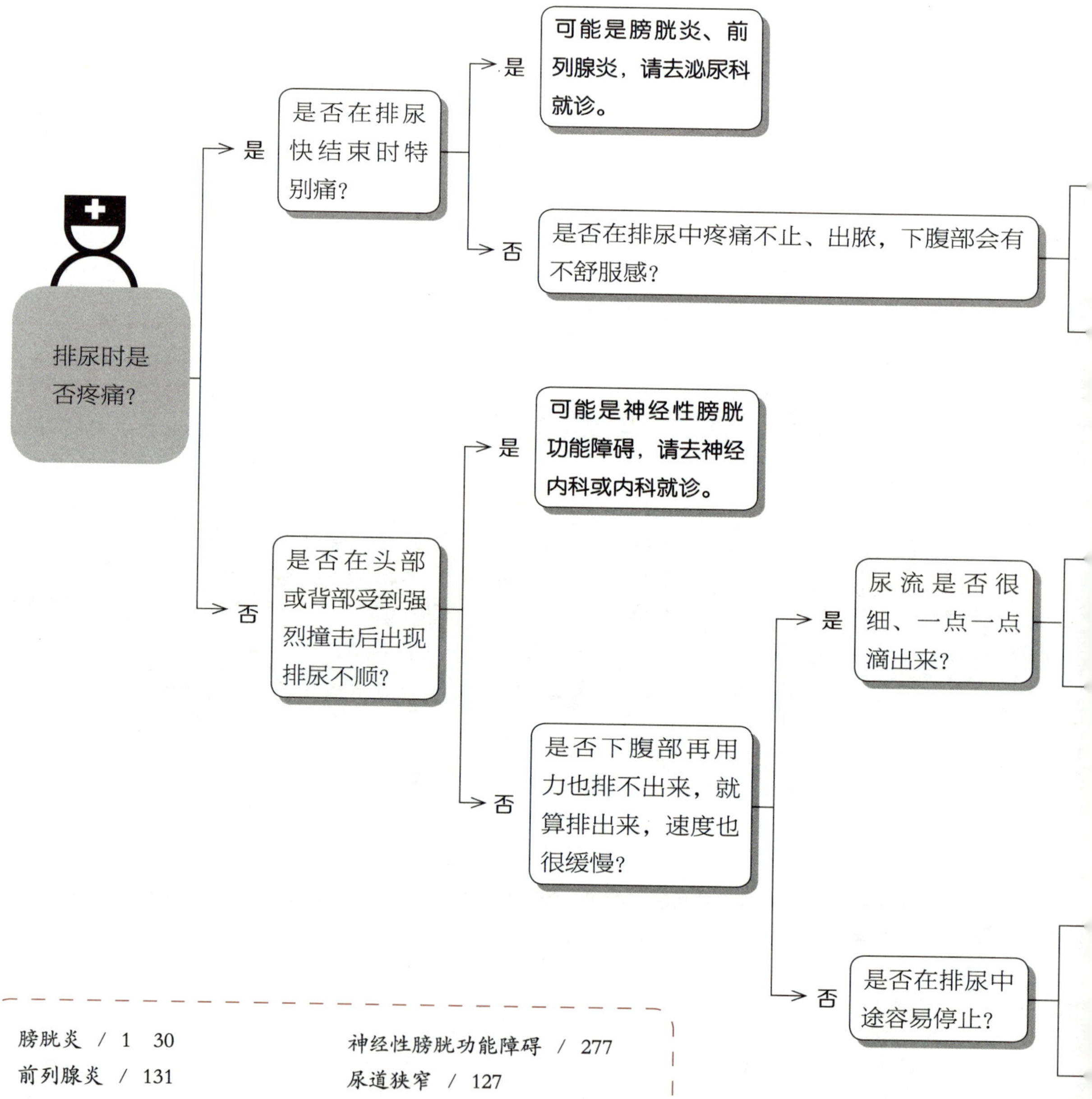

排尿时是否疼痛？

- 是 → 是否在排尿快结束时特别痛？
  - 是 → 可能是膀胱炎、前列腺炎，请去泌尿科就诊。
  - 否 → 是否在排尿中疼痛不止、出脓，下腹部会有不舒服感？
- 否 → 是否在头部或背部受到强烈撞击后出现排尿不顺？
  - 是 → 可能是神经性膀胱功能障碍，请去神经内科或内科就诊。
  - 否 → 是否下腹部再用力也排不出来，就算排出来，速度也很缓慢？
    - 是 → 尿流是否很细、一点一点滴出来？
    - 否 → 是否在排尿中途容易停止？

膀胱炎 / 1 30
前列腺炎 / 131
尿道炎 / 127
淋病 / 296
神经性膀胱功能障碍 / 277
尿道狭窄 / 127
尿路结石 / 128
前列腺增生 / 132

→ 是 如果有脓且带有黄色就可能是淋病，请去传染科就诊。如果带有白色就可能是尿道炎，请去泌尿科就诊。

→ 否 如果开始排尿时疼痛，就可能是前部尿道的炎症，请去泌尿科就诊。如果没有其他异常而一直不愈，也请去泌尿科就诊检查。

→ 是 可能是尿道狭窄、尿路结石，请去泌尿科就诊。

→ 否 如果是男性，是否为 50 岁以上？

- → 是 可能是前列腺增生或膀胱最下端、尿道内口部的疾病，请去泌尿科就诊。
- → 否 即使症状轻微，但如果一直不愈，应去泌尿科检查。有时因紧张或兴奋等精神性因素，也会感到排尿不顺，虽不必担心，但如果一直不愈，请去精神心理科就诊。

→ 是 可能是前列腺炎、尿道狭窄、尿路结石，请去泌尿科就诊。

→ 否 如果是中老年男性，就可能是前列腺增生，请去泌尿科就诊。也可能会因精神性因素引起，但如果没有其他原因而一直不愈，请去泌尿科就诊检查。

尿色异常

正常情况下，尿液的颜色是透明的淡黄色，有时会因尿量而变浓或变淡。混浊的尿液提示尿路感染导致尿液中存在过量的白细胞，或存在结石，或存在阴道分泌物。

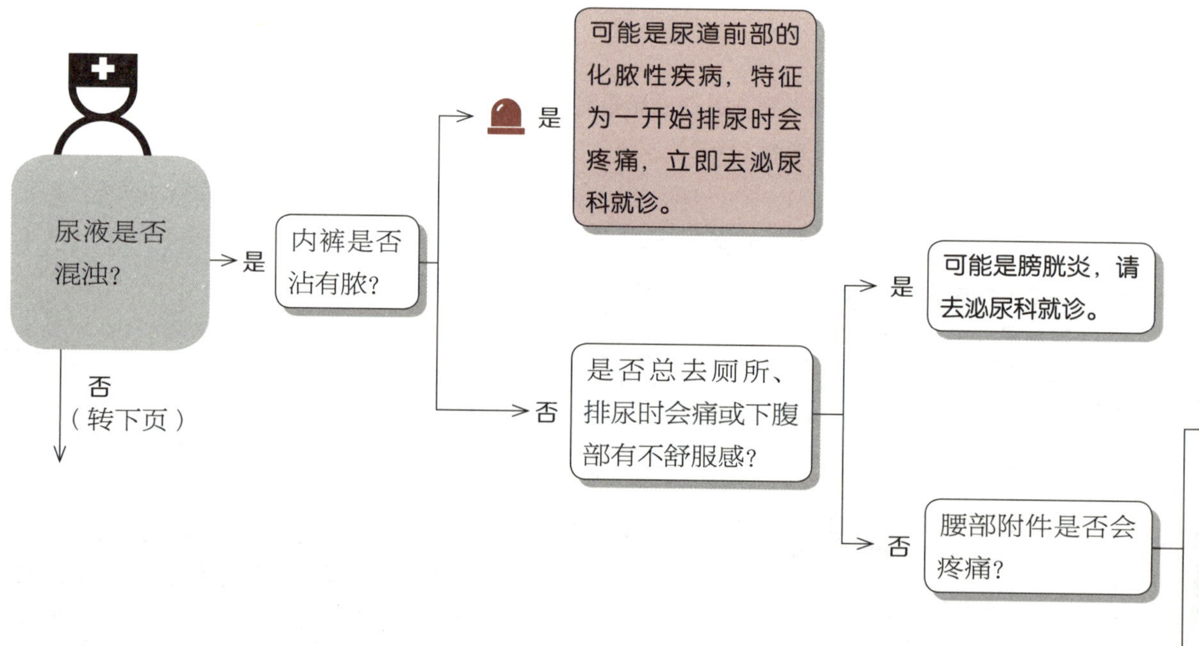

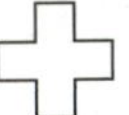

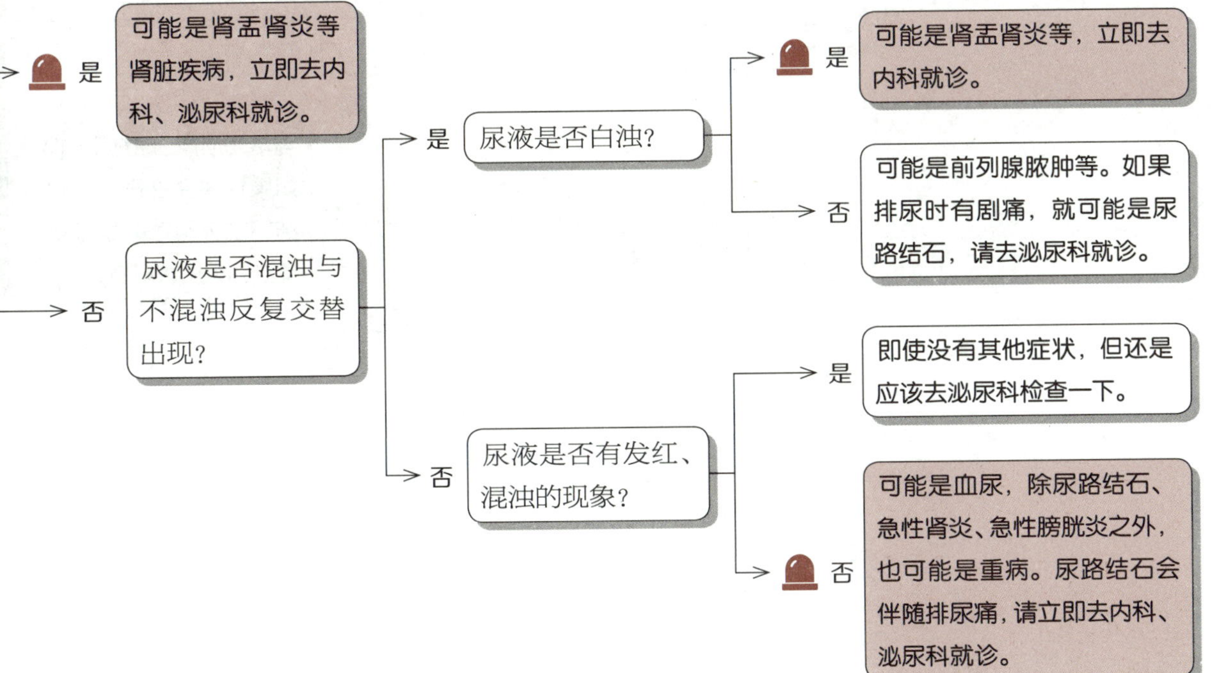
是
可能是肾盂肾炎等肾脏疾病，立即去内科、泌尿科就诊。
否
尿液是否混浊与不混浊反复交替出现?
是
尿液是否白浊?
是
可能是肾盂肾炎等，立即去内科就诊。
否
可能是前列腺脓肿等。如果排尿时有剧痛，就可能是尿路结石，请去泌尿科就诊。
否
尿液是否有发红、混浊的现象?
是
即使没有其他症状，但还是应该去泌尿科检查一下。
否
可能是血尿，除尿路结石、急性肾炎、急性膀胱炎之外，也可能是重病。尿路结石会伴随排尿痛，请立即去内科、泌尿科就诊。

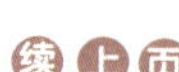
续上页

尿色异常

（接上页）

尿液是否混浊？

→否 尿色是否为浓黄色？

→是 粪便是否呈灰白色、皮肤或眼白是否变黄？

→是 可能是黄疸，请尽快去内科就诊。

→否 如果有出汗、泄泻等，可能是身体失去水分而使尿液变浓。早晨起床的第一次尿也会很浓，这些都不必担心。如果还有其他异常，就可能是隐藏有内脏疾病，为慎重起见，应去内科详细检查。

→否 是否有发烧或倦怠感、尿液呈红褐色或暗红色？

→是 可能是血尿、血红蛋白尿，如果排尿会疼痛，除尿路结石之外也可能是重病，请立即去泌尿科就诊。

→否 尿液中是否含有东西？

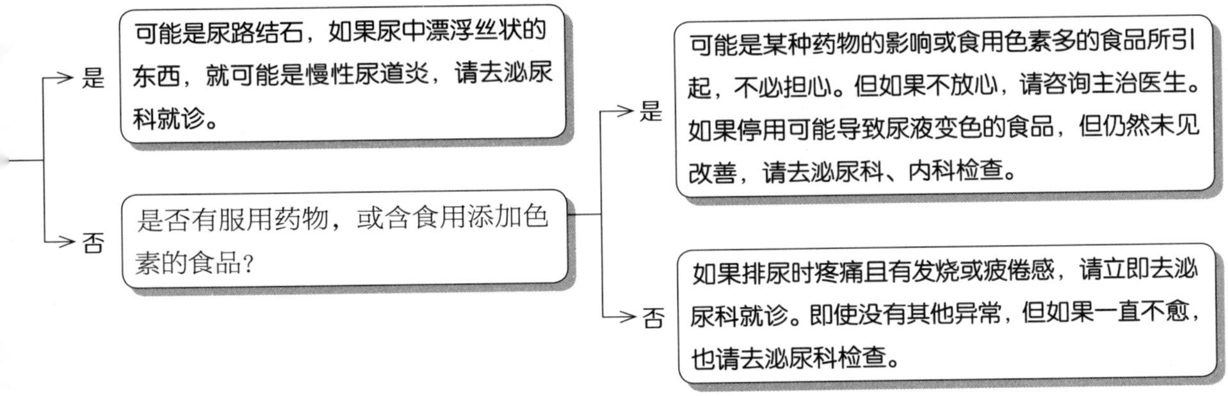

→是 可能是尿路结石，如果尿中漂浮丝状的东西，就可能是慢性尿道炎，请去泌尿科就诊。

→否 是否有服用药物，或含食用添加色素的食品？

→是 可能是某种药物的影响或食用色素多的食品所引起，不必担心。但如果不放心，请咨询主治医生。如果停用可能导致尿液变色的食品，但仍然未见改善，请去泌尿科、内科检查。

→否 如果排尿时疼痛且有发烧或疲倦感，请立即去泌尿科就诊。即使没有其他异常，但如果一直不愈，也请去泌尿科检查。

尿量、排尿次数异常

正常情况下，成人每天排尿约 700 ~ 2000 毫升。绝大多数人每天排尿 4 ~ 6 次，且大多在白天。若摄取水分过多或过少、精神紧张等，排尿量与次数也会与平时有所不同。

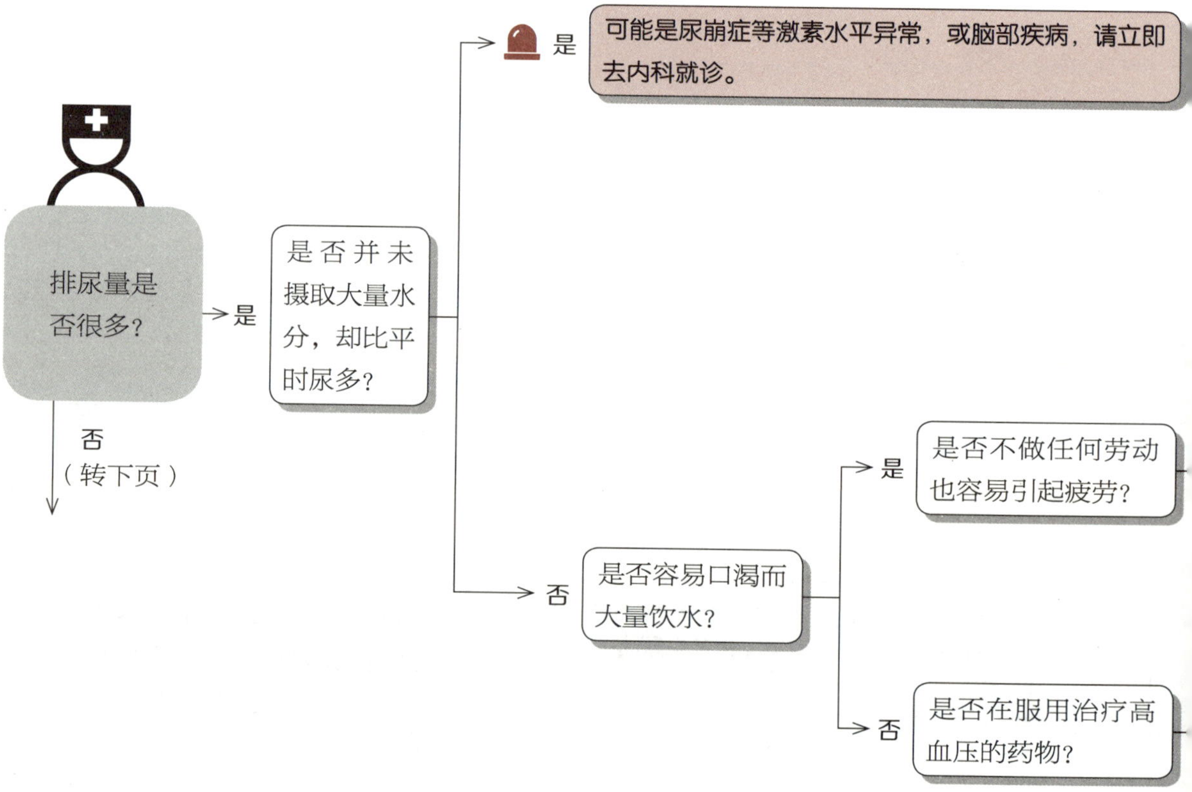

排尿量是否很多？

→是 是否并未摄取大量水分，却比平时尿多？

→是 可能是尿崩症等激素水平异常，或脑部疾病，请立即去内科就诊。

→否 是否容易口渴而大量饮水？

→是 是否不做任何劳动也容易引起疲劳？

→否 是否在服用治疗高血压的药物？

否（转下页）

尿崩症 / 055
糖尿病 / 069
高血压 / 004
膀胱炎 / 130
前列腺增生 / 132
尿毒症与肾衰竭 / 055
神经性尿频 / 276

→是 可能是糖尿病或肾脏疾病，请去内科检查。

→否 因摄取太多水分而使尿量增多，不必担心。

→是 部分高血压药有促进排尿的作用，不必担心。但如果症状严重，请去咨询主治医生。

→否 虽然并未频繁饮用茶或咖啡、啤酒等，但其所含的咖啡因也会促进排尿。

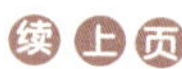

尿量、排尿次数异常

（接上页）

排尿量是否很多？

→否 排尿次数是否很多？

→是 如果是女性，是否在怀孕中？

→是 怀孕时膀胱因受到压迫而尿频。

→否 排尿后是否仍有残尿感，很快又有尿意？

→是 可能是膀胱炎或前列腺疾病，请去泌尿科就诊。

→否 夜间、就寝后的排尿次数是否很多？

→否 尿量是否不多？

→是 是否感到全身疲劳、恶心，尿量极端减少，甚至无尿？

→否 如果有其他症状，请去泌尿科检查。

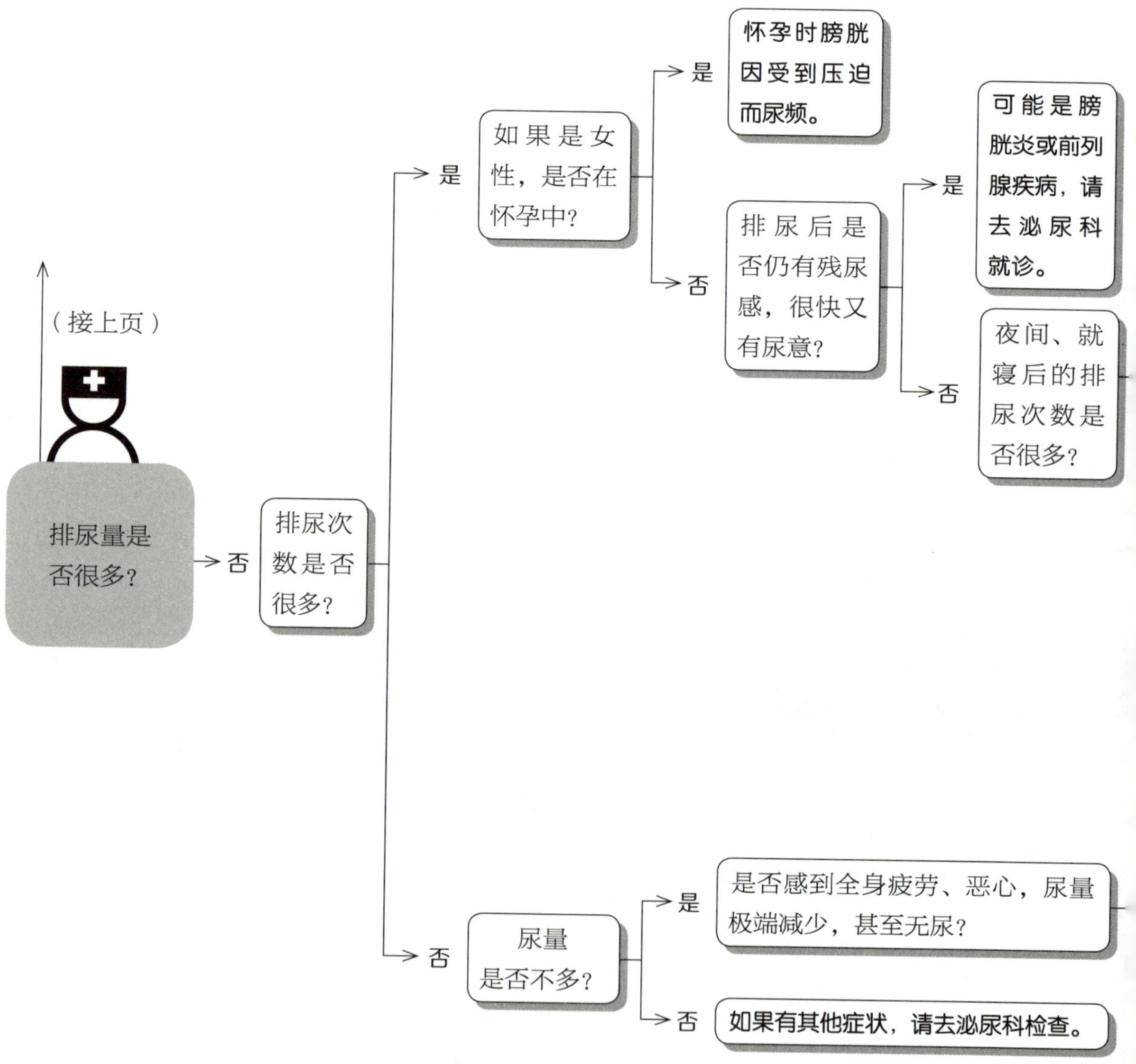

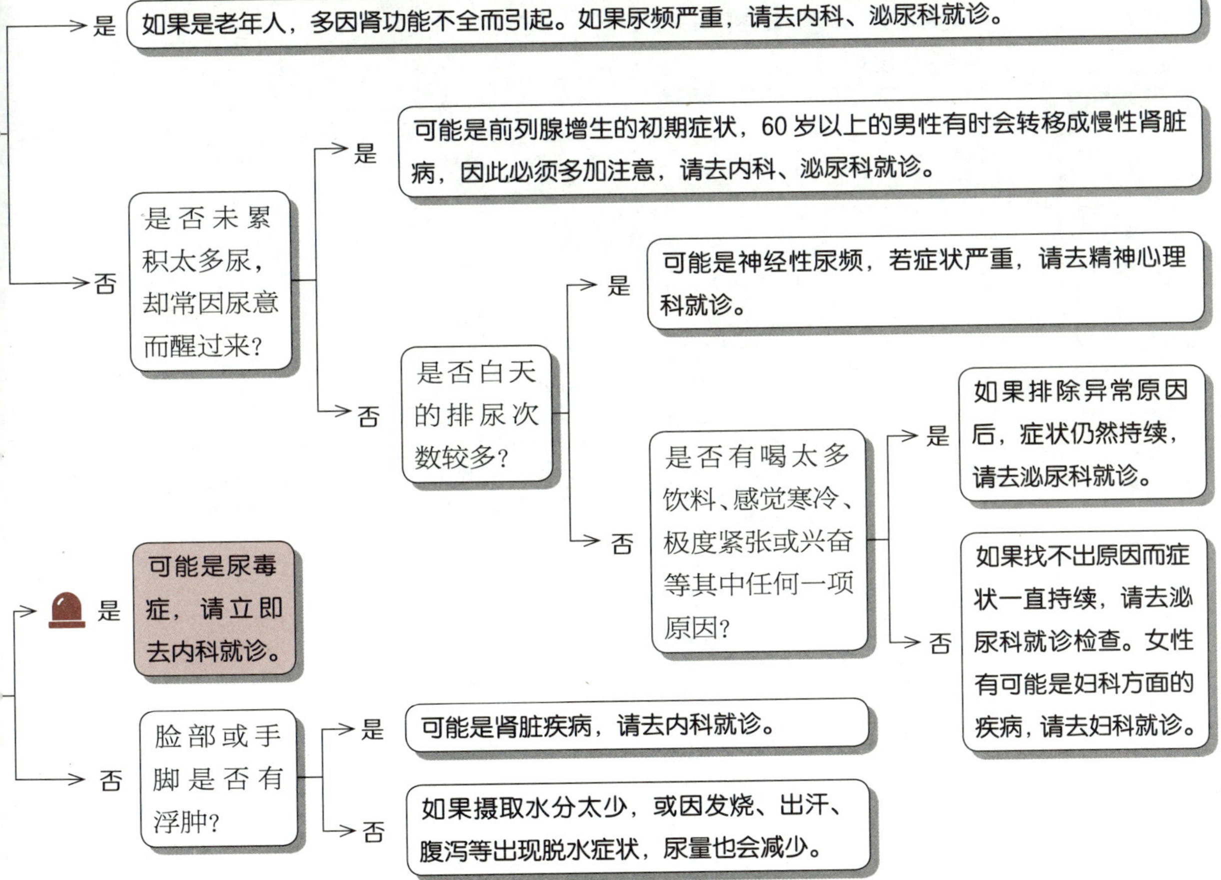
是
如果是老年人，多因肾功能不全而引起。如果尿频严重，请去内科、泌尿科就诊。
否
是否未累积太多尿，却常因尿意而醒过来？
是
可能是前列腺增生的初期症状，60 岁以上的男性有时会转移成慢性肾脏病，因此必须多加注意，请去内科、泌尿科就诊。
否
是否白天的排尿次数较多？
是
可能是神经性尿频，若症状严重，请去精神心理科就诊。
否
是否有喝太多饮料、感觉寒冷、极度紧张或兴奋等其中任何一项原因？
是
如果排除异常原因后，症状仍然持续，请去泌尿科就诊。
否
如果找不出原因而症状一直持续，请去泌尿科就诊检查。女性有可能是妇科方面的疾病，请去妇科就诊。
是
可能是尿毒症，请立即去内科就诊。
否
脸部或手脚是否有浮肿？
是
可能是肾脏疾病，请去内科就诊。
否
如果摄取水分太少，或因发烧、出汗、腹泻等出现脱水症状，尿量也会减少。

尿失禁

尿失禁很常见，也容易治愈。但许多患者并未能得到很好的诊断和治疗，这主要是由于感觉难堪、害怕或误认为是衰老的必然现象。尿失禁可引起膀胱和肾脏感染。

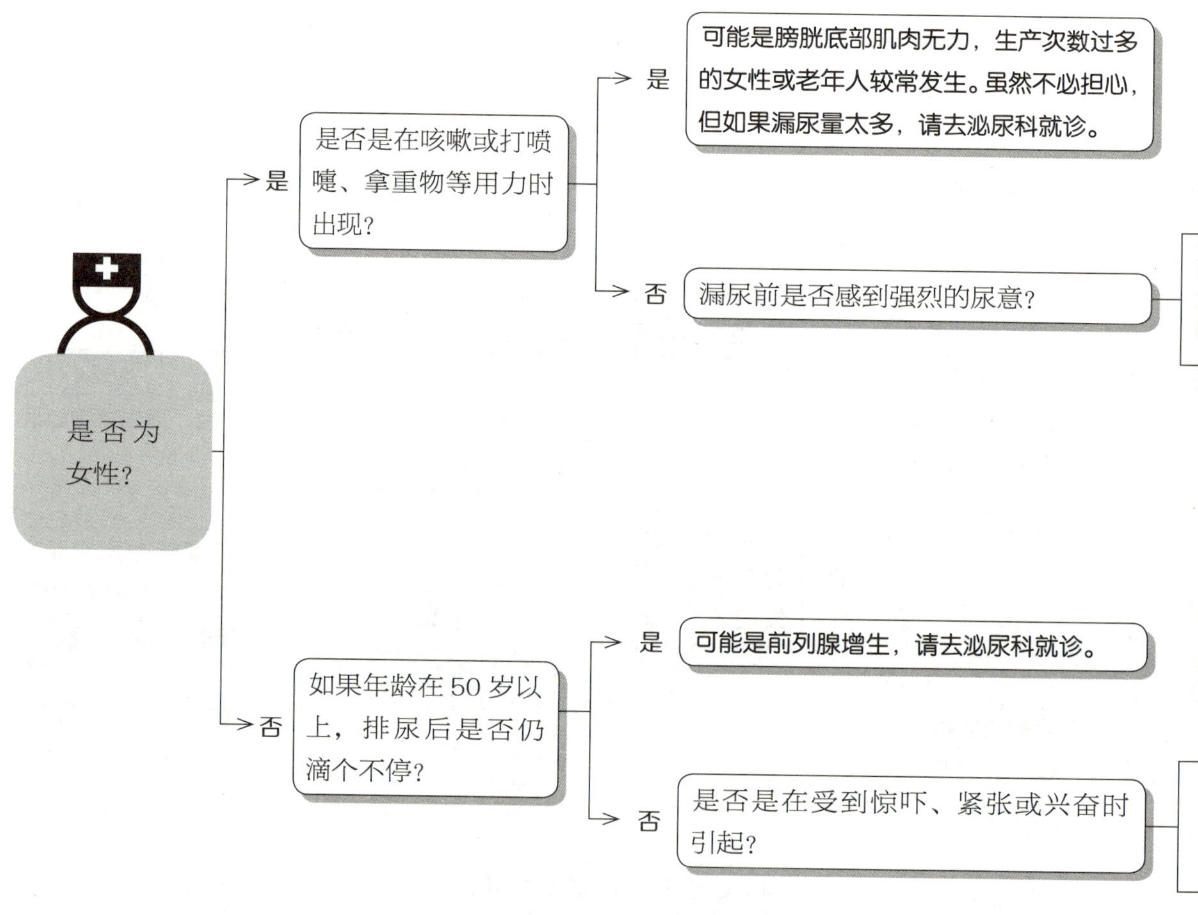

尿路结石 / 128
膀胱炎 / 130
前列腺增生 / 132
膀胱过度活动症 / 130

→ 是 可能是膀胱不规则收缩引起的膀胱过度活动症，请去泌尿科就诊。

→ 否 有时会因受到惊吓或兴奋等精神性因素，或因寒冷而引起。此外，老年人则是因肌肉衰弱而引起。此外，也会因尿路结石或膀胱炎而引起，偶尔会因输尿管异常而引起，请去泌尿科就诊检查。

→ 是 膀胱似乎变得过敏，神经质的人最常发生。如果症状严重，请去泌尿科、精神心理科就诊。

→ 否 非常寒冷时也会因膀胱紧张而引起漏尿，如果量少就不必担心，如果量多或无其他特别原因而引起，就可能是膀胱炎等疾病，请去泌尿科检查。

肛门疼痛、发痒

肛门黏膜（表面组织）由感觉神经纤维支配，对疼痛非常敏感，出现炎症或受刺激时，会产生锐痛且位置清晰；直肠黏膜只包含弹性纤维，对疼痛不敏感，出现病变时会产生压迫感、位置模糊。

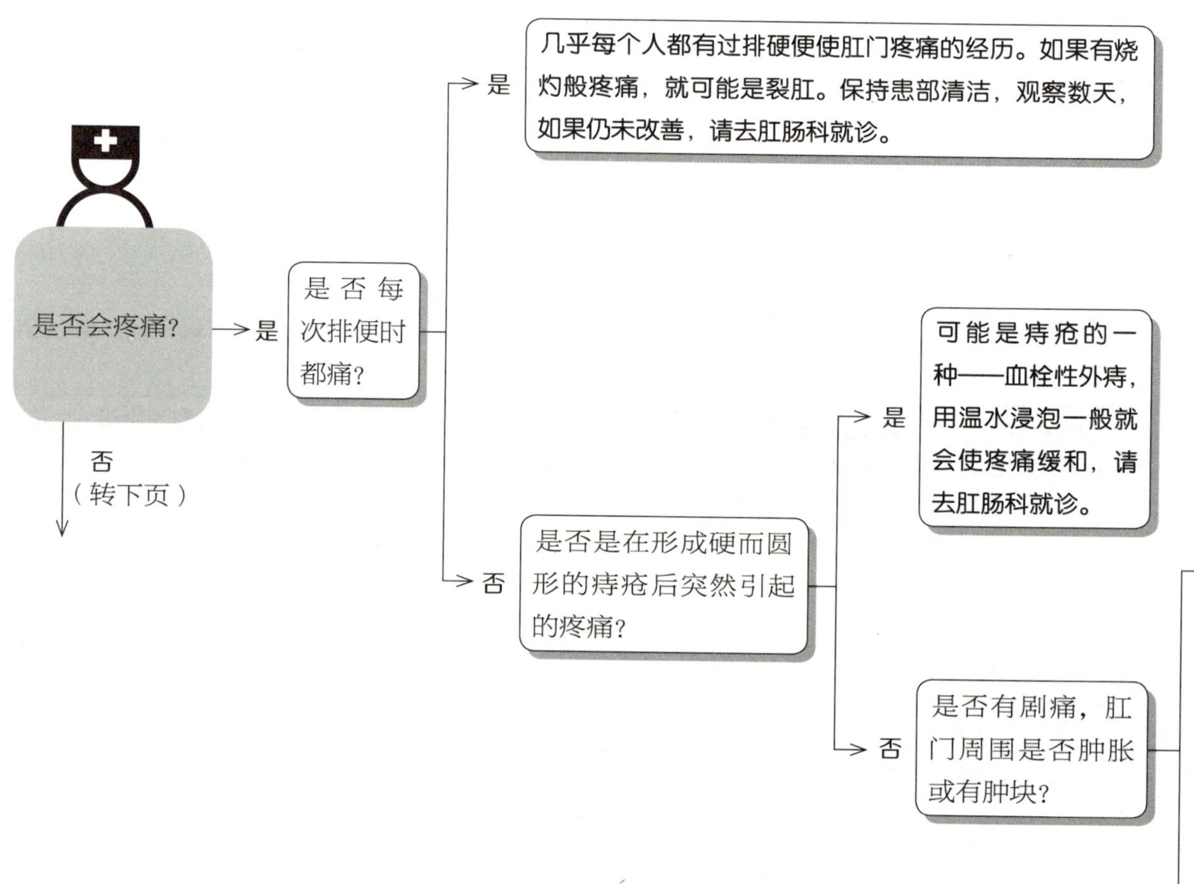

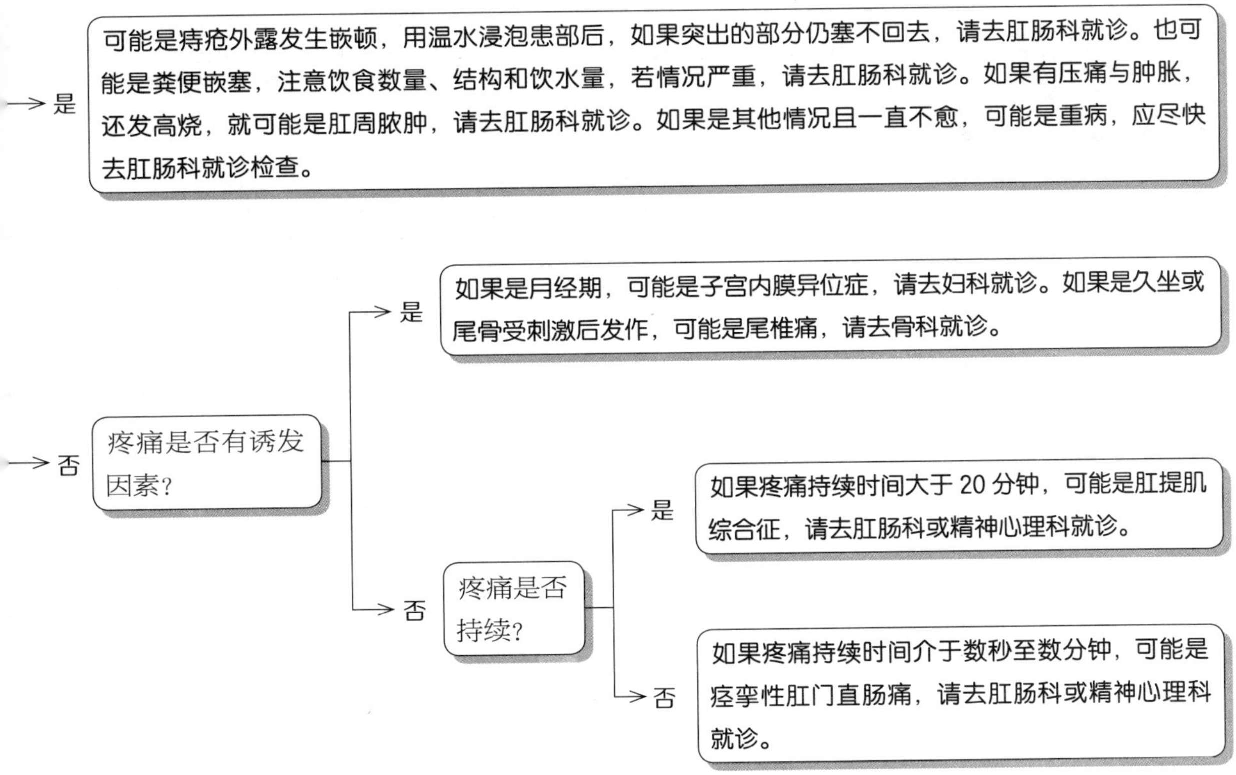

→ 是

可能是痔疮外露发生嵌顿，用温水浸泡患部后，如果突出的部分仍塞不回去，请去肛肠科就诊。也可能是粪便嵌塞，注意饮食数量、结构和饮水量，若情况严重，请去肛肠科就诊。如果有压痛与肿胀，还发高烧，就可能是肛周脓肿，请去肛肠科就诊。如果是其他情况且一直不愈，可能是重病，应尽快去肛肠科就诊检查。

→ 否

疼痛是否有诱发因素？

→ 是

如果是月经期，可能是子宫内膜异位症，请去妇科就诊。如果是久坐或尾骨受刺激后发作，可能是尾椎痛，请去骨科就诊。

→ 否

疼痛是否持续？

→ 是

如果疼痛持续时间大于 20 分钟，可能是肛提肌综合征，请去肛肠科或精神心理科就诊。

→ 否

如果疼痛持续时间介于数秒至数分钟，可能是痉挛性肛门直肠痛，请去肛肠科或精神心理科就诊。

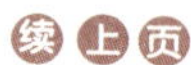

肛门疼痛、发痒

（接上页）

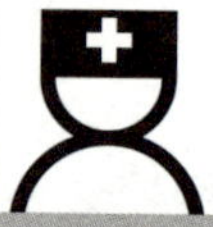

是否会疼痛？

→否 是否出血或流脓？

→是 排便时是否流出鲜红的血？

→是 是否有淡红色组织从肛门脱出？

→否 内裤是否沾有血或脓？

→否 是否持续发痒并出现湿疹？

→是 ★可能是湿疹、荨麻疹、腹股沟癣，去皮肤科就诊。因为痔疮会流出分泌物，所以周围会发痒、溃烂，严重时请去肛肠科就诊。

→否 以前是否患过痔疮？

→ 是 可能是直肠脱出（脱肛）、痔（痔疮）脱出，请去肛肠科就诊。

→ 否 如果没有其他异常，就可能是痔（痔疮），保持患部清洁，请去肛肠科就诊。如果有出血且不易止住，可能是结直肠息肉等引起的直肠出血或重病，应尽快去肛肠科就诊。

→ 是 可能是肛周脓肿和肛瘘，请去肛肠科就诊。

→ 否 是否有发烧与腹泻？

→ 是 并非肛门的疾病，可能是溃疡性结肠炎或感染性疾病，应立即去消化内科或普通外科、急诊科就诊。

→ 否 如果出血量多或一直反复出现，请去肛肠科就诊。如果粪便带有发黑的血，就可能是消化道出血，请去消化内科就诊检查。

→ 是 见本页带★图表。

→ 否 因流汗、不干净也会有暂时发痒的情况。如果保持患部清洁仍然不愈，就可能是糖尿病或黄疸，或是内脏疾病引起的，请去内科检查。女性有时会因分泌物或卵巢功能下降而引起，请去妇科就诊检查。

粪便颜色异常（成人）

粪便颜色经常会随食物而变化，如果出现与饮食无关的变化就应注意。

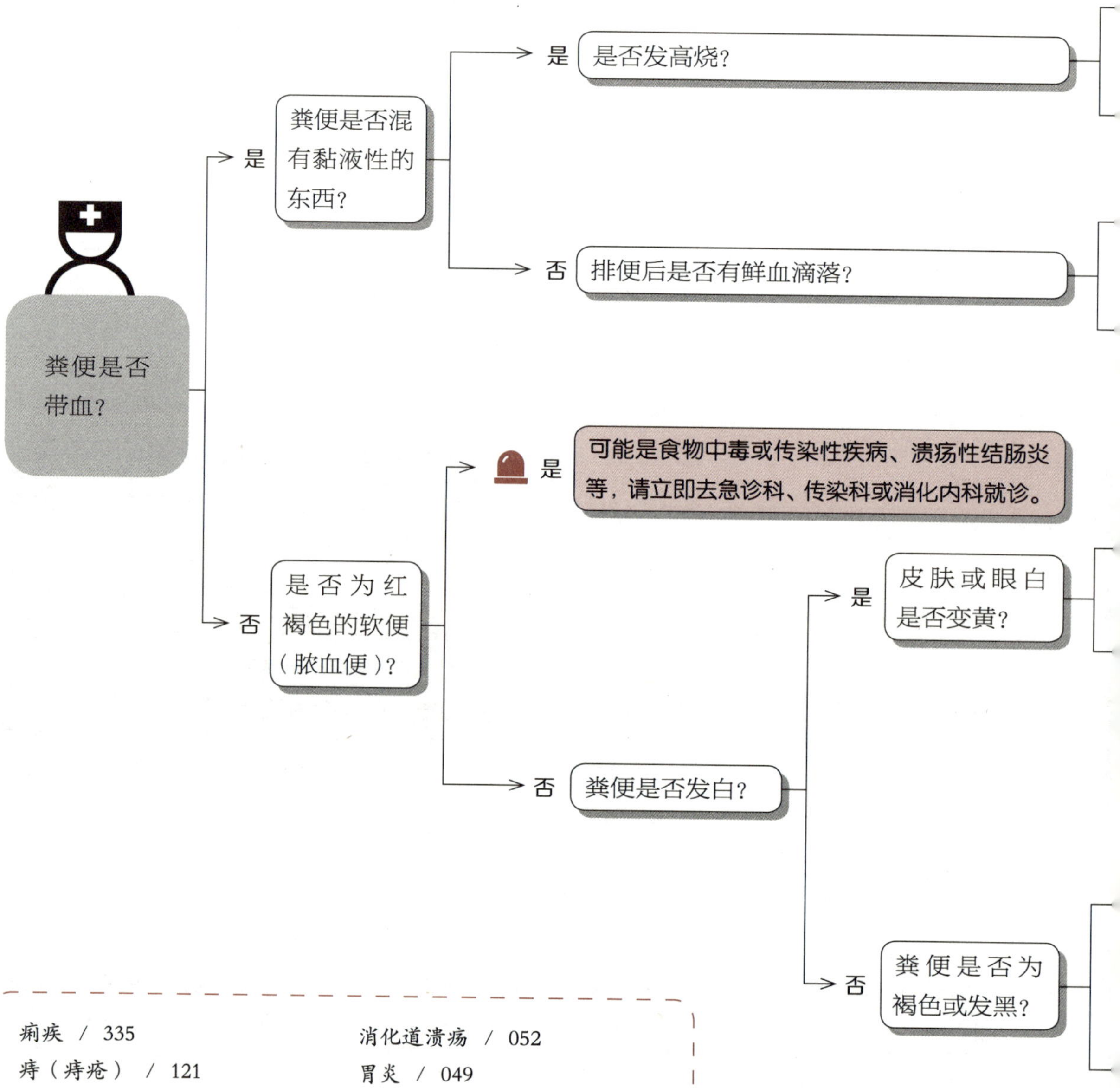

粪便是否带血？

- 是 → 粪便是否混有黏液性的东西？
  - 是 → 是否发高烧？
  - 否 → 排便后是否有鲜血滴落？
- 否 → 是否为红褐色的软便（脓血便）？
  - 是 → 可能是食物中毒或传染性疾病、溃疡性结肠炎等，请立即去急诊科、传染科或消化内科就诊。
  - 否 → 粪便是否发白？
    - 是 → 皮肤或眼白是否变黄？
    - 否 → 粪便是否为褐色或发黑？

痢疾 / 335

痔（痔疮） / 121

溃疡性结肠炎 / 044

食物中毒 / 307

感染性疾病 / 300

消化道出血 / 050

消化道溃疡 / 052

胃炎 / 049

胃潴留 / 050

霍乱 / 292

重金属中毒 / 308

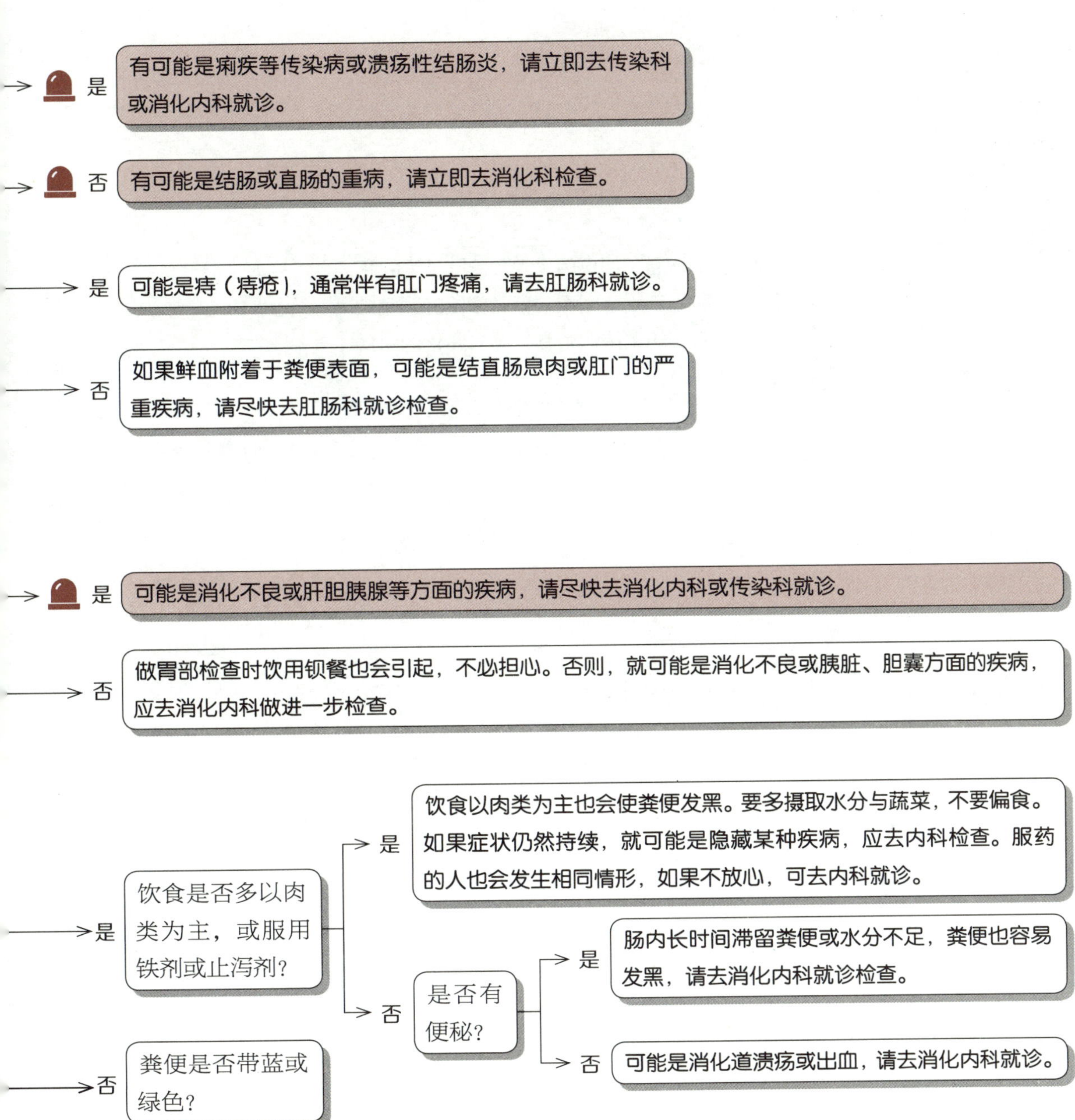
是
有可能是痢疾等传染病或溃疡性结肠炎，请立即去传染科或消化内科就诊。
否
有可能是结肠或直肠的重病，请立即去消化科检查。
是
可能是痔（痔疮），通常伴有肛门疼痛，请去肛肠科就诊。
否
如果鲜血附着于粪便表面，可能是结直肠息肉或肛门的严重疾病，请尽快去肛肠科就诊检查。
是
可能是消化不良或肝胆胰腺等方面的疾病，请尽快去消化内科或传染科就诊。
否
做胃部检查时饮用钡餐也会引起，不必担心。否则，就可能是消化不良或胰脏、胆囊方面的疾病，应去消化内科做进一步检查。
是
饮食是否多以肉类为主，或服用铁剂或止泻剂？
是
饮食以肉类为主也会使粪便发黑。要多摄取水分与蔬菜，不要偏食。如果症状仍然持续，就可能是隐藏某种疾病，应去内科检查。服药的人也会发生相同情形，如果不放心，可去内科就诊。
否
是否有便秘？
是
肠内长时间滞留粪便或水分不足，粪便也容易发黑，请去消化内科就诊检查。
否
可能是消化道溃疡或出血，请去消化内科就诊。
否
粪便是否带蓝或绿色？
（转下页）

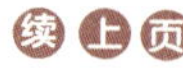
续上页

粪便颜色异常（成人）

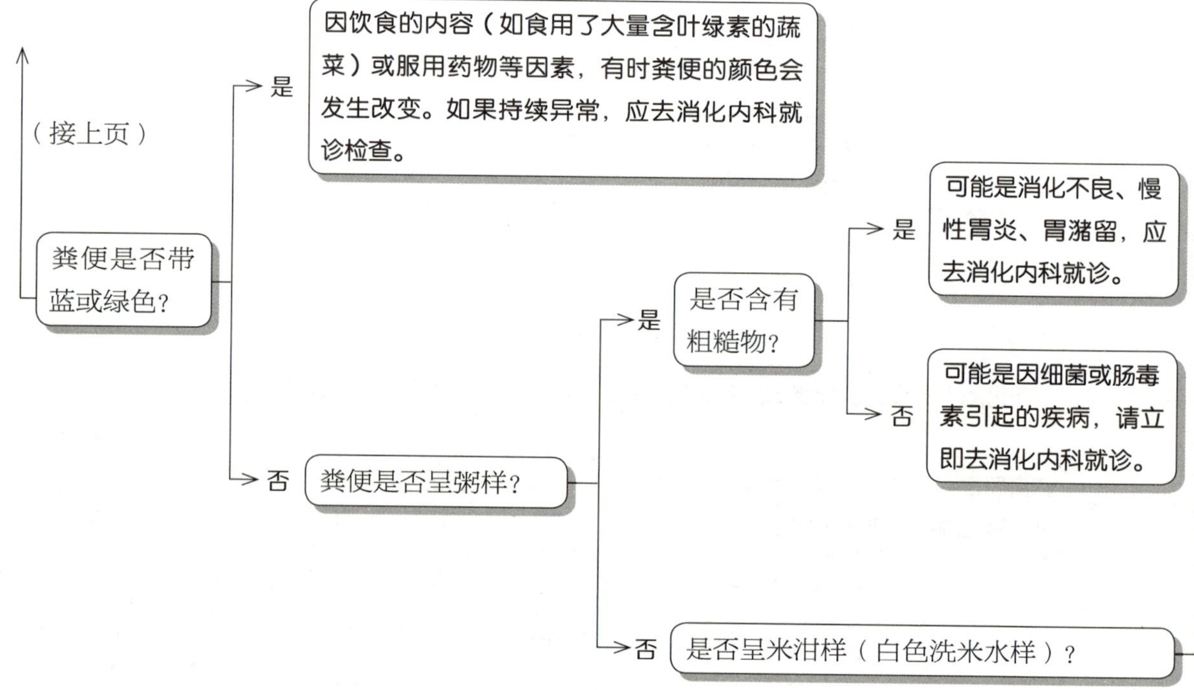

是　可能是霍乱、重金属中毒的一种——急性砷中毒等，请立即去传染科或急诊科就诊。

否　如果粪便呈血水样或洗肉水样等异常，可能是感染性疾病，请立即去急诊科就诊。

泄泻（成人）

泄泻是指排便次数增多，粪便柔软、稀薄或为未消化食物、水分多的情况。多数是因暴饮暴食或受凉、食物中毒等所引起，有时是因消化系统慢性疾病或传染病引起。

是否腹痛？

- 是 → 是否恶心或呕吐？
  - 是 → 是否发高烧、有便意但只排出少量含黏液或带血的粪便？
    - 是 → 可能是感染性疾病。如果粪便是带有鲜血的血便，就可能是传染病，请立即去传染科或消化内科就诊。
    - 否 → 是否发烧、下腹部疼痛、排出鼻涕般的黏液便？
  - 否 → 是否打喷嚏、流鼻水、咳嗽？
    - 是 → 通常是感冒引起的腹泻，注意休息。如果一直不愈，请去内科就诊。
    - 否 → 是否排便次数多、量少、含有黏液？
- 否 → 是否在服用某种药物？
  - 是 → 可能是药物的副作用，如广谱抗生素和肾上腺皮质激素，请咨询主治医生。
  - 否 → 是否受到较大的精神性刺激或压力？
    - 是 → 可能是肠易激综合征，尽量放松心情。如果一直不愈，请去内科、精神心理科就诊。
    - 否 → 睡觉时受凉或吃刺激性强的食物、暴饮暴食、喝过多冷饮或酒，也会引起腹泻。如果排除这些原因仍不能治愈，请去内科就诊。

克罗恩病 / 043　食物中毒 / 307　痢疾 / 335
溃疡性结肠炎 / 044　甲状腺功能亢进症 / 064　肠易激综合征 / 037
肠炎 / 036　重金属中毒 / 308　食物过敏 / 307
胰腺炎 / 109　感冒 / 023　感染性疾病 / 300

- 是：可能是克罗恩病、溃疡性结肠炎、急性肠炎，请立即去消化内科就诊。
- 否：是否上腹痛并延伸到背部，急剧引起刺痛？
  - 是：可能是胰腺炎（急性），请立即去消化内科就诊。
  - 否：是否去外地旅行或食用了不新鲜的食物或饮用不洁的水？
    - 是：可能是食物中毒或传染性疾病，请去急诊科或传染科就诊。
    - 否：是否在喝牛奶或吃蛋类、海鲜、菠萝等特定食物之后出现？
      - 是：可能是食物过敏，请去消化内科就诊。
      - 否：可能是肠炎。甲状腺功能亢进症或重金属中毒也会引起，请去内科就诊。

- 是：可能是溃疡性结肠炎、传染性痢疾，请立即去消化内科或传染科就诊。如果还有腹泻与便秘反复交替出现，便前腹部绞痛、便后缓解等症状，可能是结肠重病，请尽快去肛肠科或消化科就诊。
- 否：是否大便量多、稀薄？
  - 是：可能是吸收不良等疾病，请去消化内科就诊。如果大便含有较多油脂、不易清理，就可能是脂肪泻，请去消化内科就诊。
  - 否：是否大便量不规律且腹泻时间较长（超过一个月）？
    - 是：可能是慢性腹泻，请去消化内科就诊。
    - 否：如果腹泻与便秘一直反复出现，可能是肠炎（过敏性），受到强烈精神压力时容易发病，请去消化内科或精神心理科就诊。

便秘（成人）

便秘是指排便次数减少，或者排便困难。排便次数虽因人而异，一般认为，每周排便少于三次为便秘。急性发作的便秘更多是由器质性疾病和药物引起，慢性发作的便秘多是功能性的。

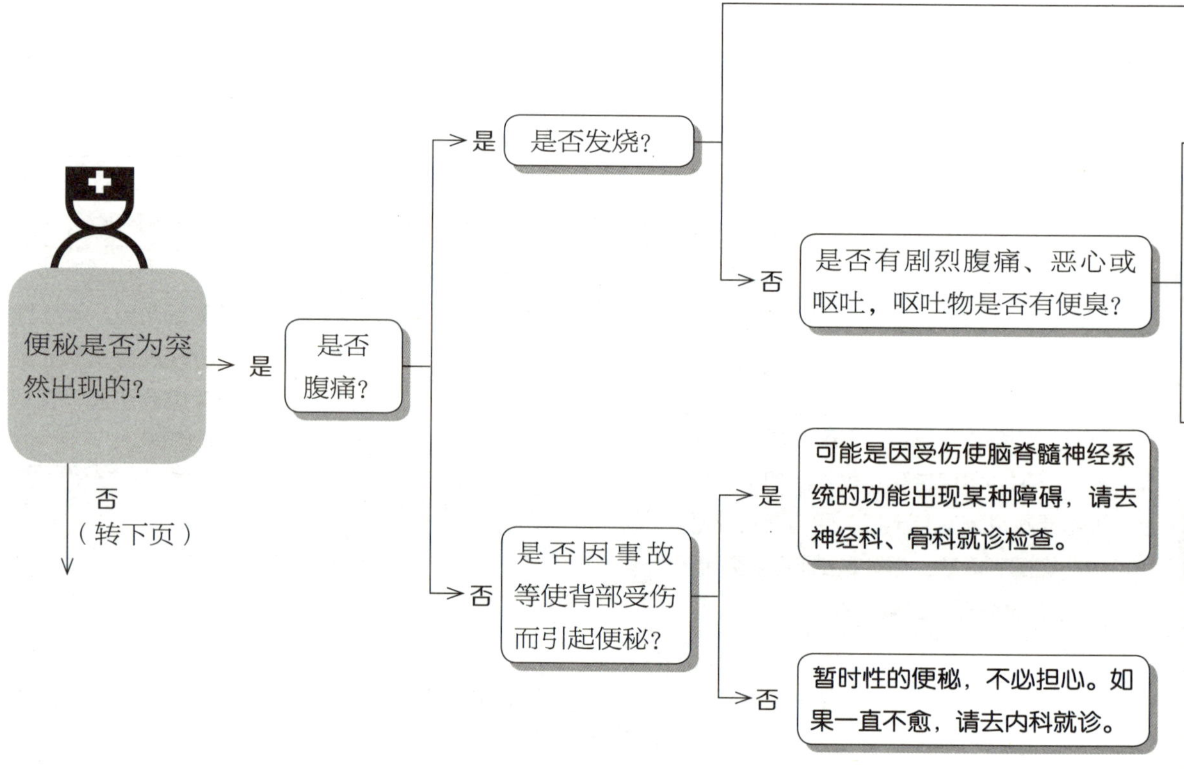

 是 除慢性肠炎之外，也可能是肝脏或胆囊、胰腺的疾病，请去消化内科就诊。如果发高烧就可能是腹膜炎，请立即去外科就诊。如果还有体重下降、便血等情况，应高度重视，尽快去胃肠外科就诊。

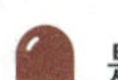 是 可能是肠梗阻，具有腹胀、不排气（放屁）的特征，应立即去胃肠外科就诊。

否 → 腹部是否有膨胀感？

- 是 → 似乎是肠内累积气体，只要将气体排出就能复原。但如果一直不愈，请去内科就诊。如果起身时下腹部膨胀，就可能是腹水（腹腔积液），有时会隐藏有肠道的重病，请去内科检查。
- 否 → 虽有腹痛，但是否排便后就不痛？
  - 是 → 可能是消化道溃疡、胆结石、胰腺炎或妇科疾病，以及肠道痉挛引起的便秘，请去内科就诊。
  - 否 → 水分摄取过少、偏食、过度减肥或压力过大、精神紧张等，都会引起便秘。如果一直不愈，请去内科就诊。

便秘（成人）

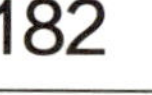

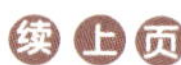

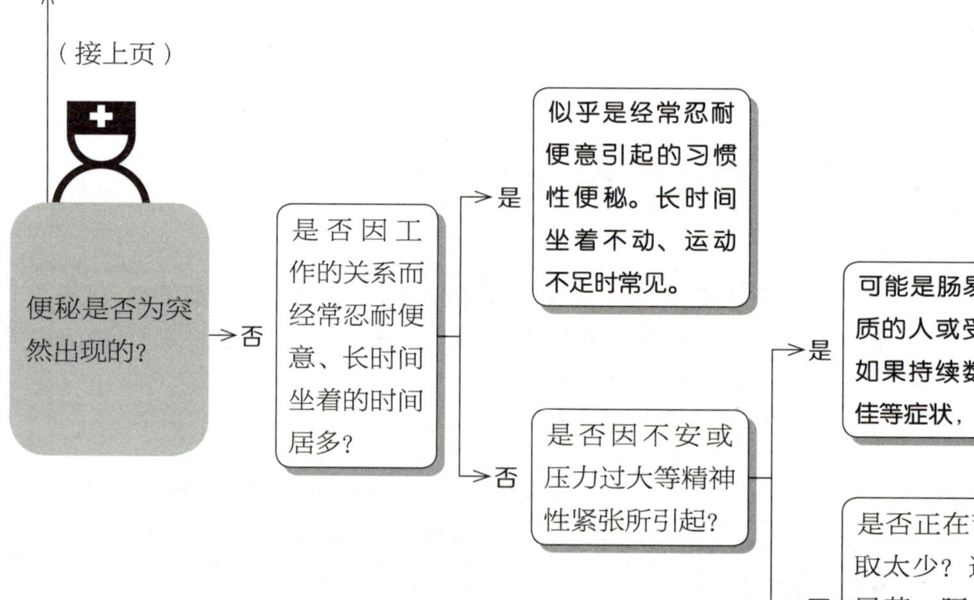
（接上页）
便秘是否为突然出现的？
否
是否因工作的关系而经常忍耐便意、长时间坐着的时间居多？
是
似乎是经常忍耐便意引起的习惯性便秘。长时间坐着不动、运动不足时常见。
否
是否因不安或压力过大等精神性紧张所引起？
是
可能是肠易激综合征，神经质的人或受到压力时常见。如果持续数天，出现情绪不佳等症状，请去内科就诊。
否
是否正在节食，或水分摄取太少？近期是否服用利尿药、阿托品、钙制剂、止痛药等，或接触汞、铝、砷、磷等化学品？

→是　如果粪便中的水分少，粪便就会小而硬，且容易引起便秘。也有因吃太多肉类或纤维质少的食物等偏食导致的。如果一直不愈，请去内科就诊。若因服药或接触化学品引起，停止服用或接触后，即可恢复正常。

→否　是否出现腹胀而没有食欲、晕眩、身体倦怠等症状？

→是　可能是甲状腺功能减退症、糖尿病、帕金森病、内脏下垂等疾病和问题的伴随症状，请去内分泌科或内科检查。

→否　如果没有其他异常而长久持续，请去内科就诊。老年人可能是因肠道蠕动减弱引起的便秘，可注意饮食，多活动。

臀部、大腿部疼痛

疼痛伴随肌肉痉挛提示肌肉疾患，活动时疼痛加重提示肌肉骨骼系统疾病。损伤是最常见的原因。如果没有损伤发生，或疼痛持续几天，通常有其他原因。

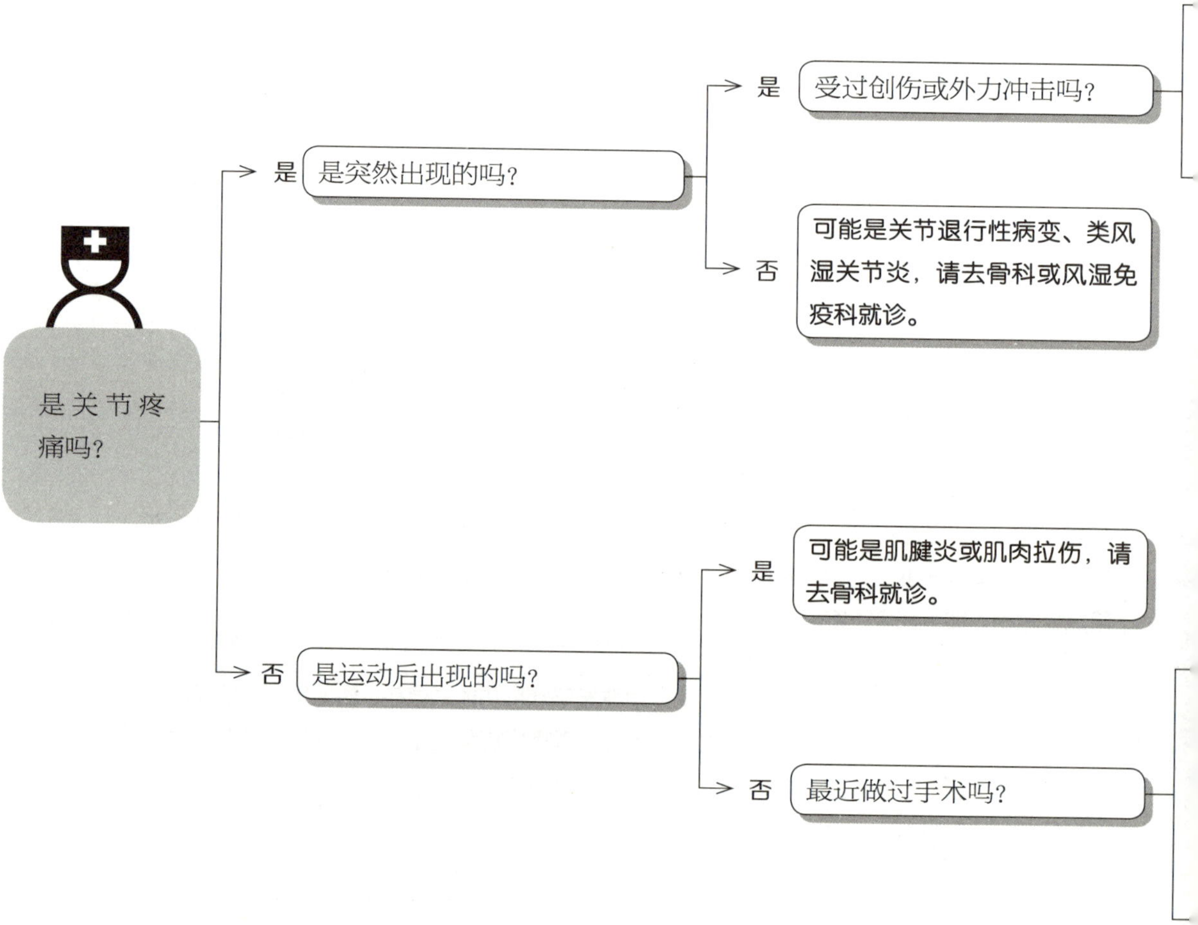

是关节疼痛吗？

- 是 → 是突然出现的吗？
  - 是 → 受过创伤或外力冲击吗？
  - 否 → 可能是关节退行性病变、类风湿关节炎，请去骨科或风湿免疫科就诊。
- 否 → 是运动后出现的吗？
  - 是 → 可能是肌腱炎或肌肉拉伤，请去骨科就诊。
  - 否 → 最近做过手术吗？

感染性疾病 / 300
关节退行性病变 / 142
骨折 / 144
坐骨神经痛 / 162
尾椎痛 / 158
肌腱炎 / 148
深静脉血栓 / 306
滑囊炎和滑膜囊肿 / 148
类风湿关节炎 / 075
股外侧皮神经嵌压综合征 / 144

→ 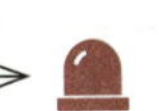 是 可能是骨折，请立即去骨科就诊。

→ 否 可能是急性感染性疾病等，请尽快去急诊科或骨科就诊。

→ 是 可能是尾椎痛等，请去咨询主治医生。如果大腿有肿胀、发红、发热和压痛等症状，可能是深静脉血栓，请立即去急诊科或血管科就诊。

→ 否 疼痛是一阵阵锐痛吗？

- 是 → 可能是股外侧皮神经嵌压综合征，请去骨科就诊。
- 否 → 疼痛是否主要在臀部，或从臀部开始扩展到腿部？
  - 是 → 可能是坐骨神经痛、尾椎痛等，请去骨科就诊。
  - 否 → 可能是滑囊炎等疾病，请去骨科就诊。

膝部疼痛、肿胀

膝关节是人体最大、最复杂的关节，也是受损伤机会最多的关节。膝部的疼痛可源于膝关节及周围组织，也可源于髋部等其他部位。肥胖是引起膝部关节炎并导致疼痛、肿胀的重要原因。体重每增加 1 千克，膝盖就会增加 3 千克的负荷。

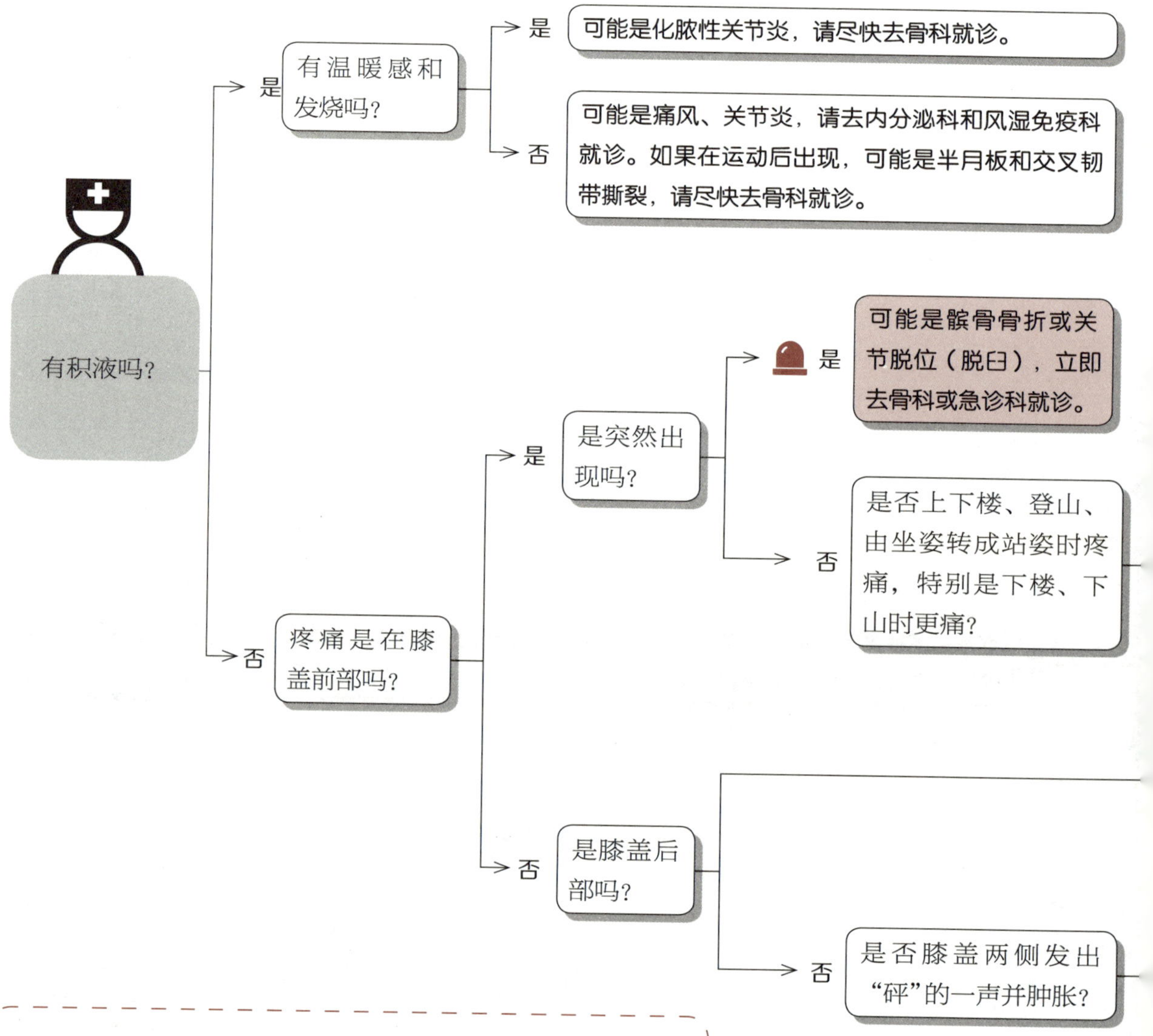

有积液吗？

- 是 → 有温暖感和发烧吗？
  - 是 → 可能是化脓性关节炎，请尽快去骨科就诊。
  - 否 → 可能是痛风、关节炎，请去内分泌科和风湿免疫科就诊。如果在运动后出现，可能是半月板和交叉韧带撕裂，请尽快去骨科就诊。
- 否 → 疼痛是在膝盖前部吗？
  - 是 → 是突然出现吗？
    - 是 → 可能是髌骨骨折或关节脱位（脱臼），立即去骨科或急诊科就诊。
    - 否 → 是否上下楼、登山、由坐姿转成站姿时疼痛，特别是下楼、下山时更痛？
  - 否 → 是膝盖后部吗？
    - 否 → 是否膝盖两侧发出“砰”的一声并肿胀？

→ 是 可能是髌骨关节综合征，请去骨科就诊。

→ 否 可能是滑囊炎、肌腱炎、关节退行性病变（骨关节炎）等，请去骨科就诊。

→  是 如果有大动作的活动，可能是韧带拉伤，请去骨科就诊。如果同侧下肢出现肿胀和疼痛，可能是下肢深静脉血栓，请立即去急诊科或血管科就诊。此外，还可能是滑膜炎或滑膜囊肿，请尽快去骨科就诊。

→ 是 如果立即肿胀，可能是韧带撕裂；如果几小时后肿胀，可能是半月板撕裂，请尽快去骨科就诊。

→ 否 可能是髂胫束综合征（常见于跑步运动员或运动不当者）、滑囊炎等，也有可能是半月板撕裂，请尽快去骨科就诊。

小腿疼痛、肿胀

除损伤外，小腿疼痛多是由于肌肉紧张或血液中电解质水平紊乱引起肌肉抽筋或痉挛造成。

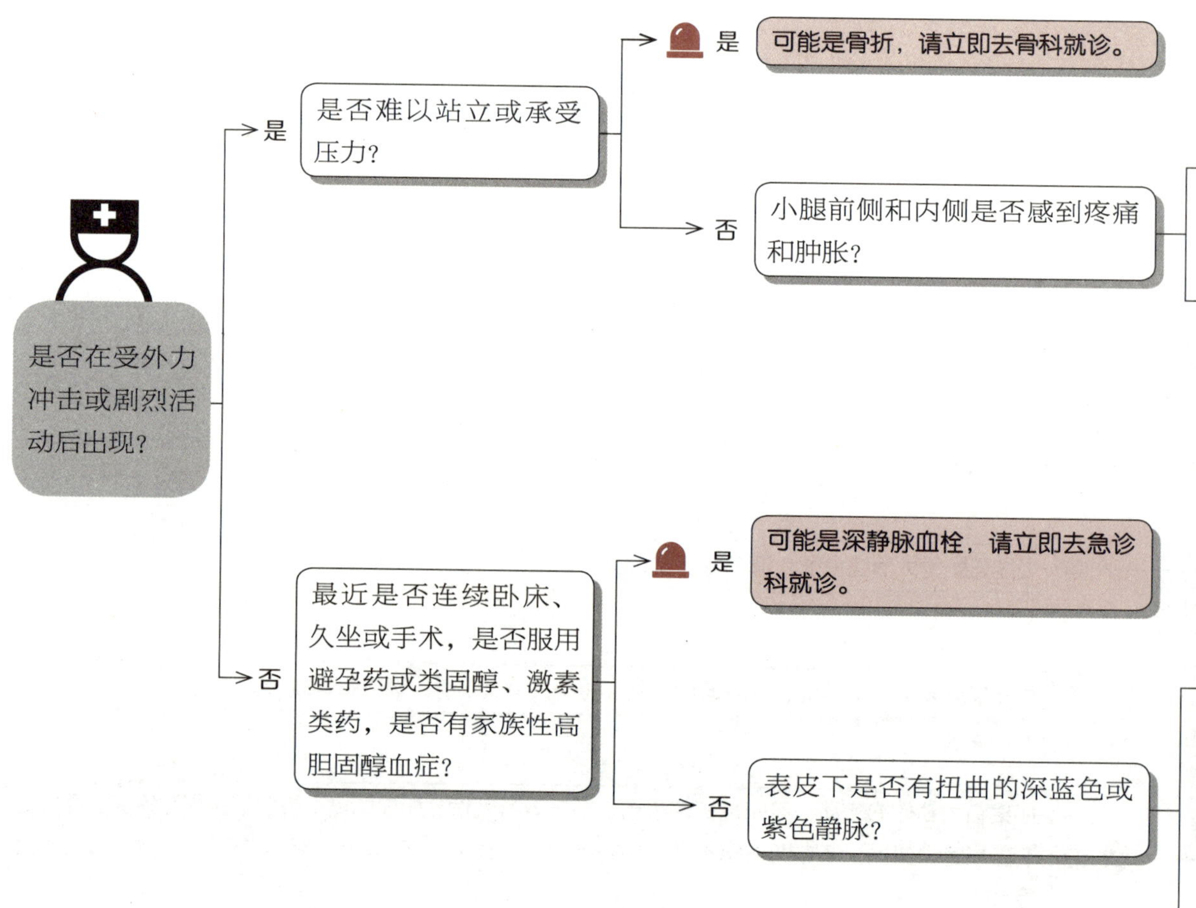

骨折 / 144
家族性高胆固醇血症 / 008
深静脉血栓 / 306
静脉曲张 / 111
间歇性跛行 / 151
蜂窝织炎 / 213

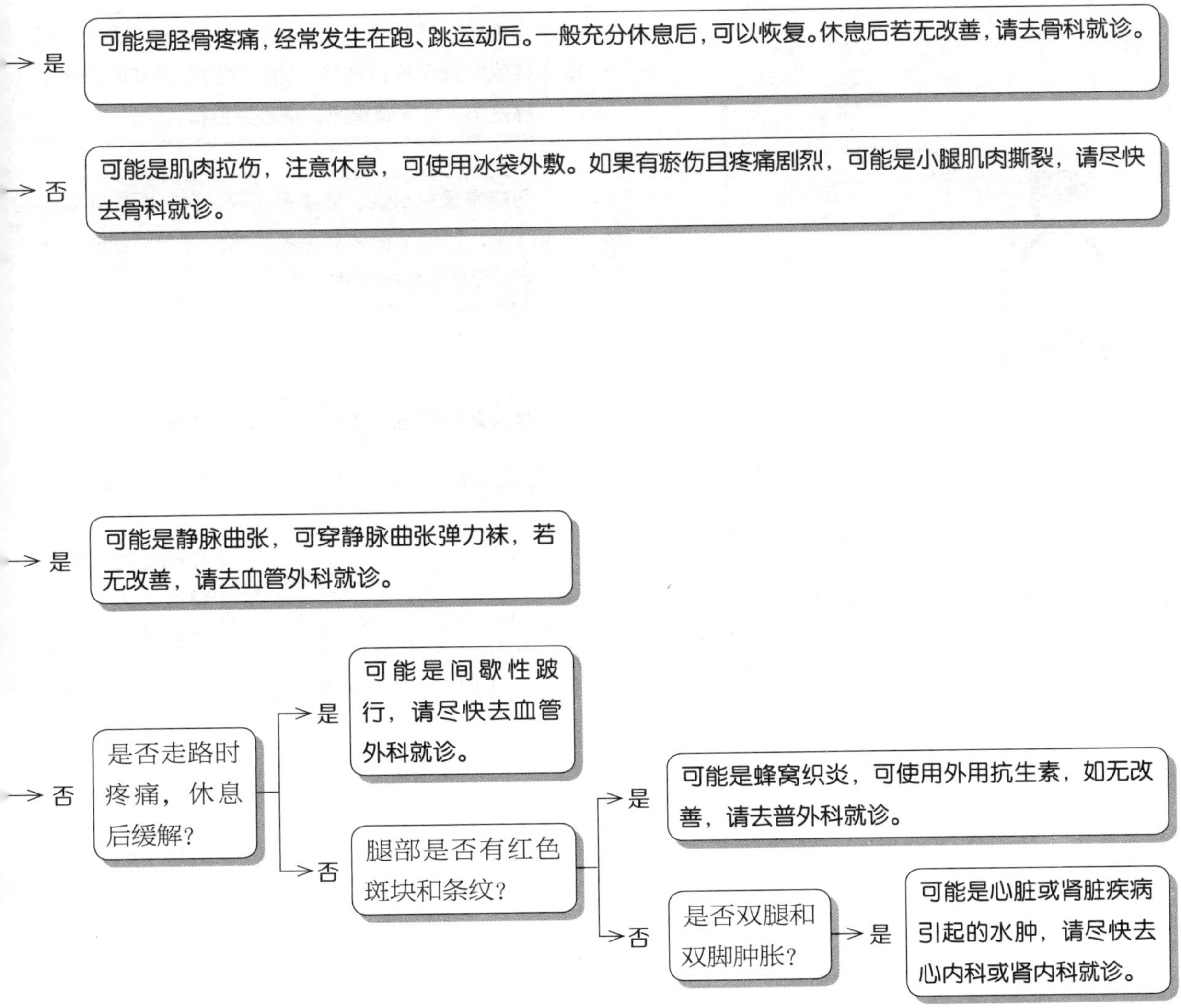

→ 是 可能是胫骨疼痛，经常发生在跑、跳运动后。一般充分休息后，可以恢复。休息后若无改善，请去骨科就诊。

→ 否 可能是肌肉拉伤，注意休息，可使用冰袋外敷。如果有瘀伤且疼痛剧烈，可能是小腿肌肉撕裂，请尽快去骨科就诊。

→ 是 可能是静脉曲张，可穿静脉曲张弹力袜，若无改善，请去血管外科就诊。

→ 否 是否走路时疼痛，休息后缓解？

- → 是 可能是间歇性跛行，请尽快去血管外科就诊。
- → 否 腿部是否有红色斑块和条纹？
  - → 是 可能是蜂窝织炎，可使用外用抗生素，如无改善，请去普外科就诊。
  - → 否 是否双腿和双脚肿胀？
    - → 是 可能是心脏或肾脏疾病引起的水肿，请尽快去心内科或肾内科就诊。

脚部疼痛

脚部疾病有些源于脚本身，有些则来自全身疾病。许多脚部疾病的治疗通过穿不同的鞋、使用内置物或矫形器可得到改善。

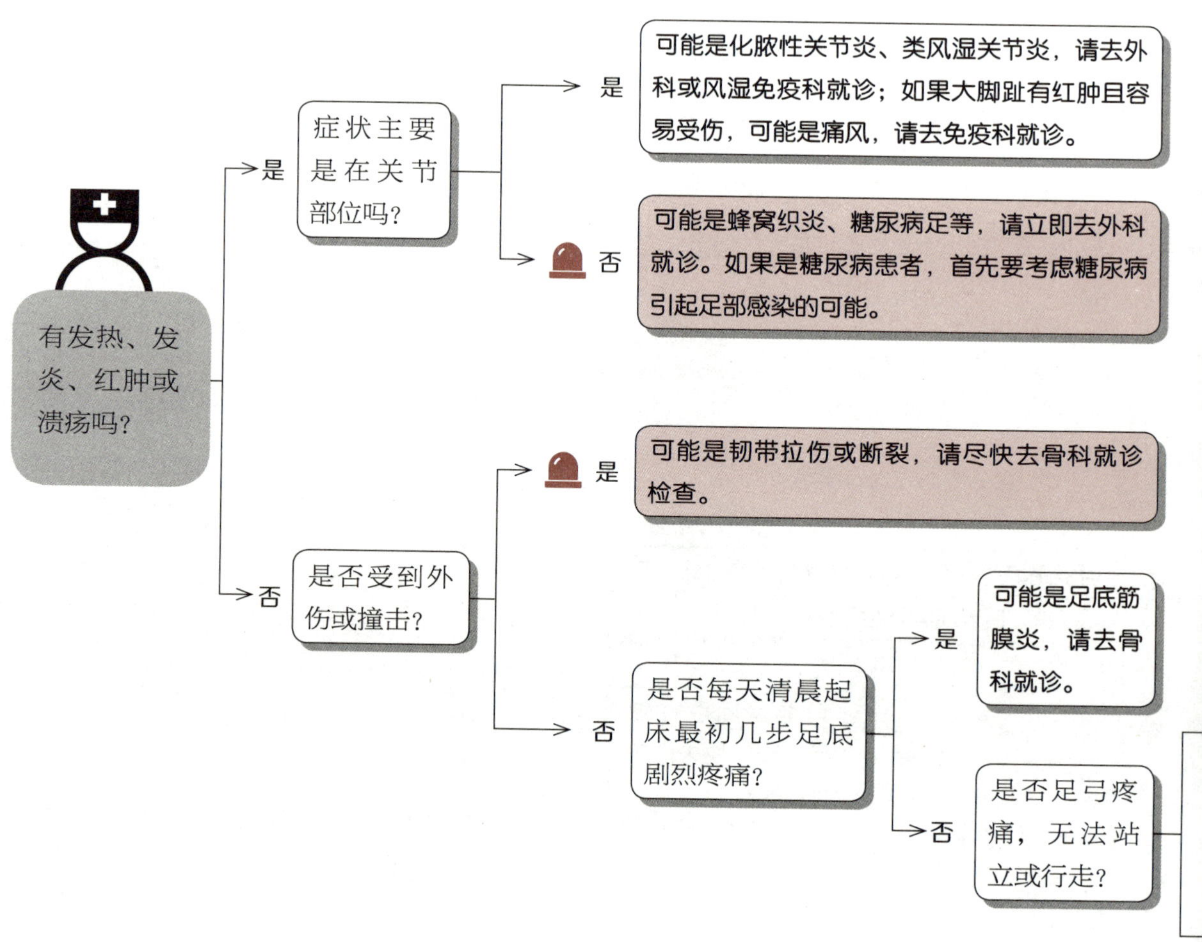

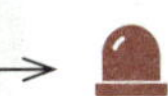

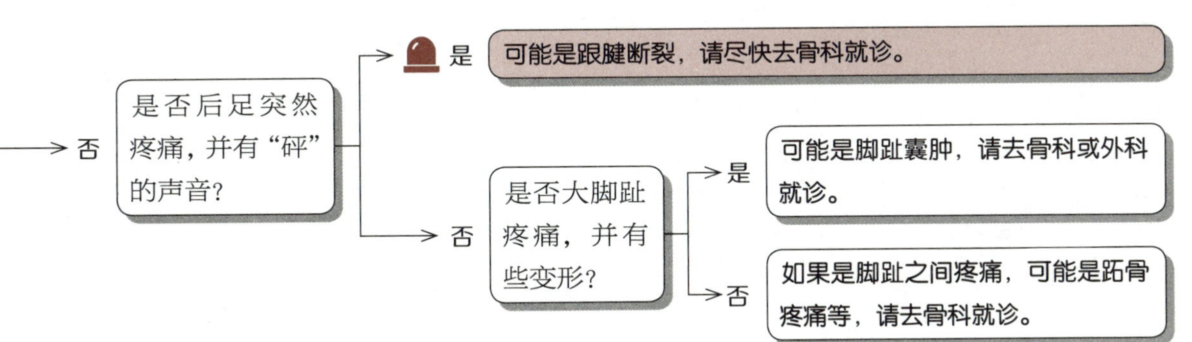
是
可能是骨折，请立即去骨科就诊。
否
是否后足突然疼痛，并有“砰”的声音？
是
可能是跟腱断裂，请尽快去骨科就诊。
否
是否大脚趾疼痛，并有些变形？
是
可能是脚趾囊肿，请去骨科或外科就诊。
否
如果是脚趾之间疼痛，可能是跖骨疼痛等，请去骨科就诊。

手脚的关节、肌肉疼痛

这些症状多因骨骼或肌肉的疲劳或疾病所引起。但有时也会因脑神经或血管、循环系统等的严重疾病而引起。

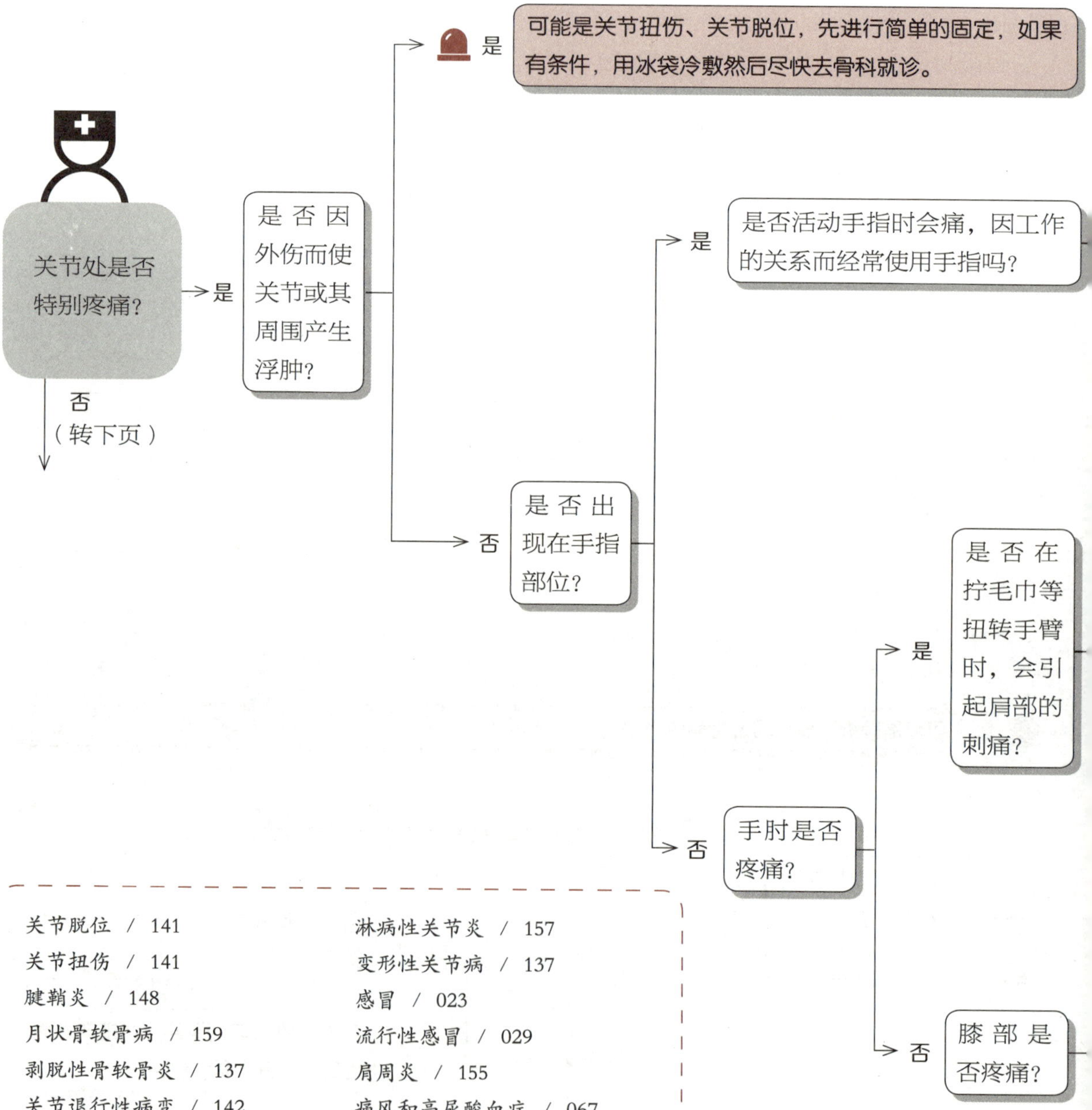

关节处是否特别疼痛？

→是 是否因外伤而使关节或其周围产生浮肿？

→是 可能是关节扭伤、关节脱位，先进行简单的固定，如果有条件，用冰袋冷敷然后尽快去骨科就诊。

→否 是否出现在手指部位？

→是 是否活动手指时会痛，因工作的关系而经常使用手指吗？

→否 手肘是否疼痛？

→是 是否在拧毛巾等扭转手臂时，会引起肩部的刺痛？

→否 膝部是否疼痛？

否 （转下页）

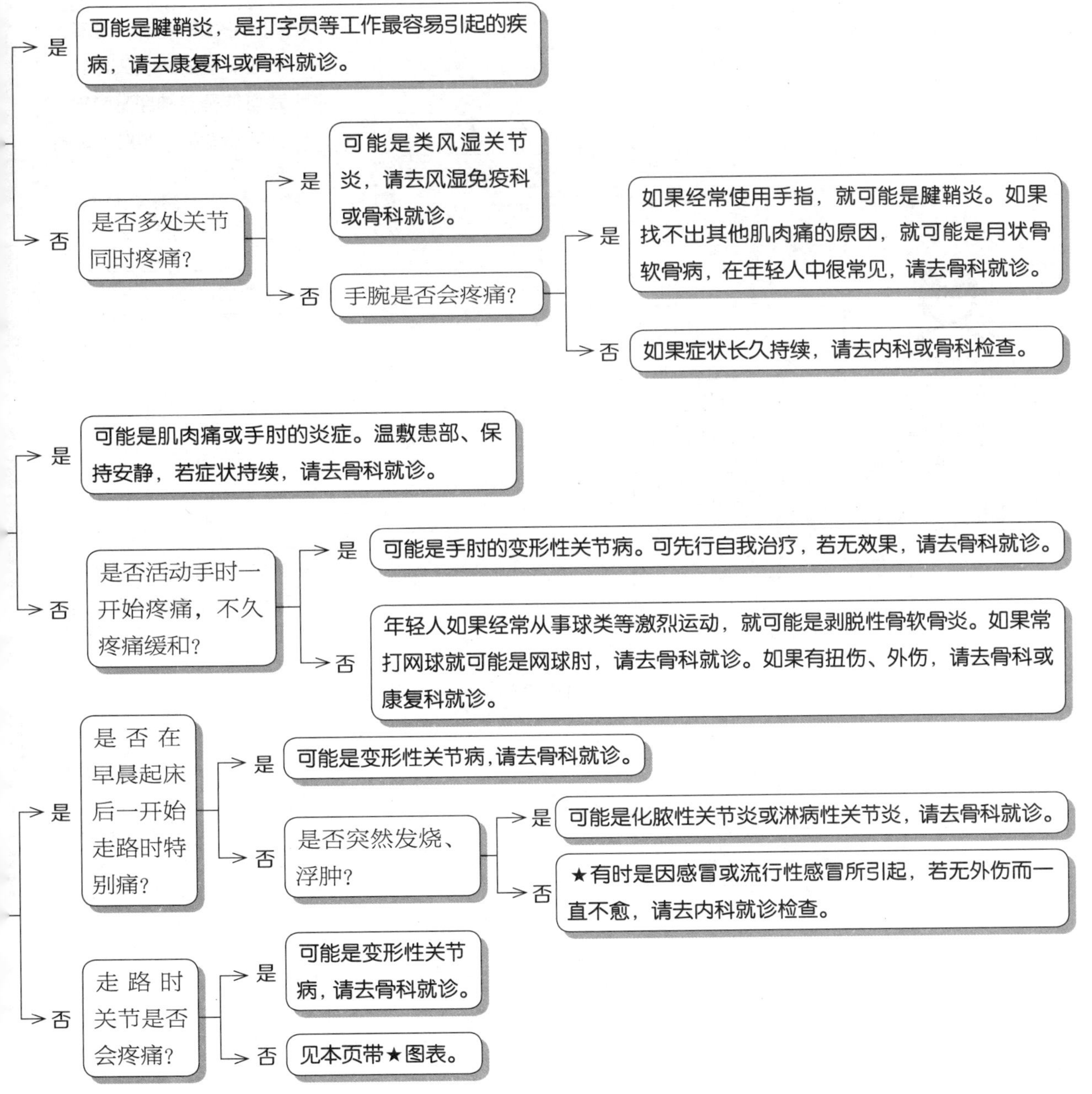
是
可能是腱鞘炎，是打字员等工作最容易引起的疾病，请去康复科或骨科就诊。
否
是否多处关节同时疼痛？
是
可能是类风湿关节炎，请去风湿免疫科或骨科就诊。
否
手腕是否会疼痛？
是
如果经常使用手指，就可能是腱鞘炎。如果找不出其他肌肉痛的原因，就可能是月状骨软骨病，在年轻人中很常见，请去骨科就诊。
否
如果症状长久持续，请去内科或骨科检查。
是
可能是肌肉痛或手肘的炎症。温敷患部、保持安静，若症状持续，请去骨科就诊。
否
是否活动手肘一开始疼痛，不久疼痛缓和？
是
可能是手肘的变形性关节病。可先行自我治疗，若无效果，请去骨科就诊。
否
年轻人如果经常从事球类等激烈运动，就可能是剥脱性骨软骨炎。如果常打网球就可能是网球肘，请去骨科就诊。如果有扭伤、外伤，请去骨科或康复科就诊。
是
是否在早晨起床后一开始走路时特别痛？
是
可能是变形性关节病，请去骨科就诊。
否
是否突然发烧、浮肿？
是
可能是化脓性关节炎或淋病性关节炎，请去骨科就诊。
否
★有时是因感冒或流行性感冒所引起，若无外伤而一直不愈，请去内科就诊检查。
否
走路时关节是否会疼痛？
是
可能是变形性关节病，请去骨科就诊。
否
见本页带★图表。

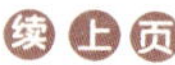

手脚的关节、肌肉疼痛

（接上页）

关节处是否特别疼痛？

→ 否：手臂或手是否无法随意活动？

→ 是：是否因背重的东西所引起？

→ 是：如果是暂时发麻，可不必担心。但如果长久持续，就可能是臂神经丛麻痹，请去运动科、神经科或骨科就诊。

→ 否：是否会麻痹？

→ 否：是否落枕？

→ 是：有时落枕也会引起手臂和颈肩疼痛，请去骨科就诊。

→ 否：脚跟受力时是否感到剧烈疼痛？

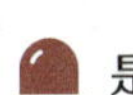 是

如果突然引起，并非暂时性而长久持续时，或扩大到其他部位，就可能是重病，请立即去神经内科或内科就诊检查。

→ 否

肩酸严重时也会引起。如果是中年人，可能是肩周炎（五十肩），请去中医科、康复科或骨科就诊。

→ 是

可能是关节退行性病变（骨质增生、骨刺），请去骨科就诊。

→ 否

如果脚趾根部突然发生刺痛，可能是痛风；如果是中老年女性，可能是变形性关节病，请去内分泌科或骨科就诊。

手脚无力、发麻

手指、手、足无力，特别是伴发麻时，多是神经功能受损所引起的。

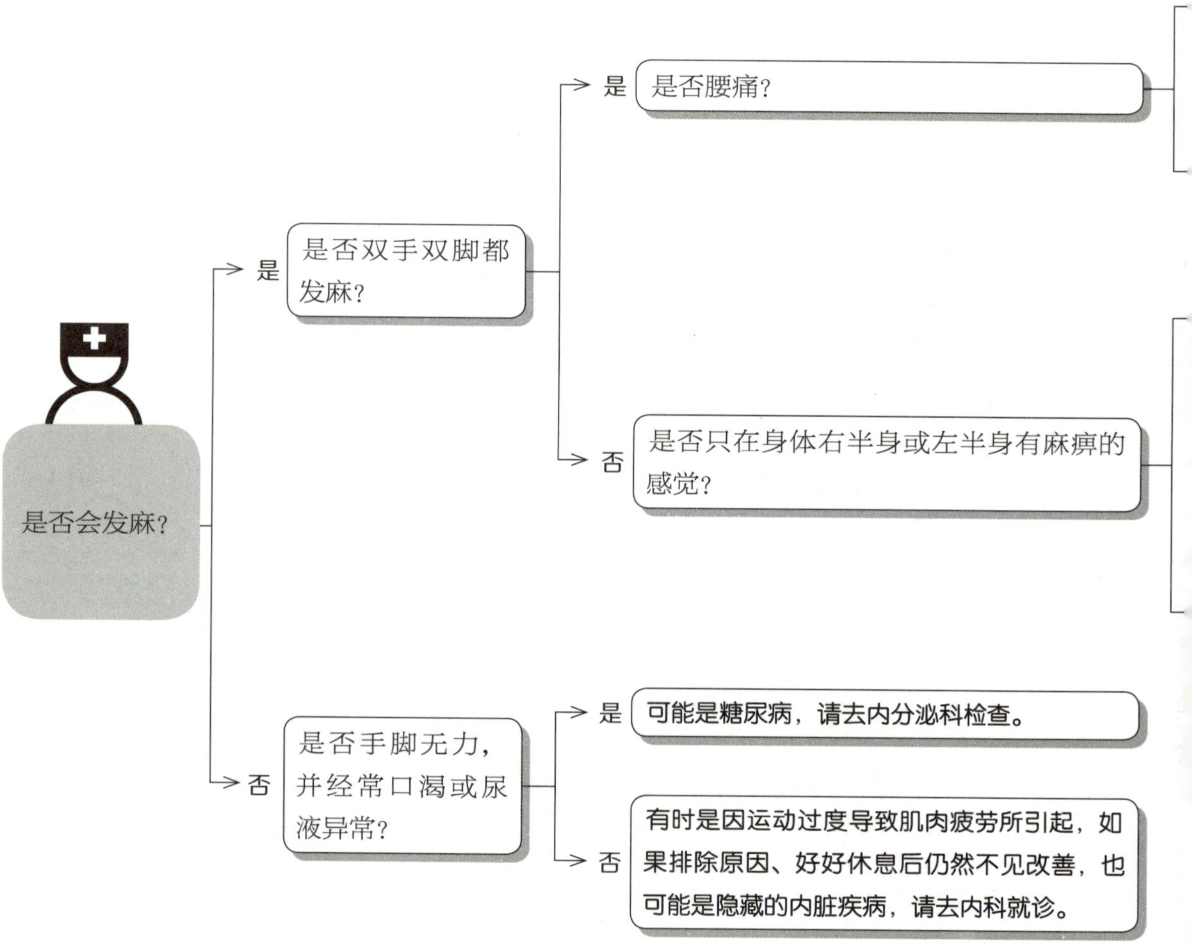

是否会发麻？

- 是 → 是否双手双脚都发麻？
  - 是 → 是否腰痛？
  - 否 → 是否只在身体右半身或左半身有麻痹的感觉？
- 否 → 是否手脚无力，并经常口渴或尿液异常？
  - 是 → 可能是糖尿病，请去内分泌科检查。
  - 否 → 有时是因运动过度导致肌肉疲劳所引起，如果排除原因、好好休息后仍然不见改善，也可能是隐藏的内脏疾病，请去内科就诊。

变形性脊椎病 / 138
腰椎间盘突出症 / 159
颈椎病 / 152
多发性神经炎 / 084
脑卒中 / 094
雷诺综合征 / 077
糖尿病 / 069

→ 是　可能是变形性脊椎病、腰椎间盘突出症，请去骨科就诊。

→ 否　可能是颈椎病，请去骨科就诊。如果左右对称从尖端部开始引起发麻，然后变成麻痹，就可能是多发性神经炎，请去神经科就诊。

→ 是　如果有头痛或恶心、意识异常，就可能是脑卒中，请立即去急诊科、内科、神经外科就诊。

→ 否　手指是否发麻？

- 是 → 是否曾使用过电锯等振动工具？
  - 是 → 休息放松后症状通常消失、缓解，否则，请去骨科就诊。
  - 否 → 接触冷空气、冷水时如果手指变得苍白，就可能是雷诺综合征，请去风湿免疫科、中医科或内科就诊。
- 否 → 如果有发烧、出汗或颤抖等症状，就可能是传染病，请立即去急诊科就诊。此外，有时会因外伤所引起，尤其是当头部受到重击，产生恶心或晕眩时就是重症，要立即就医。此外，即使症状轻微，但如果反复引起，应去内科或精神心理科检查。

手指颤抖

每个人都有一定程度的极轻微、不易察觉的震颤，反映的是神经对肌肉运动的时刻精确控制，属正常现象。如果出现震颤幅度增大、频率增加等自己无法控制的反复性肌肉收缩运动就是颤抖。颤抖可因精神紧张、疲劳、酒精、药物及脑部疾病等引起。

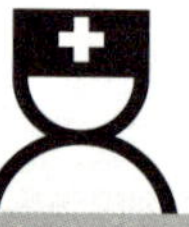

是否保持安静仍然会抖？

- 是 → 如果是中老年人，手脚肌肉是否变得僵硬、脸部变得没有表情？
  - 是 → 可能是帕金森病，请去神经内科、中医科就诊。
  - 否 → 是否容易出汗，并有喉咙肿或全身疲劳感？
    - 是 → 可能是甲状腺功能减退症，请去内分泌科就诊。
    - 否 → 是否因处理重金属或剧毒而缺氧？
- 否 → 继颤抖之后，是否手脚肌肉逐渐变硬而不能写字？
  - 是 → 可能是书写痉挛，多半是因精神性紧张所引起，请去精神心理科就诊。
  - 否 → 可能是因为紧张或兴奋等精神性因素引起的颤抖，只要情绪稳定下来就不会再抖，不必担心。但如果一直不愈或连舌头也颤抖，就可能是神经症的一种——神经衰弱，如果是不规则颤抖，就可能是分离转换性障碍，请去精神心理科就诊。

帕金森病 / 096
甲状腺功能减退症 / 063
重金属中毒 / 308
肝性脑病 / 039
尿毒症 / 055
酒精依赖症 / 273
书写痉挛 / 280
神经症 / 278
分离转换性障碍 / 270

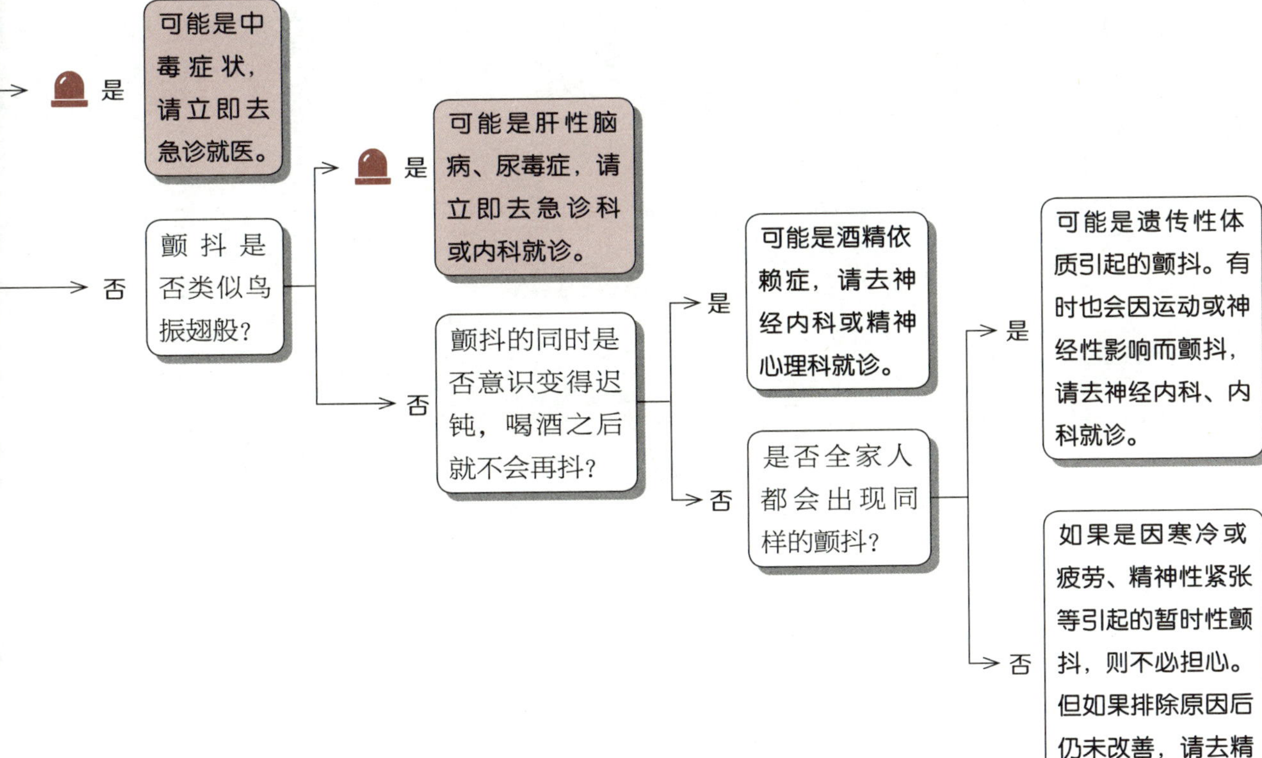
是
可能是中毒症状，请立即去急诊就医。
否
颤抖是否类似鸟振翅般？
是
可能是肝性脑病、尿毒症，请立即去急诊科或内科就诊。
否
颤抖的同时是否意识变得迟钝，喝酒之后就不会再抖？
是
可能是酒精依赖症，请去神经内科或精神心理科就诊。
否
是否全家人都会出现同样的颤抖？
是
可能是遗传性体质引起的颤抖。有时也会因运动或神经性影响而颤抖，请去神经内科、内科就诊。
否
如果是因寒冷或疲劳、精神性紧张等引起的暂时性颤抖，则不必担心。但如果排除原因后仍未改善，请去精神心理科就诊。

指（趾）甲颜色异常、断裂、有裂痕

老年人、糖尿病患者和有周围血管病变的患者要特别注意趾甲。他们足部感觉迟钝，在修剪趾甲时极易受伤，造成感染。

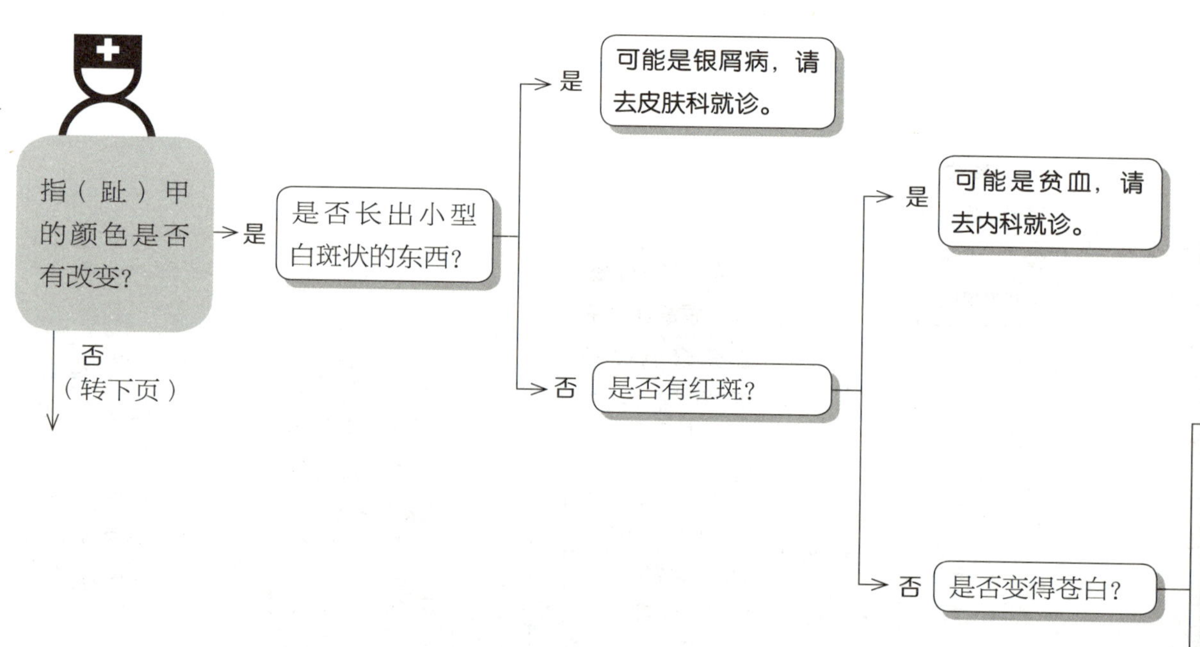

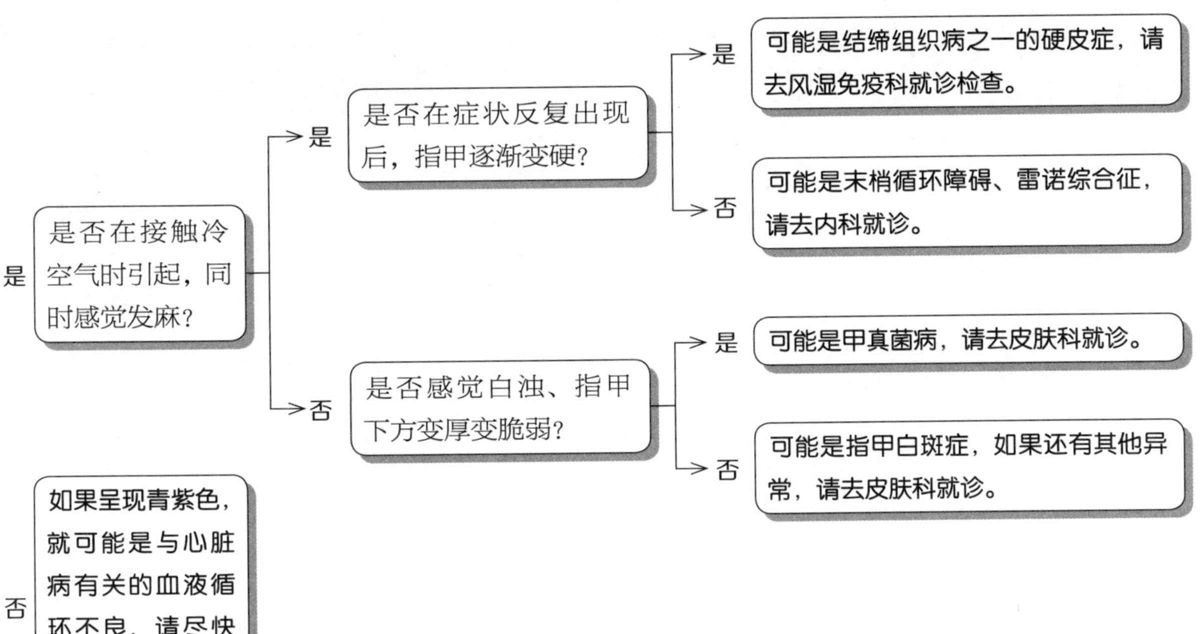

是
是否在接触冷空气时引起，同时感觉发麻？
是
是否在症状反复出现后，指甲逐渐变硬？
是
可能是结缔组织病之一的硬皮症，请去风湿免疫科就诊检查。
否
可能是末梢循环障碍、雷诺综合征，请去内科就诊。
否
是否感觉白浊、指甲下方变厚变脆弱？
是
可能是甲真菌病，请去皮肤科就诊。
否
可能是指甲白斑症，如果还有其他异常，请去皮肤科就诊。
否
如果呈现青紫色，就可能是与心脏病有关的血液循环不良，请尽快去心内科或内科就诊检查。

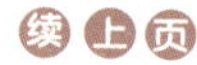
续上页

指（趾）甲颜色异常、断裂、有裂痕

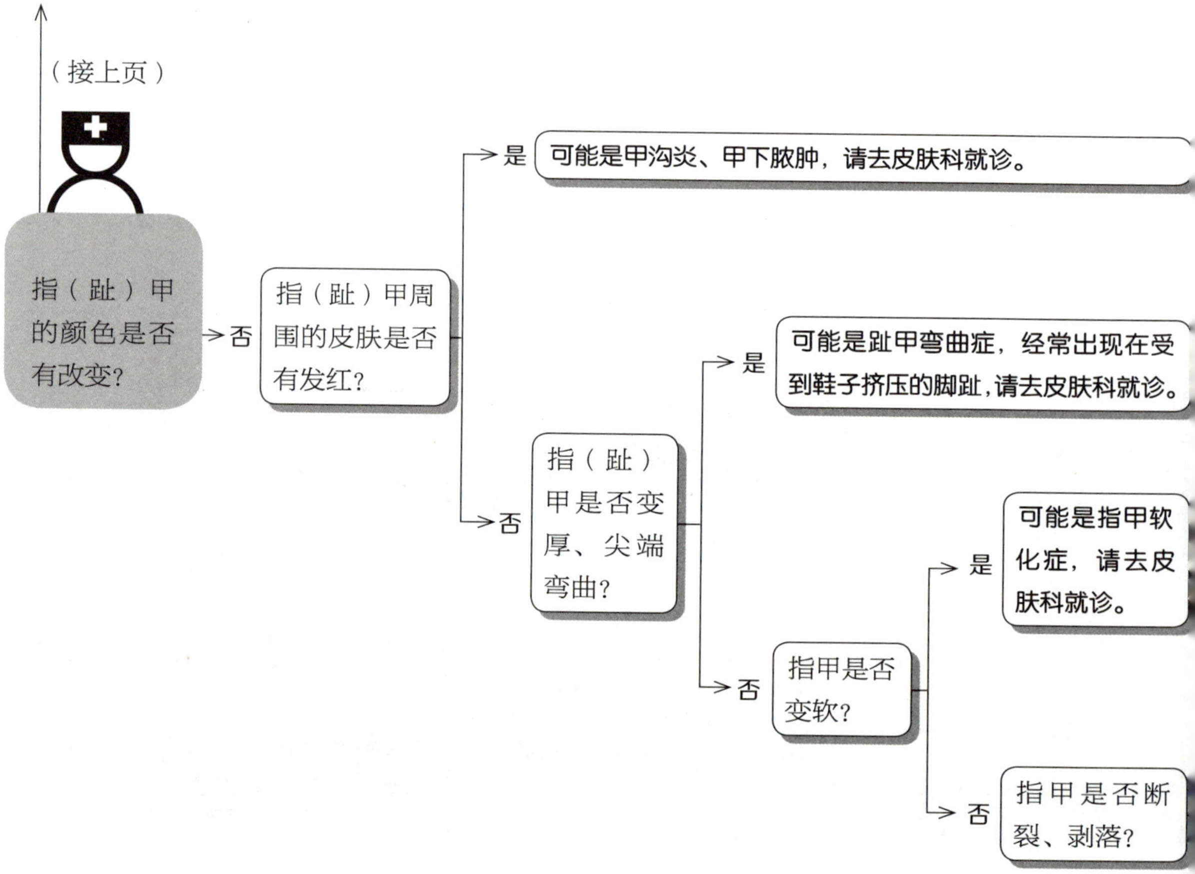

（接上页）

指（趾）甲的颜色是否有改变？

→否 指（趾）甲周围的皮肤是否有发红？

- →是 可能是甲沟炎、甲下脓肿，请去皮肤科就诊。
- →否 指（趾）甲是否变厚、尖端弯曲？
  - →是 可能是趾甲弯曲症，经常出现在受到鞋子挤压的脚趾，请去皮肤科就诊。
  - →否 指甲是否变软？
    - →是 可能是指甲软化症，请去皮肤科就诊。
    - →否 指甲是否断裂、剥落？

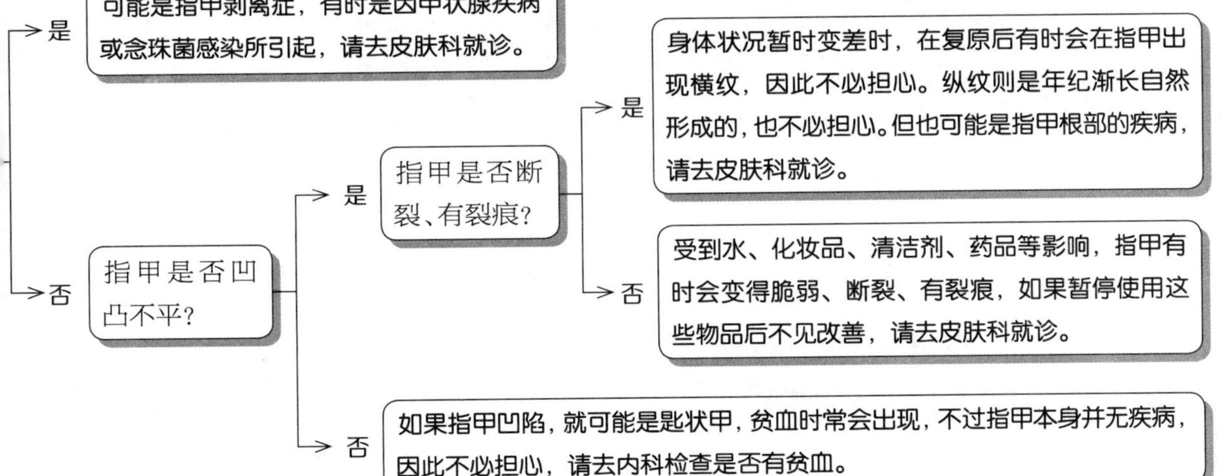
是
可能是指甲剥离症，有时是因甲状腺疾病或念珠菌感染所引起，请去皮肤科就诊。
否
指甲是否凹凸不平？
是
指甲是否断裂、有裂痕？
是
身体状况暂时变差时，在复原后有时会在指甲出现横纹，因此不必担心。纵纹则是年纪渐长自然形成的，也不必担心。但也可能是指甲根部的疾病，请去皮肤科就诊。
否
受到水、化妆品、清洁剂、药品等影响，指甲有时会变得脆弱、断裂、有裂痕，如果暂停使用这些物品后不见改善，请去皮肤科就诊。
否
如果指甲凹陷，就可能是匙状甲，贫血时常会出现，不过指甲本身并无疾病，因此不必担心，请去内科检查是否有贫血。

阴茎疼痛、肿胀、发痒、有硬块

一般来讲，仅仅损伤阴茎皮肤的疾病不会影响性功能和生育能力，而损害阴茎深层组织的疾病则可能对性功能和生育能力造成影响。

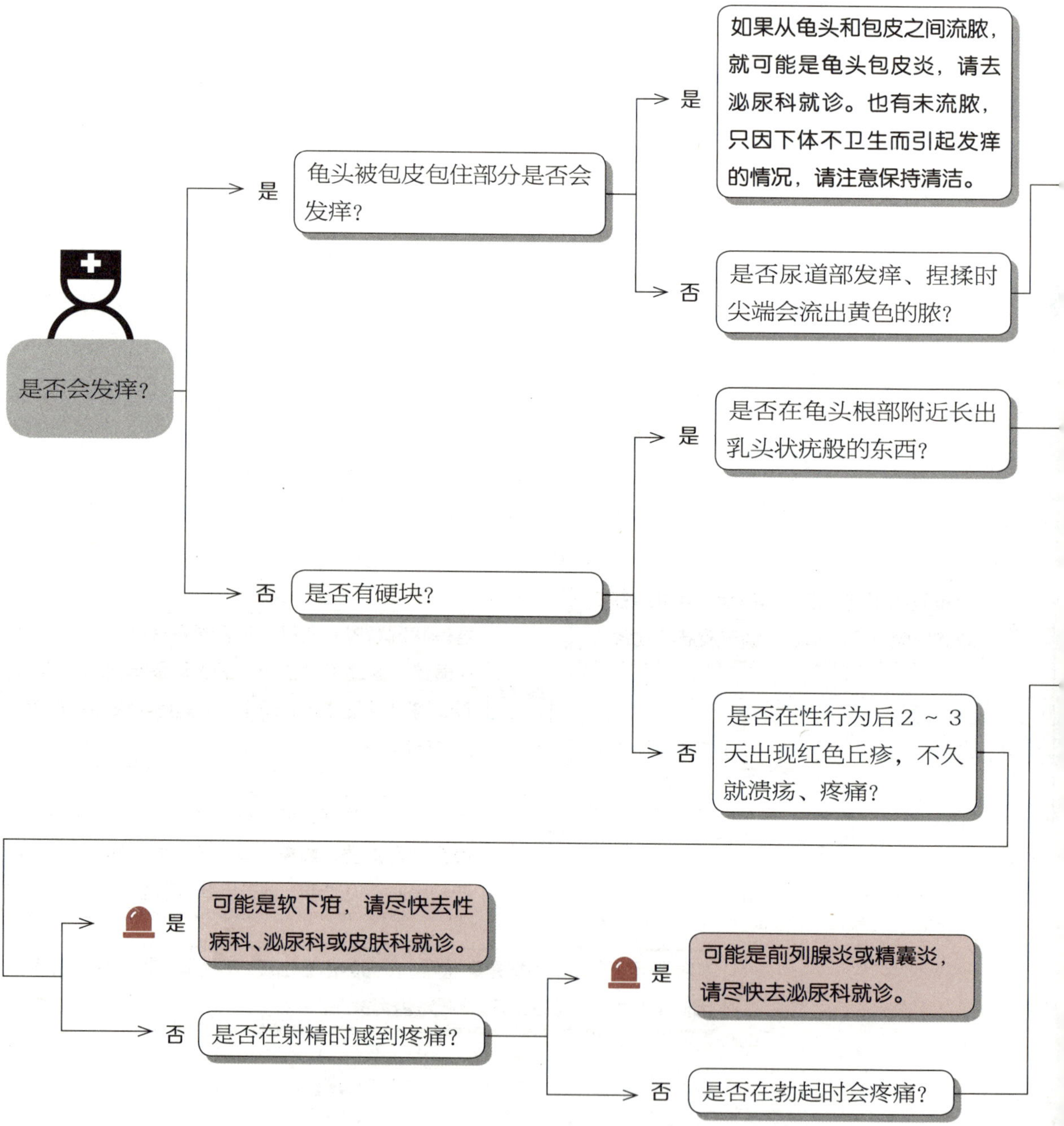

是否会发痒？

- 是 → 龟头被包皮包住部分是否会发痒？
  - 是 → 如果从龟头和包皮之间流脓，就可能是龟头包皮炎，请去泌尿科就诊。也有未流脓，只因下体不卫生而引起发痒的情况，请注意保持清洁。
  - 否 → 是否尿道部发痒、捏揉时尖端会流出黄色的脓？
- 否 → 是否有硬块？
  - 是 → 是否在龟头根部附近长出乳头状疣般的东西？
  - 否 → 是否在性行为后 2 ～ 3 天出现红色丘疹，不久就溃疡、疼痛？
    - 是 → **可能是软下疳，请尽快去性病科、泌尿科或皮肤科就诊。**
    - 否 → 是否在射精时感到疼痛？
      - 是 → **可能是前列腺炎或精囊炎，请尽快去泌尿科就诊。**
      - 否 → 是否在勃起时会疼痛？

龟头包皮炎 / 123
尿道炎 / 127
尖锐湿疣 / 216
梅毒 / 297
软下疳 / 299
阴部白癣 / 226
前列腺炎 / 131
精囊炎 / 126
膀胱炎 / 130
尿路结石 / 128
阴茎折断 / 134

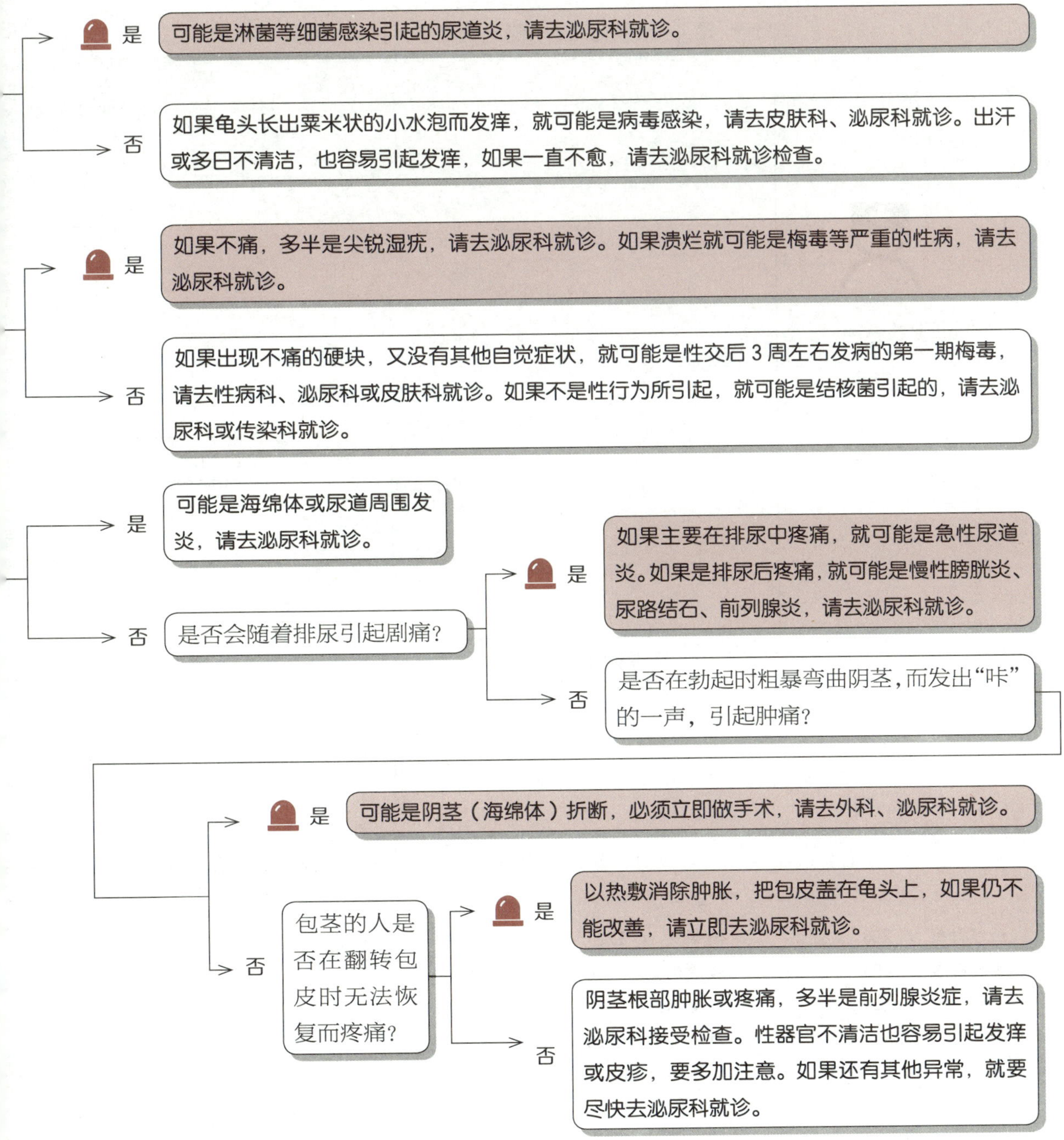
是
可能是淋菌等细菌感染引起的尿道炎，请去泌尿科就诊。
否
如果龟头长出粟米状的小水泡而发痒，就可能是病毒感染，请去皮肤科、泌尿科就诊。出汗或多日不清洁，也容易引起发痒，如果一直不愈，请去泌尿科就诊检查。
是
如果不痛，多半是尖锐湿疣，请去泌尿科就诊。如果溃烂就可能是梅毒等严重的性病，请去泌尿科就诊。
否
如果出现不痛的硬块，又没有其他自觉症状，就可能是性交后 3 周左右发病的第一期梅毒，请去性病科、泌尿科或皮肤科就诊。如果不是性行为所引起，就可能是结核菌引起的，请去泌尿科或传染科就诊。
是
可能是海绵体或尿道周围发炎，请去泌尿科就诊。
否
是否会随着排尿引起剧痛？
是
如果主要在排尿中疼痛，就可能是急性尿道炎。如果是排尿后疼痛，就可能是慢性膀胱炎、尿路结石、前列腺炎，请去泌尿科就诊。
否
是否在勃起时粗暴弯曲阴茎，而发出“咔”的一声，引起肿痛？
是
可能是阴茎（海绵体）折断，必须立即做手术，请去外科、泌尿科就诊。
否
包茎的人是否在翻转包皮时无法恢复而疼痛？
是
以热敷消除肿胀，把包皮盖在龟头上，如果仍不能改善，请立即去泌尿科就诊。
否
阴茎根部肿胀或疼痛，多半是前列腺炎症，请去泌尿科接受检查。性器官不清洁也容易引起发痒或皮疹，要多加注意。如果还有其他异常，就要尽快去泌尿科就诊。

阴囊疼痛、肿胀、发痒、有硬块

阴囊异常主要由皮肤或睾丸的疾病引起。膀胱、前列腺及其他内脏疾病也可引起阴囊的肿胀或疼痛。睾丸和阴茎也会发生癌症。缺少一个睾丸并不影响性冲动、勃起和生育。

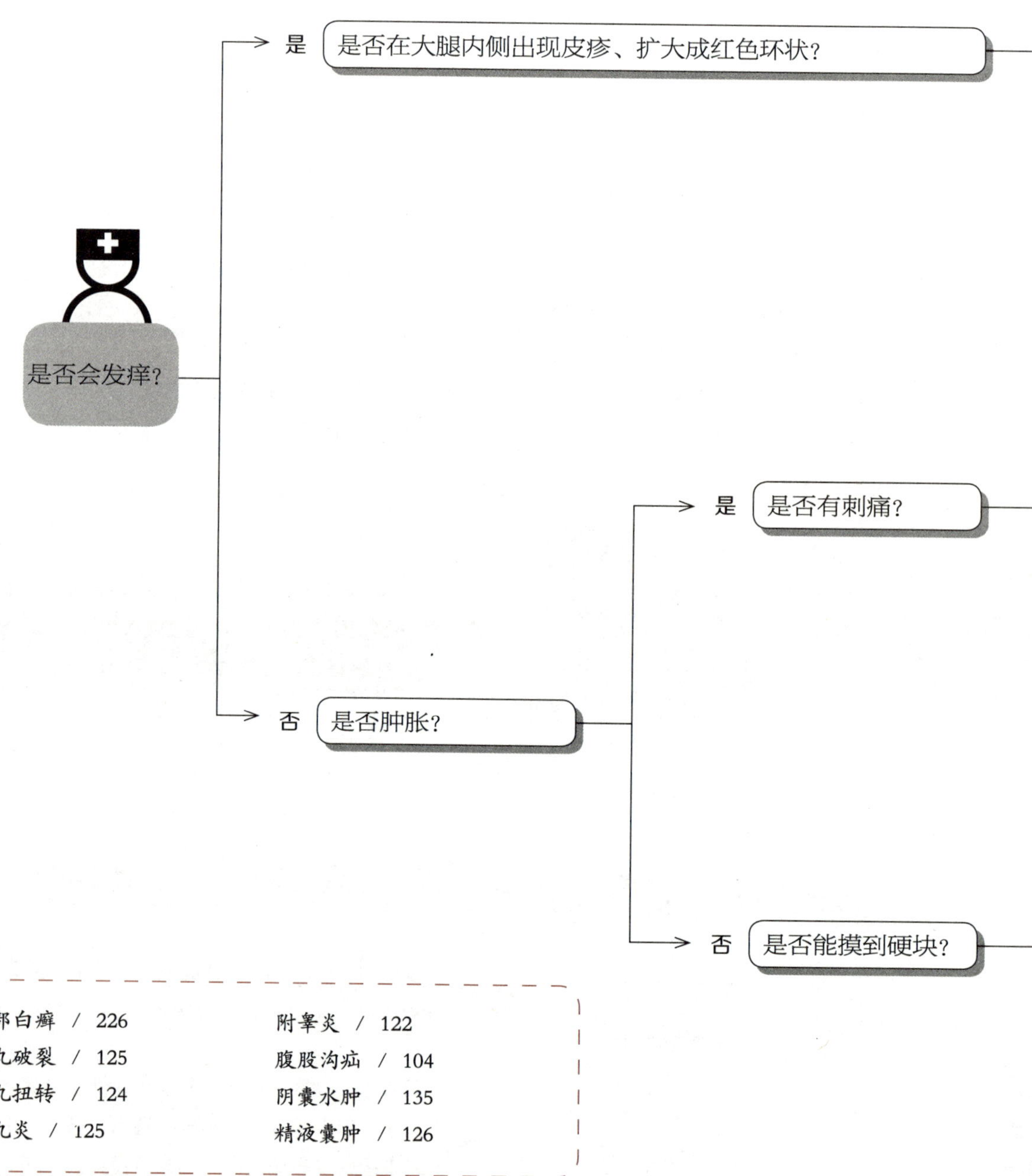

阴部白癣 / 226
睾丸破裂 / 125
睾丸扭转 / 124
睾丸炎 / 125
附睾炎 / 122
腹股沟疝 / 104
阴囊水肿 / 135
精液囊肿 / 126

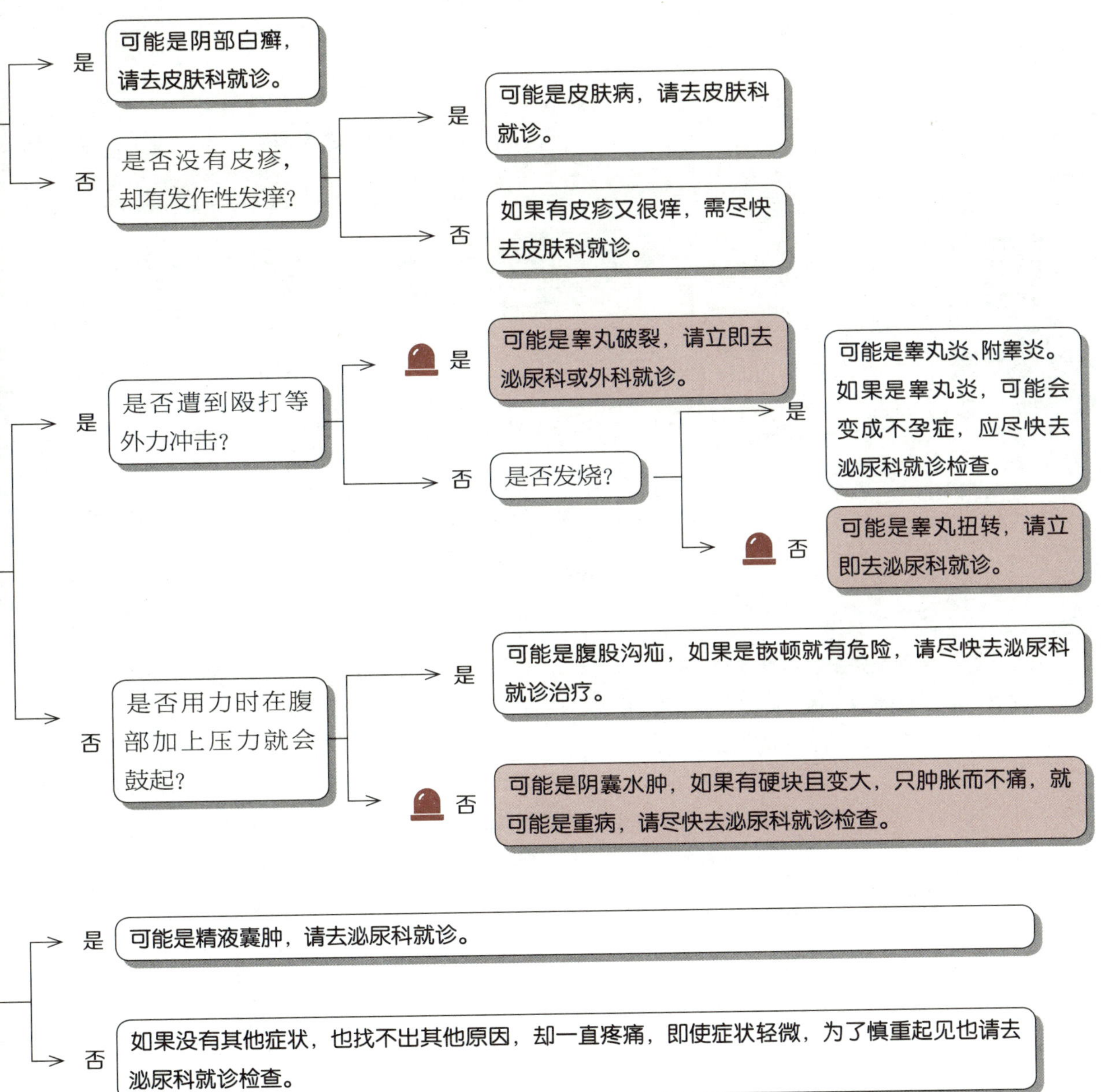
是
可能是阴部白癣，请去皮肤科就诊。
否
是否没有皮疹，却有发作性发痒？
是
可能是皮肤病，请去皮肤科就诊。
否
如果有皮疹又很痒，需尽快去皮肤科就诊。
是
是否遭到殴打等外力冲击？
是
可能是睾丸破裂，请立即去泌尿科或外科就诊。
否
是否发烧？
是
可能是睾丸炎、附睾炎。如果是睾丸炎，可能会变成不孕症，应尽快去泌尿科就诊检查。
否
可能是睾丸扭转，请立即去泌尿科就诊。
否
是否用力时在腹部加上压力就会鼓起？
是
可能是腹股沟疝，如果是嵌顿就有危险，请尽快去泌尿科就诊治疗。
否
可能是阴囊水肿，如果有硬块且变大，只肿胀而不痛，就可能是重病，请尽快去泌尿科就诊检查。
是
可能是精液囊肿，请去泌尿科就诊。
否
如果没有其他症状，也找不出其他原因，却一直疼痛，即使症状轻微，为了慎重起见也请去泌尿科就诊检查。

勃起功能障碍（阳痿）、早泄

勃起功能障碍是最常见的男性性功能障碍。每个男性都可能有偶尔的不能勃起，这是正常的。造成勃起功能障碍的原因有很多，如外伤、糖尿病、肾脏疾病、前列腺疾病，以及精神性因素，有时也可能是患有心血管病的重要征兆。而早泄几乎都是由焦虑或其他心理因素造成的。

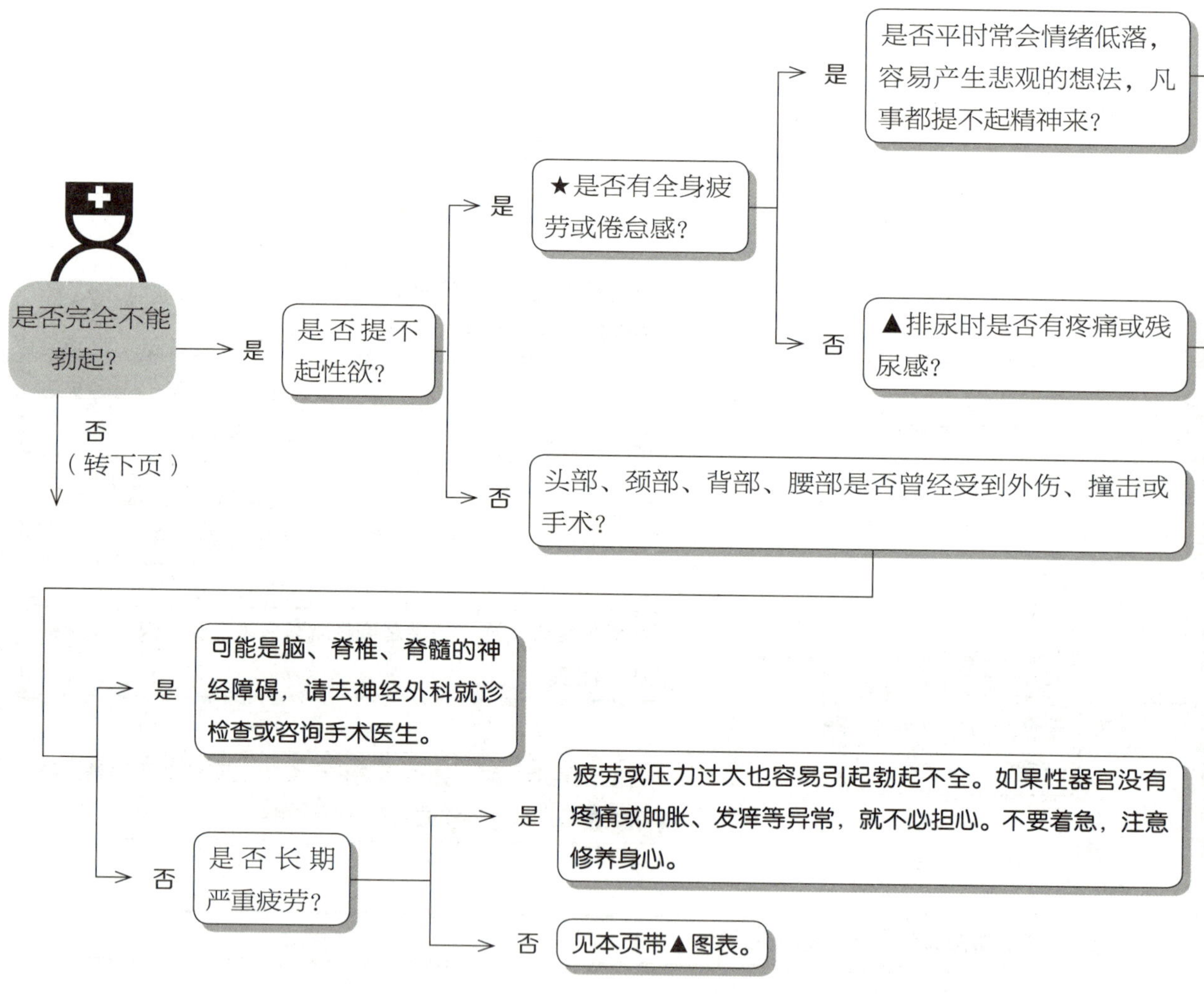

抑郁症 / 281
酒精依赖症 / 273
糖尿病 / 069
前列腺炎 / 131

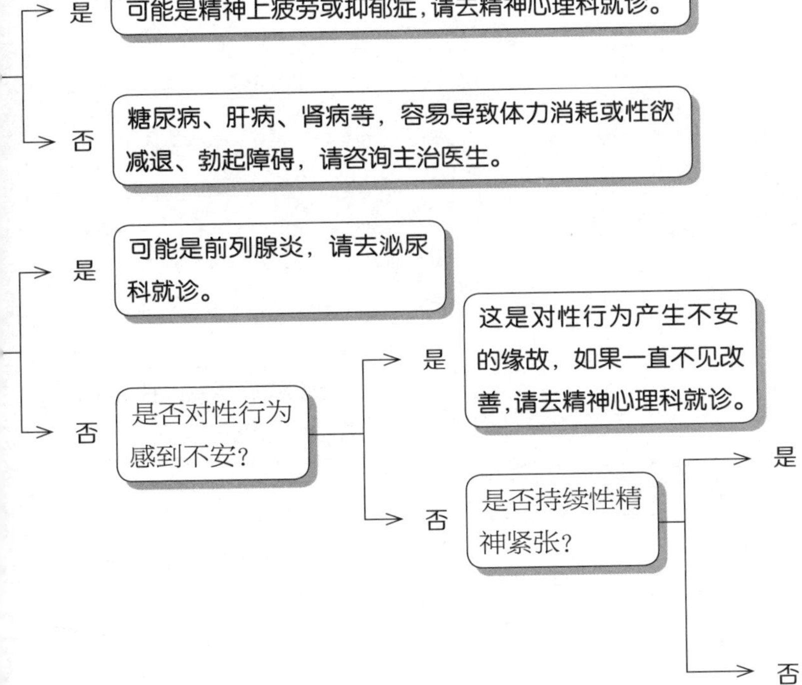
是
可能是精神上疲劳或抑郁症，请去精神心理科就诊。
否
糖尿病、肝病、肾病等，容易导致体力消耗或性欲减退、勃起障碍，请咨询主治医生。
是
可能是前列腺炎，请去泌尿科就诊。
否
是否对性行为感到不安？
是
这是对性行为产生不安的缘故，如果一直不见改善，请去精神心理科就诊。
否
是否持续性精神紧张？
是
此症状常见于对一些琐碎小事很在意的神经质性格的人。有关性方面的问题，个人差异很大，因此无须在意。如果还是不放心，请去精神心理科或泌尿科就诊检查。
否
脊椎的障碍、腹肌等运动肌的障碍或酒精依赖症，有时也会造成性欲减退、勃起功能障碍。除此以外的情形则可能是激素水平异常、精神心理上不满，请去内科、神经科、精神心理科等就诊。

续上页

勃起功能障碍（阳痿）、早泄

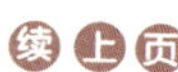

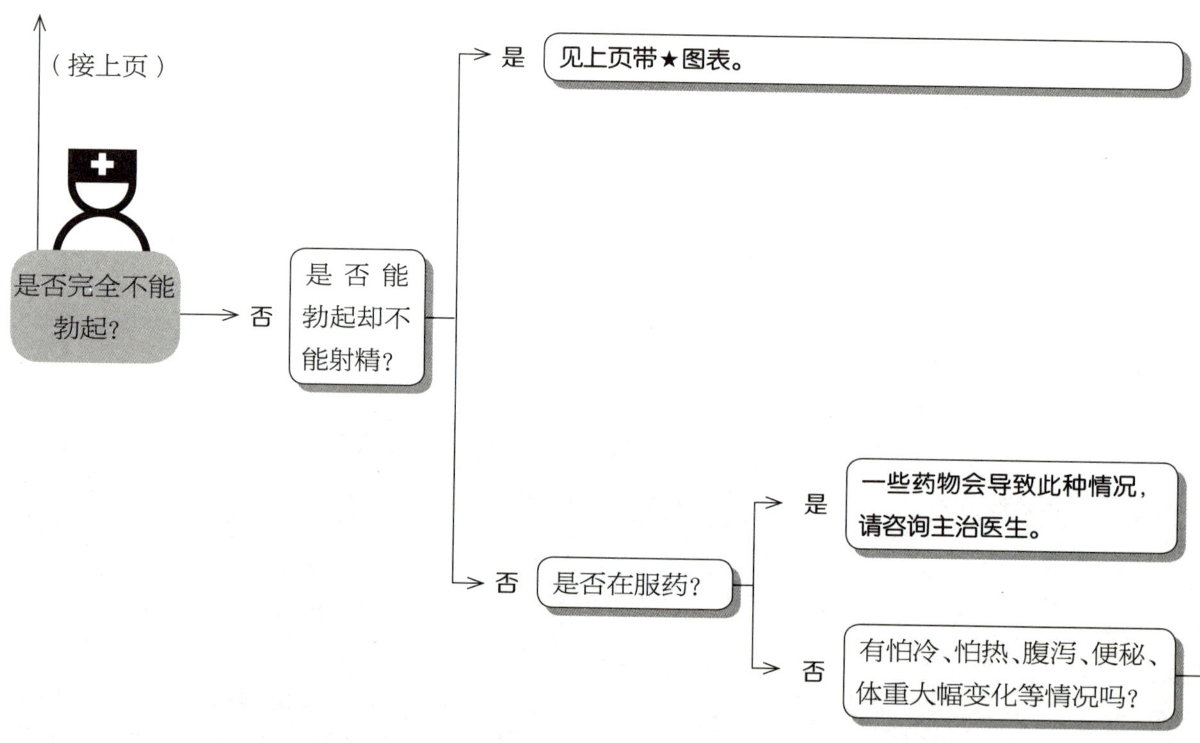
（接上页）
是否完全不能勃起？
否
是否能勃起却不能射精？
是
见上页带★图表。
否
是否在服药？
是
一些药物会导致此种情况，请咨询主治医生。
否
有怕冷、怕热、腹泻、便秘、体重大幅变化等情况吗？

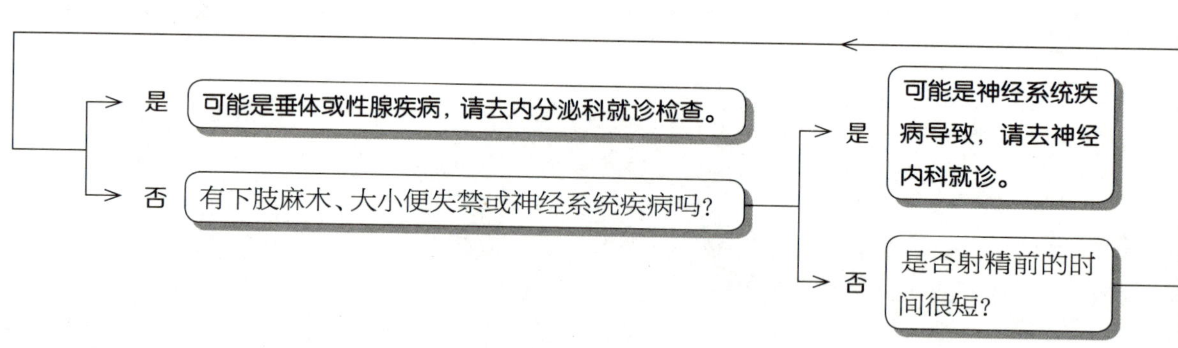
是
可能是垂体或性腺疾病，请去内分泌科就诊检查。
否
有下肢麻木、大小便失禁或神经系统疾病吗？
是
可能是神经系统疾病导致，请去神经内科就诊。
否
是否射精前的时间很短？

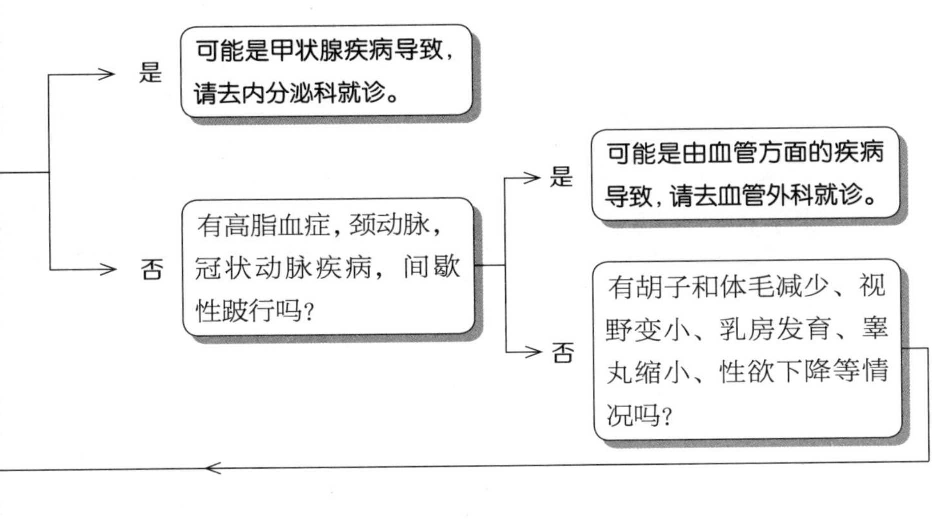

是 → 有关性方面的问题，个体差异很大，如果很在意，可去泌尿科或精神心理科就诊。

否 → 是否在性交前一刻就射精？

- 是 → 常见于刚开始有性生活的人，不必在意。因精神性因素引起的情形也不少见，如果在意，请去泌尿科、内科就诊检查。
- 否 → 射精前的时间有个体差异，无须太在意。

精液颜色异常

正常精液是一种黏稠的液体混合物，刚排出体外时呈凝胶状态，颜色呈灰白色或略带黄色，经过一段时间（约30分钟）液化后呈半透明的乳白色。

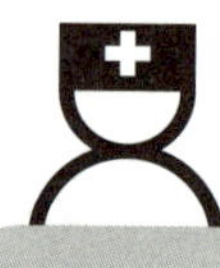

是否偏黄色？

是 → 正常人的精液是灰白色或稍带土黄色，禁欲时间较长，精液颜色偏黄些，属正常情况。若非此原因，请去男科或泌尿科就诊。

否 → 是否呈乳白色或黄绿色？

前列腺炎 / 131
精囊炎 / 126
寄生虫病 / 295

是　可能是前列腺或精囊感染，尽快去男科或泌尿科就诊。

否　如果呈淡红色，可能是前列腺炎或精囊炎。如果是鲜红色，并有血凝块，可能是小血管破裂。如果情况持续并呈加重趋势，可能是生殖系统肿瘤或结核、血吸虫病（寄生虫病的一种）、血液病等，请尽快去泌尿科就诊检查。

乳房变化

虽然绝大多数的乳房疼痛和肿块都是良性的，但女性每月进行一次乳房自我检查并在发现异常时及时就诊十分重要。

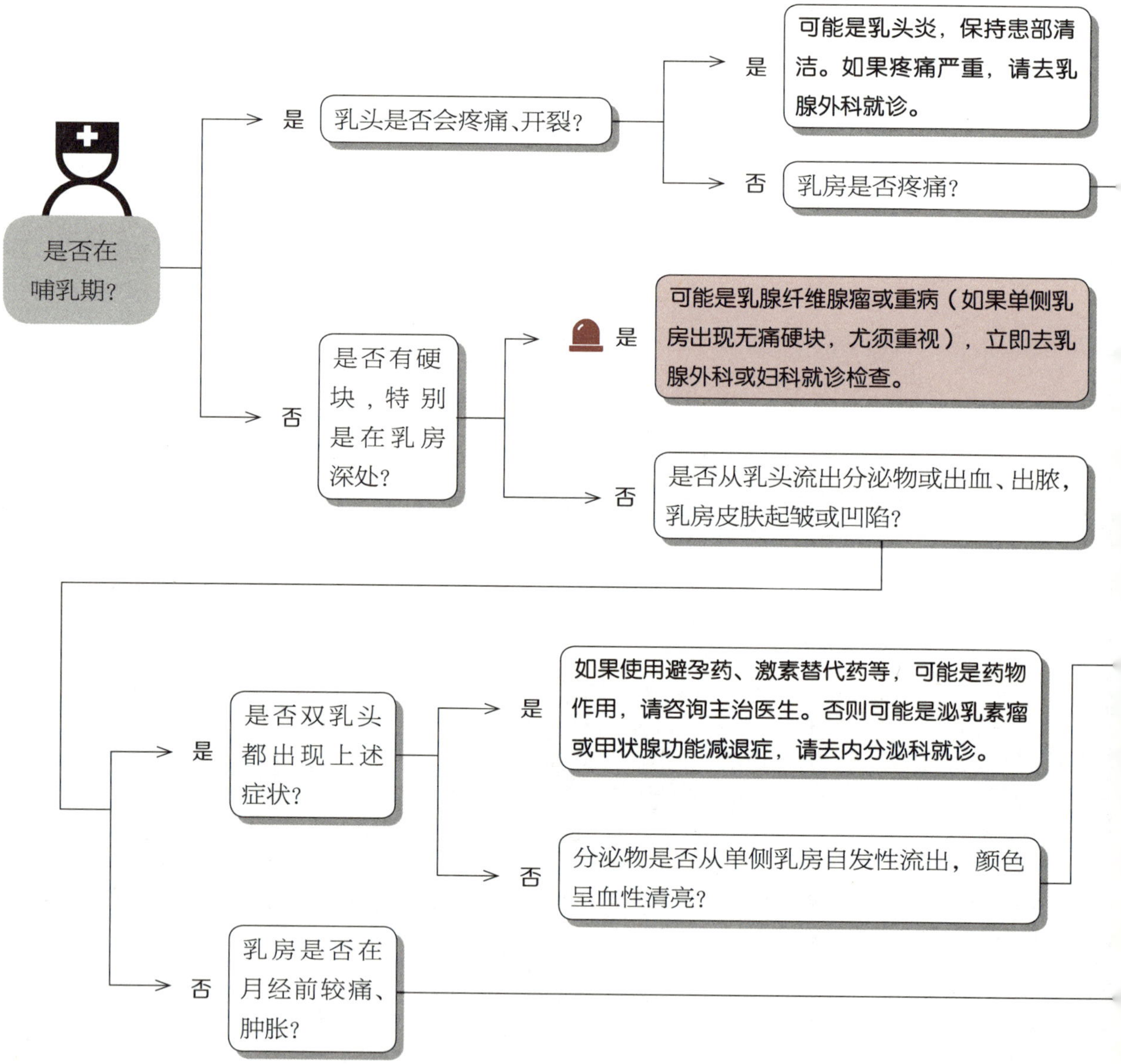

是否在哺乳期？

- 是 → 乳头是否会疼痛、开裂？
  - 是 → 可能是乳头炎，保持患部清洁。如果疼痛严重，请去乳腺外科就诊。
  - 否 → 乳房是否疼痛？
- 否 → 是否有硬块，特别是在乳房深处？
  - 是 → 可能是乳腺纤维腺瘤或重病（如果单侧乳房出现无痛硬块，尤须重视），立即去乳腺外科或妇科就诊检查。
  - 否 → 是否从乳头流出分泌物或出血、出脓，乳房皮肤起皱或凹陷？
    - 是 → 是否双乳头都出现上述症状？
      - 是 → 如果使用避孕药、激素替代药等，可能是药物作用，请咨询主治医生。否则可能是泌乳素瘤或甲状腺功能减退症，请去内分泌科就诊。
      - 否 → 分泌物是否从单侧乳房自发性流出，颜色呈血性清亮？
    - 否 → 乳房是否在月经前较痛、肿胀？

乳头炎 / 254
乳腺炎 / 257
乳腺增生 / 258
乳腺囊肿 / 255
乳腺纤维腺瘤 / 256
泌乳素瘤 / 246
乳腺导管内乳头状瘤 / 255
甲状腺功能减退症 / 063
蜂窝织炎 / 213
经前期紧张综合征 / 244

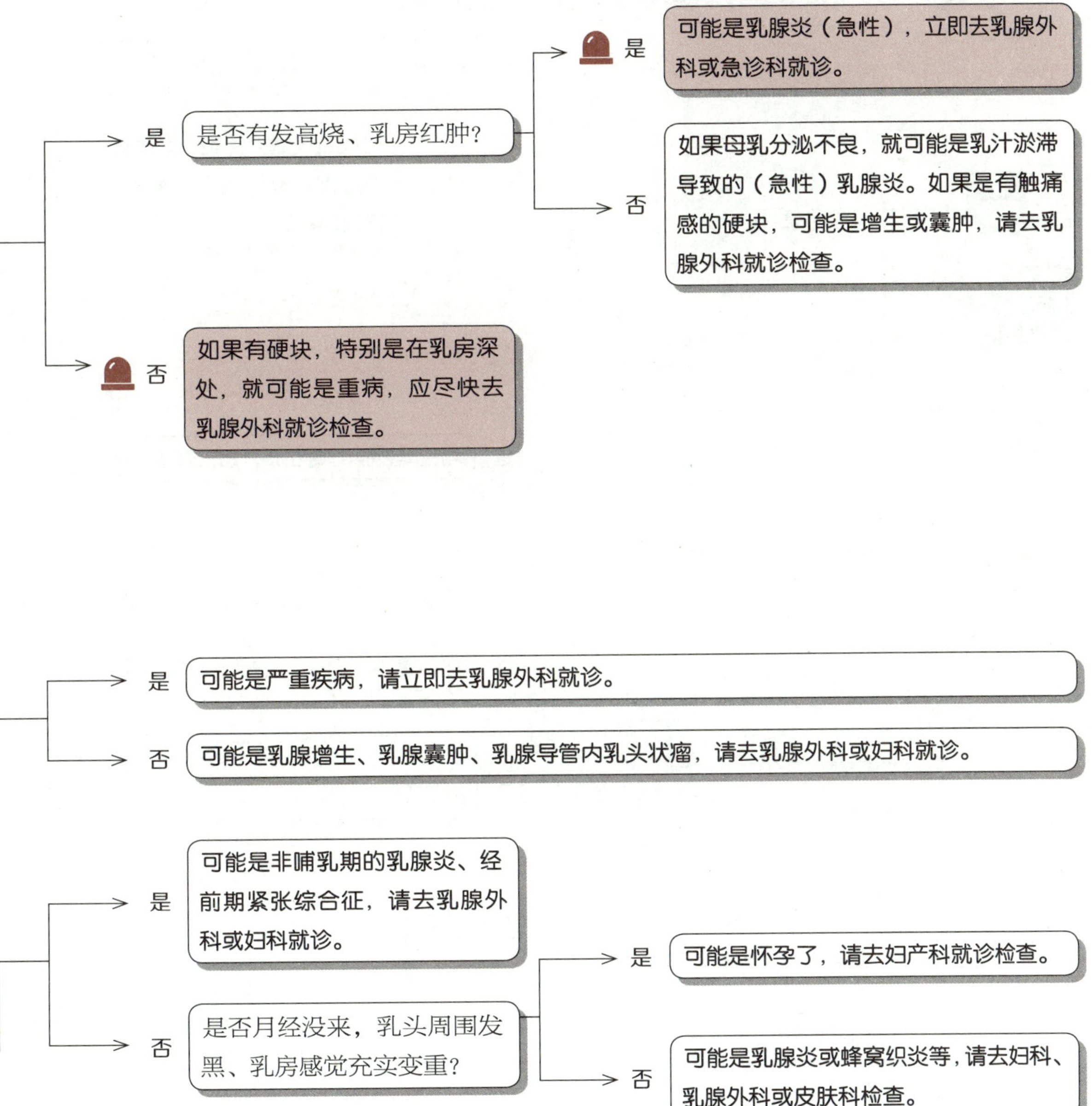

是　可能是非哺乳期的乳腺炎、经前期紧张综合征，请去乳腺外科或妇科就诊。

否　是否月经没来，乳头周围发黑、乳房感觉充实变重？

是　可能是怀孕了，请去妇产科就诊检查。

否　可能是乳腺炎或蜂窝织炎等，请去妇科、乳腺外科或皮肤科检查。

阴部疼痛、发痒、有硬块

许多妇女偶尔会发生外阴瘙痒，一般不用处理。但当这种瘙痒伴有分泌物，持续、严重、反复发作时就需要治疗。过度的清洗会使阴道干燥，引起瘙痒，还会去除正常的有保护作用的细菌，增加感染的风险。

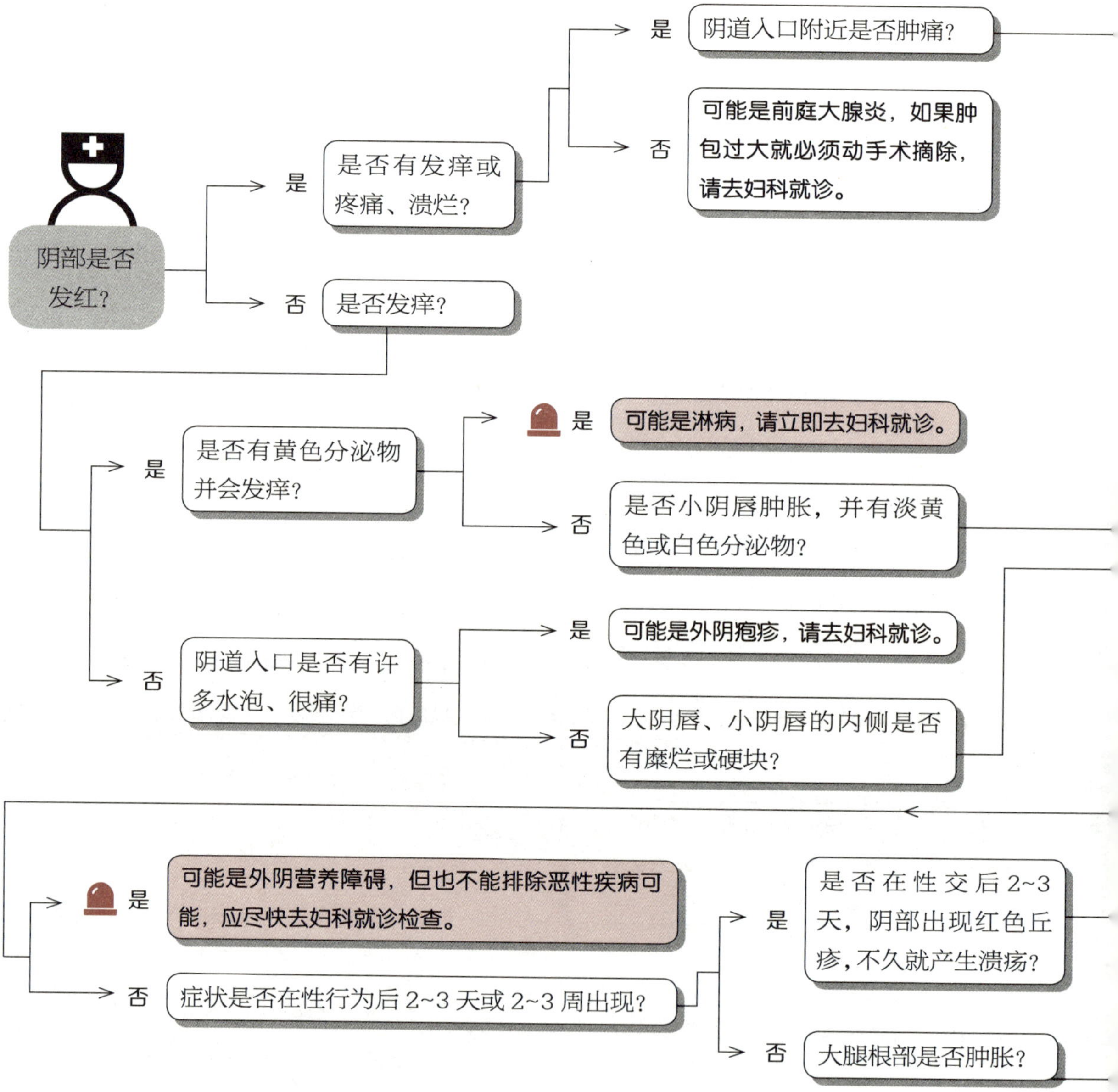

阴部是否发红？

- 是 → 是否有发痒或疼痛、溃烂？
  - 是 → 阴道入口附近是否肿痛？
  - 否 → 可能是前庭大腺炎，如果肿包过大就必须动手术摘除，请去妇科就诊。
- 否 → 是否发痒？
  - 是 → 是否有黄色分泌物并会发痒？
    - 是 → 可能是淋病，请立即去妇科就诊。
    - 否 → 是否小阴唇肿胀，并有淡黄色或白色分泌物？
  - 否 → 阴道入口是否有许多水泡、很痛？
    - 是 → 可能是外阴疱疹，请去妇科就诊。
    - 否 → 大阴唇、小阴唇的内侧是否有糜烂或硬块？
      - 是 → 可能是外阴营养障碍，但也不能排除恶性疾病可能，应尽快去妇科就诊检查。
      - 否 → 症状是否在性行为后 2~3 天或 2~3 周出现？
        - 是 → 是否在性交后 2~3 天，阴部出现红色丘疹，不久就产生溃疡？
        - 否 → 大腿根部是否肿胀？

前庭大腺炎 / 252
前庭大腺囊肿与脓肿 / 251
外阴炎 / 263
淋病 / 296
外阴瘙痒症 / 261
子宫内膜异位症 / 269
滴虫性阴道炎 / 235
念珠菌阴道炎 / 248
非特异性阴道炎 / 239
萎缩性阴道炎 / 261
外阴溃疡 / 244
梅毒 / 297
腹股沟疝 / 104
盆腔炎 / 249
白塞病 / 071
子宫肌瘤 / 267
外阴疱疹 / 261
更年期综合征 / 241
软下疳 / 299

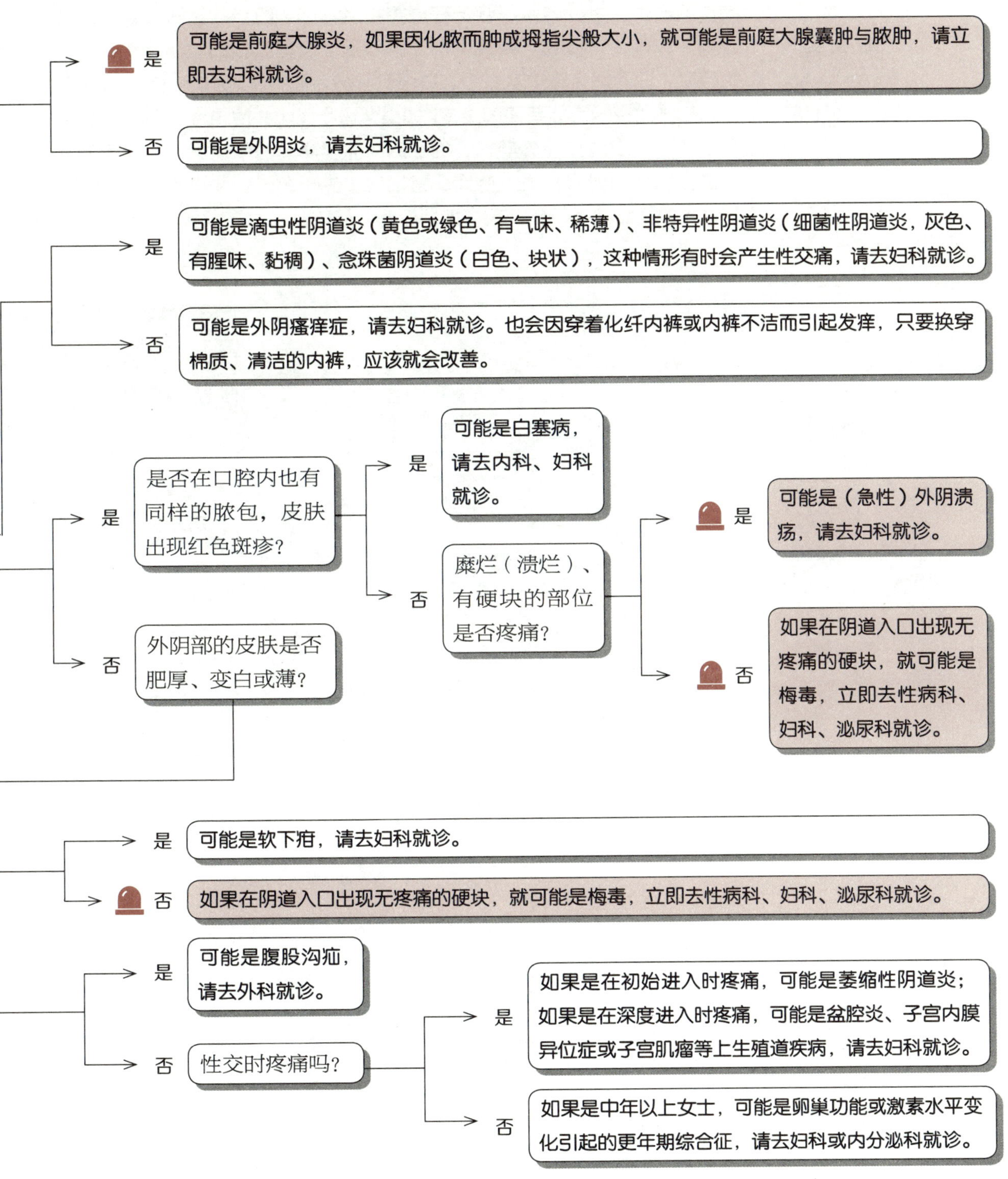
是
可能是前庭大腺炎，如果因化脓而肿成拇指尖般大小，就可能是前庭大腺囊肿与脓肿，请立即去妇科就诊。
否
可能是外阴炎，请去妇科就诊。
是
可能是滴虫性阴道炎（黄色或绿色、有气味、稀薄）、非特异性阴道炎（细菌性阴道炎，灰色、有腥味、黏稠）、念珠菌阴道炎（白色、块状），这种情形有时会产生性交痛，请去妇科就诊。
否
可能是外阴瘙痒症，请去妇科就诊。也会因穿着化纤内裤或内裤不洁而引起发痒，只要换穿棉质、清洁的内裤，应该就会改善。
是
是否在口腔内也有同样的脓包，皮肤出现红色斑疹？
是
可能是白塞病，请去内科、妇科就诊。
否
糜烂（溃烂）、有硬块的部位是否疼痛？
是
可能是（急性）外阴溃疡，请去妇科就诊。
否
如果在阴道入口出现无疼痛的硬块，就可能是梅毒，立即去性病科、妇科、泌尿科就诊。
否
外阴部的皮肤是否肥厚、变白或薄？
是
可能是软下疳，请去妇科就诊。
否
如果在阴道入口出现无疼痛的硬块，就可能是梅毒，立即去性病科、妇科、泌尿科就诊。
是
可能是腹股沟疝，请去外科就诊。
否
性交时疼痛吗？
是
如果是在初始进入时疼痛，可能是萎缩性阴道炎；如果是在深度进入时疼痛，可能是盆腔炎、子宫内膜异位症或子宫肌瘤等上生殖道疾病，请去妇科就诊。
否
如果是中年以上女士，可能是卵巢功能或激素水平变化引起的更年期综合征，请去妇科或内分泌科就诊。

阴道有异常分泌物、出血

有少量的阴道分泌物是正常的。正常的分泌物（白带）呈稀薄、清亮、乳白色，无异味，不会伴有瘙痒和烧灼感。白带的量和外观会随月经周期和年龄等变化。月经中期（排卵期）会有大量的、稀薄的白带。绝经后，白带量会减少。妊娠、口服避孕药、性刺激可引起白带的变化。分泌物异常提示可能有阴道炎症。如果分泌物呈水样或血性，需高度警惕，尽快就医。发生在青春期前、绝经后、怀孕期间的阴道出血及育龄期非月经出血均为异常出血。阴道异常出血多由于阴道或生殖系统的疾病，特别是子宫疾病，具体病因多取决于患者的年龄和生育状况。

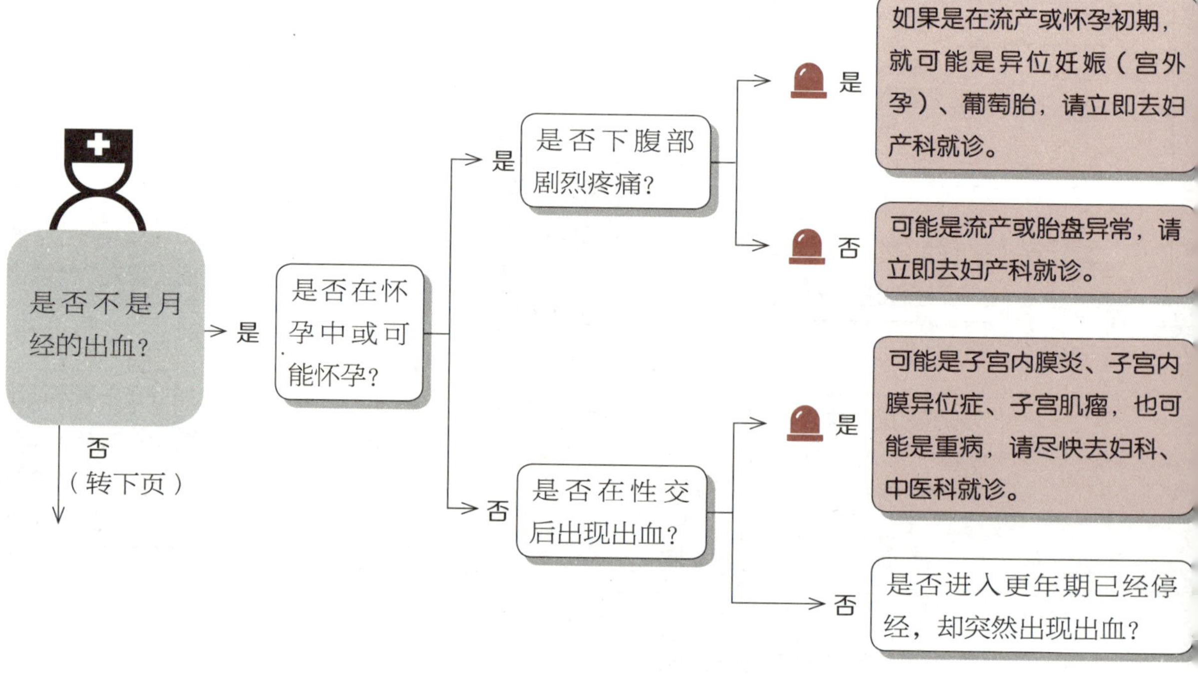

异位妊娠（宫外孕） / 265
子宫肌瘤 / 267
子宫内膜炎 / 268
子宫内膜异位症 / 269
盆腔炎 / 249
功能失调性子宫出血 / 242
葡萄胎 / 251
感染性疾病 / 300
萎缩性阴道炎 / 261
流产 / 246
滴虫性阴道炎 / 235
念珠菌阴道炎 / 248
附件炎 / 237
宫颈炎 / 240
宫颈息肉 / 239

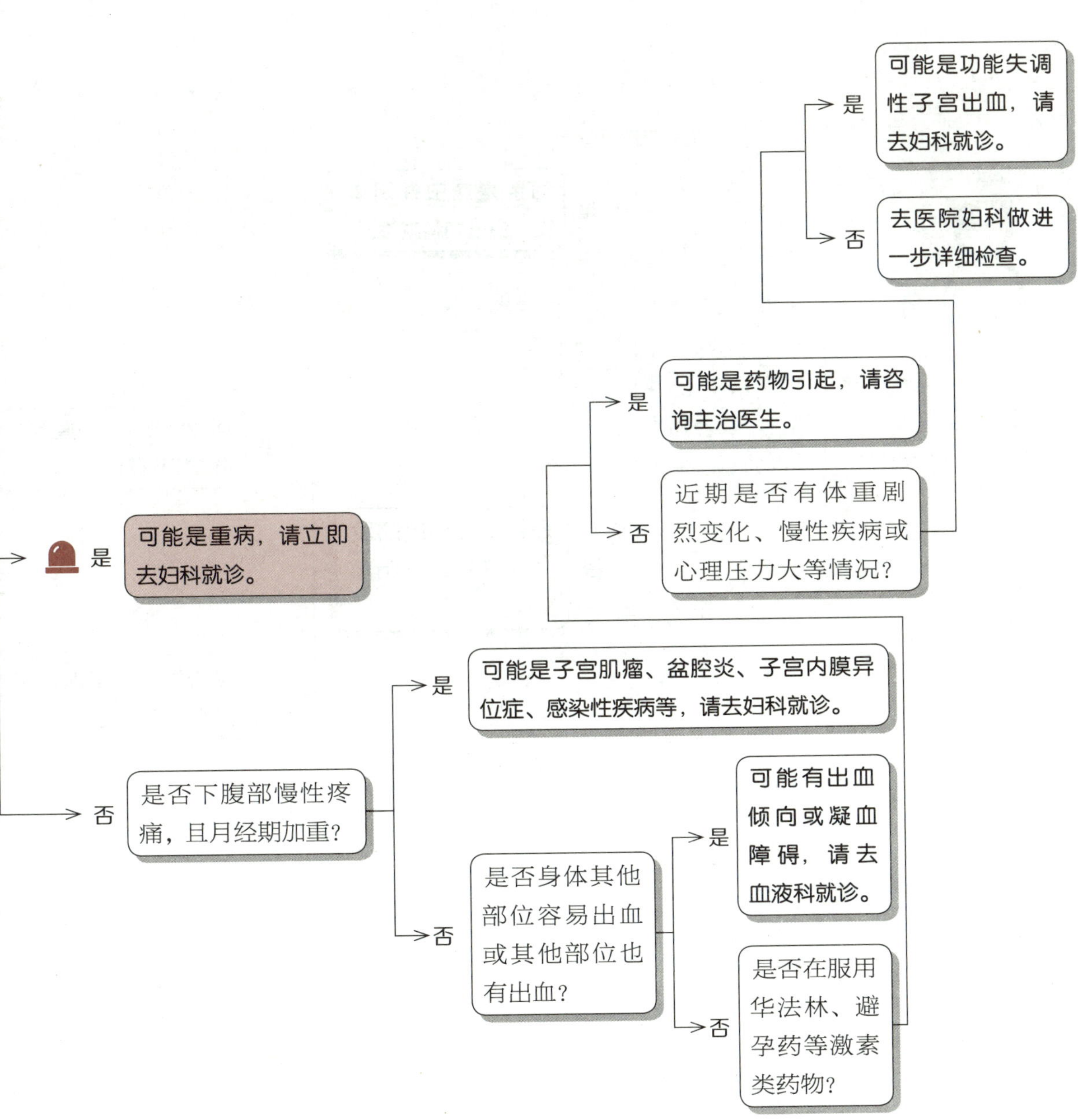
是
可能是重病，请立即去妇科就诊。
否
是否下腹部慢性疼痛，且月经期加重?
是
可能是子宫肌瘤、盆腔炎、子宫内膜异位症、感染性疾病等，请去妇科就诊。
否
是否身体其他部位容易出血或其他部位也有出血?
是
可能有出血倾向或凝血障碍，请去血液科就诊。
否
是否在服用华法林、避孕药等激素类药物?
是
可能是药物引起，请咨询主治医生。
否
近期是否有体重剧烈变化、慢性疾病或心理压力大等情况?
是
可能是功能失调性子宫出血，请去妇科就诊。
否
去医院妇科做进一步详细检查。

续上页

阴道有异常分泌物、出血

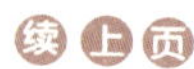

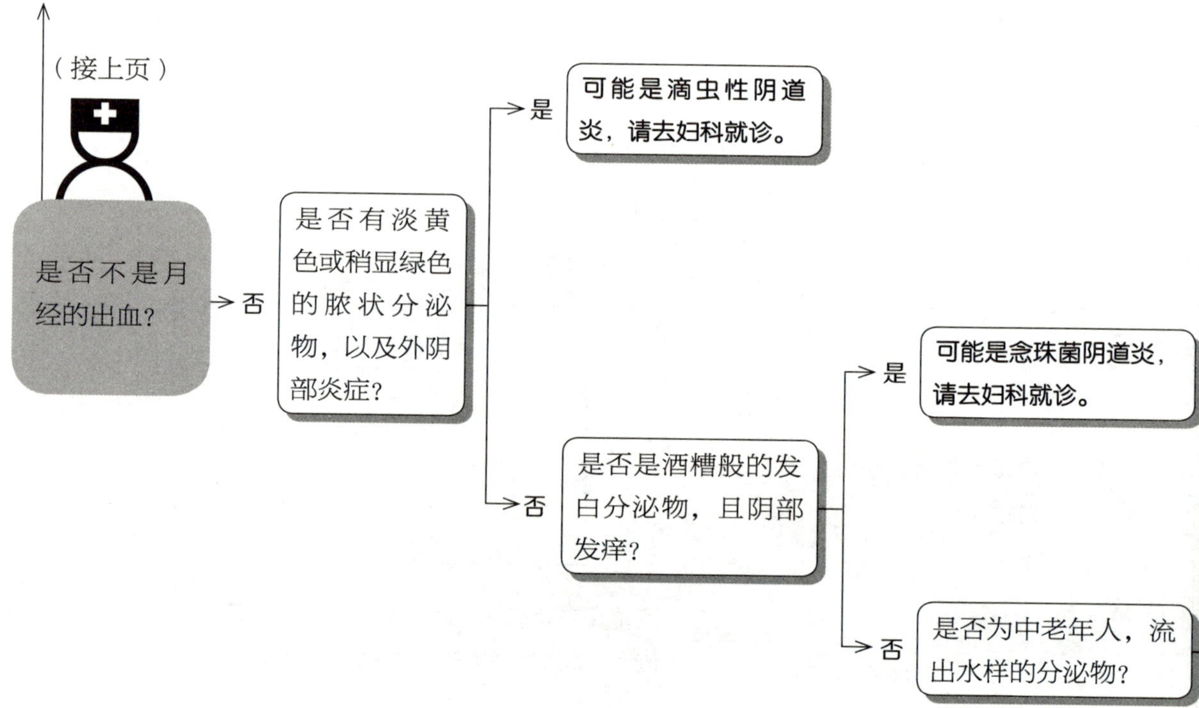
（接上页）
是否不是月经的出血？
否
是否有淡黄色或稍显绿色的脓状分泌物，以及外阴部炎症？
是
可能是滴虫性阴道炎，请去妇科就诊。
否
是否是酒糟般的发白分泌物，且阴部发痒？
是
可能是念珠菌阴道炎，请去妇科就诊。
否
是否为中老年人，流出水样的分泌物？

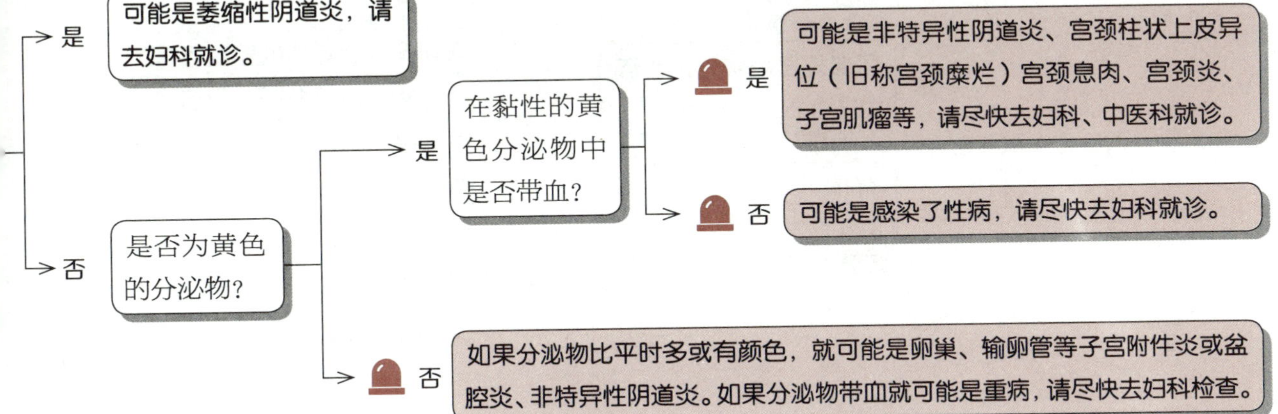
是
可能是萎缩性阴道炎，请去妇科就诊。
否
是否为黄色的分泌物?
是
在黏性的黄色分泌物中是否带血?
是
可能是非特异性阴道炎、宫颈柱状上皮异位（旧称宫颈糜烂）宫颈息肉、宫颈炎、子宫肌瘤等，请尽快去妇科、中医科就诊。
否
可能是感染了性病，请尽快去妇科就诊。
否
如果分泌物比平时多或有颜色，就可能是卵巢、输卵管等子宫附件炎或盆腔炎、非特异性阴道炎。如果分泌物带血就可能是重病，请尽快去妇科检查。

月经异常

正常月经周期的时间范围是 21~35 天，仅有少数女性正好是 28 天。月经初潮后和绝经前的几年内，月经周期的间隔往往是最长的。月经出血持续 3~7 天，平均 5 天。一次月经的正常出血量为 20~80 毫升。生育年龄中，月经周期过长或过短，经期持续时间长或者不规律，出血量过少或过大，经前或经期剧烈疼痛，均为月经异常。

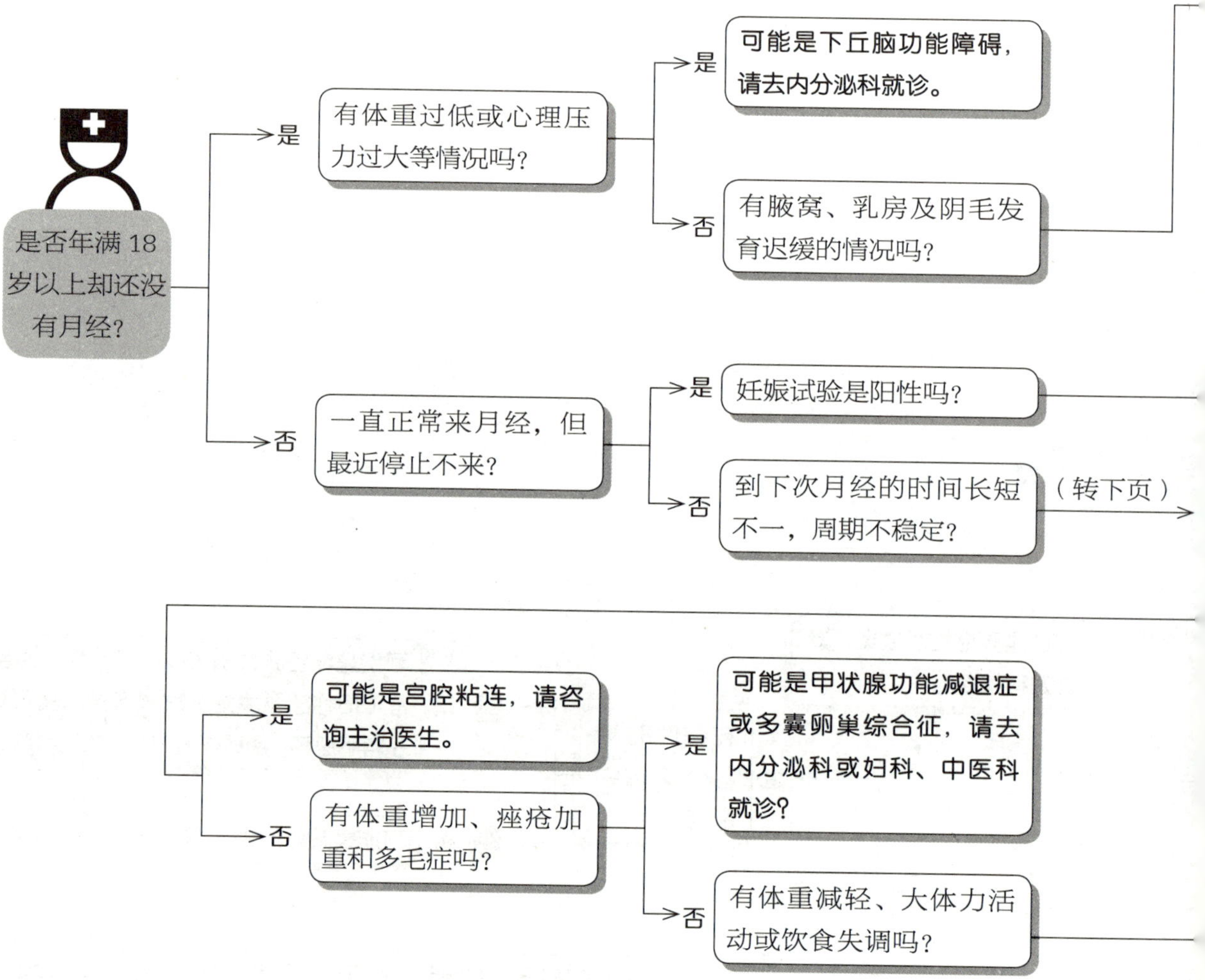

是否年满 18 岁以上却还没有月经？

- 是 → 有体重过低或心理压力过大等情况吗？
  - 是 → **可能是下丘脑功能障碍，请去内分泌科就诊。**
  - 否 → 有腋窝、乳房及阴毛发育迟缓的情况吗？
- 否 → 一直正常来月经，但最近停止不来？
  - 是 → 妊娠试验是阳性吗？
  - 否 → 到下次月经的时间长短不一，周期不稳定？（转下页）

（妊娠试验是阳性吗？）

- 是 → **可能是宫腔粘连，请咨询主治医生。**
- 否 → 有体重增加、痤疮加重和多毛症吗？
  - 是 → **可能是甲状腺功能减退症或多囊卵巢综合征，请去内分泌科或妇科、中医科就诊？**
  - 否 → 有体重减轻、大体力活动或饮食失调吗？

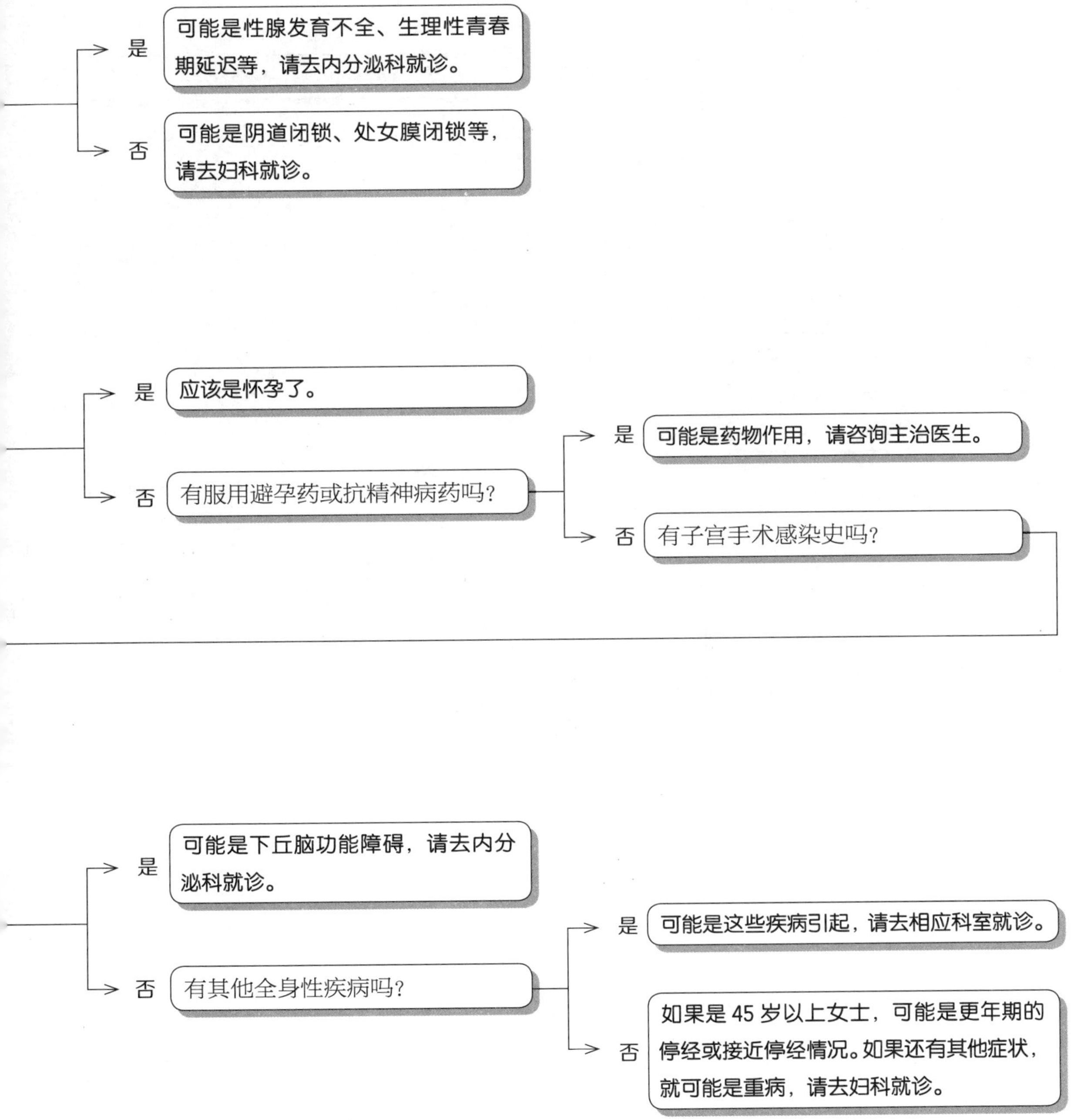

是 → 可能是性腺发育不全、生理性青春期延迟等，请去内分泌科就诊。

否 → 可能是阴道闭锁、处女膜闭锁等，请去妇科就诊。

是 → 应该是怀孕了。

否 → 有服用避孕药或抗精神病药吗？

是 → 可能是药物作用，请咨询主治医生。

否 → 有子宫手术感染史吗？

是 → 可能是下丘脑功能障碍，请去内分泌科就诊。

否 → 有其他全身性疾病吗？

是 → 可能是这些疾病引起，请去相应科室就诊。

否 → 如果是 45 岁以上女士，可能是更年期的停经或接近停经情况。如果还有其他症状，就可能是重病，请去妇科就诊。

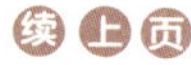

月经异常

（接上页）→ 否 到下次月经的时间长短不一，周期不稳定？

→ 是 是否24天以内反复来月经、出血量多？

→ 否 出血量是否多？

→ 是 月经期是否变长、出血量也多？

→ 否 出血量是否少？

→ 是　可能是子宫肌瘤，请去妇科、中医科就诊。

→ 否　如果处在初潮之后五年内，有时会因周期不稳定而延后一个月左右。如果处在更年期的停经期，月经也会变得不规律。此外，也可能是卵巢或激素水平异常，请去妇科就诊。

→ 是　如果是 30 岁以上出现这种症状，就可能是子宫肌瘤。如果痛经严重，就可能是子宫内膜异位症，请去妇科、中医科就诊。

→ 否　在月经中或其前后是否腰或下腹部会疼痛，腹部感觉胀？

→ 是　可能是子宫后屈症、附件炎等。如果有忧郁感或浮肿、虚冷、上火等，可能是经前期紧张综合征、痛经，请去妇科、中医科就诊。

→ 否　子宫有慢性炎症或患子宫肌瘤时也会出现月经出血量多，请去妇科、中医科就诊。若出现血块多就更需注意。

→ 是　这种月经过少的状态。可能是体质上的问题，也可能是卵巢功能下降或激素水平异常，请去妇科就诊。

→ 否　痛经是否很严重？

→ 是　有时是因精神因素影响或激素、新陈代谢异常等各种问题而引起，如果长久持续不愈，请去妇科、中医科就诊检查。

→ 否　如果长久持续排出如猪肝般颜色的血块，就可能是重病，应尽快去妇科就诊。

性欲低下

心理因素、环境因素、生理因素、年龄和药物均可影响女性性欲。实际上，年轻女性与年龄大的女性一样会发生性欲低下。性欲与情绪和双方的关系紧密相连。

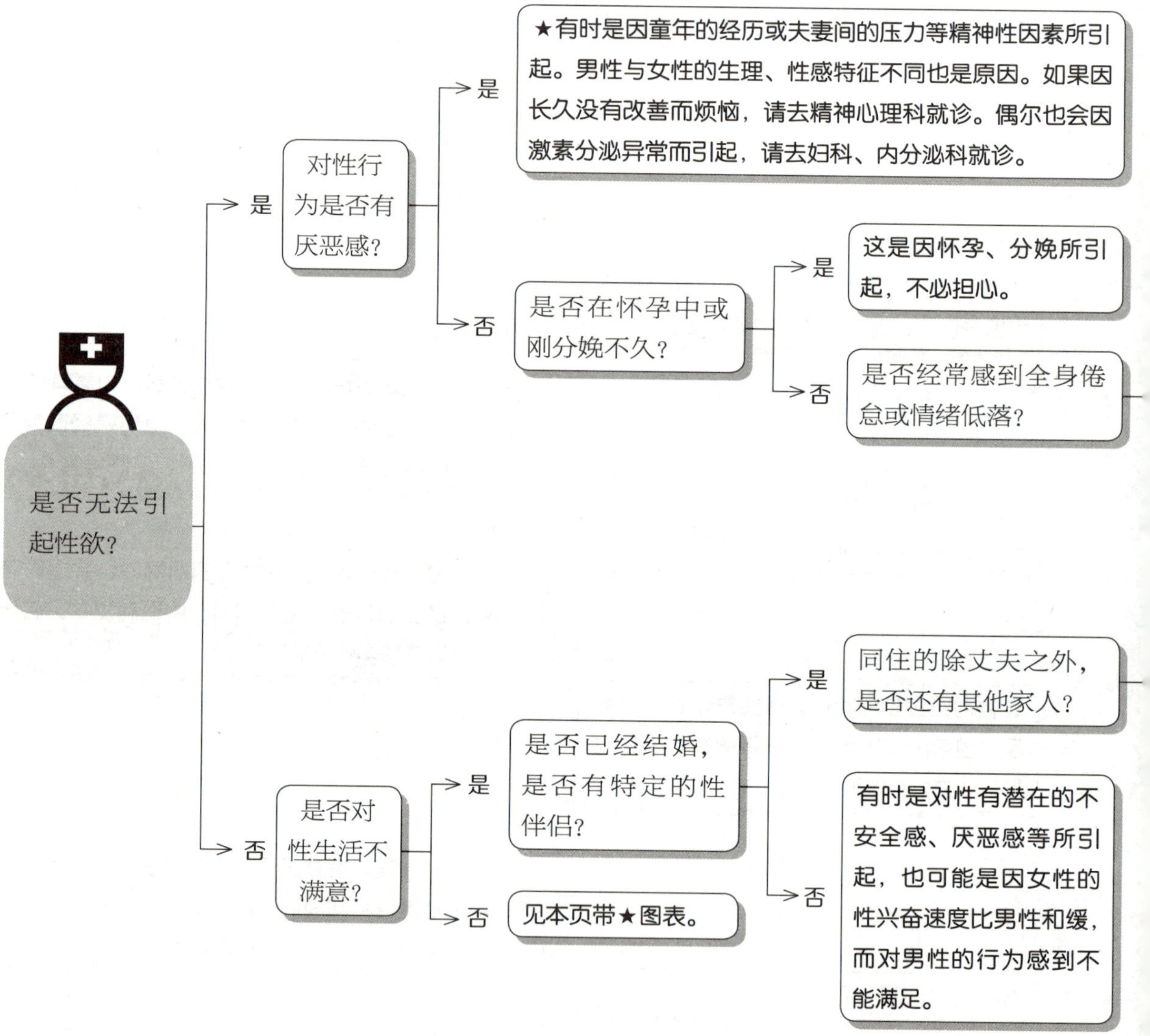

是否无法引起性欲？

- 是 → 对性行为是否有厌恶感？
  - 是 → ★有时是因童年的经历或夫妻间的压力等精神性因素所引起。男性与女性的生理、性感特征不同也是原因。如果因长久没有改善而烦恼，请去精神心理科就诊。偶尔也会因激素分泌异常而引起，请去妇科、内分泌科就诊。
  - 否 → 是否在怀孕中或刚分娩不久？
    - 是 → 这是因怀孕、分娩所引起，不必担心。
    - 否 → 是否经常感到全身倦怠或情绪低落？
- 否 → 是否对性生活不满意？
  - 是 → 是否已经结婚，是否有特定的性伴侣？
    - 是 → 同住的除丈夫之外，是否还有其他家人？
    - 否 → 有时是对性有潜在的不安全感、厌恶感等所引起，也可能是因女性的性兴奋速度比男性和缓，而对男性的行为感到不能满足。
  - 否 → 见本页带★图表。

抑郁症 / 281

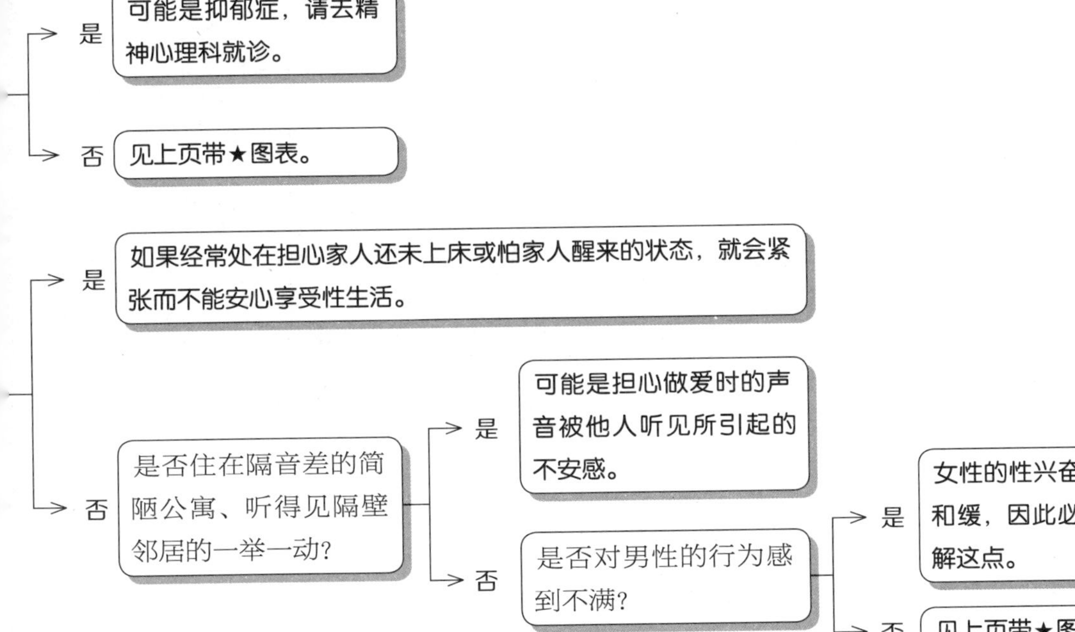
是
可能是抑郁症，请去精神心理科就诊。
否
见上页带★图表。
是
如果经常处在担心家人还未上床或怕家人醒来的状态，就会紧张而不能安心享受性生活。
否
是否住在隔音差的简陋公寓、听得见隔壁邻居的一举一动？
是
可能是担心做爱时的声音被他人听见所引起的不安感。
否
是否对男性的行为感到不满？
是
女性的性兴奋速度比男性和缓，因此必须让男性理解这点。
否
见上页带★图表。

第二节 儿童部分

婴儿成长发育迟缓

婴儿的成长发育包括体格和行为、社会及智力多个方面。成长发育的速度因人而异。良好的成长需要良好的营养和良好的环境。良性刺激能促进发育的进行。身体和心理的异常会影响健康成长。为孩子提供适合的食物和居住环境，持续、规律地满足他们的生理需要，多与孩子进行身体的接触和爱抚，愉快、积极地互动，满足他们情感和智力发育需要的关心和鼓励。这两方面的满足有利于孩子身心全面发展，并与父母建立一种基于信任与温情的良好亲密关系，为其一生打下良好的基础。

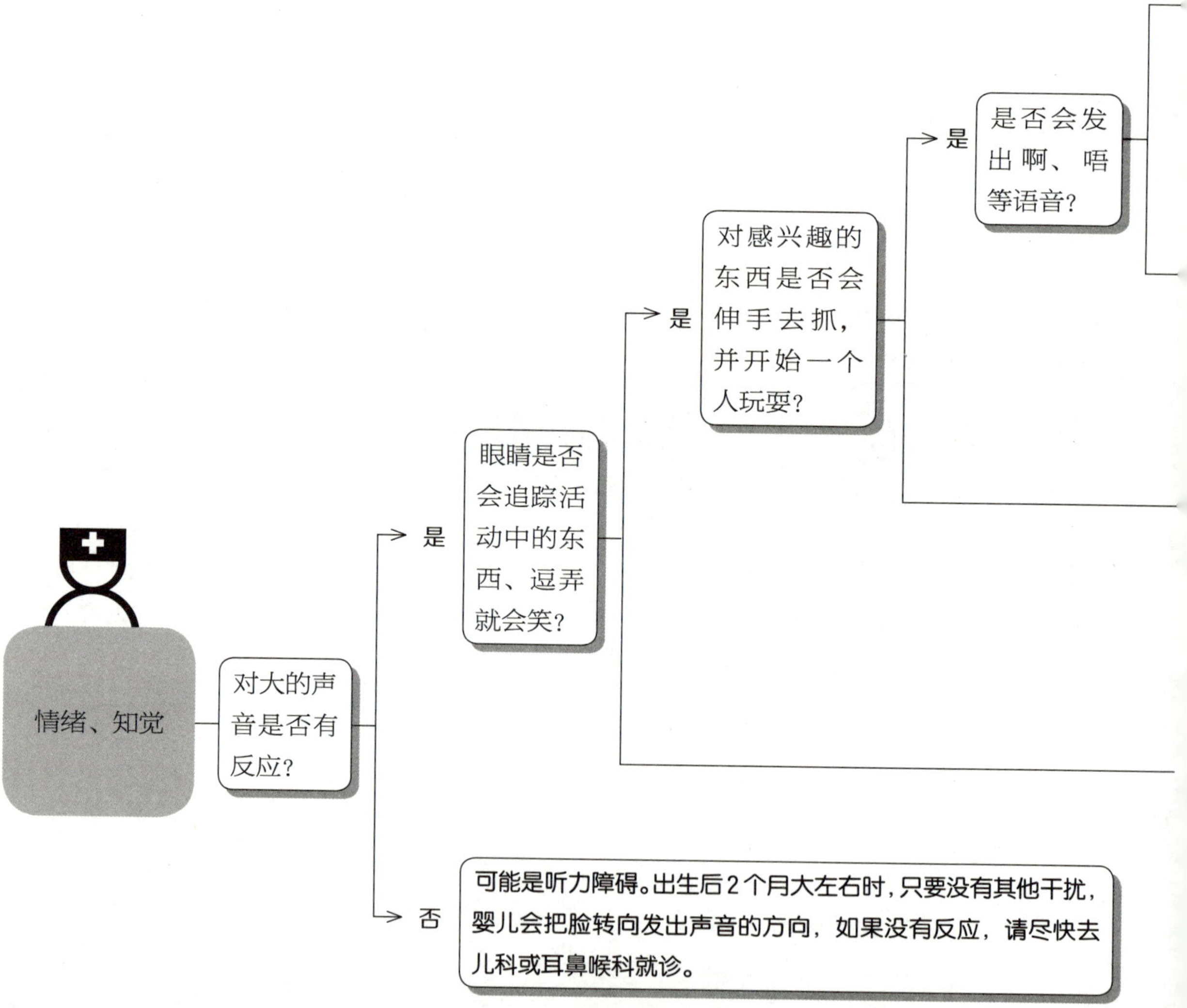

情绪、知觉

对大的声音是否有反应？

是 → 眼睛是否会追踪活动中的东西、逗弄就会笑？

是 → 对感兴趣的东西是否会伸手去抓，并开始一个人玩耍？

是 → 是否会发出啊、唔等语音？

否 → 可能是听力障碍。出生后2个月大左右时，只要没有其他干扰，婴儿会把脸转向发出声音的方向，如果没有反应，请尽快去儿科或耳鼻喉科就诊。

→ 是

是否会说咿咿呀呀等不完整的语句，逐渐了解大人所说的话？

→ 是

这表示成长顺利。一岁过后孩子就会开始萌生自我意识，懂得自我主张。

→ 否

一般来说，进入1岁前后就会理解语言的意义，开始会说婴儿的语言。不过个体差异大，有些孩子到了1岁半还不会说话。尽管如此，只要孩子能够理解自己名字或大人说的话，就不必担心，但如果运动机能迟缓，1岁过后还不会发母音，就可能是脑麻痹或精神发育迟缓，请尽快去儿科就诊检查。

→ 否

7~8个月大时，如果喃喃自语很少，听妈妈说话时不能对准视线，逗弄也不会笑，对周遭的人和事物不关心，就可能是幼儿自闭症或精神发育迟缓，请去儿科就诊检查。

→ 否

5~6个月大的婴儿，能依自己的意愿抓东西，开始自己玩耍。如果对周遭的事物不关心，动作少，就可能是脑部疾病或精神发育迟缓，请尽快去儿科就诊检查。

→ 否

可能是视力障碍。2~3个月大的婴儿已经了解物体的形状或颜色，而且逗弄就会笑。除视力障碍外，如果还有痉挛或骨骼异常、出血倾向，就可能是同型胱氨酸尿症，如果缺乏表情就可能是精神发育迟缓，请尽快去儿科就诊检查。

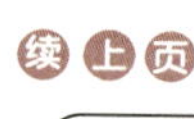

婴儿成长发育迟缓

运动机能、发育

颈部的肌肉是否有硬块、是否头部歪斜？

是 → 可能是头部变形或小儿斜颈，请去儿科就诊检查。

否 → 是否吮吸力弱、哭声也弱而无力？

否 → 头围是否逐渐变大且囟门隆起？

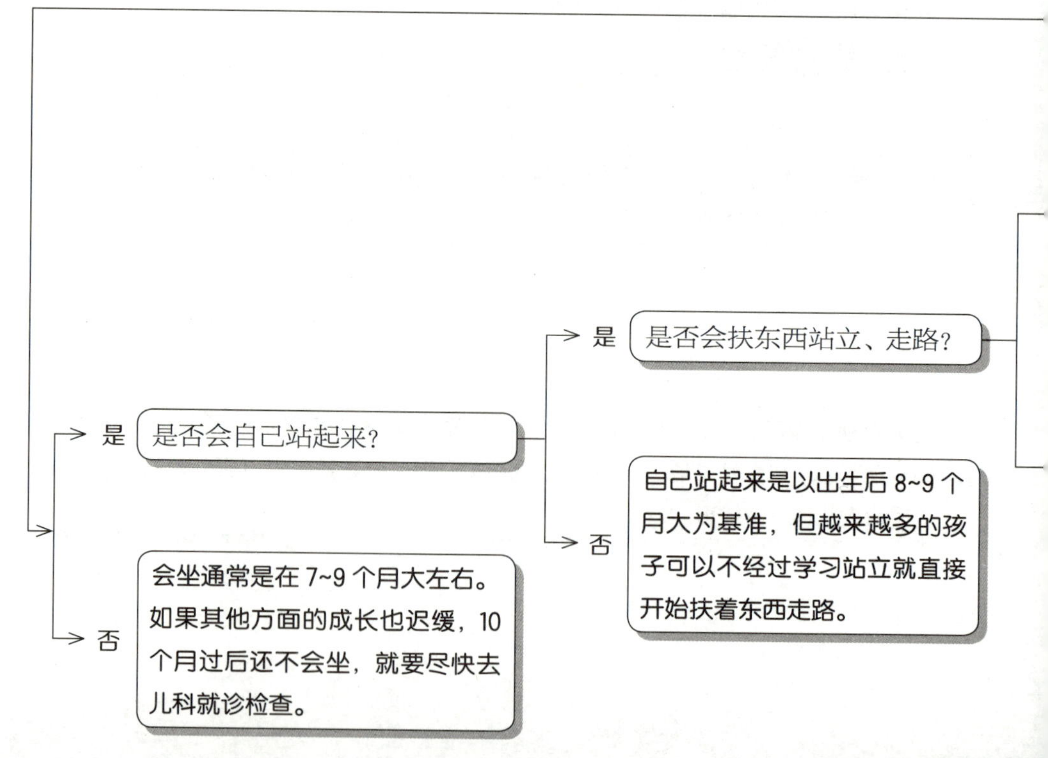

→ 是　如果舌头没有异常，就可能是脑性麻痹（脑瘫）、染色体异常、脑神经异常、胎内感染等，请尽快去儿科就诊检查。

→ 是　新生儿的囟门会随着脑部的成长而暂时扩大，但1年半左右就会关闭。囟门如果大得异常，就可能是婴儿脑积水或脑部疾病，立即去儿科就诊。

→ 否　是否3~4月龄手还握着拳头、颈部也软趴趴的？

- → 是　通常3~4个月大时颈部就很稳固，但也会因人而异。如果4个月过后颈部还软趴趴，俯卧睡觉时抬不起头来，也不会抓东西或笑，就可能是脑性麻痹等脑部的重大疾病，请尽快去儿科就诊检查。
- → 否　是否会翻身？
  - → 是　是否会坐、抓住东西？
  - → 否　出生后5~6个月大时，多半已经会翻身，但也有个体差异，有些孩子虽不会翻身，却已经会坐。此时期孩子会想伸手拿身边的东西，而且对大人的逗弄也会感到开心。若运动机能也迟缓，对玩耍不感兴趣，缺乏表情，并会发生痉挛，就可能是脑部疾病，请尽快去儿科检查。

→ 是　是否会自己走路？

- → 是　这表示发育顺利，但也要注意智力或情绪的发展，使各方面均衡发展。不过如果走路时一边的腰会上下，就可能是先天性髋关节脱位（臼），为了慎重起见，请去儿科就诊检查。
- → 否　一般是在1岁3个月左右会走路，但也因人而异。如果1岁5个月后还不会走路，就可能是先天性髋关节脱位（臼）、肌无力症、脑部疾病等，请尽快去儿科就诊检查。

→ 否　出生后11个月左右，就会扶着东西走路，但出生后的成长和肥胖度有个人差异，因此些许迟缓不必担心。只要能自己扶东西站起来，就表示脚有力量，不久就会走路。如果左右脚力有差别，请去儿科就诊检查。

婴儿体重不增加、没有食欲

生长发育在整个小儿时期不断进行，但各个阶段速度不同。在出生后第一年，尤其是前三个月最快。一般来说，出生后几天内的新生儿体重会略有下降，待喝奶量增加后体重开始恢复并增加，4 个月左右时体重会增加一倍。

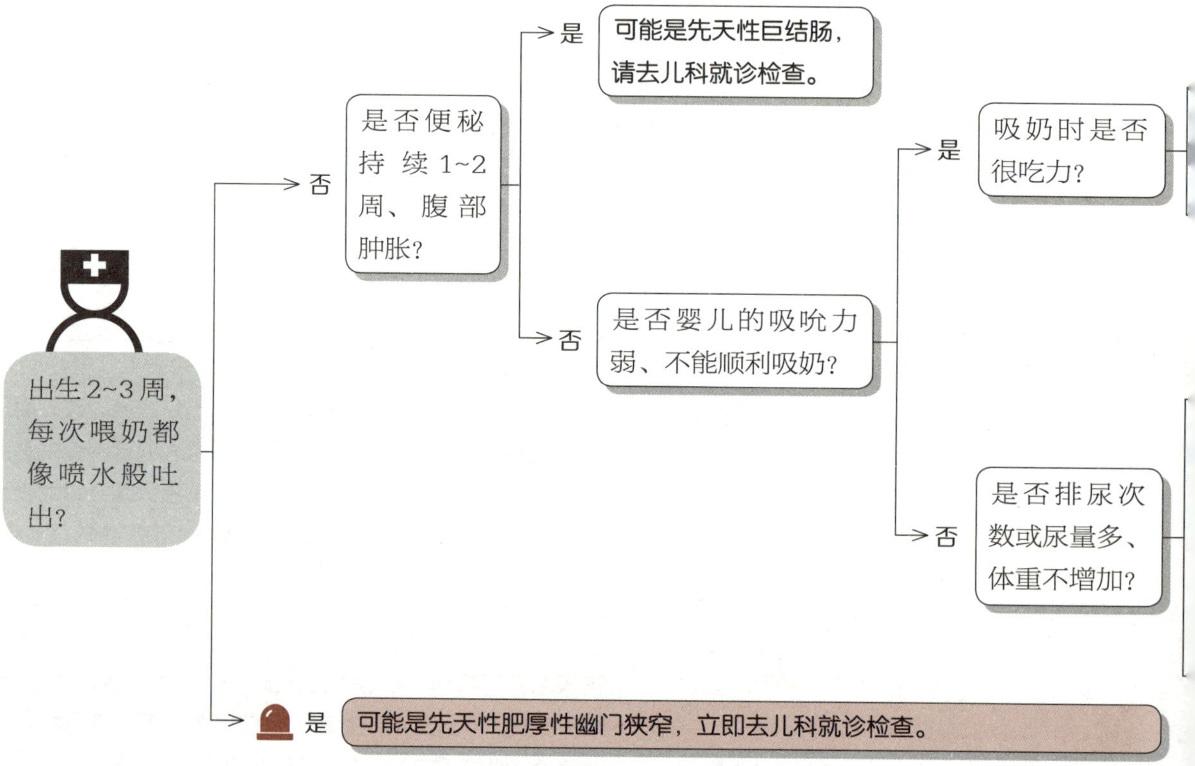

出生 2~3 周，每次喂奶都像喷水般吐出？

- 是 → 可能是先天性肥厚性幽门狭窄，立即去儿科就诊检查。
- 否 → 是否便秘持续 1~2 周、腹部肿胀？
  - 是 → 可能是先天性巨结肠，请去儿科就诊检查。
  - 否 → 是否婴儿的吸吮力弱、不能顺利吸奶？
    - 是 → 吸奶时是否很吃力？
    - 否 → 是否排尿次数或尿量多、体重不增加？

先天性巨结肠 / 319
半乳糖血症 / 325
感染性疾病 / 300
染色体异常 / 312
先天性心脏病 / 320
先天性代谢异常 / 316
脑性麻痹 / 310
尿崩症 / 055
小儿糖尿病 / 349
哮喘 / 033
先天性肥厚性幽门狭窄 / 318

→是　可能是先天性心脏病或哮喘（先天性），请尽快去儿科做进一步的检查。

→否　半乳糖血症等先天性代谢异常、先天畸形、生产时的障碍所引起的中枢神经障碍、染色体异常、脑性麻痹等，也会出现吮吸力下降，请尽快去儿科就诊检查。

→是　如果正常喝奶，体重却不增加或减轻，就可能是尿崩症或小儿糖尿病，请尽快去儿科就诊检查。

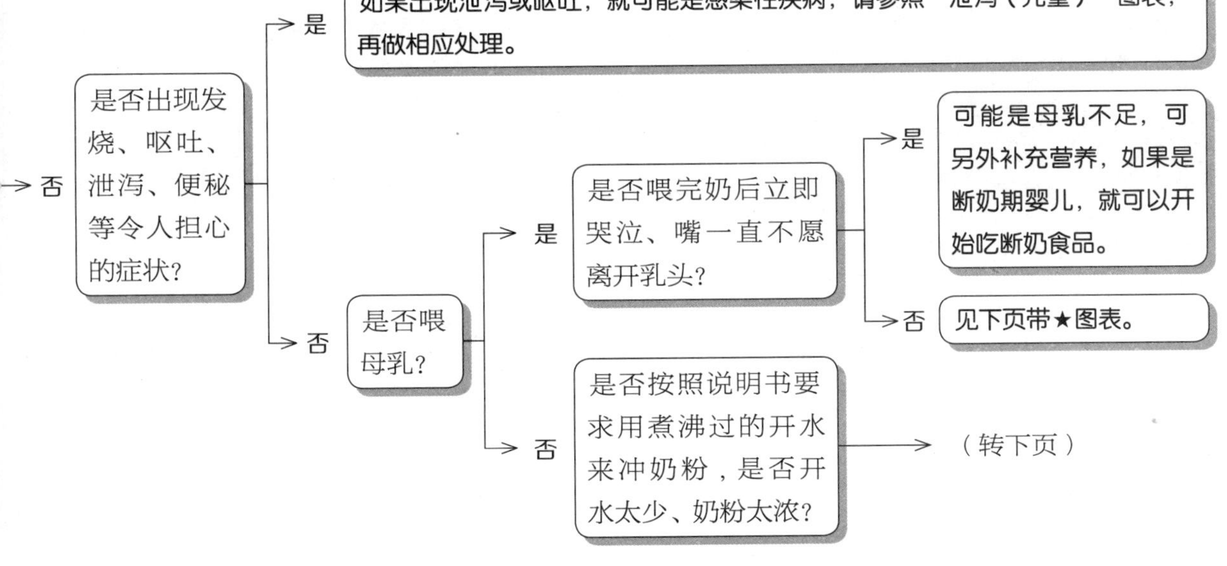

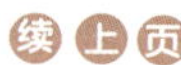
续上页

婴儿体重不增加、没有食欲

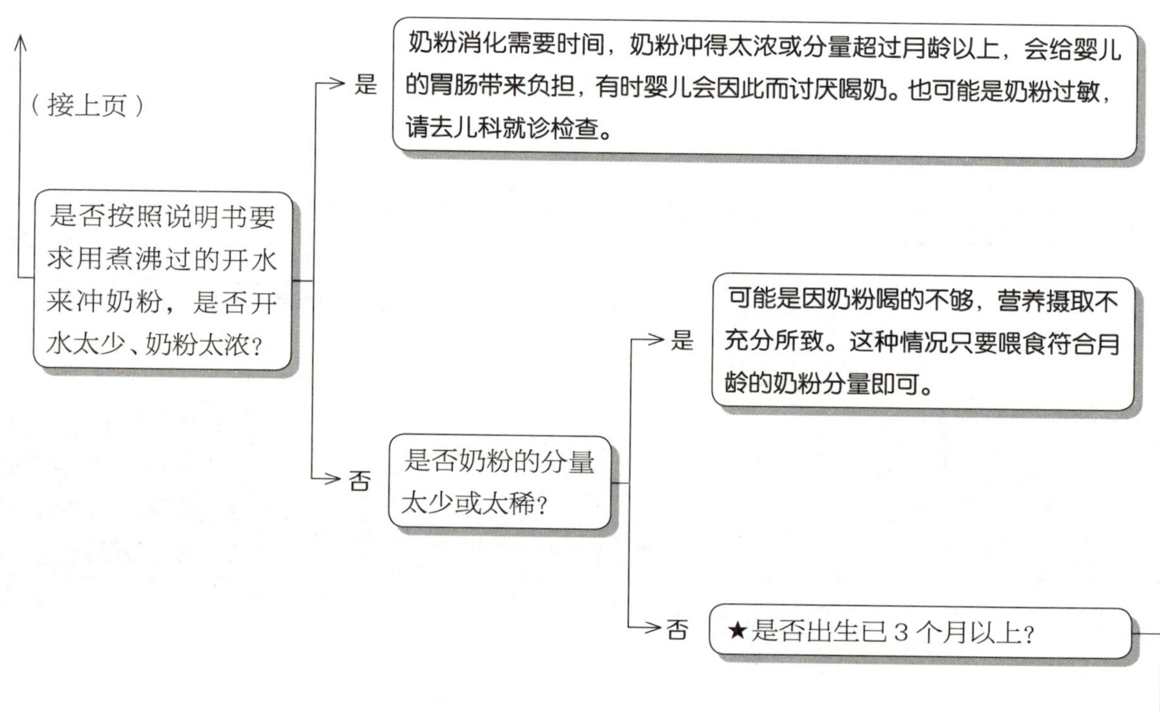

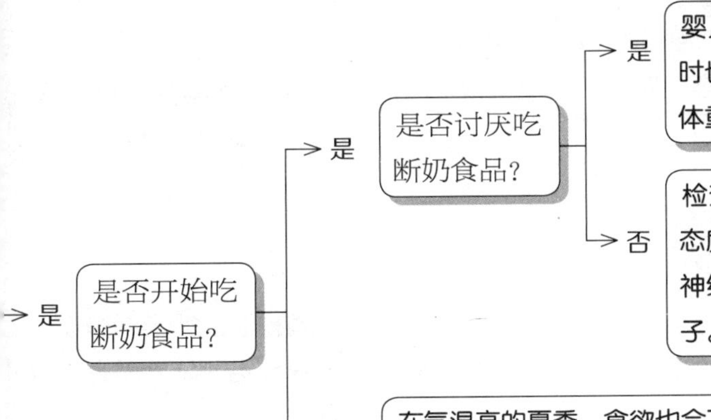

（是否开始吃断奶食品？—是—是否讨厌吃断奶食品？—是）婴儿的食欲变动很大，如果不想吃而勉强喂食，有时也会形成食欲不振，而造成呕吐。如果没有活力，体重减轻，请去儿科就诊检查。

（是否讨厌吃断奶食品？—否）检查断奶食品是否含有均衡的营养素。妈妈的育儿态度有时也会影响孩子的食欲，想想是否对育儿太过神经质，或是不太关心孩子，很少和孩子说话、抱孩子。如果没有活力，体重减轻，请去儿科就诊检查。

（是否开始吃断奶食品？—否）在气温高的夏季，食欲也会下降。此外，如果出生 3 个月以上，食欲会开始出现个体差异。开始吃断奶食品后最好经常改变菜色。如果 3~6 个月大婴儿体重一天增加 20~25 克，6~9 个月大婴儿体重一天增加 15~20 克，就不必担心，在断奶期有时体重会不增不减，但如果没有活力，体重减轻，请去儿科就诊检查。

→否　婴儿的体重在 3 个月大时，会变成出生时的 2 倍左右，如果没有其他异常，体重却没有增加，就要去咨询儿科医生。

婴儿哭泣、哭个不停

啼哭是婴儿交流的一种方式。六周时啼哭得最厉害，基本上每天要哭 3 个小时，三个月大时减少到每天哭一个小时。婴儿啼哭是因为他们饿了、困了、病了、不舒服等原因，只要注意听就会了解哭法不太一样。如果啼哭激烈，就是发生异常的信号，注意体温、吃奶的状况及粪便的状态。也有些基本需要得到满足的健康婴儿可哭闹数小时，常发生在两周至三个月婴儿。

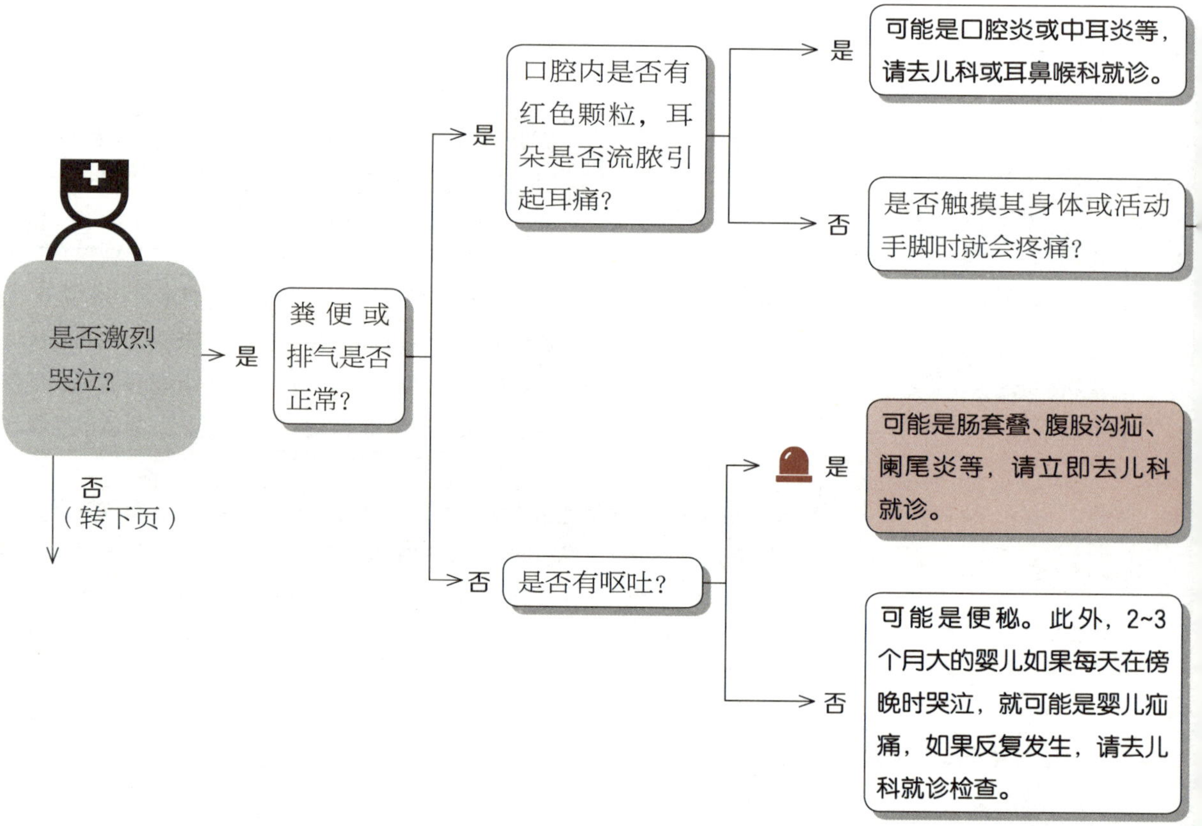

是否激烈哭泣？

→ 是：粪便或排气是否正常？

- → 是：口腔内是否有红色颗粒，耳朵是否流脓引起耳痛？
  - → 是：可能是口腔炎或中耳炎等，请去儿科或耳鼻喉科就诊。
  - → 否：是否触摸其身体或活动手脚时就会疼痛？
- → 否：是否有呕吐？
  - → 是：可能是肠套叠、腹股沟疝、阑尾炎等，请立即去儿科就诊。
  - → 否：可能是便秘。此外，2~3 个月大的婴儿如果每天在傍晚时哭泣，就可能是婴儿疝痛，如果反复发生，请去儿科就诊检查。

→ 否 （转下页）

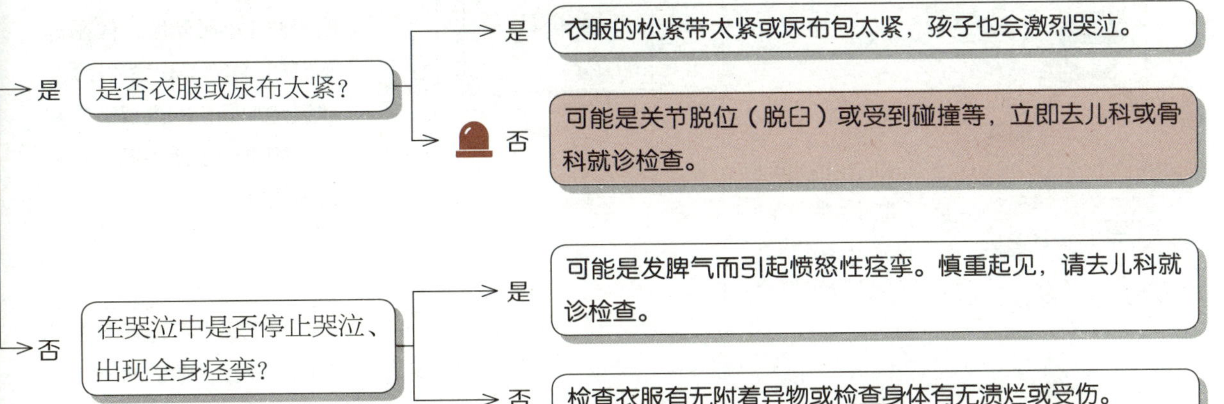
是
是否衣服或尿布太紧？
是
衣服的松紧带太紧或尿布包太紧，孩子也会激烈哭泣。
否
可能是关节脱位（脱臼）或受到碰撞等，立即去儿科或骨科就诊检查。
否
在哭泣中是否停止哭泣、出现全身痉挛？
是
可能是发脾气而引起愤怒性痉挛。慎重起见，请去儿科就诊检查。
否
检查衣服有无附着异物或检查身体有无溃烂或受伤。

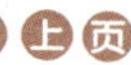
续上页

婴儿哭泣、哭个不停

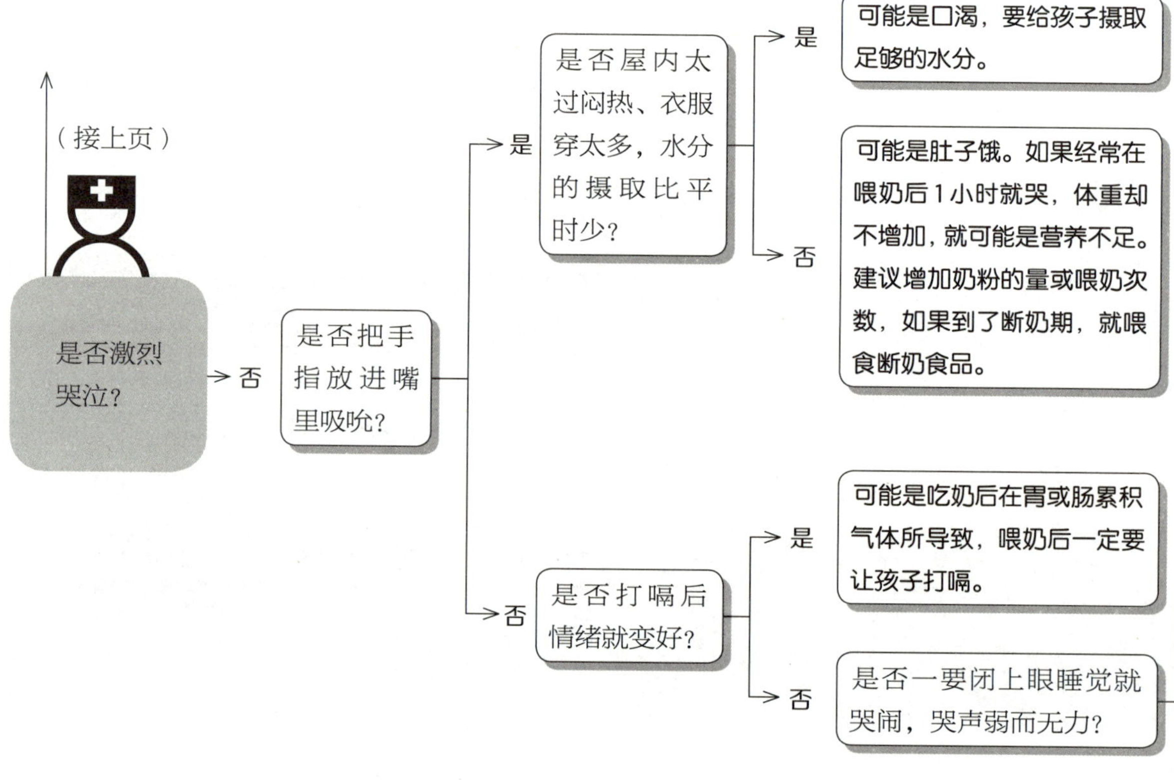

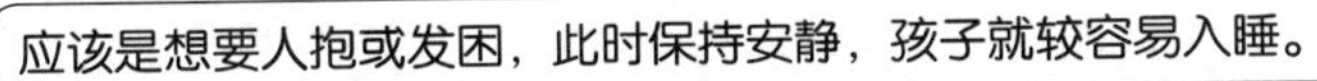
是
应该是想要人抱或发困，此时保持安静，孩子就较容易入睡。

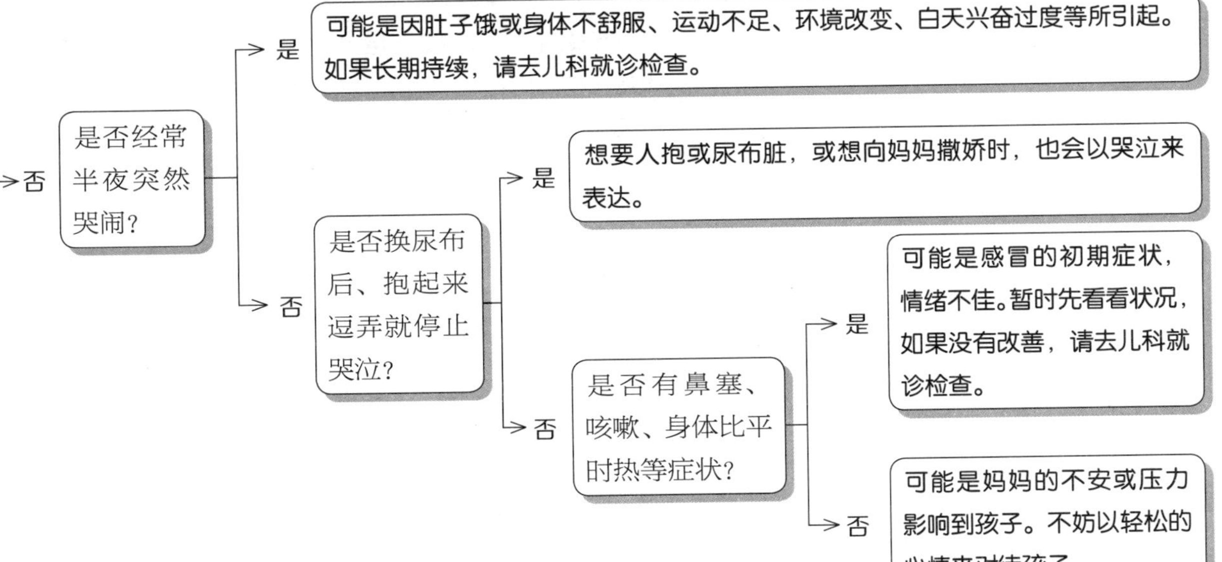
否
是否经常半夜突然哭闹？
是
可能是因肚子饿或身体不舒服、运动不足、环境改变、白天兴奋过度等所引起。如果长期持续，请去儿科就诊检查。
否
是否换尿布后、抱起来逗弄就停止哭泣？
是
想要人抱或尿布脏，或想向妈妈撒娇时，也会以哭泣来表达。
否
是否有鼻塞、咳嗽、身体比平时热等症状？
是
可能是感冒的初期症状，情绪不佳。暂时先看看状况，如果没有改善，请去儿科就诊检查。
否
可能是妈妈的不安或压力影响到孩子。不妨以轻松的心情来对待孩子。

幼儿生长迟缓

生长发育遵循由上到下、由近到远、由粗到细、由低级到高级、由简单到复杂的规律。身体各系统器官发育有快有慢，并非平衡发展。生长发育也因遗传、性别、营养和环境等因素影响有很大的个体差异。成长迟缓有时由疾病引起，学习和了解相应的健康知识及平时仔细地观察极为重要。

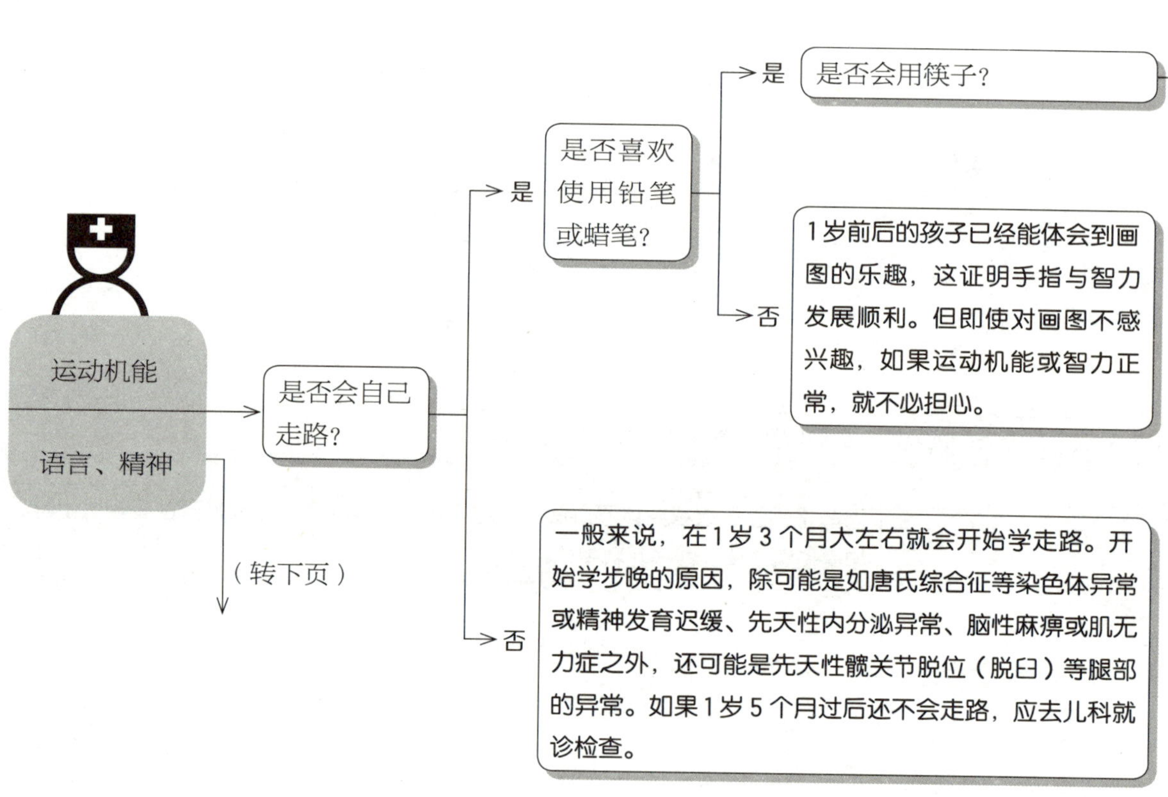

染色体异常 / 312
精神发育迟缓 / 333
先天性代谢异常 / 316
先天性内分泌异常 / 320
脑性麻痹 / 310
重症肌无力 / 111
幼儿自闭症 / 353
先天性髋关节脱位 / 319

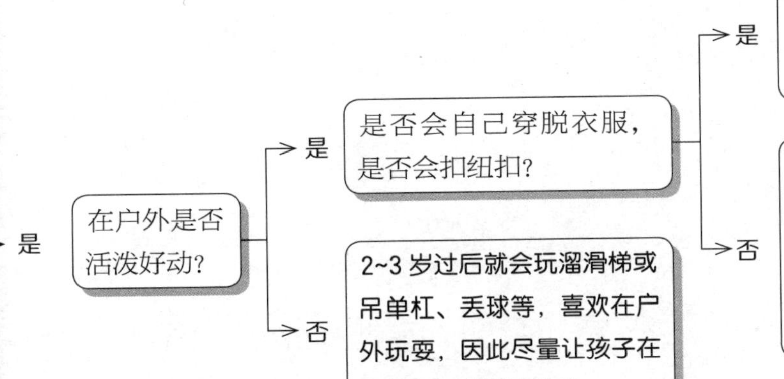

是：发育顺利。为培养孩子日后的自主性，在安全的范围内，让他 / 她从事自己喜欢的活动。

否：一般 4 岁左右起就会使用纽扣，到了 4 岁半过后就会扣扣子，但也有个体差异，有些不够灵巧的孩子还是不会扣。但如果手指使不上力，动作明显不对劲，就可能是脑部疾病，应去儿科就诊检查。

否：2 岁半左右起就开始学习用筷子。若不会用也不用勉强，有个体差异，随年龄增长慢慢练习。

续上页

幼儿生长迟缓

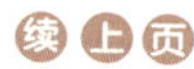

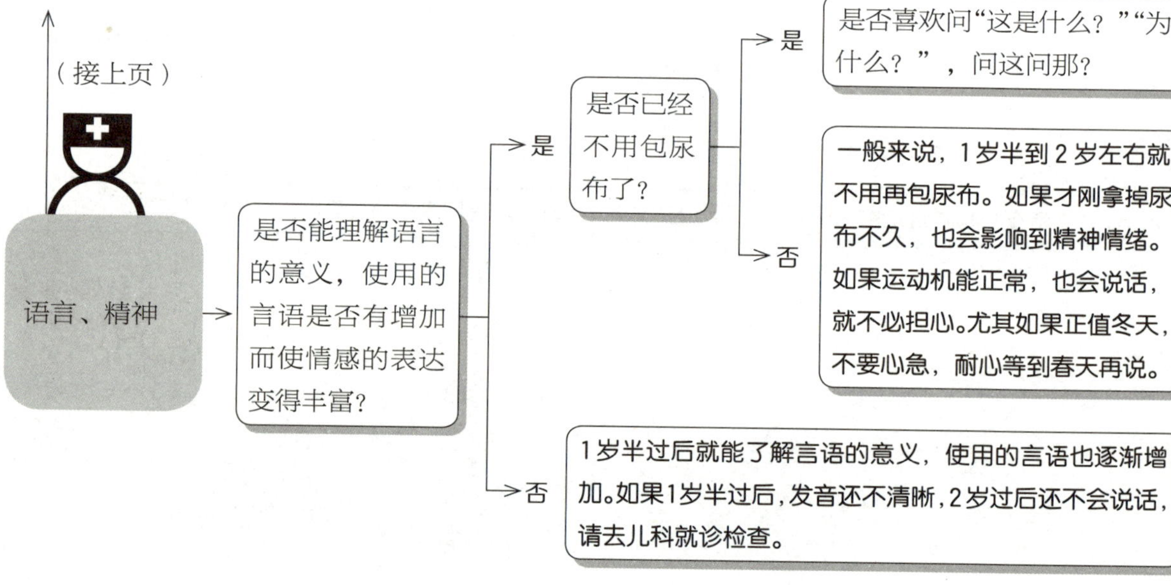
（接上页）
语言、精神
是否能理解语言的意义，使用的言语是否有增加而使情感的表达变得丰富？
是
是否已经不用包尿布了？
是
是否喜欢问“这是什么？”“为什么？”，问这问那？
否
一般来说，1岁半到2岁左右就不用再包尿布。如果才刚拿掉尿布不久，也会影响到精神情绪。如果运动机能正常，也会说话，就不必担心。尤其如果正值冬天，不要心急，耐心等到春天再说。
否
1岁半过后就能了解言语的意义，使用的言语也逐渐增加。如果1岁半过后，发音还不清晰，2岁过后还不会说话，请去儿科就诊检查。

→ 否

2~3 岁的孩子喜欢问东问西，也会说一些单音字，这个时候也是自我主张开始的时期。虽然会受到家庭环境的影响，但一般来说男孩子学说话比女孩子慢。如果在父母问话时很少回答，说话也慢，对周遭的人和事物不关心，就可能是幼儿自闭症或精神发育迟缓，应尽快去儿科就诊检查。

→ 是

是否喜欢和朋友一起玩耍，词汇量也有所增加？

→ 否

3~4 岁是学习和朋友一起共同玩耍的时期。话语也增加，会使用助词或连接词。虽然并未过度保护，但如果对其他孩子不感兴趣，仅执着于自己感兴趣的事物，无法理解言语的意义，发音不清晰，就可能是幼儿自闭症或脑部疾病、染色体异常等所引起的言语迟缓，应去儿科就诊检查。

→ 是

是否热衷玩过家家或捉迷藏的游戏？

→ 否

从 3 岁半后起会热衷于玩过家家的游戏。如果孩子太过内向而不能融入其他小朋友中，父母要设法从旁协助。

→ 是

5 岁过后是否还经常使用幼儿语言、发音不正常？

是

幼儿语言是把较难的词汇发音，改为简单的发音来表达。3 岁左右常会说幼儿语言，但为了让孩子学习正确的发音，大人以正确的发音来对话很重要。如果下面有弟弟或妹妹的孩子，有时也会故意使用幼儿语言，希望能赢得妈妈的关注。但如果 5 岁过后仍使用幼儿语言，就可能是发声器官异常，应去儿科就诊检查。

否

语言或精神方面成长顺利。言语和情感表达有密切关系，因此环绕孩子周围的言语也会左右孩子的性格。所以建议父母，再忙也要多与孩子相处。

令人担忧的行为

许多孩子会因身体或心理原因，有各种各样的癖好或行为上的问题。有时这些问题是因家长养育问题造成的。家长应学习相关的知识和处理的方法，帮助孩子纠正。

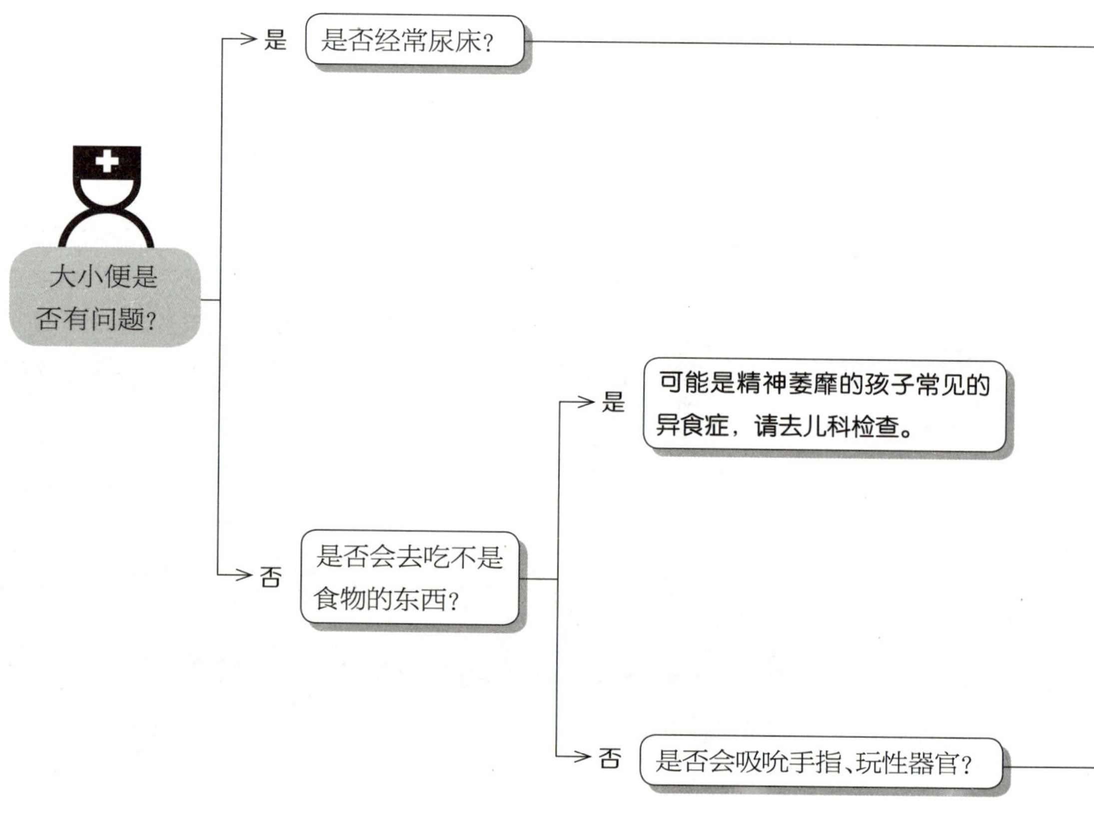

→是　当孩子专心玩耍时，就容易憋尿或憋大便，多数情形不须担心。但如果这种情况频繁、持续，应去泌尿科就诊检查。如果器质上没有异常，就不要过于担心而责骂孩子。此外，有时也会因缺乏父母的关爱而引起。

→否　是否尿频?

- →是　如果是不会引起排尿痛的尿频，就可能是精神紧张所引起的神经性尿频。父母应注意是否带给孩子太多精神负担与压力。
- →否　已经会在厕所排便，却拉在房间或裤子时，就可能是遗粪症。有时是因家长太在意孩子的排便，或孩子对父母的反抗所引起。

→是　这些行为，只要到户外玩耍之后就会自然停止。随着年龄增长越来越常出现的咬指甲，则是因紧张或焦虑所引起。不论是何种行为，都不要严格禁止或斥责，设法把孩子的注意力转向其他事物。孩子如果外阴部出现皮肤炎，也会把玩性器官。

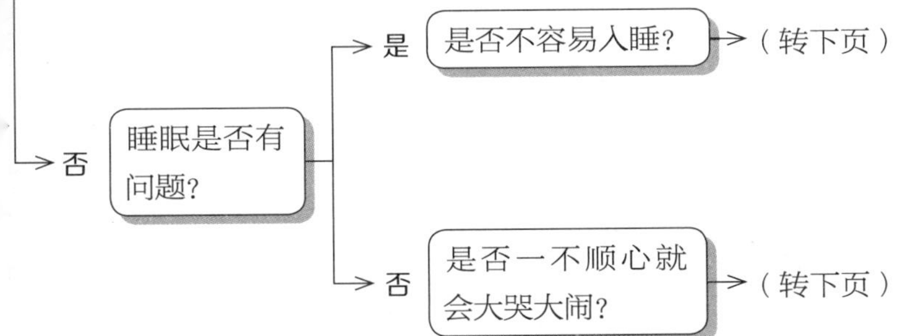

续上页

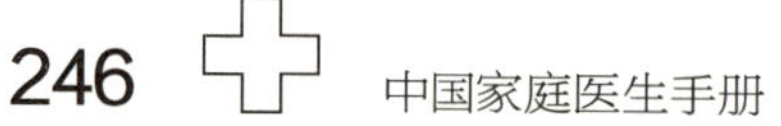

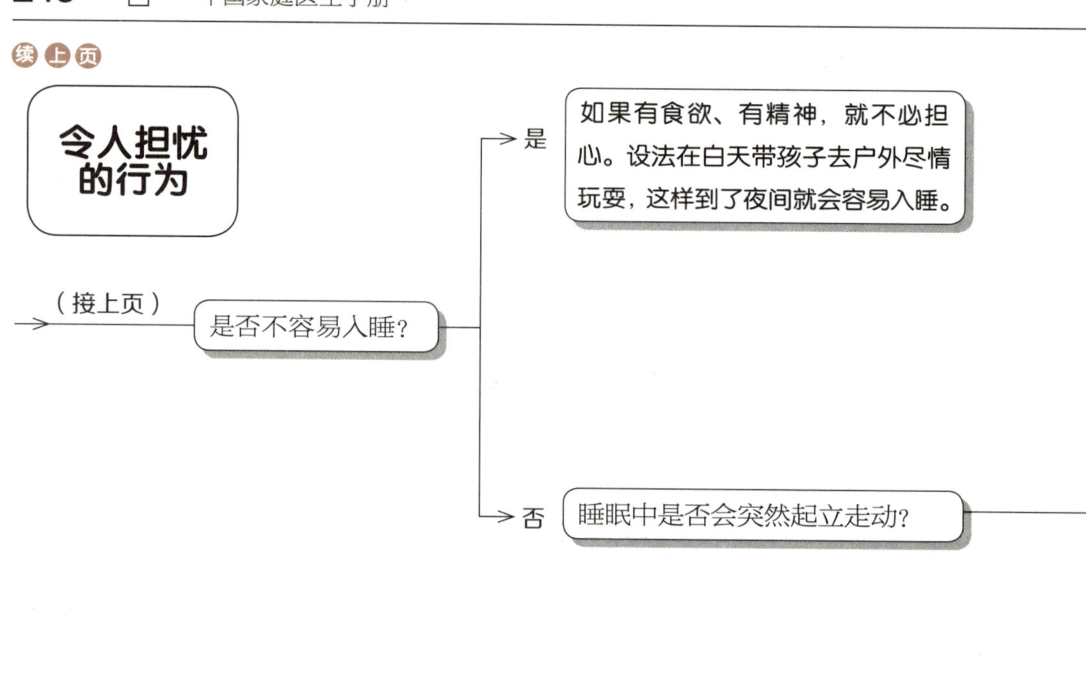
令人担忧的行为
（接上页）
是否不容易入睡？
是
如果有食欲、有精神，就不必担心。设法在白天带孩子去户外尽情玩耍，这样到了夜间就会容易入睡。
否
睡眠中是否会突然起立走动？

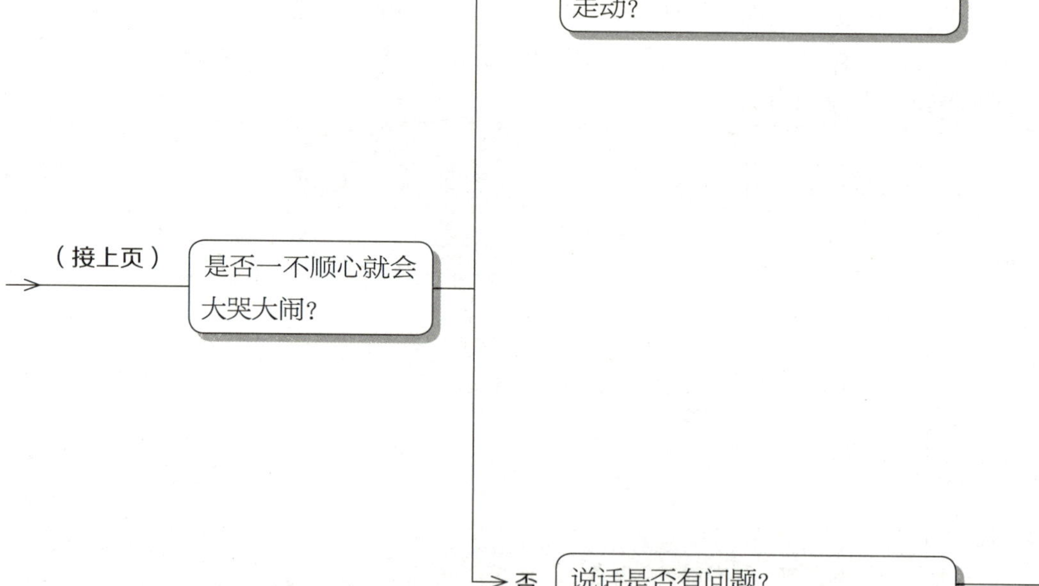
（接上页）
是否一不顺心就会大哭大闹？
是
是否无法集中注意力，而经常走动？
否
说话是否有问题？

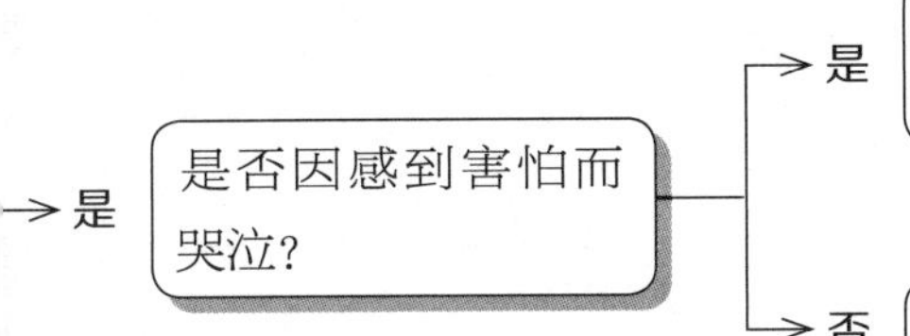

→是 是否因感到害怕而哭泣?

→是 可能是起因于紧张或不安的夜惊症。如果频繁出现，就要找出原因，并加以排除。

→否 可能是梦游症，一般会随着成长而不再发生，不必过于担心。

→否 白天如果太过兴奋，有时会做梦而哭泣。此外，婴儿半夜哭闹也可能是因肚子饿、尿布湿了等生理性需求所引起，不必担心。

→是 这是没有耐心、不沉稳孩子的特征，但如果异常活跃的走动，就可能是多动症，应去儿科就诊。

→否 如果年龄在1岁左右，就是自我意识的表现，不必担心。如果到了4~5岁仍持续出现这种情况，就是太任性。1~3岁起就应该开始教育和培养孩子的自制能力。

→是 是否2岁半过后还不能沟通、表达意思?

→是 如果并非重听，与发声有关的肌肉或神经也无异常，也没有意识障碍或智力障碍，却不会说话，就可能是幼儿自闭症，特别是如果一整天都一个人自己玩耍，请去儿科就诊检查。

→否 如果父母不和孩子说话，或因过度保护使孩子不需要说话以及父母亲对孩子学说话过于敏感和重视，有时会让孩子较晚才会说话。此外，口吃也是起因于不满等精神性因素，请去儿科就诊。

→否 如果脸部或身体的部分肌肉毫无意义地引起痉挛，就可能是妥瑞症，请去神经内科或风湿免疫科就诊。

食欲不振

孩子身体发育在一岁左右开始减慢。随着发育减慢，孩子对热量的需求相对减少，可能会出现食欲减退的现象，出现进食量少一天、多一天的情况。关键是观察孩子的精神状况和有无其他不适症状。

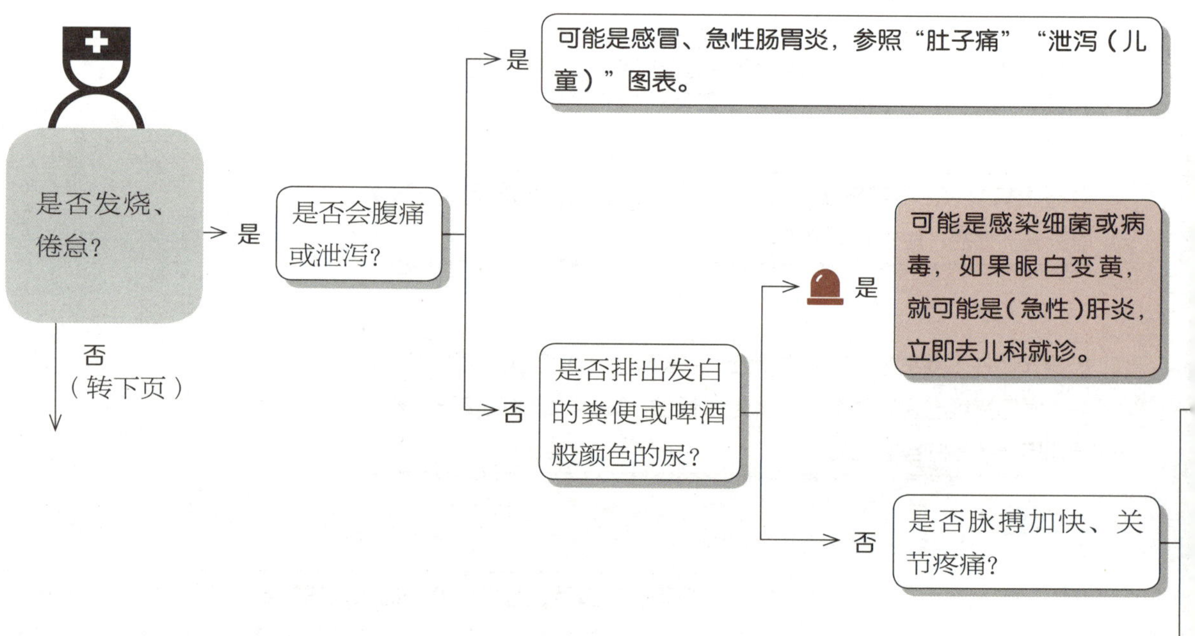

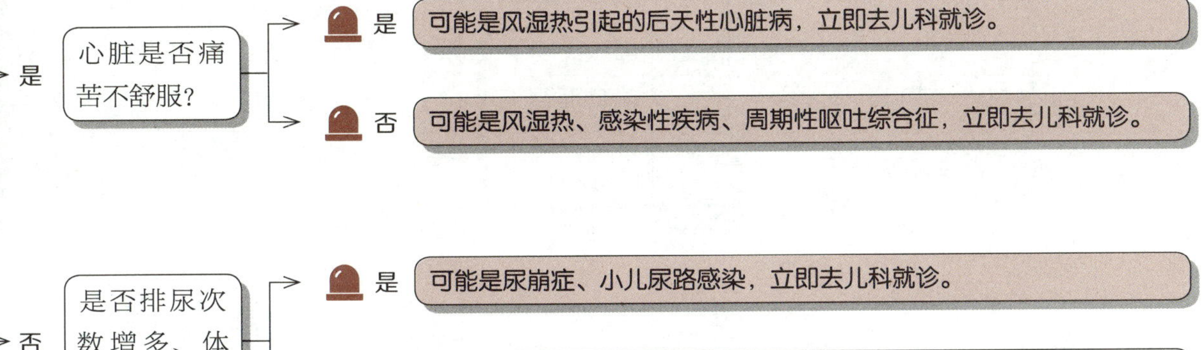
是
心脏是否痛苦不舒服?
是
可能是风湿热引起的后天性心脏病，立即去儿科就诊。
否
可能是风湿热、感染性疾病、周期性呕吐综合征，立即去儿科就诊。
否
是否排尿次数增多、体重减轻?
是
可能是尿崩症、小儿尿路感染，立即去儿科就诊。
否
引起食欲不振的疾病很多，如果有呕吐、浮肿等其他症状，请参考该症状的图表。如果有明显的异常，应尽快去儿科就诊。

食欲不振

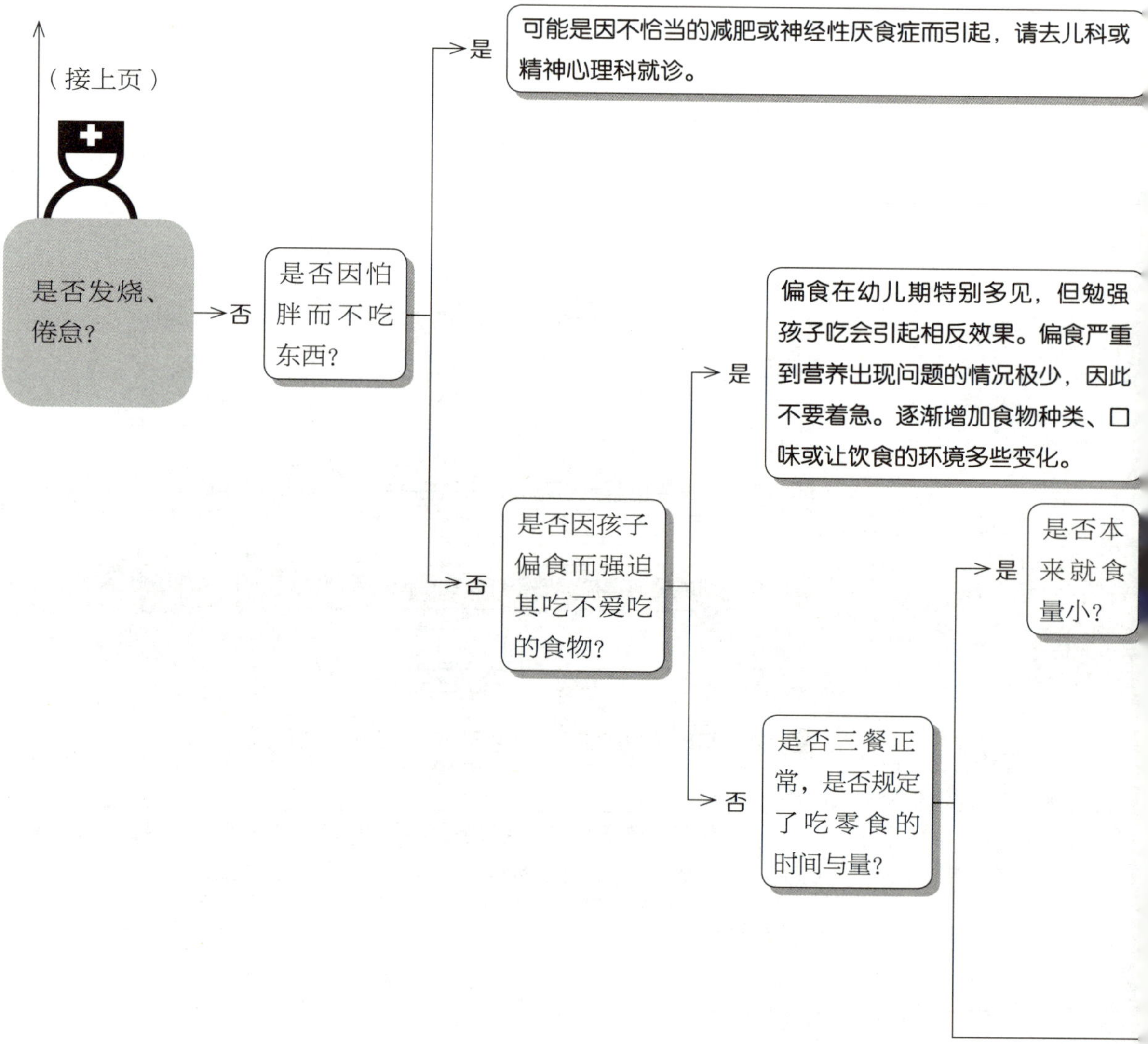

（接上页）

是否发烧、倦怠？

→否 是否因怕胖而不吃东西？

→是 可能是因不恰当的减肥或神经性厌食症而引起，请去儿科或精神心理科就诊。

→否 是否因孩子偏食而强迫其吃不爱吃的食物？

→是 偏食在幼儿期特别多见，但勉强孩子吃会引起相反效果。偏食严重到营养出现问题的情况极少，因此不要着急。逐渐增加食物种类、口味或让饮食的环境多些变化。

→否 是否三餐正常，是否规定了吃零食的时间与量？

→是 是否本来就食量小？

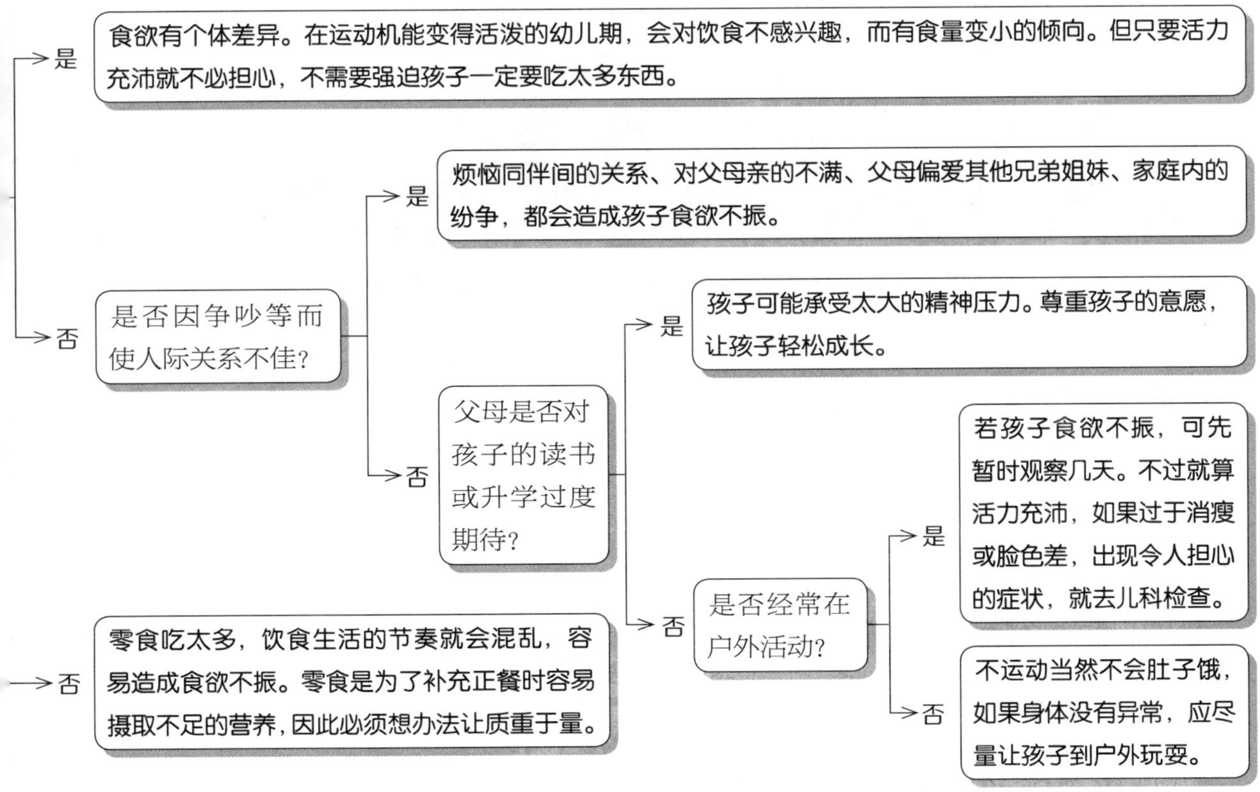

→是 食欲有个体差异。在运动机能变得活泼的幼儿期，会对饮食不感兴趣，而有食量变小的倾向。但只要活力充沛就不必担心，不需要强迫孩子一定要吃太多东西。

→否 是否因争吵等而使人际关系不佳？

- →是 烦恼同伴间的关系、对父母亲的不满、父母偏爱其他兄弟姐妹、家庭内的纷争，都会造成孩子食欲不振。
- →否 父母是否对孩子的读书或升学过度期待？
  - →是 孩子可能承受太大的精神压力。尊重孩子的意愿，让孩子轻松成长。
  - →否 是否经常在户外活动？
    - →是 若孩子食欲不振，可先暂时观察几天。不过就算活力充沛，如果过于消瘦或脸色差，出现令人担心的症状，就去儿科检查。
    - →否 不运动当然不会肚子饿，如果身体没有异常，应尽量让孩子到户外玩耍。

→否 零食吃太多，饮食生活的节奏就会混乱，容易造成食欲不振。零食是为了补充正餐时容易摄取不足的营养，因此必须想办法让质重于量。

小儿消瘦

从三岁开始，孩子的肌肉张力增高，身体脂肪的比重下降，身体会看起来较之前瘦。另外，胖瘦也与家族遗传相关。因此，即使瘦，但只要健康、活泼就不必多虑。定期进行体检，并留意观察孩子的饮食、精神和其他状况。

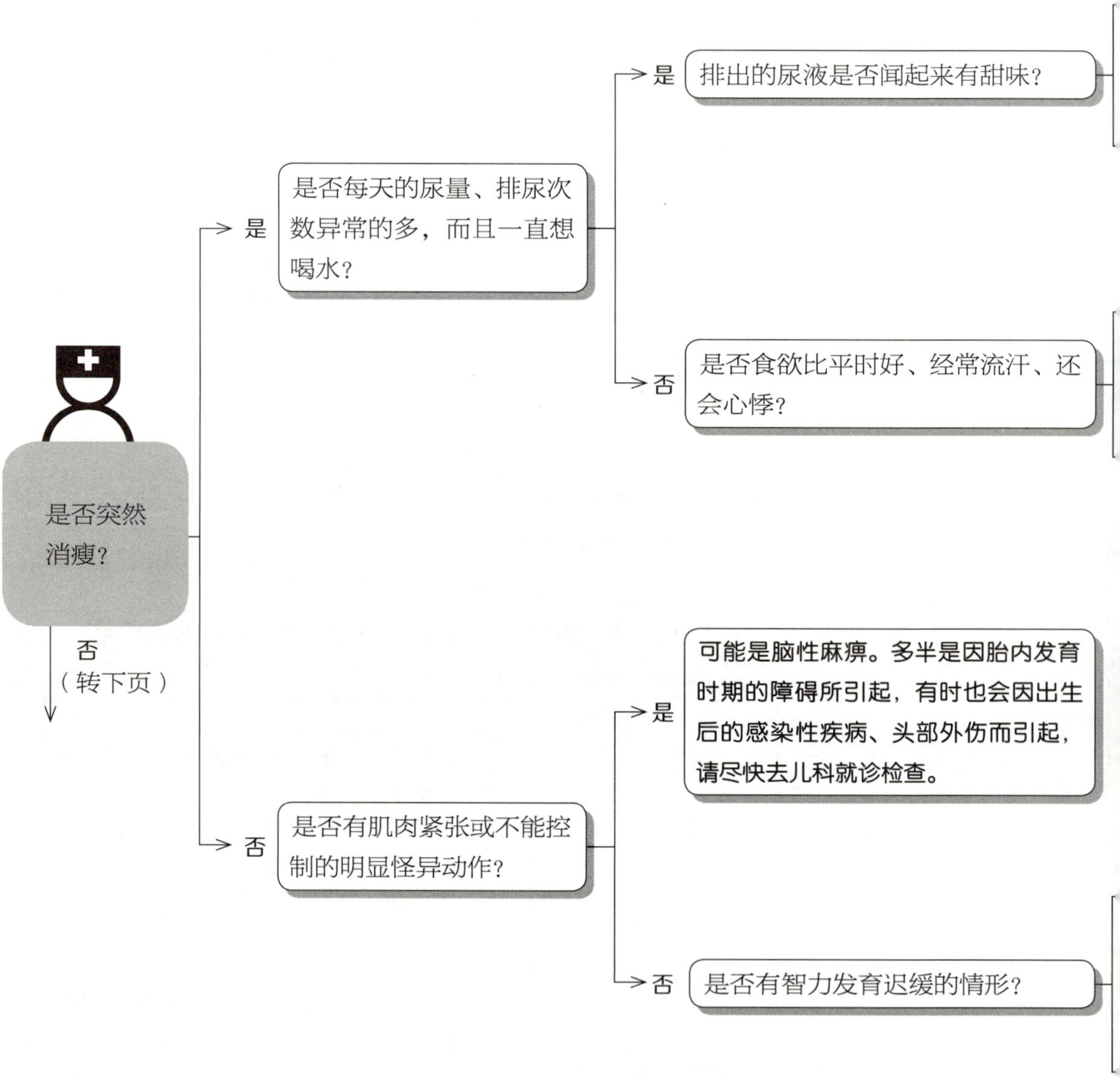

是否突然消瘦？

- 是 → 是否每天的尿量、排尿次数异常的多，而且一直想喝水？
  - 是 → 排出的尿液是否闻起来有甜味？
  - 否 → 是否食欲比平时好、经常流汗、还会心悸？
- 否 → 是否有肌肉紧张或不能控制的明显怪异动作？
  - 是 → 可能是脑性麻痹。多半是因胎内发育时期的障碍所引起，有时也会因出生后的感染性疾病、头部外伤而引起，请尽快去儿科就诊检查。
  - 否 → 是否有智力发育迟缓的情形？

否（转下页）

→ 是　可能是小儿糖尿病，请尽快去儿科就诊。

→ 否　如果有大量淡尿排出，就可能是尿崩症，请尽快去儿科就诊。

→ 是　可能是甲状腺功能亢进症，请去儿科或内分泌科就诊。

→ 否　是否亲子关系不融洽、家庭不美满？

- 是　家庭或学校等孩子周围的环境对其有精神压力，有时也会造成消瘦。找出问题并加以解决，放轻松最重要。
- 否　是否为爱美的女孩子，有强烈瘦身的愿望？
  - 是　可能是神经性厌食症。饮食行为如果异常，父母干涉反而会使症状变成一种常态，请去儿科就诊检查。
  - 否　如果有发烧、泄泻、便秘等其他症状，请参考该项图表。如果没有其他症状或原因却消瘦，请去儿科就诊检查。

→ 是　可能是半乳糖血症、呆小症等先天异常、精神发育迟缓，请尽快去儿科检查。

→ 否　是否不仅消瘦，最近数年也不太长高？

- 是　可能是染色体异常、先天成长激素异常，请尽快去儿科检查。
- 否　在成长的某一时期会这样，不必担心。但如果有呼吸困难、手脚浮肿、全身倦怠等症状，就可能是先天性或后天性心脏病，请尽快去儿科检查。

浮肿（儿童）

身体出现浮肿说明内脏的水分过多，会引起各种机能障碍。2~7 岁儿童更易出现浮肿。出现浮肿时应控制盐分和水分的摄入，及保持皮肤、口腔的清洁卫生（浮肿时，皮肤、口腔黏膜的抵抗力下降，极易感染细菌而引起其他疾病）。

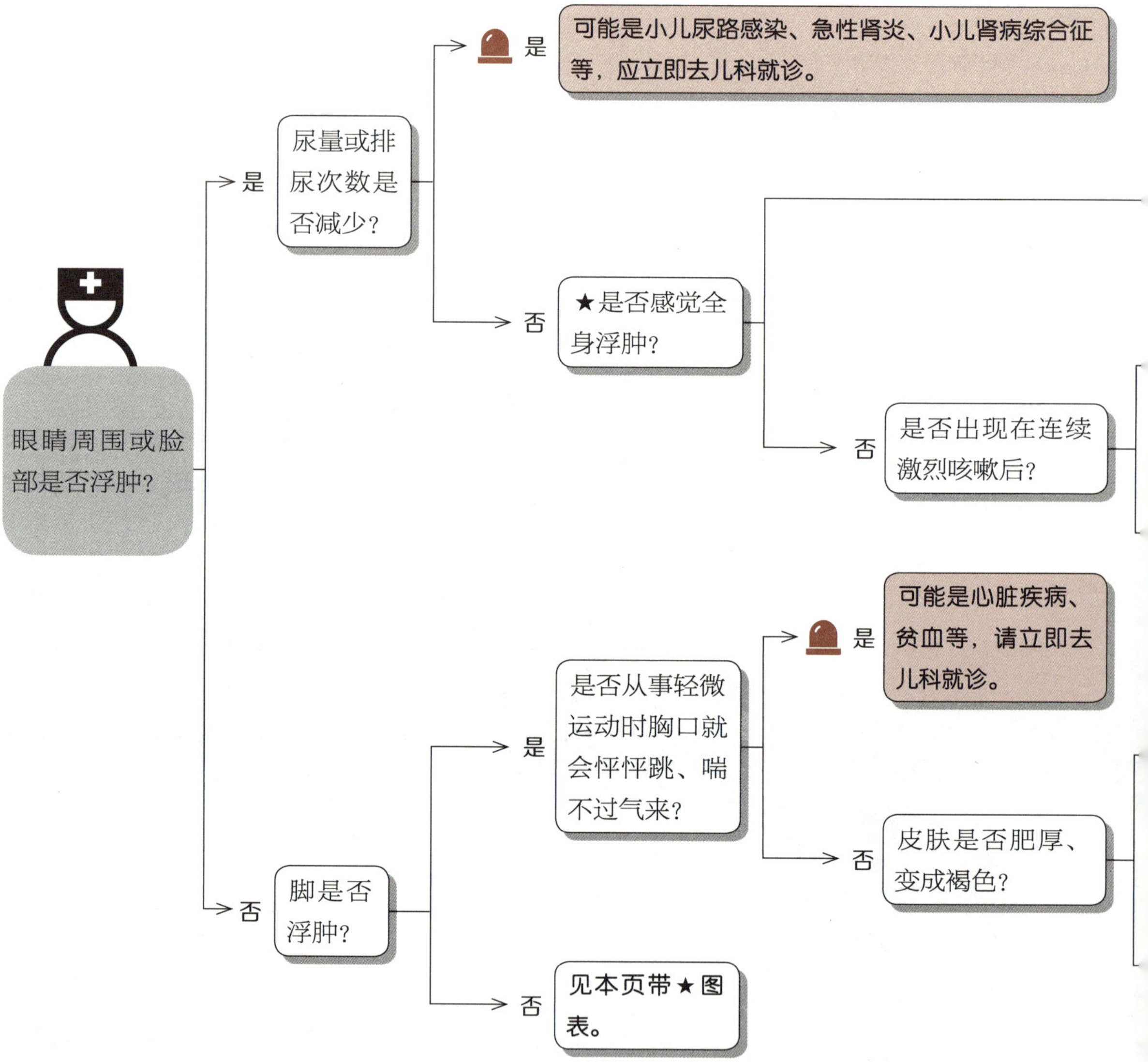

眼睛周围或脸部是否浮肿？

- 是 → 尿量或排尿次数是否减少？
  - 是 → 可能是小儿尿路感染、急性肾炎、小儿肾病综合征等，应立即去儿科就诊。
  - 否 → ★是否感觉全身浮肿？
    - 否 → 是否出现在连续激烈咳嗽后？
- 否 → 脚是否浮肿？
  - 是 → 是否从事轻微运动时胸口就会怦怦跳、喘不过气来？
    - 是 → 可能是心脏疾病、贫血等，请立即去儿科就诊。
    - 否 → 皮肤是否肥厚、变成褐色？
  - 否 → 见本页带★图表。

小儿尿路感染 / 348
肾炎 / 058
小儿肾病综合征 / 349
甲状腺功能减退症 / 063
心脏病 / 019
黄疸 / 041
小儿急性咽炎 / 346
急性支气管炎 / 028
百日咳 / 324
结膜炎 / 169
鼻窦炎 / 180
贫血 / 081
淋巴管疾病 / 108

是 如果皮肤松软而浮肿，就可能是甲状腺功能减退症；如果伴随有气喘，就可能是心脏疾病；如果有黄疸，则可能是肝脏疾病。此外，如果因营养失调而严重浮肿，腹腔内会积水而使腹部隆起、皮肤变薄，应立即去儿科就诊。

是 如果因小儿急性咽炎、急性支气管炎、百日咳等而激烈咳嗽，就会出现眼睑浮肿、点状出血，应尽快去儿科检查治疗。

否 是否流眼泪、眼睛充血、鼻塞或流脓鼻涕？

- 是 可能是因结膜炎、鼻窦炎等炎症性疾病所引起，应去眼科或耳鼻喉科就诊。
- 否 不用枕头睡觉，或激烈哭泣后用力揉擦皮肤，有时也会引起浮肿。被虫咬、碰撞、发生炎症等也会发红，局部浮肿。如果找不出其他原因而症状持续，请去儿科检查。

是 可能是淋巴管疾病，请去外科就诊。

否 是否在久站或走太多路之后出现？

- 是 这是正常的生理性现象，不必担心，休息一晚就能自然痊愈。
- 否 如果没有受伤等原因，脚却发麻或麻痹，出现皮下结痂，就可能是血管或淋巴管疾病，请去外科就诊检查。

皮肤异常

婴幼儿的皮肤病通常不严重，但皮肤出现疾病的原因有多种，症状也很多，切勿盲目用药，尤其是慎用激素类软膏。

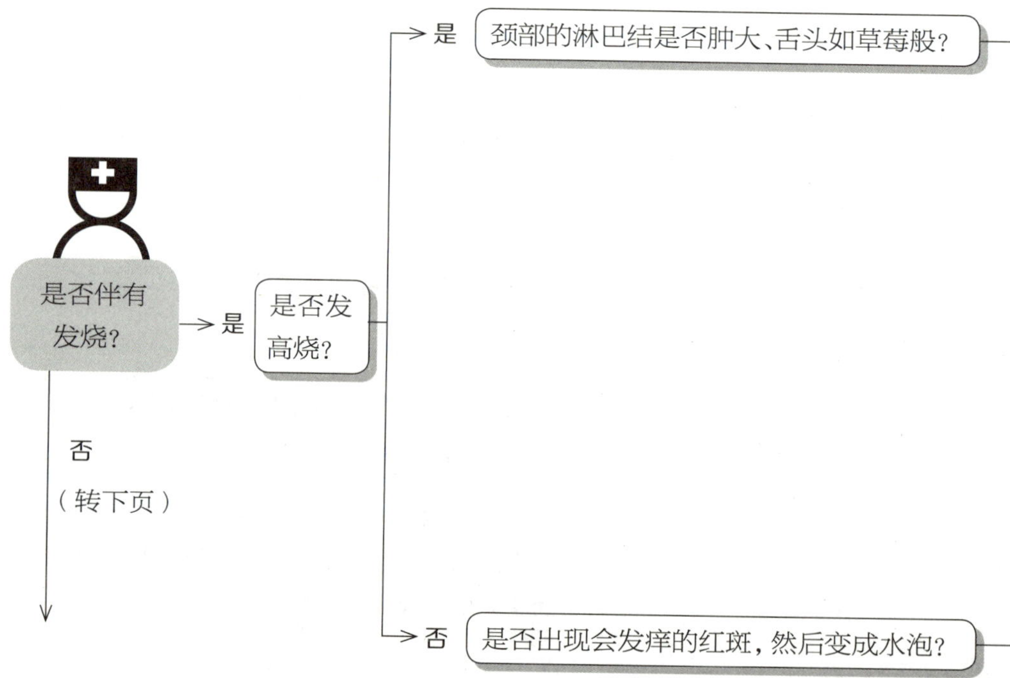

- 是 → 是否有会发痒的红色隆起皮疹?
  - 是 → 可能是猩红热，请立即去儿科或传染科就诊。
  - 否 → 如果眼睛充血、嘴唇或卡介苗接种部位发红并出现皮疹，就可能是川崎病，请立即去儿科就诊。
- 否 → 是否结膜充血、发烧后2天左右双颊内侧出现白色、罂粟粒大小的斑点?
  - 是 → 如果退烧后又再发烧、出现鲜红色的皮疹，就可能是麻疹，请立即去儿科就诊。
  - 否 → 如果是婴儿，在退烧的同时出现淡红色的颗粒，就可能是幼儿急疹，请去儿科就诊治疗。

- 是 → 可能是水痘，幼童的话偶尔会出现高烧，请去儿科就诊。
- 否 → 是否在手足与口的黏膜、臀部等出现米粒大小的红色发疹，或周围有红色的小水泡?
  - 是 → 可能是手足口病，请去儿科就诊。
  - 否 → 是否有类似轻微感冒的症状、淋巴结肿大?
    - 是 → 如果出现粉红色的皮疹，就可能是风疹，有时会发高烧，请去儿科或传染科就诊。
    - 否 → 如果在鼻子等脸部的中央部位形成肿包，且随着肿大而出现剧痛、发烧，就可能是颜面疔疮，有脑部感染风险。慎重起见，应去儿科或皮肤科就诊治疗。

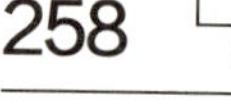

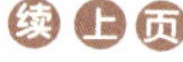

皮肤异常

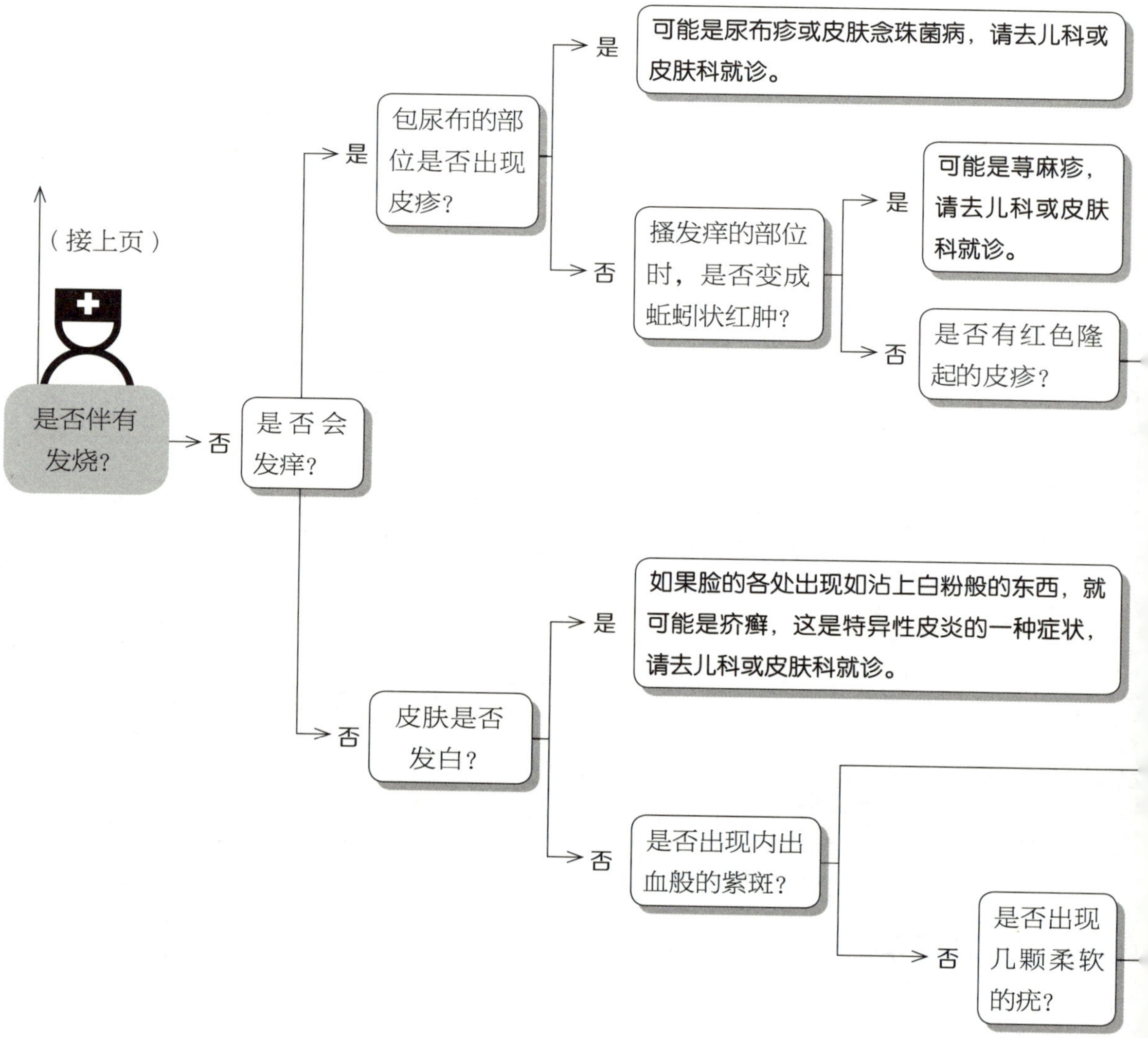

（接上页）

是否伴有发烧？
→ 否 → 是否会发痒？

是否会发痒？
→ 是 → 包尿布的部位是否出现皮疹？
→ 是 → 可能是尿布疹或皮肤念珠菌病，请去儿科或皮肤科就诊。
→ 否 → 搔发痒的部位时，是否变成蚯蚓状红肿？
→ 是 → 可能是荨麻疹，请去儿科或皮肤科就诊。
→ 否 → 是否有红色隆起的皮疹？

是否会发痒？
→ 否 → 皮肤是否发白？
→ 是 → 如果脸的各处出现如沾上白粉般的东西，就可能是疥癣，这是特异性皮炎的一种症状，请去儿科或皮肤科就诊。
→ 否 → 是否出现内出血般的紫斑？
→ 否 → 是否出现几颗柔软的疣？

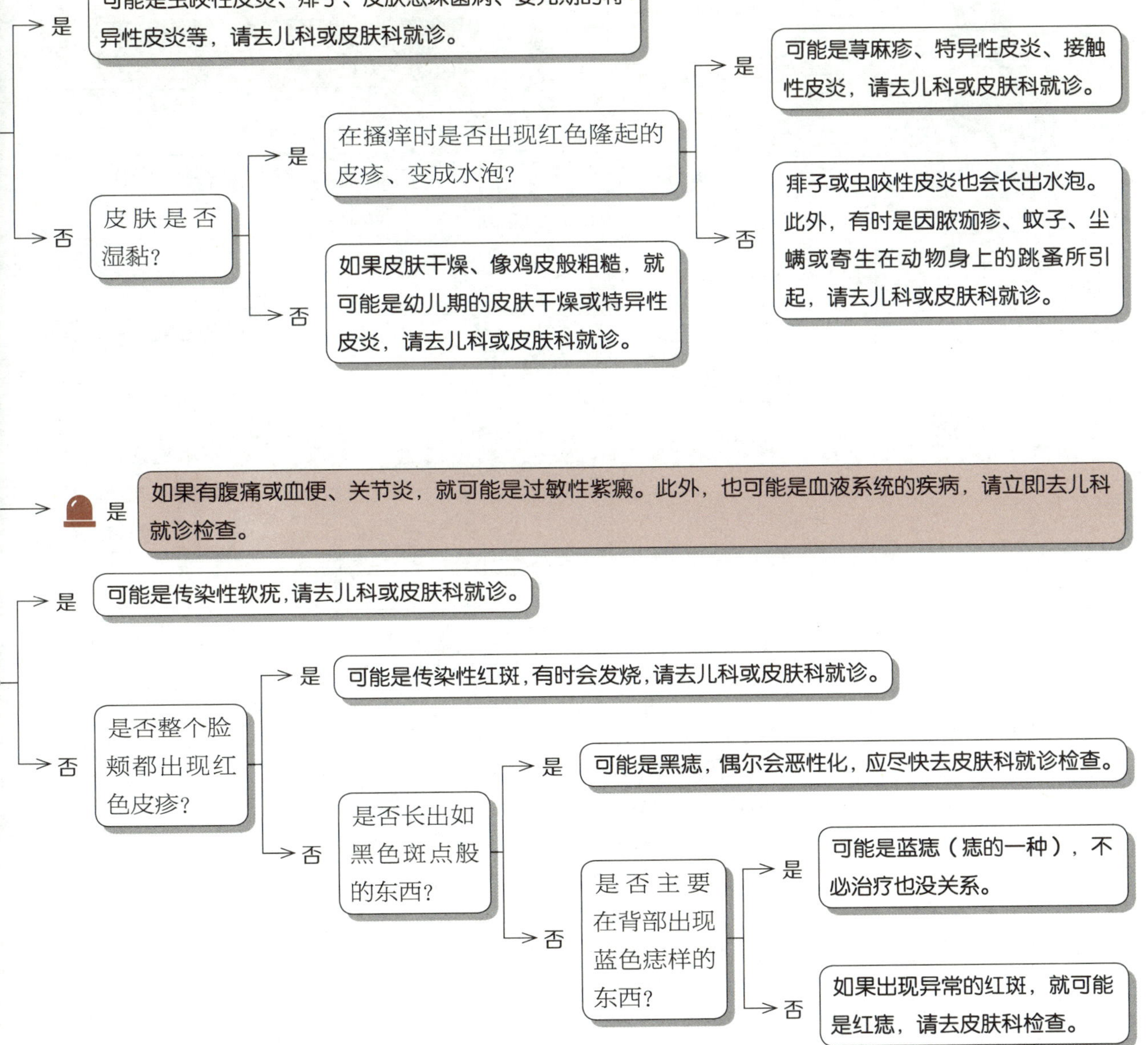
是
可能是虫咬性皮炎、痱子、皮肤念珠菌病、婴儿期的特异性皮炎等，请去儿科或皮肤科就诊。
否
皮肤是否湿黏？
是
在搔痒时是否出现红色隆起的皮疹、变成水泡？
是
可能是荨麻疹、特异性皮炎、接触性皮炎，请去儿科或皮肤科就诊。
否
痱子或虫咬性皮炎也会长出水泡。此外，有时是因脓痂疹、蚊子、尘螨或寄生在动物身上的跳蚤所引起，请去儿科或皮肤科就诊。
否
如果皮肤干燥、像鸡皮般粗糙，就可能是幼儿期的皮肤干燥或特异性皮炎，请去儿科或皮肤科就诊。
是
如果有腹痛或血便、关节炎，就可能是过敏性紫癜。此外，也可能是血液系统的疾病，请立即去儿科就诊检查。
是
可能是传染性软疣，请去儿科或皮肤科就诊。
否
是否整个脸颊都出现红色皮疹？
是
可能是传染性红斑，有时会发烧，请去儿科或皮肤科就诊。
否
是否长出如黑色斑点般的东西？
是
可能是黑痣，偶尔会恶性化，应尽快去皮肤科就诊检查。
否
是否主要在背部出现蓝色痣样的东西？
是
可能是蓝痣（痣的一种），不必治疗也没关系。
否
如果出现异常的红斑，就可能是红痣，请去皮肤科检查。

痉挛（儿童）

高烧、脑部疾病、代谢性疾病和药物均可引起痉挛。痉挛会影响孩子的发育，但短暂的发作不会对大脑造成器质性损害。痉挛发作时嘴里不能含任何东西，以免发生窒息等危险，应立即就医。

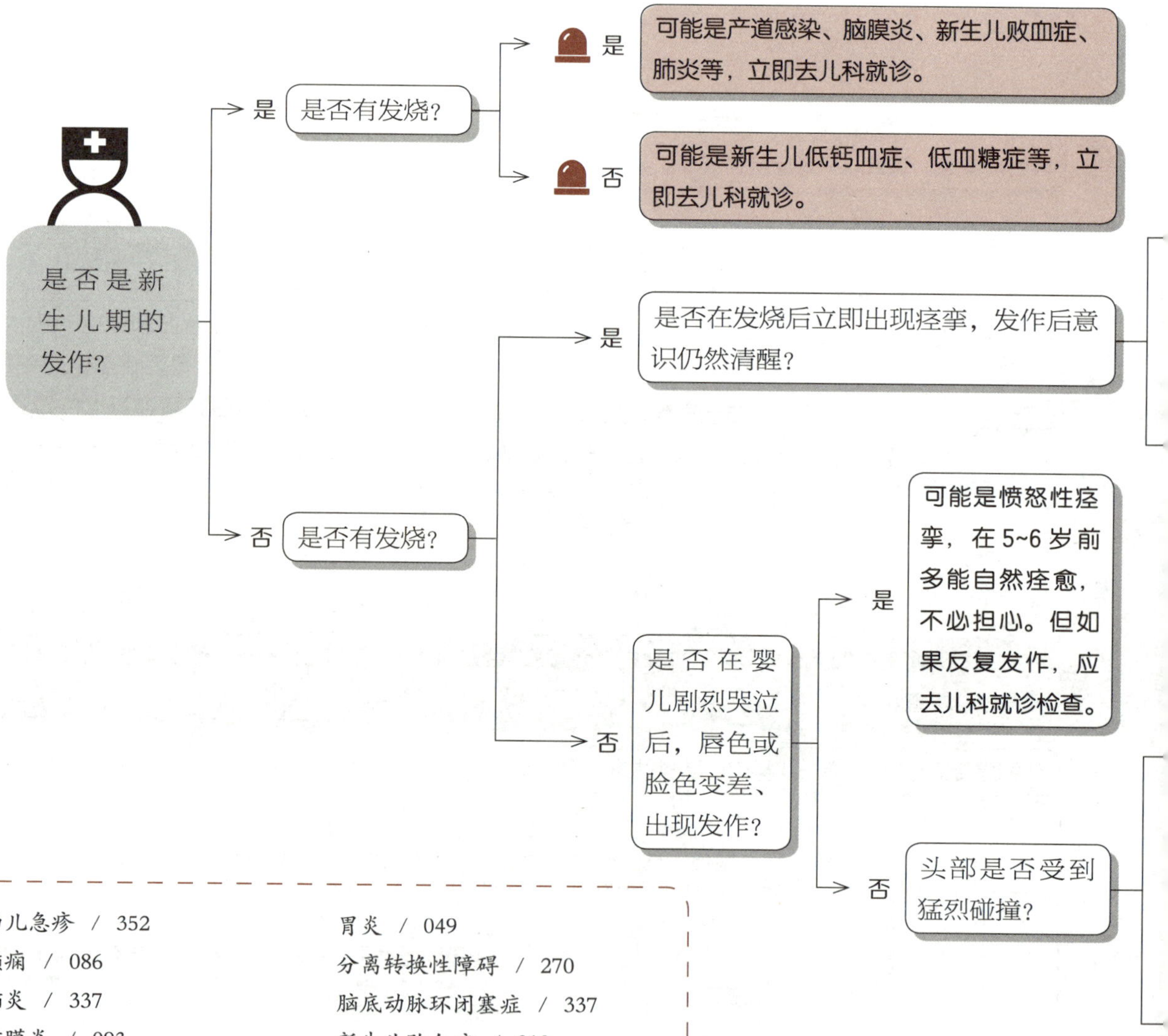

是否是新生儿期的发作？

- 是 → 是否有发烧？
  - 是 → 可能是产道感染、脑膜炎、新生儿败血症、肺炎等，立即去儿科就诊。
  - 否 → 可能是新生儿低钙血症、低血糖症等，立即去儿科就诊。
- 否 → 是否有发烧？
  - 是 → 是否在发烧后立即出现痉挛，发作后意识仍然清醒？
  - 否 → 是否在婴儿剧烈哭泣后，唇色或脸色变差、出现发作？
    - 是 → 可能是愤怒性痉挛，在5~6岁前多能自然痊愈，不必担心。但如果反复发作，应去儿科就诊检查。
    - 否 → 头部是否受到猛烈碰撞？

幼儿急疹 / 352
癫痫 / 086
脑炎 / 337
脑膜炎 / 093
肠炎 / 036
愤怒性痉挛 / 331
破伤风 / 304
小儿高热惊厥 / 345
过度通气综合征 / 022
妥瑞症 / 341
胃炎 / 049
分离转换性障碍 / 270
脑底动脉环闭塞症 / 337
新生儿败血症 / 313
肺炎 / 021
低血糖症 / 061
小儿糖尿病 / 349
新生儿低钙血症 / 324
婴儿痉挛 / 321
流行性感冒 / 029

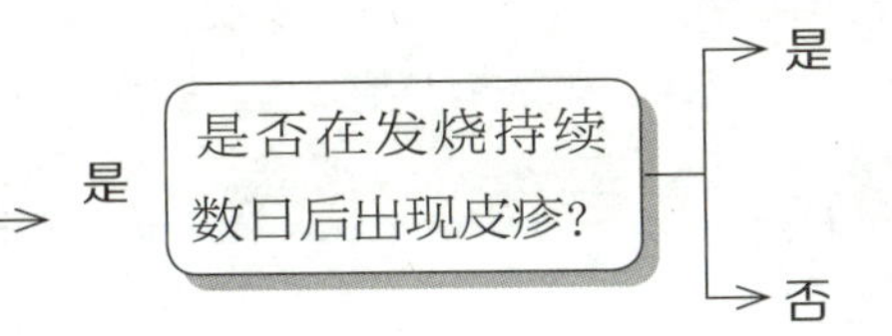

是

是否在发烧持续数日后出现皮疹?

是 可能是幼儿急疹。如果痉挛持续20分钟以上，应去儿科就诊。

否 家族中如果有人患高热惊厥，就很可能是小儿高热惊厥，不必特别担心。但如果精神发育迟缓，就可能是癫痫。慎重起见，应去儿科检查。

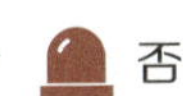

否 如果有剧烈头痛或呕吐，就可能是脑炎、脑膜炎等疾病。如果还伴随有剧烈泄泻或呕吐，就可能是流行性感冒的一种——胃肠型流感，立即去儿科就诊。

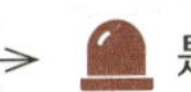

是 可能是受伤引起的后遗症，立即去神经科就诊检查。

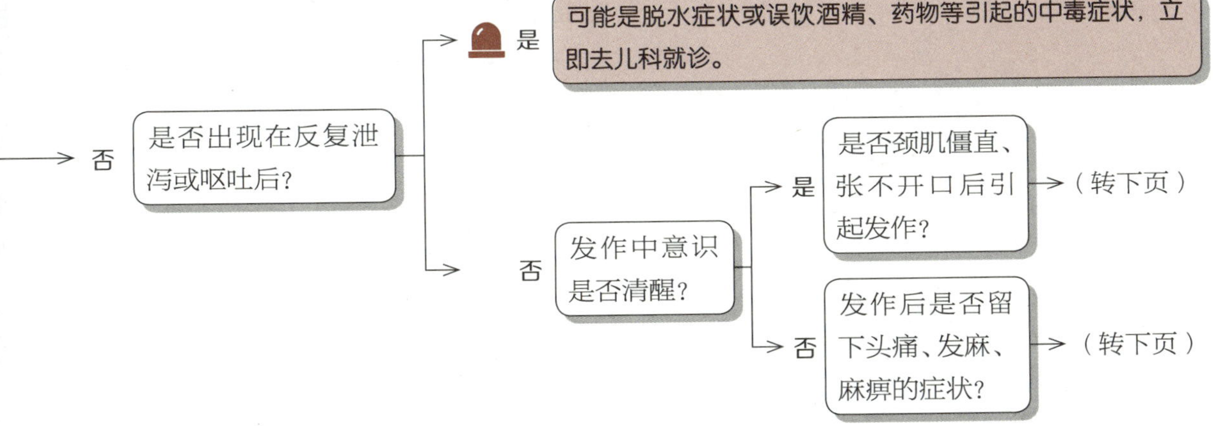

否

是否出现在反复泄泻或呕吐后?

是 可能是脱水症状或误饮酒精、药物等引起的中毒症状，立即去儿科就诊。

否

发作中意识是否清醒?

是 是否颈肌僵直、张不开口后引起发作? （转下页）

否 发作后是否留下头痛、发麻、麻痹的症状? （转下页）

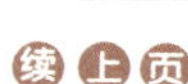

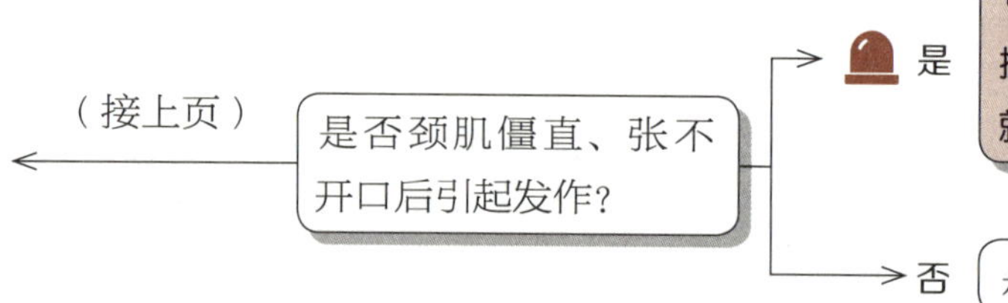

痉挛（儿童）

（接上页）

是否颈肌僵直、张不开口后引起发作？

是 → 可能是破伤风，进一步发展会发烧。如果尚未接受预防接种，就更有可能发生，立即去儿科就诊。

否 → 是否呼吸突然加速、手脚痉挛？

（接上页）

发作后是否留下头痛、发麻、麻痹的症状？

是 → 如果反复发作，就可能是脑底动脉环闭塞症或其他脑部重病，立即去儿科或神经科就诊。

否 → 是否有口渴、尿多、吃很多却反而消瘦的情况？

→ 是

可能是过度通气综合征，把塑胶袋抵住口来呼吸就会平息，但最好还是去儿科做详细检查。

→ 否

是否有不能随心所欲就发脾气的情况?

→ 是

可能是分离转换性障碍，请去儿科或精神心理科就诊。

→ 否

如果是无意识的眨眼、肩部抽动，就可能是妥瑞症。这是心理因素、成长迟缓引起的症状，请去儿科或精神心理科就诊。

→ 是

可能是小儿糖尿病，立即去儿科检查。

→ 否

是否发作平息后即陷入深睡?

→ 是

头如果会前后摆动，就可能是婴儿痉挛，如果没有摆动，就可能是癫痫大发作，立即去儿科或神经科就诊。

→ 否

虽是暂时性痉挛，也可能是某种疾病，尽快去儿科详细检查。

发烧

孩子的发烧多由感冒、胃肠型流感、中耳炎、尿路感染等所引起。要了解孩子平时的体温，如果发烧就要多留意有无其他症状，以免引起并发症。

感冒是引起孩子发烧的最常见原因。此时，应首先注意观察孩子的精神状况。如果精神状况好，甚至像平时一样玩耍和吃饭，没有明显的呼吸困难，就不用马上去医院。如果高烧 39℃以上，精神状况不好，食欲明显下降，不吃东西，就要尽快去医院检查治疗。

另外，发烧本身是人体的一种自然防御机制，孩子对抗外来病原的能力会得到提高。如果硬要通过不停吃退烧药、擦水甚至输液等药物、物理降温等方式把烧降下来，其实对患儿不好。退烧药本身不治病，只是降温、缓解疼痛和不舒服的症状。一般情况下，只要孩子精神状况还可以，不是很难受，就尽量不要用退烧药。

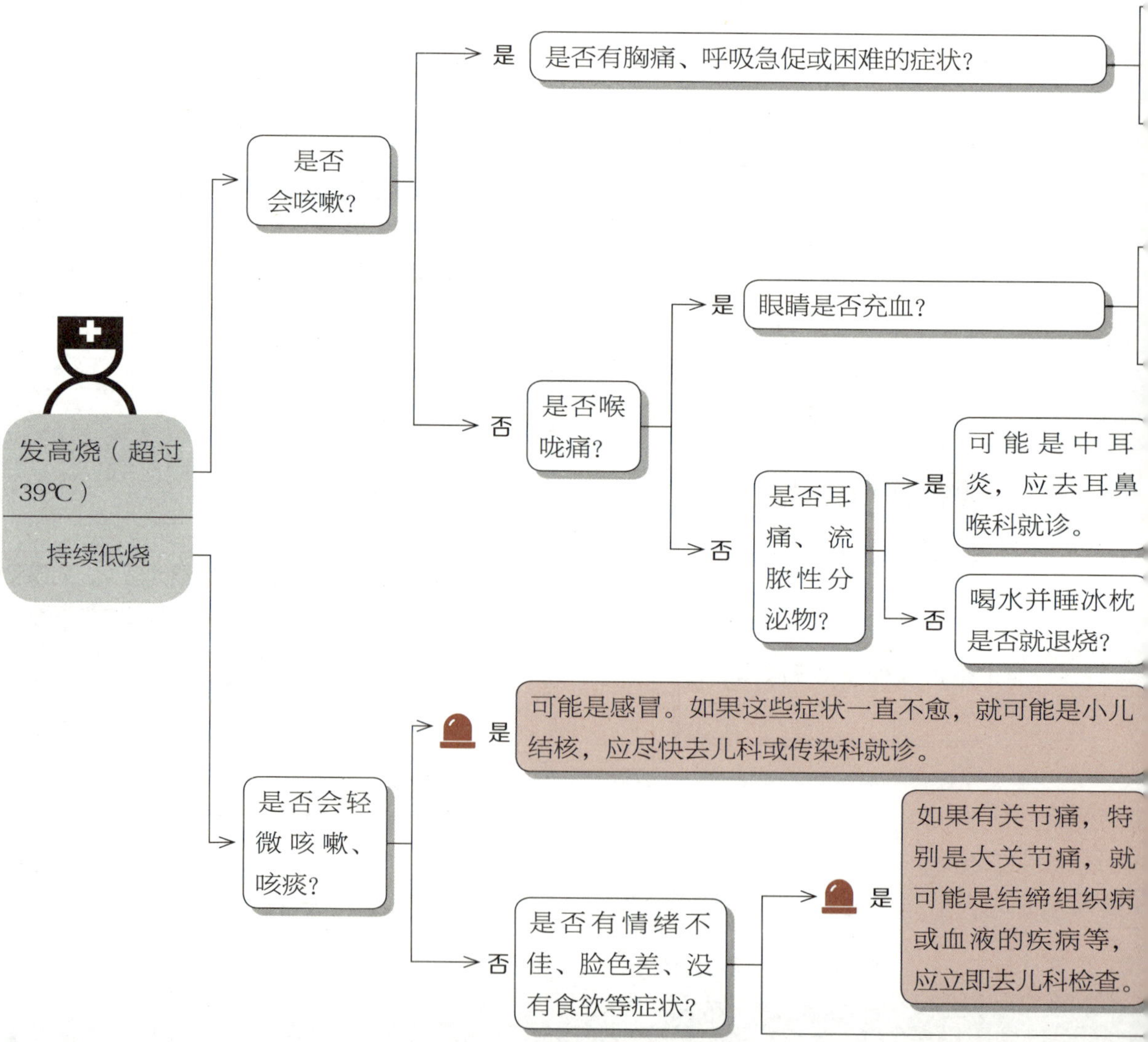

发高烧（超过39℃）

- 是否会咳嗽？
  - 是 → 是否有胸痛、呼吸急促或困难的症状？
  - 否 → 是否喉咙痛？
    - 是 → 眼睛是否充血？
    - 否 → 是否耳痛、流脓性分泌物？
      - 是 → 可能是中耳炎，应去耳鼻喉科就诊。
      - 否 → 喝水并睡冰枕是否就退烧？

持续低烧

- 是否会轻微咳嗽、咳痰？
  - 是 → 可能是感冒。如果这些症状一直不愈，就可能是小儿结核，应尽快去儿科或传染科就诊。
  - 否 → 是否有情绪不佳、脸色差、没有食欲等症状？
    - 是 → 如果有关节痛，特别是大关节痛，就可能是结缔组织病或血液的疾病等，应立即去儿科检查。

→ 是：可能是小儿毛细支气管炎、肺炎等，应立即去儿科就诊。

→ 否：如果喉咙红肿，可能是小儿急性咽炎；如果是冬天，并伴随喉咙痛、头痛、呕吐，可能是流行性感冒，请去儿科就诊。

→ 是：如果近几天游过泳，可能是咽结膜热（游泳池病毒热），请立即去儿科就诊。

→ 否：喉咙的表面是否有白膜？
- 是：可能是扁桃体炎，请去儿科就诊。
- 否：如果在喉咙深处出现水泡或溃烂，就可能是疱疹性咽峡炎，请去儿科就诊。

→ 是：可能是暑热症。在炎热季节，体温调节机能尚未发育成熟的婴幼儿特别是体质较弱的孩子最为常见。注意休息，多喝水。若有脱水症状，应去儿科就诊。

→ 否：尿色是否和平时一样？
- 是：是否有腹泻或腹痛？→ （转下页）
- 否：如果排出红褐色的尿并有黄疸，就可能是肝炎；如果排尿时有疼痛感和灼热感，伴有背痛，可能是肾盂肾炎；如果尿液混浊并伴随排尿痛，则可能是小儿尿路感染，请立即去儿科就诊。

→ 否：如果没有其他明显的症状，却持续低烧，就可能是心理性的发烧，请去儿科就诊。

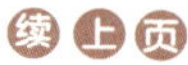

发烧

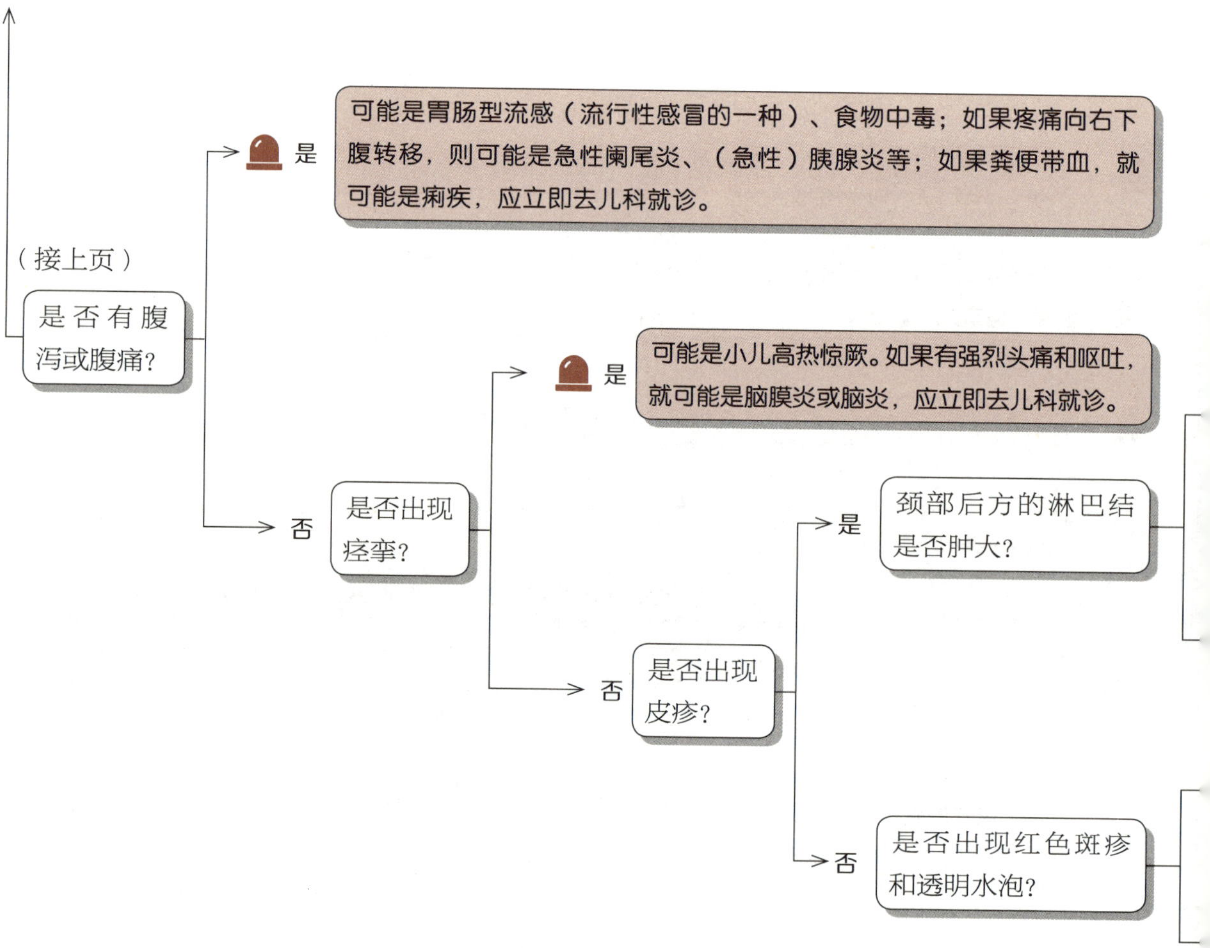

（接上页）

是否有腹泻或腹痛？

- 是：可能是胃肠型流感（流行性感冒的一种）、食物中毒；如果疼痛向右下腹转移，则可能是急性阑尾炎、（急性）胰腺炎等；如果粪便带血，就可能是痢疾，应立即去儿科就诊。
- 否：是否出现痉挛？
  - 是：可能是小儿高热惊厥。如果有强烈头痛和呕吐，就可能是脑膜炎或脑炎，应立即去儿科就诊。
  - 否：是否出现皮疹？
    - 是：颈部后方的淋巴结是否肿大？
    - 否：是否出现红色斑疹和透明水泡？

→ 是

是否有眼睛充血、手指脚趾浮肿、卡介苗接种后的发红等情况？

→ 是　可能是川崎病，请立即去儿科就诊。

→ 否　如果有桃红色皮疹，就可能是风疹；如果有红色皮疹，出现草莓状舌，就可能是猩红热。此外，也可能是淋巴系统疾病，请立即去儿科就诊。

→ 否　如果在退烧后出现皮疹，就可能是幼儿急疹，如果在发烧的同时出现皮疹，就可能是麻疹。此外，如果有出血斑，一天中反复出现高烧与低烧，就可能是败血症，请立即去儿科就诊。

→ 是　可能是水痘，请去儿科就诊。

→ 否

是否有关节疼痛、呼吸困难？

→ 是　如果耳下的淋巴结肿痛，就可能是流行性腮腺炎，请去儿科就诊。

→ 否　可能是风湿热，进一步发展会出现红斑或皮下结痂，请立即去儿科就诊。

脸色异常

脸色在判断健康状况上有重要意义。经常脸色苍白、没有精神或没有食欲时应引起注意。脸色突然变差时更应多加注意。

脸色是否发红？

→ 是 是否发烧？

→ 是 可能是双颊变红的腮腺炎或扁桃体炎、中耳炎、感冒、风疹等发热性疾病，请参照“发烧”图表。

→ 否 可能是新生儿红细胞增多症（多血症）或特异性皮炎等皮肤疾病，请去儿科或皮肤科就诊。此外，冬天如果长时间暴露在室外，面颊也会变红。

→ 否 脸色是否变黄？

→ 是 眼白是否也发黄？

→ 否 如果是婴儿，是否是激烈哭泣时脸色发青？

流行性腮腺炎 / 364
扁桃体炎 / 325
中耳炎 / 359
感冒 / 023
风疹 / 363
特异性皮炎 / 342
新生儿肝炎 / 315
先天性胆道闭锁 / 317
呆小症 / 329
半乳糖血症 / 325
肝炎 / 289
黄疸 / 041
愤怒性痉挛 / 331
肺炎 / 021
心包炎 / 009
肠套叠 / 327
腹股沟疝 / 104
脐疝 / 311
腹性癫痫 / 332
直立性调节障碍 / 358
贫血 / 081
心律失常 / 015
风湿热 / 331
新生儿红细胞增多症 / 081
癫痫 / 086
胡萝卜素血症 / 285

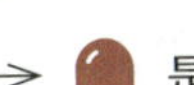 是　可能是黄疸。通常在出生后 7~10 天就会消退，但如果喂母乳，有时会持续 1 个月左右之久，不过都不必担心。如果黄疸严重，就可能是新生儿肝炎、先天性胆道闭锁、呆小症、半乳糖血症、（急性）肝炎等，也可能是胆红素进入脑中引起神经障碍的疾病，应立即去儿科就诊。

否　可能是吃太多南瓜或橘子引起的胡萝卜素血症，此时手掌、脚底、鼻翼部会变得特别黄。虽不需担心，但吃太多同样的食品不利健康。

是　可能是愤怒性痉挛，会自然痊愈，不必担心。但如果反复出现，应去儿科检查。

否

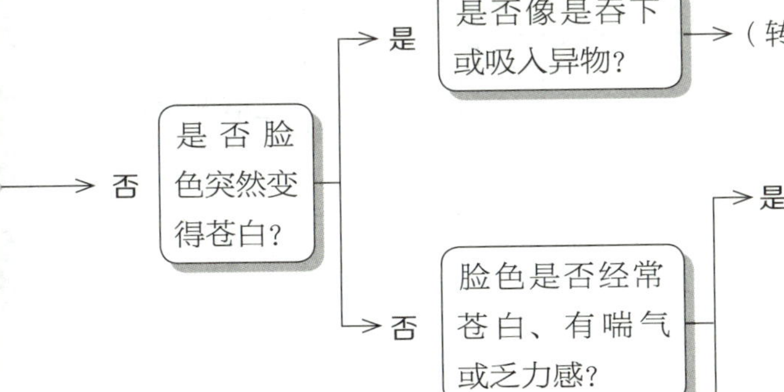

（转下页）

是　除贫血或心律失常（不齐）等心脏疾病、直立性调节障碍之外，血液疾病或药物的副作用也会引起，应去儿科就诊。

否　如果平时脸色就差，没有其他特别症状，只有在跑步或沐浴后脸色发红，就不必担心，多半会随着成长而自然痊愈。不过如果脸色差又没有活力，就可能是结核病、风湿热等，请去儿科检查。

续上页

脸色异常

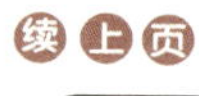

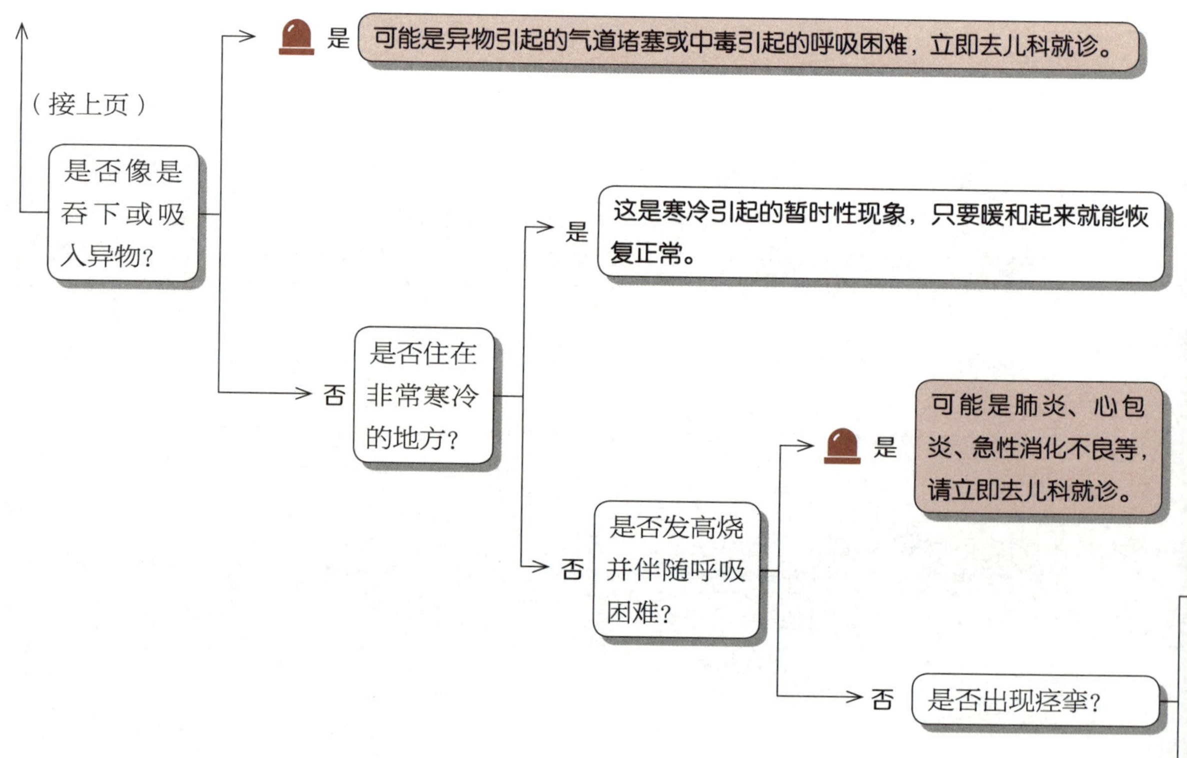
（接上页）
是否像是吞下或吸入异物？
是
可能是异物引起的气道堵塞或中毒引起的呼吸困难，立即去儿科就诊。
否
是否住在非常寒冷的地方？
是
这是寒冷引起的暂时性现象，只要暖和起来就能恢复正常。
否
是否发高烧并伴随呼吸困难？
是
可能是肺炎、心包炎、急性消化不良等，请立即去儿科就诊。
否
是否出现痉挛？

 是

可能是癫痫，如果是新生儿，可能是重大疾病，立即去儿科就诊。

否

是否出现大出血、剧痛、泄泻或呕吐等症状超过一种以上？

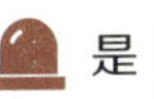 是

婴儿如果有呕吐或腹痛，就可能是肠套叠或腹股沟疝，立即去儿科或外科就诊。如果是幼儿到小学低年级阶段，肚脐周围突然出现剧痛，就可能是脐疝痛，也可能是腹性癫痫等。有些是身心症的症状，但如果经常发生，应去儿科检查。

否

晕车晕船或直立性调节障碍也会引起。此外，也可能是药物中毒，应立即去儿科就诊。

头部异常

婴儿头部形状或大小出现异常，多数情况下不会影响大脑的发育。

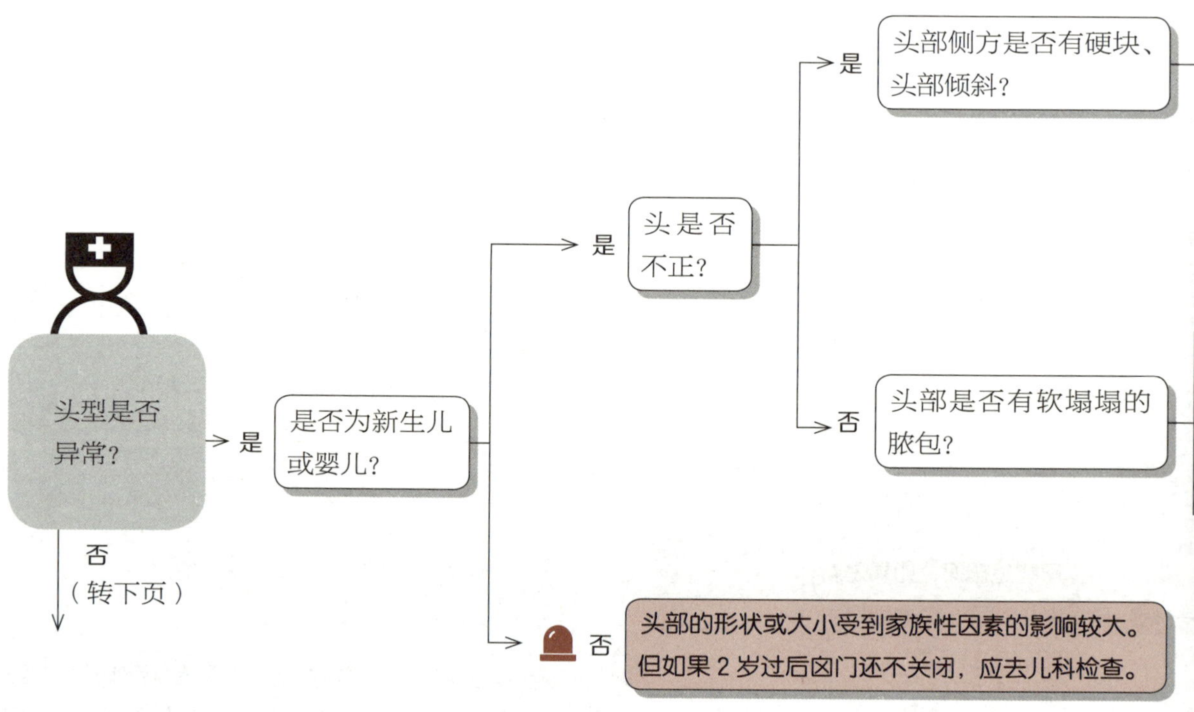

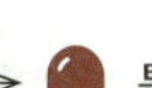 是 → 可能是因小儿斜颈而使头偏向同一方向睡觉，造成头不正，要立即去儿科检查。

否 → 可能是习惯面向某一方向睡觉所引起。新生儿时期或婴儿期前半个阶段，颧骨尚未充分成长，有时会因头部的重量使枕部向面孔方向凹陷。可改变方向或使用圆形中空（甜甜圈形）的枕头来矫正。此外，妈妈在照顾孩子或逗弄孩子时，在孩子的左右交替也是一种方法。

是 → 如果在生产后出现，就可能是产瘤；如果在出生后 2~4 天出现，就可能是头皮血肿，这些情形都不须担心，不用特别治疗。因为在正常的情况下，囟门是开启的状态，摸起来会软塌塌的。

否 → 是否头围逐渐变大、囟门隆起？

 是 → 可能是婴儿脑积水，请立即去儿科就诊。

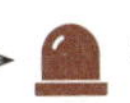 否 → 如果头围异常小，就可能是小头症或狭颅症（颅缝早期封闭），请立即去儿科就诊。

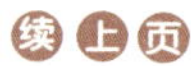

头部异常

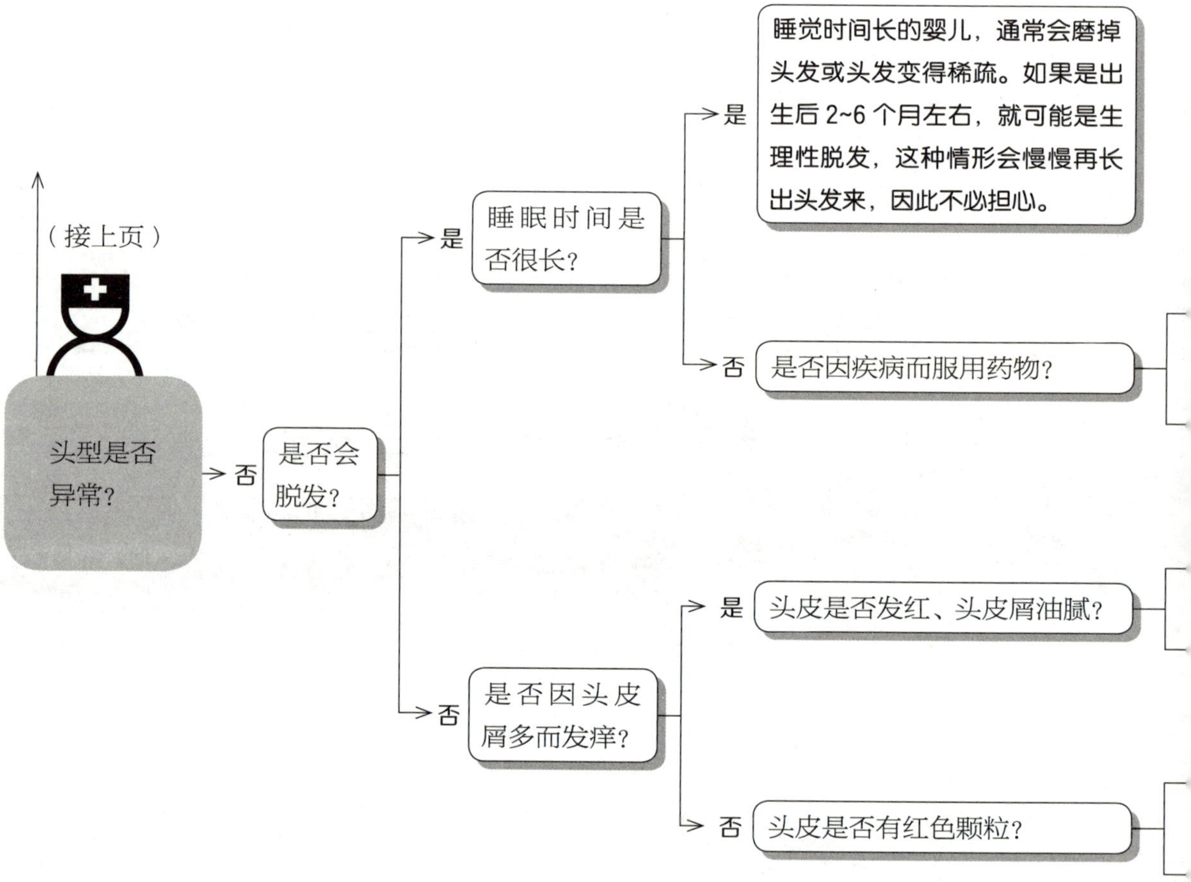

（接上页）

头型是否异常？

→否 是否会脱发？

→是 睡眠时间是否很长？

→是 睡觉时间长的婴儿，通常会磨掉头发或头发变得稀疏。如果是出生后 2~6 个月左右，就可能是生理性脱发，这种情形会慢慢再长出头发来，因此不必担心。

→否 是否因疾病而服用药物？

→否 是否因头皮屑多而发痒？

→是 头皮是否发红、头皮屑油腻？

→否 头皮是否有红色颗粒？

→ 是 服药或由严重的甲状腺功能减退症引起的黏液性水肿等也会脱发，请咨询主治医生或去儿科就诊。

→ 否 如果是局部秃头，就可能是婴幼儿脱发的一种——圆形脱发症，多半会自然痊愈，但如果严重就要去看皮肤科。此外，也有因心理因素而自己拔头发的情况，请去儿科就诊。

→ 是 可能是婴儿的脂溢性皮炎，请去儿科或皮肤科就诊。

→ 否 如果头皮屑干燥，就可能是婴儿的特异性皮炎，请去儿科或皮肤科就诊。

→ 是 可能是痱子，多用冷毛巾擦汗，使孩子保持凉爽。如果严重，请去儿科或皮肤科就诊。

→ 否 如果头皮有水肿般的东西，就可能是裂隙，请去儿科或皮肤科就诊。

头痛（儿童）

孩子通常到了 3~4 岁左右才能以言语来较准确地表达疼痛等自我感受。头痛未必只是头部的疾病，也可能有其他各种原因。

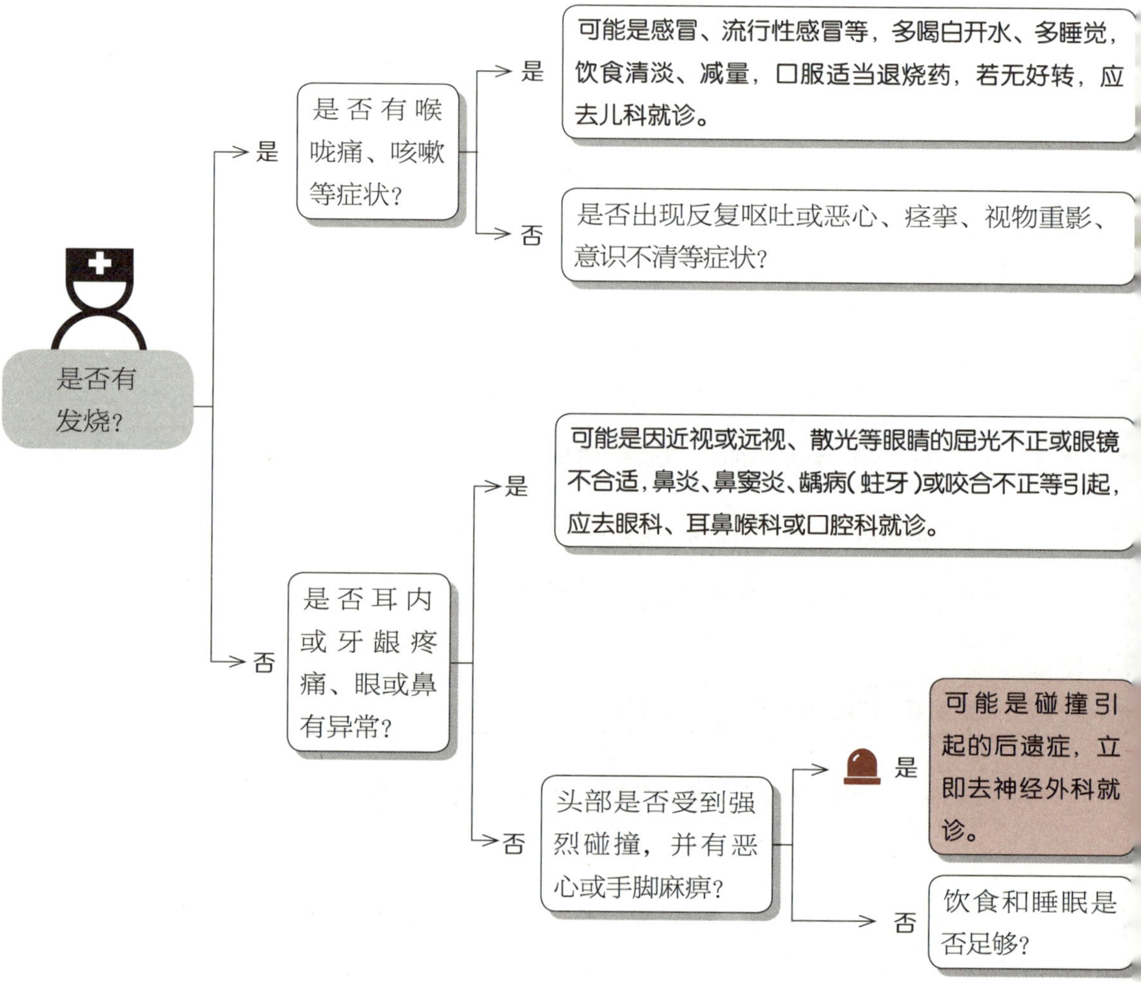

是否有发烧？

- 是 → 是否有喉咙痛、咳嗽等症状？
  - 是 → 可能是感冒、流行性感冒等，多喝白开水、多睡觉，饮食清淡、减量，口服适当退烧药，若无好转，应去儿科就诊。
  - 否 → 是否出现反复呕吐或恶心、痉挛、视物重影、意识不清等症状？
- 否 → 是否耳内或牙龈疼痛、眼或鼻有异常？
  - 是 → 可能是因近视或远视、散光等眼睛的屈光不正或眼镜不合适，鼻炎、鼻窦炎、龋病（蛀牙）或咬合不正等引起，应去眼科、耳鼻喉科或口腔科就诊。
  - 否 → 头部是否受到强烈碰撞，并有恶心或手脚麻痹？
    - 是 → 可能是碰撞引起的后遗症，立即去神经外科就诊。
    - 否 → 饮食和睡眠是否足够？

感冒 / 023
流行性感冒 / 029
脑膜炎 / 093
脑炎 / 337
感染性疾病 / 300
屈光不正 / 174
偏头痛 / 098
鼻窦炎 / 180
急性鼻炎 / 190
慢性鼻炎 / 193
直立性调节障碍 / 358
脑底动脉环闭塞症 / 337
龋病 / 201
癫痫 / 086

 是　可能是脑膜炎、脑炎等，应立即去儿科就诊。

否　因急性感染性疾病而发高烧时也会出现这些症状，如耳、鼻咽感染及眼疾等，请尽快去儿科或相应的耳鼻喉科、眼科就诊。

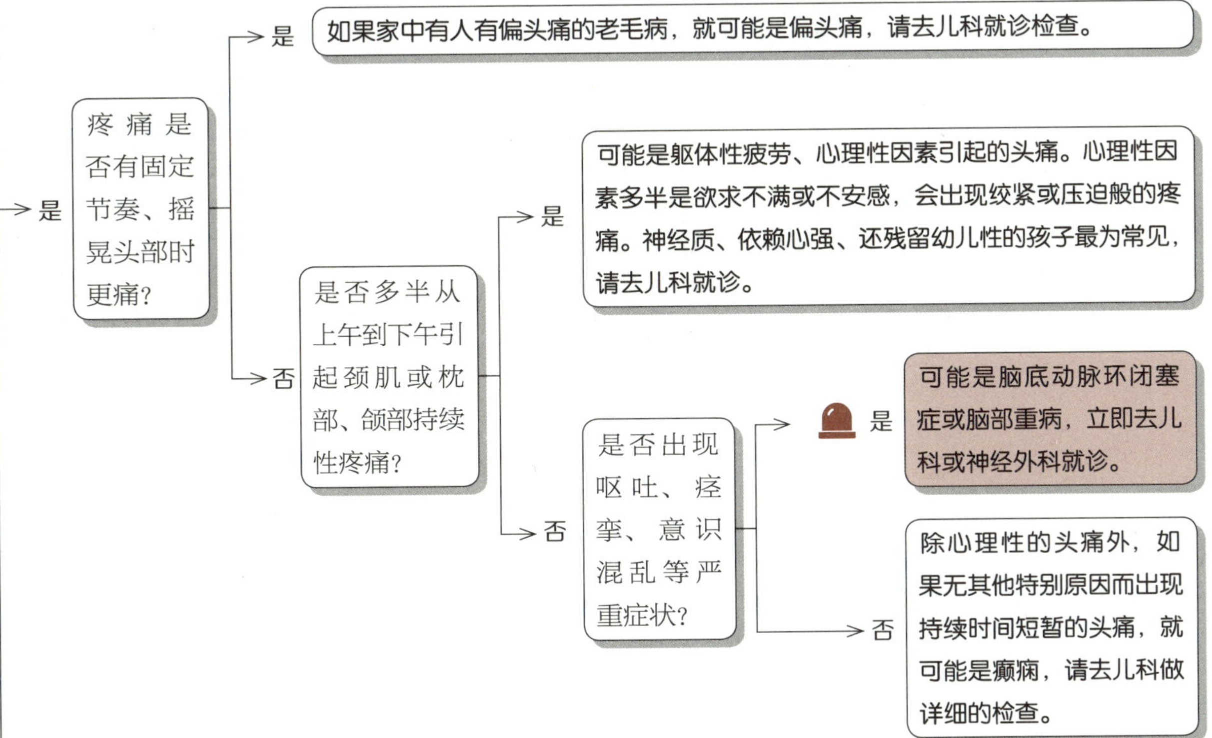

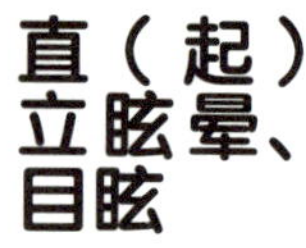

儿童常因自主神经或心血管疾病等原因出现直（起）立眩晕或目眩，由于幼儿不会表达这些感觉，因此如果出现无外因的跌倒或步行障碍，应就医检查。

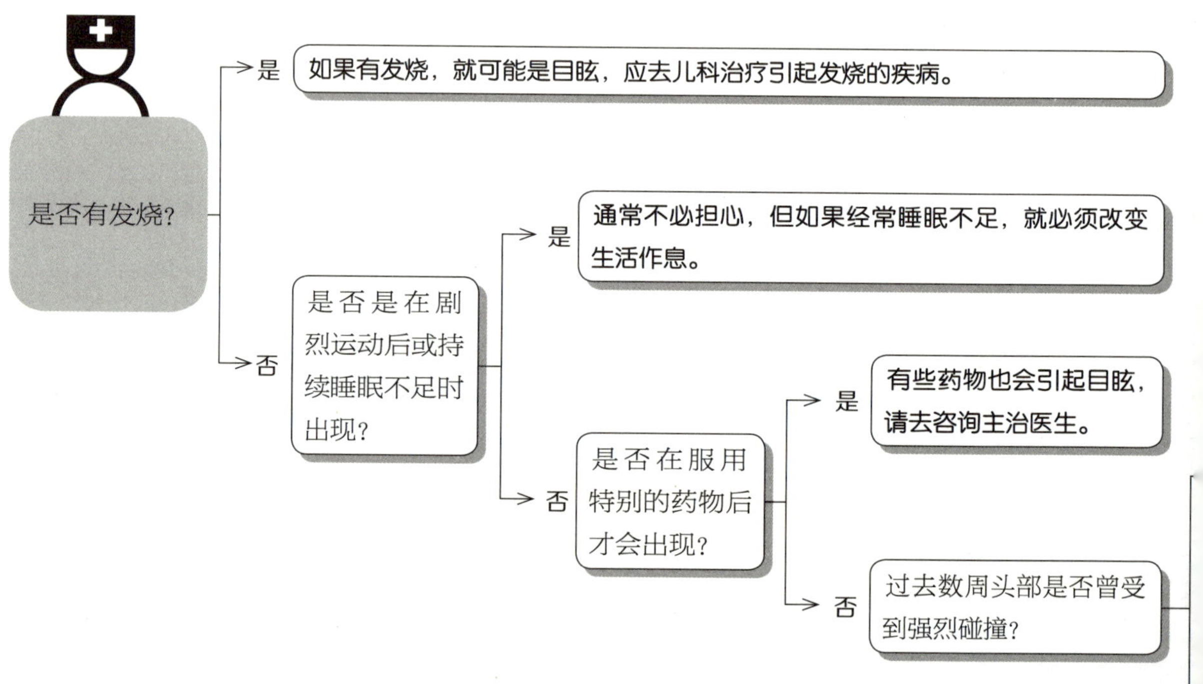

直立性调节障碍 / 358
癫痫 / 086
维生素 B_1 缺乏症 / 285
身心症 / 280
新生儿红细胞增多症 / 316
屈光不正 / 174
小儿糖尿病 / 349
低血糖症 / 061
分离转换性障碍 / 270
过度通气综合征 / 022
贫血 / 081

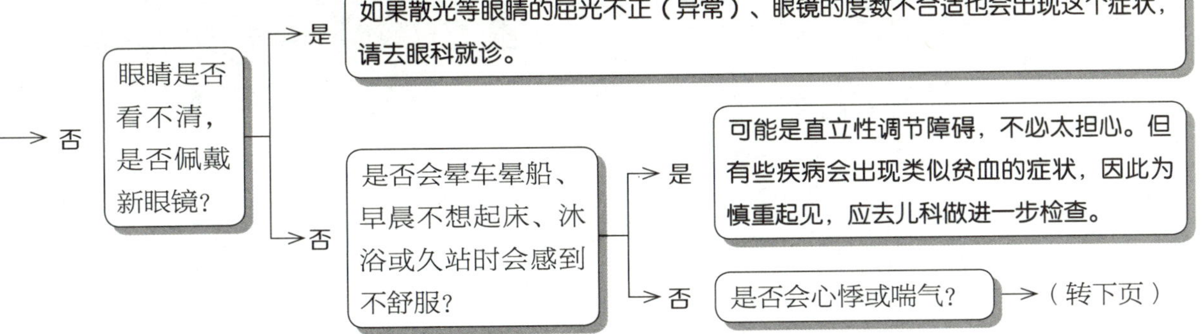
是
可能是碰撞的后遗症。如果有反复恶心或呕吐，并会头痛，就是重症，立即去儿科或神经科就诊。即使症状轻微最好还是去检查一下。
否
眼睛是否看不清，是否佩戴新眼镜？
是
如果散光等眼睛的屈光不正（异常）、眼镜的度数不合适也会出现这个症状，请去眼科就诊。
否
是否会晕车晕船、早晨不想起床、沐浴或久站时会感到不舒服？
是
可能是直立性调节障碍，不必太担心。但有些疾病会出现类似贫血的症状，因此为慎重起见，应去儿科做进一步检查。
否
是否会心悸或喘气？
（转下页）

续上页

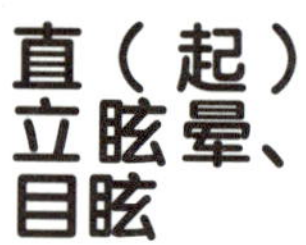
直（起）立眩晕、目眩

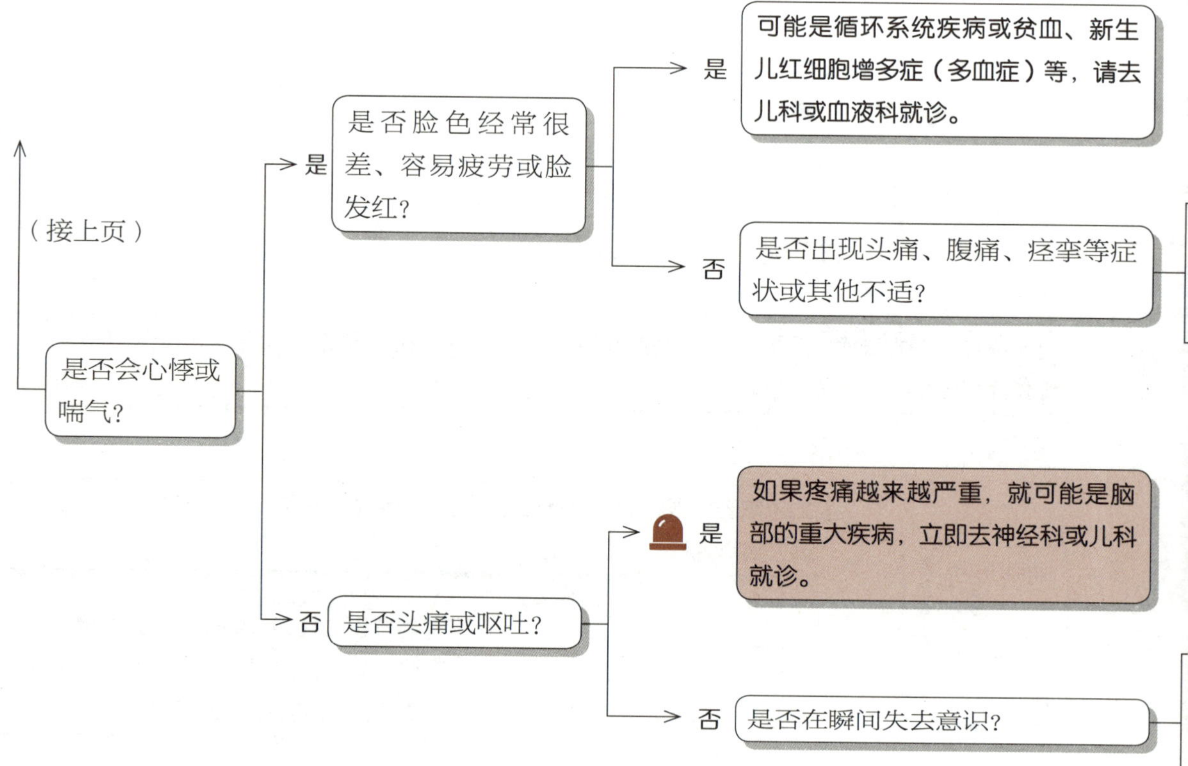
（接上页）
是否会心悸或喘气？
是
是否脸色经常很差、容易疲劳或脸发红？
是
可能是循环系统疾病或贫血、新生儿红细胞增多症（多血症）等，请去儿科或血液科就诊。
否
是否出现头痛、腹痛、痉挛等症状或其他不适？
否
是否头痛或呕吐？
是
如果疼痛越来越严重，就可能是脑部的重大疾病，立即去神经科或儿科就诊。
否
是否在瞬间失去意识？

→ 是 可能是身心症或分离转换性障碍，请去儿科或精神心理科就诊。

→ 否 如果身体并未活动，却感到呼吸困难，为此而深呼吸时，导致越来越喘不过气来，就可能是过度通气综合征，请尽快去儿科或呼吸科就诊。

→ 是 可能是癫痫的小发作，请去儿科或神经内科检查。

→ 否 有时是因小儿糖尿病、低血糖症、维生素 B_1 缺乏症、耳鼻喉科系疾病或癫痫发作的前兆所引起。如果反复发生，应去儿科、耳鼻喉科或神经内科就诊检查。

眼睛异常

眼睛有异物感或发痒时，孩子常会用手去搓揉而使症状恶化。用冷毛巾敷眼可缓解眼痒症状。

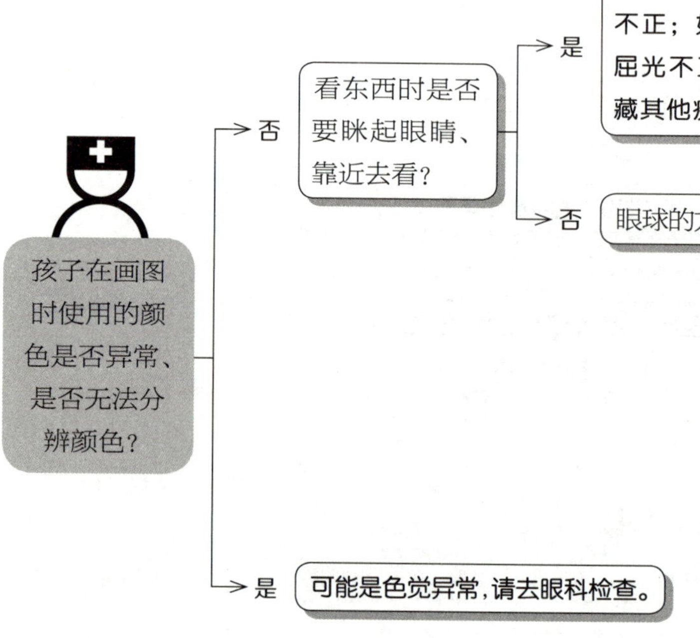

弱视 / 339
小儿斜视 / 351
过敏性结膜炎 / 165
过敏性鼻炎 / 186
咽喉炎 / 189
麻疹 / 365
睑腺炎 / 170
结膜炎 / 169
流行性角结膜炎 / 171
泪囊炎 / 172
睑板腺囊肿 / 168
川崎病 / 326
咽结膜热 / 355
眼睑下垂 / 178
重症肌无力 / 111
黄疸 / 041
虹膜炎 / 167
屈光不正 / 174
倒睫 / 164

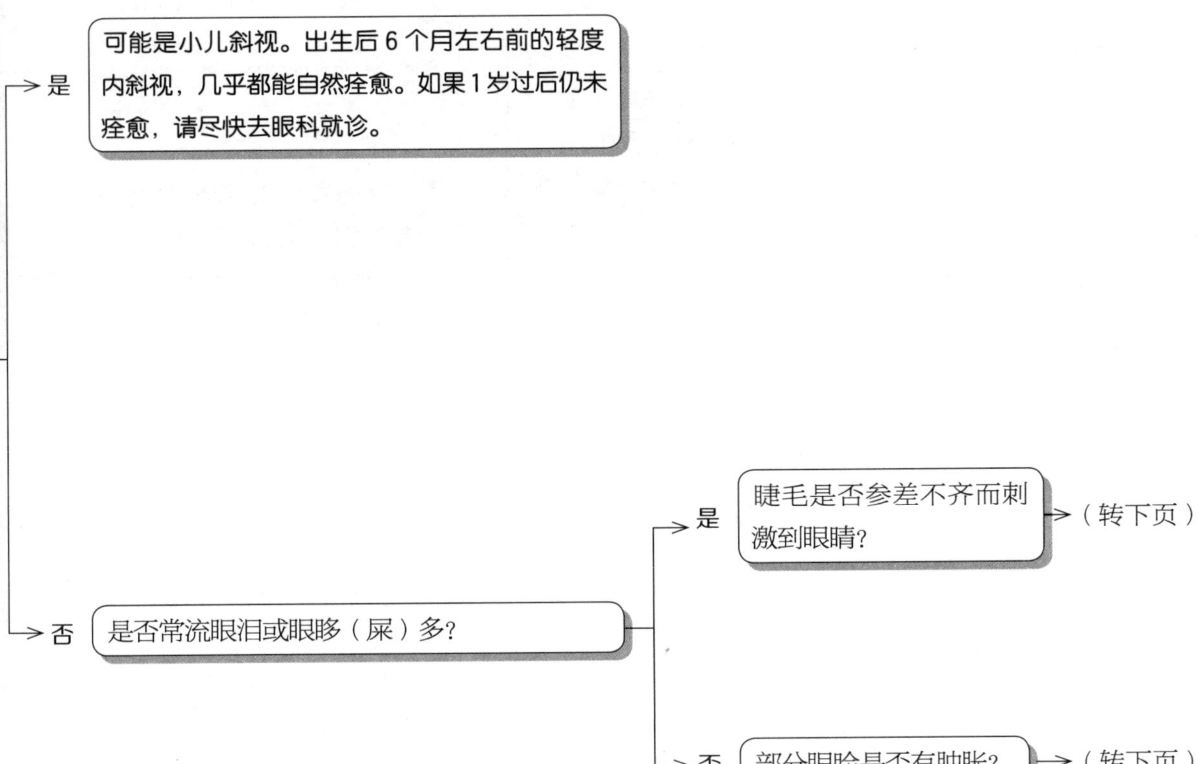
是
可能是小儿斜视。出生后 6 个月左右前的轻度内斜视，几乎都能自然痊愈。如果 1 岁过后仍未痊愈，请尽快去眼科就诊。
否
是否常流眼泪或眼眵（屎）多？
是
睫毛是否参差不齐而刺激到眼睛？
（转下页）
否
部分眼睑是否有肿胀？
（转下页）

续上页

眼睛异常

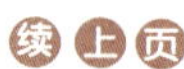

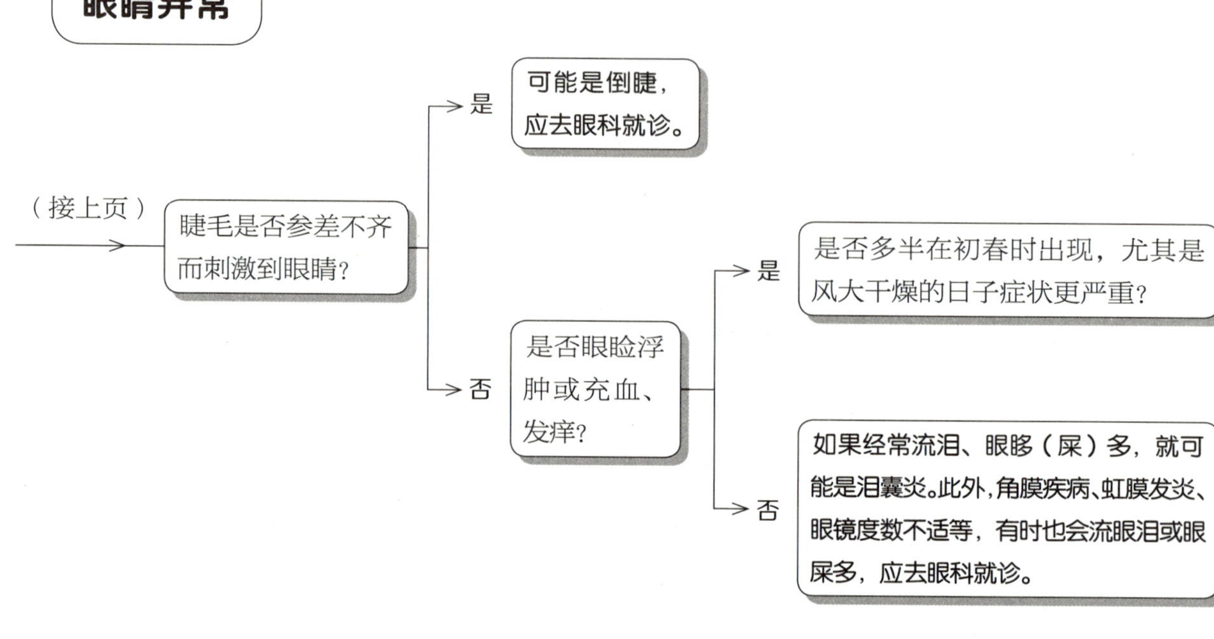
（接上页）
睫毛是否参差不齐而刺激到眼睛？
是
可能是倒睫，应去眼科就诊。
否
是否眼睑浮肿或充血、发痒？
是
是否多半在初春时出现，尤其是风大干燥的日子症状更严重？
否
如果经常流泪、眼眵（屎）多，就可能是泪囊炎。此外，角膜疾病、虹膜发炎、眼镜度数不适等，有时也会流眼泪或眼屎多，应去眼科就诊。

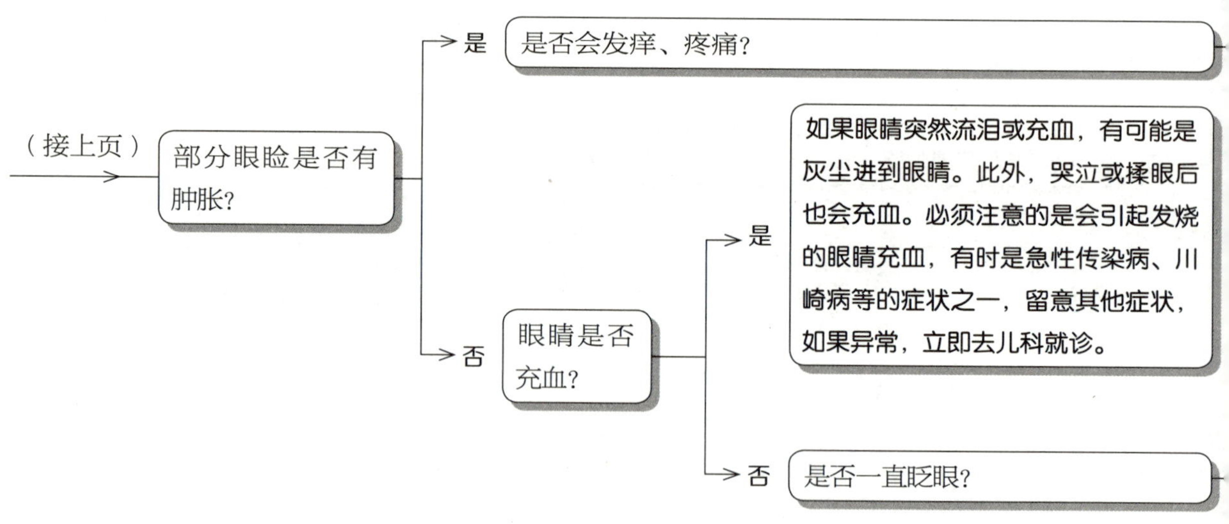
（接上页）
部分眼睑是否有肿胀？
是
是否会发痒、疼痛？
否
眼睛是否充血？
是
如果眼睛突然流泪或充血，有可能是灰尘进到眼睛。此外，哭泣或揉眼后也会充血。必须注意的是会引起发烧的眼睛充血，有时是急性传染病、川崎病等的症状之一，留意其他症状，如果异常，立即去儿科就诊。
否
是否一直眨眼？

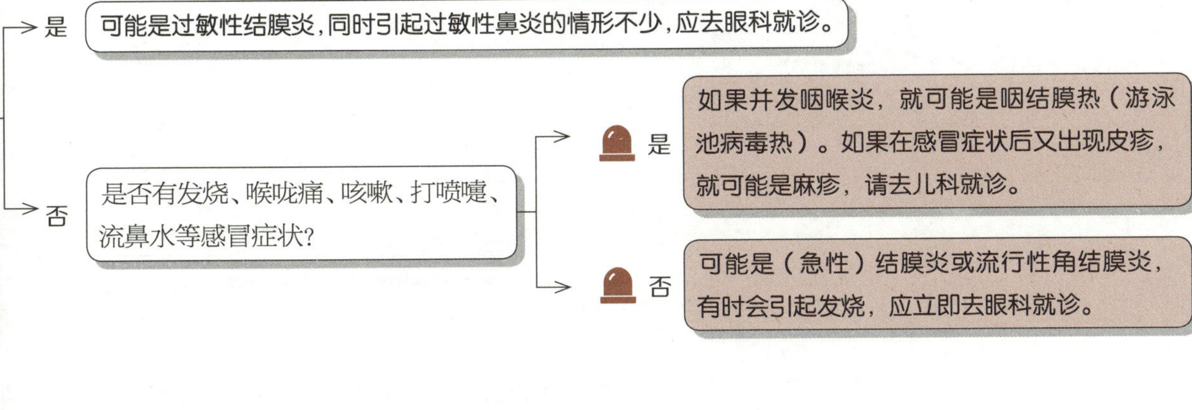

是　如果眼睑边缘有红色突起，就可能是睑腺炎，请去眼科就诊。

否　如果在眼睑的皮下摸到颗粒状的脂肪块，就可能是睑板腺囊肿，请去眼科就诊。

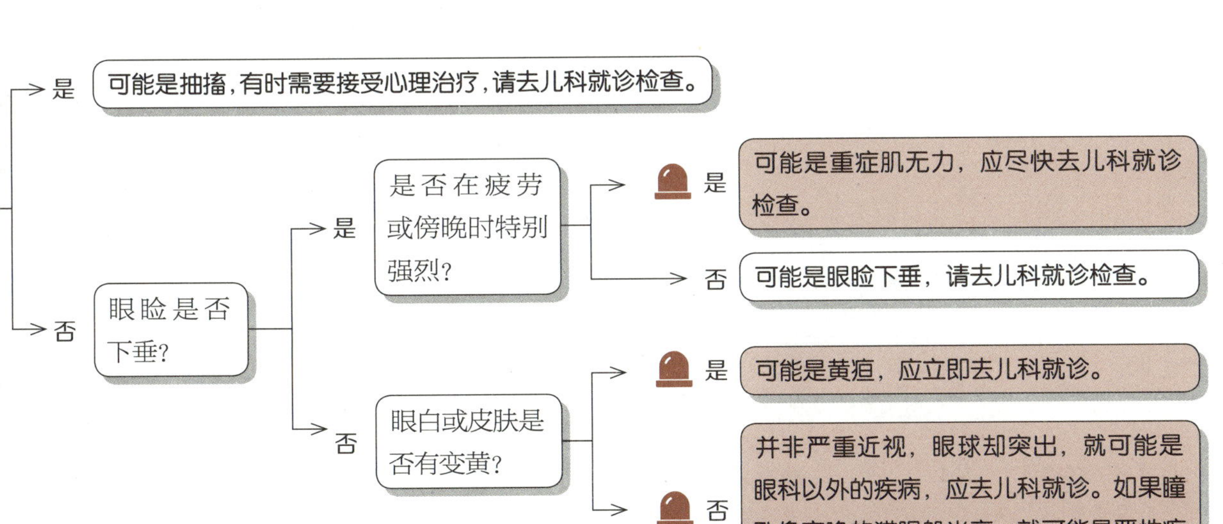

耳痛、耳流分泌物、听不清楚

中耳炎是引起儿童耳痛的最主要原因。婴幼儿连接中耳和鼻腔的咽鼓管短、平、窄，易被鼻腔分泌物感染而引起中耳炎。耳痛时孩子会情绪不佳而烦躁不安、哭个不停，婴幼儿常会不断抓自己的耳朵。

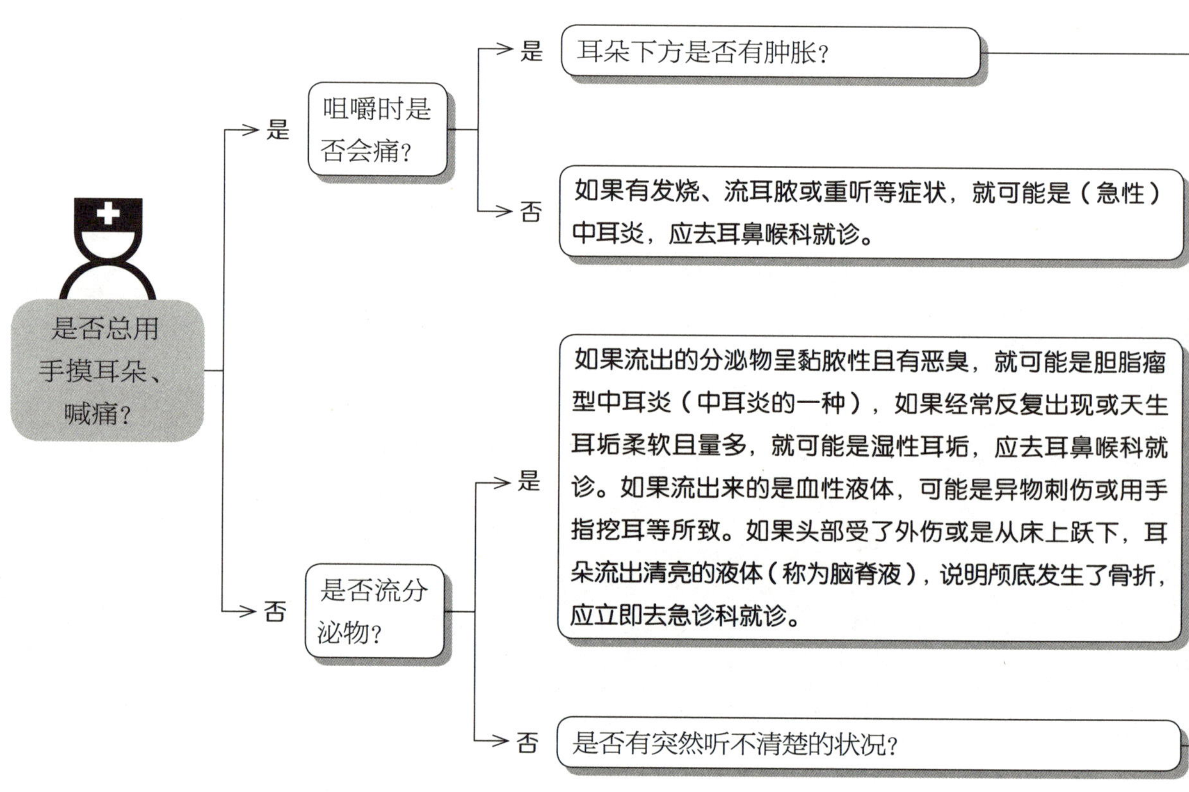

流行性腮腺炎 / 364　脑膜炎 / 093　扁桃体炎 / 325
外耳道炎 / 196　中耳炎 / 359　麻疹 / 365

→ 是 可能是包括流行性腮腺炎在内的腮腺发炎，请去儿科就诊。

→ 否 外耳道炎、咬合不正或有硬耳垢、异物进入耳朵时，也会引起耳痛，请去耳鼻喉科检查。

→ 是 扁桃体是否肿胀?

→ 是 可能是扁桃体炎，因此反复引起中耳炎，导致听力下降，请去耳鼻喉科就诊。

→ 否 因麻疹、流行性腮腺炎、脑膜炎、头部外伤等影响，有时也会导致听力下降，请去儿科或耳鼻喉科就诊。

→ 否 如果是轻度到中度的重听，因为听得到附近的声音，有时会较晚才能发现。2~3 岁后如果还不大会说话，听别人说话时常会再问一次，对声音的反应迟钝，就要尽快去耳鼻喉科检查。

鼻塞、流鼻涕、流鼻血

孩子的鼻腔狭窄，经常引起鼻塞。尤其是婴儿，因为不太会用口呼吸，因此当鼻塞时，就容易出现呼吸困难。此时可用口或吸鼻器来吸出鼻涕。通常鼻出血给家长和孩子带来的紧张和恐惧感比出血本身更严重。

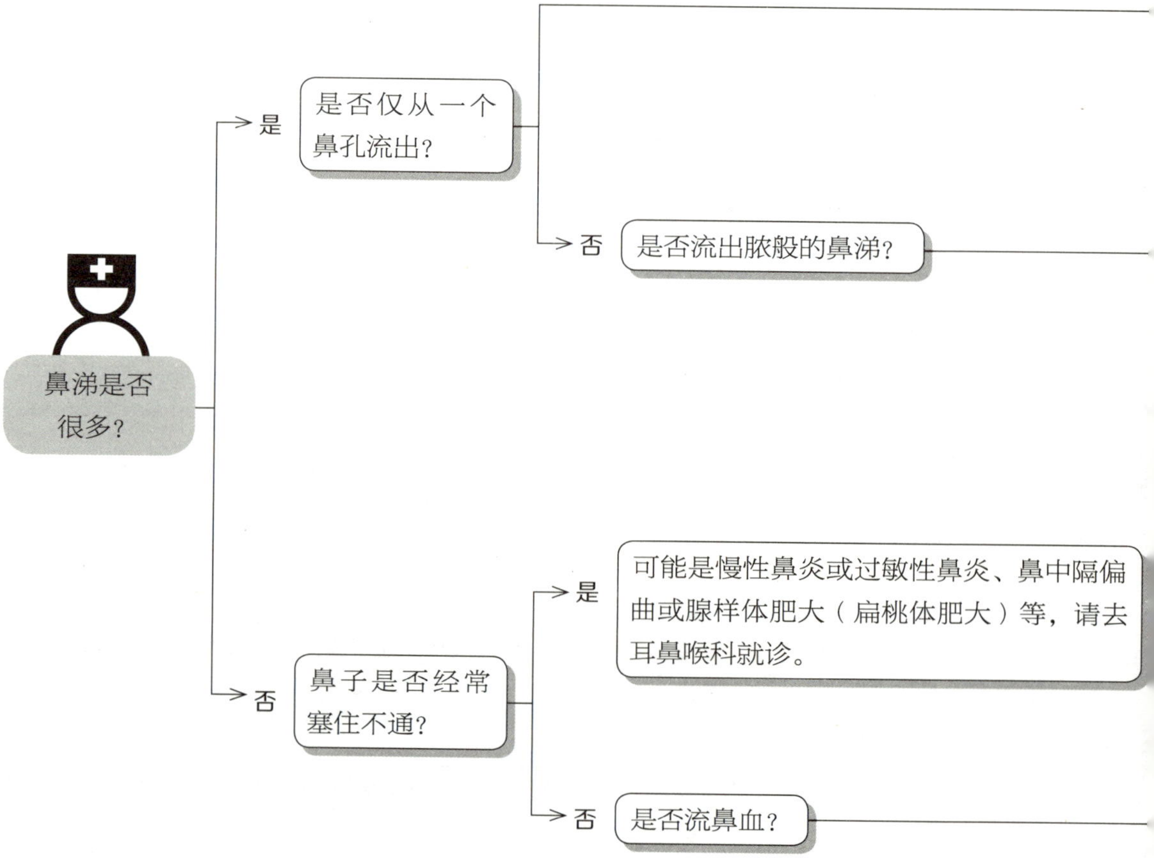

鼻涕是否很多？

- 是 → 是否仅从一个鼻孔流出？
  - 否 → 是否流出脓般的鼻涕？
- 否 → 鼻子是否经常塞住不通？
  - 是 → 可能是慢性鼻炎或过敏性鼻炎、鼻中隔偏曲或腺样体肥大（扁桃体肥大）等，请去耳鼻喉科就诊。
  - 否 → 是否流鼻血？

感冒 / 023　鼻中隔偏曲 / 183　贫血 / 081
鼻窦炎 / 180　腺样体肥大 / 343　急性鼻炎 / 190
过敏性鼻炎 / 186　慢性鼻炎 / 193　鼻衄（鼻出血） / 181

→ 是　如果没有感冒或其他鼻病，却从一个鼻孔流出带血且有恶臭的鼻涕，可能是阻塞异物，请去耳鼻喉科就诊。

→ 是　有可能是鼻窦炎，请去耳鼻喉科就诊。

→ 否　如果伴随感冒的症状流出水样鼻涕，就可能是急性鼻炎。此外，如果还出现发痒、眼睛充血，就可能是过敏性鼻炎，请去儿科或耳鼻喉科就诊。

→ 是　是否平时脸色就差、容易出血？

- → 是　可能是鼻衄（鼻出血），注意多喝水、多吃水果蔬菜、增强体质。如果没有鼻病或碰撞等直接原因却经常出血，而且不易止血，就可能是贫血、血小板减少等血液疾病，请去儿科就诊。
- → 否　把手指插入鼻孔而导致出血，或患鼻炎时，鼻涕也会带血，如果是少量出血就不必太担心。

→ 否　是否身处寒冷干燥的场所，或灰尘多的地方？

- → 是　如果是暂时性鼻塞，或因打喷嚏而引起，有可能是过敏性鼻炎，请去儿科或耳鼻喉科就诊。
- → 否　是否有咳嗽，打喷嚏、发烧？
  - → 是　可能是感冒的症状之一，如果长久不愈，请去儿科就诊。
  - → 否　如果没有其他明显的症状，只流出水样鼻涕，多半是体质问题，但有时会发展成过敏性鼻炎，因此请去儿科或耳鼻喉科就诊。

喉咙痛

喉咙的黏膜具有吸附尘埃或细菌，使身体不受感染的功能。当受到过度侵袭时就会引起炎症，而导致喉咙痛，通常会伴随发烧。因此要注意保持适宜的室内温度和湿度。

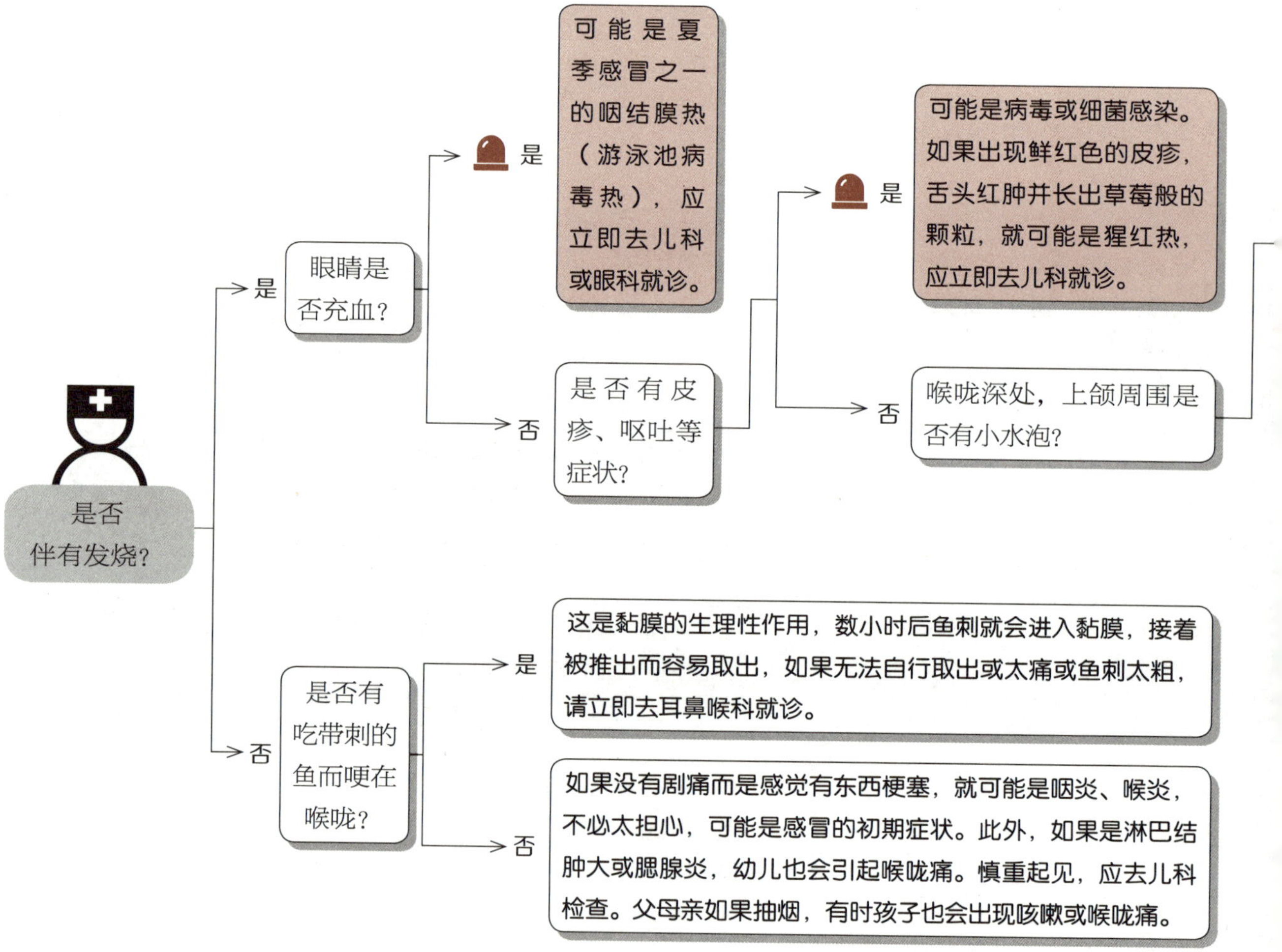

是否伴有发烧？

- 是 → 眼睛是否充血？
  - 是 → 可能是夏季感冒之一的咽结膜热（游泳池病毒热），应立即去儿科或眼科就诊。
  - 否 → 是否有皮疹、呕吐等症状？
    - 是 → 可能是病毒或细菌感染。如果出现鲜红色的皮疹，舌头红肿并长出草莓般的颗粒，就可能是猩红热，应立即去儿科就诊。
    - 否 → 喉咙深处，上颌周围是否有小水泡？
- 否 → 是否有吃带刺的鱼而哽在喉咙？
  - 是 → 这是黏膜的生理性作用，数小时后鱼刺就会进入黏膜，接着被推出而容易取出，如果无法自行取出或太痛或鱼刺太粗，请立即去耳鼻喉科就诊。
  - 否 → 如果没有剧痛而是感觉有东西梗塞，就可能是咽炎、喉炎，不必太担心，可能是感冒的初期症状。此外，如果是淋巴结肿大或腮腺炎，幼儿也会引起喉咙痛。慎重起见，应去儿科检查。父母亲如果抽烟，有时孩子也会出现咳嗽或喉咙痛。

猩红热 / 368　　扁桃体炎 / 325　　感冒 / 023

疱疹性咽峡炎 / 338　　腺样体肥大 / 343　　流行性腮腺炎 / 364

白喉 / 361　　咽结膜热 / 355　　咽炎 / 346

急性声门下喉炎 / 335　　急性支气管炎 / 028　　喉炎 / 189

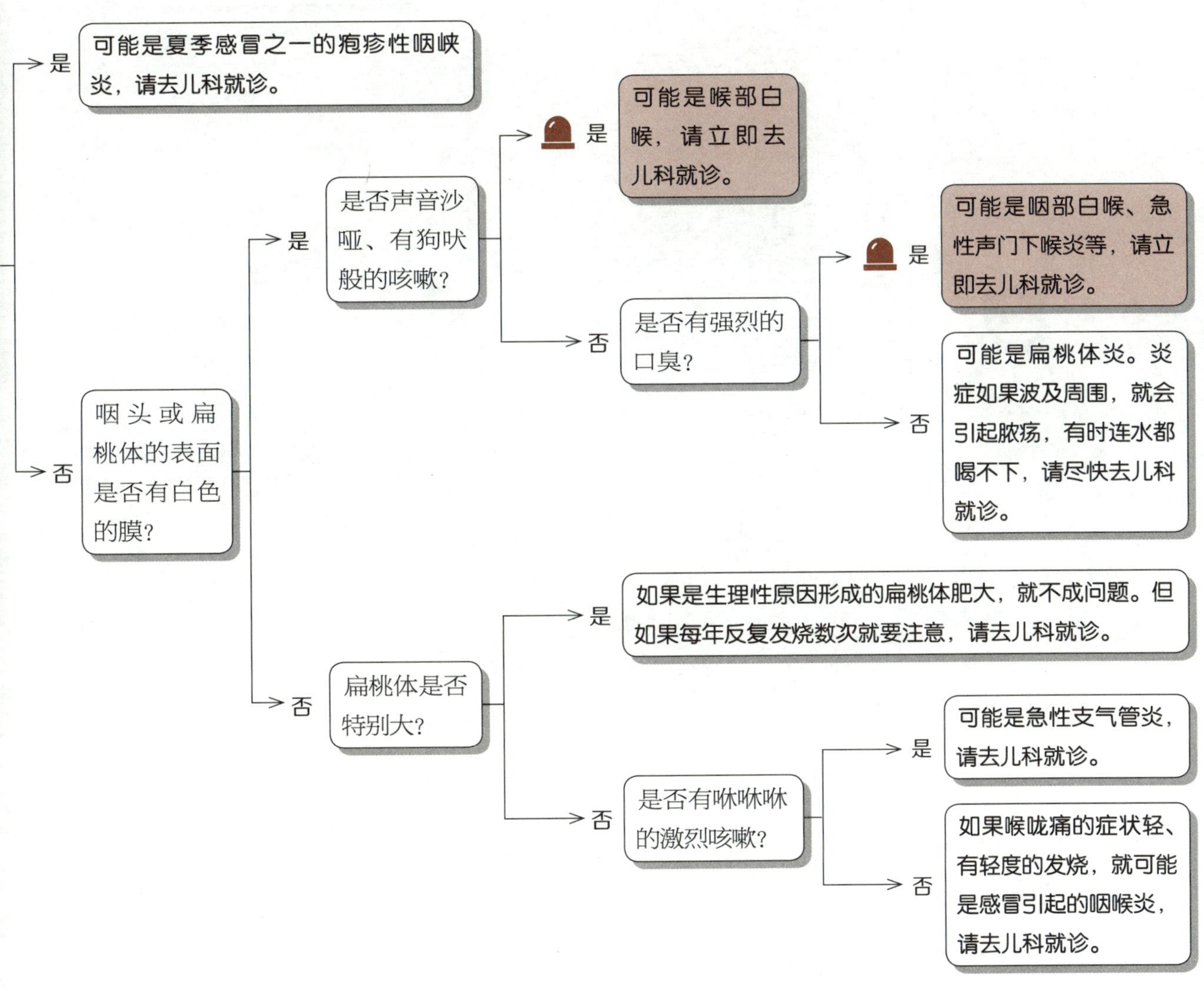
是
可能是夏季感冒之一的疱疹性咽峡炎，请去儿科就诊。
否
咽头或扁桃体的表面是否有白色的膜？
是
是否声音沙哑、有狗吠般的咳嗽？
是
可能是喉部白喉，请立即去儿科就诊。
否
是否有强烈的口臭？
是
可能是咽部白喉、急性声门下喉炎等，请立即去儿科就诊。
否
可能是扁桃体炎。炎症如果波及周围，就会引起脓疡，有时连水都喝不下，请尽快去儿科就诊。
否
扁桃体是否特别大？
是
如果是生理性原因形成的扁桃体肥大，就不成问题。但如果每年反复发烧数次就要注意，请去儿科就诊。
否
是否有咻咻咻的激烈咳嗽？
是
可能是急性支气管炎，请去儿科就诊。
否
如果喉咙痛的症状轻、有轻度的发烧，就可能是感冒引起的咽喉炎，请去儿科就诊。

喉咙发出喘鸣声

婴幼儿的气道比成人窄，因此每次呼吸时喉咙或胸部常会发出喘鸣声。如果不是呼吸急促如哮喘般呼吸困难，就可能是体质的问题。

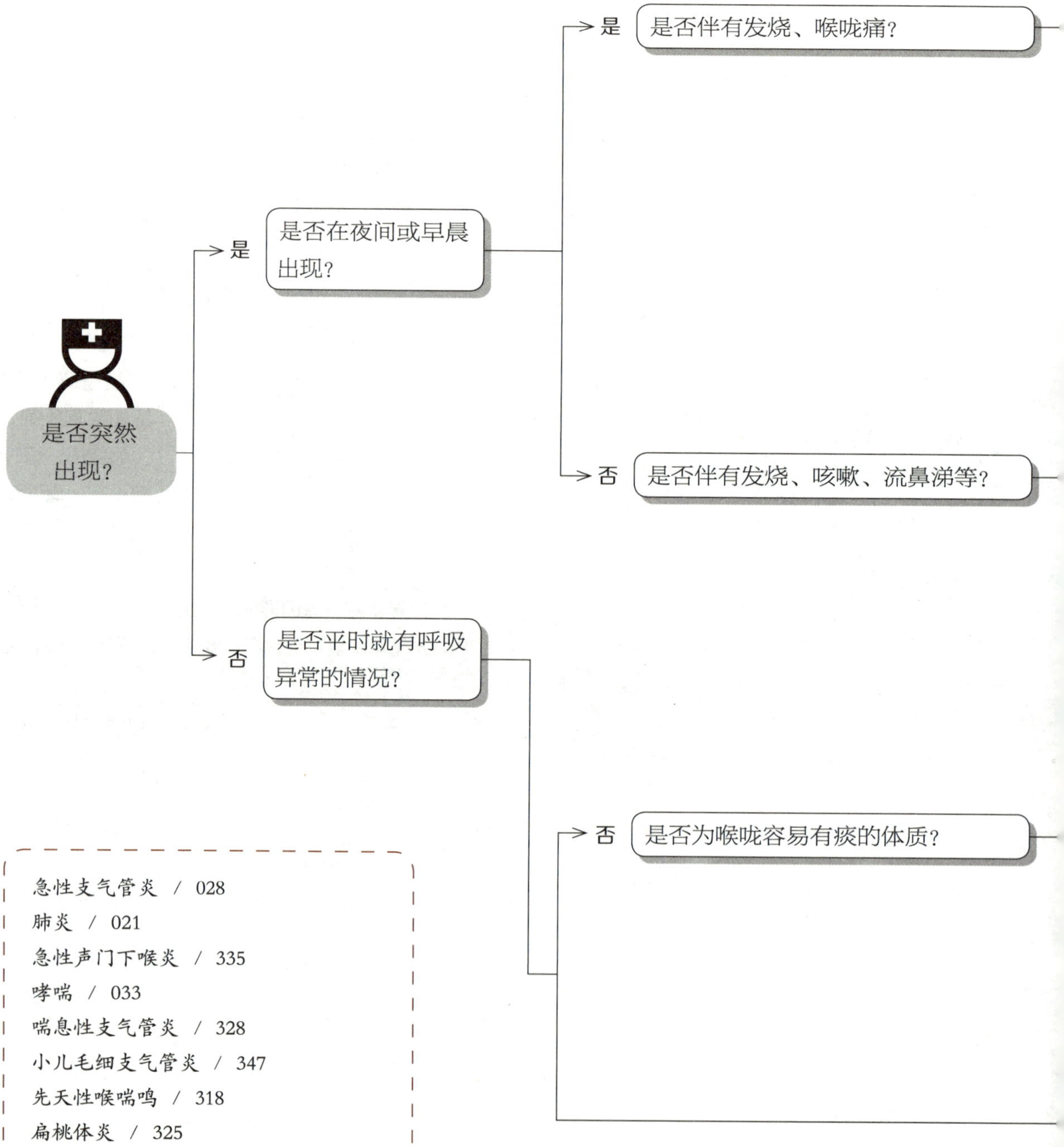

是否突然出现？

→ 是：是否在夜间或早晨出现？

→ 是：是否伴有发烧、喉咙痛？

→ 否：是否伴有发烧、咳嗽、流鼻涕等？

→ 否：是否平时就有呼吸异常的情况？

→ 否：是否为喉咙容易有痰的体质？

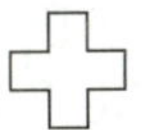

是：如果出现嘶哑的咳嗽、主要在深夜突然引起咻咻咻的呼吸困难，就可能是急性支气管炎、肺炎、急性声门下喉炎等，应立即去儿科就诊。

否：如果在早晨或夜晚、呼吸冷空气时引起，就可能是支气管哮喘或喘息性支气管炎，应去儿科就诊。

是：喉咙表面是否有白膜？

- 是：如果有扁桃体化脓，或声音沙哑如狗吠般的咳嗽，就可能是急性声门下喉炎，应立即去儿科就诊。
- 否：是否体温低、脸或嘴唇发紫？
  - 是：可能是小儿毛细支气管炎，是出生后 2~10 个月左右婴儿常见的感染症，必须尽早处置，应立即去儿科就诊。
  - 否：如果发高烧、呼吸加速，就可能引起肺炎或急性支气管炎，应立即去儿科就诊。

否：可能是喉咙或气管阻塞异物，如果无法自行取出，应立即去儿科就诊。

是：可能是支气管哮喘或喘息性支气管炎，有时会引起发烧，请去儿科就诊。

否：如果是婴儿，喉咙是否经常发出喀拉的声音，呼吸的同时胸骨上部是否会凹下？

- 是：可能是先天性喉喘鸣。出生后不久的婴儿，喉咙的构造尚未充分发育，有时会因无法顺利排出口水而出现咻咻、喀拉的声音，这种情形在 6~12 个月大时就会自然消失，因此不须特别处置。但如果脸上或嘴唇发紫，或出现其他症状，就可能是重症，应立即去儿科就诊。
- 否：如果主要是在吸气时发出咻咻声，就可能是扁桃体炎、腺样体肥大等，请去儿科或耳鼻喉科就诊。

是：可能是先天性喉喘鸣。出生后不久的婴儿，喉咙的构造尚未充分发育，有时会因无法顺利排出口水而出现咻咻、喀拉的声音，这种情形在 6~12 个月大时就会自然消失，因此不须特别处置。但如果脸上或嘴唇发紫，或出现其他症状，就可能是重症，应立即去儿科就诊。

口腔异常

患有感染性疾病或维生素缺乏等营养障碍时，口腔通常会敏感地出现变化，会出现口水增多、不舒服、疼痛等症状。

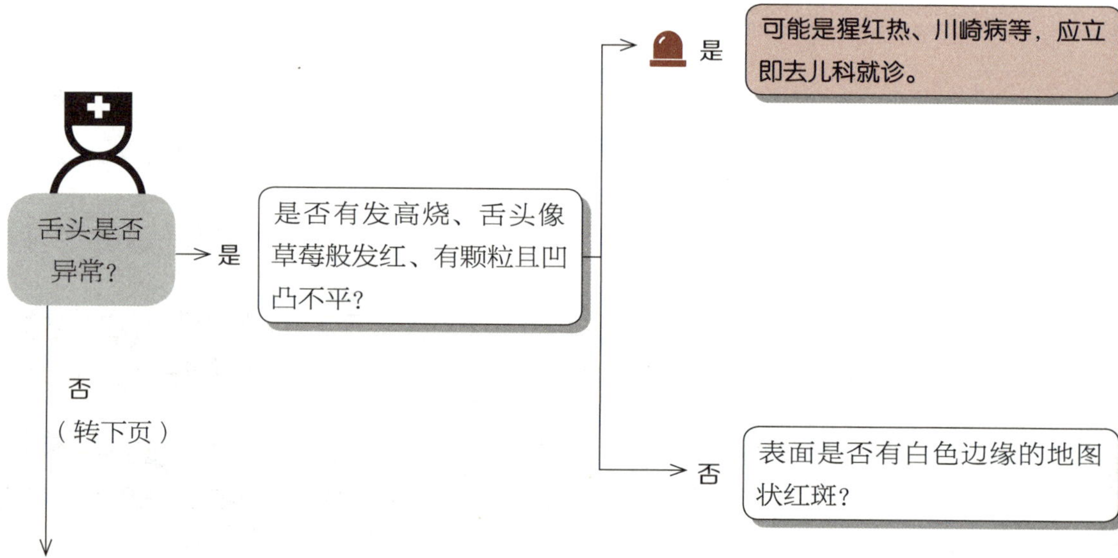

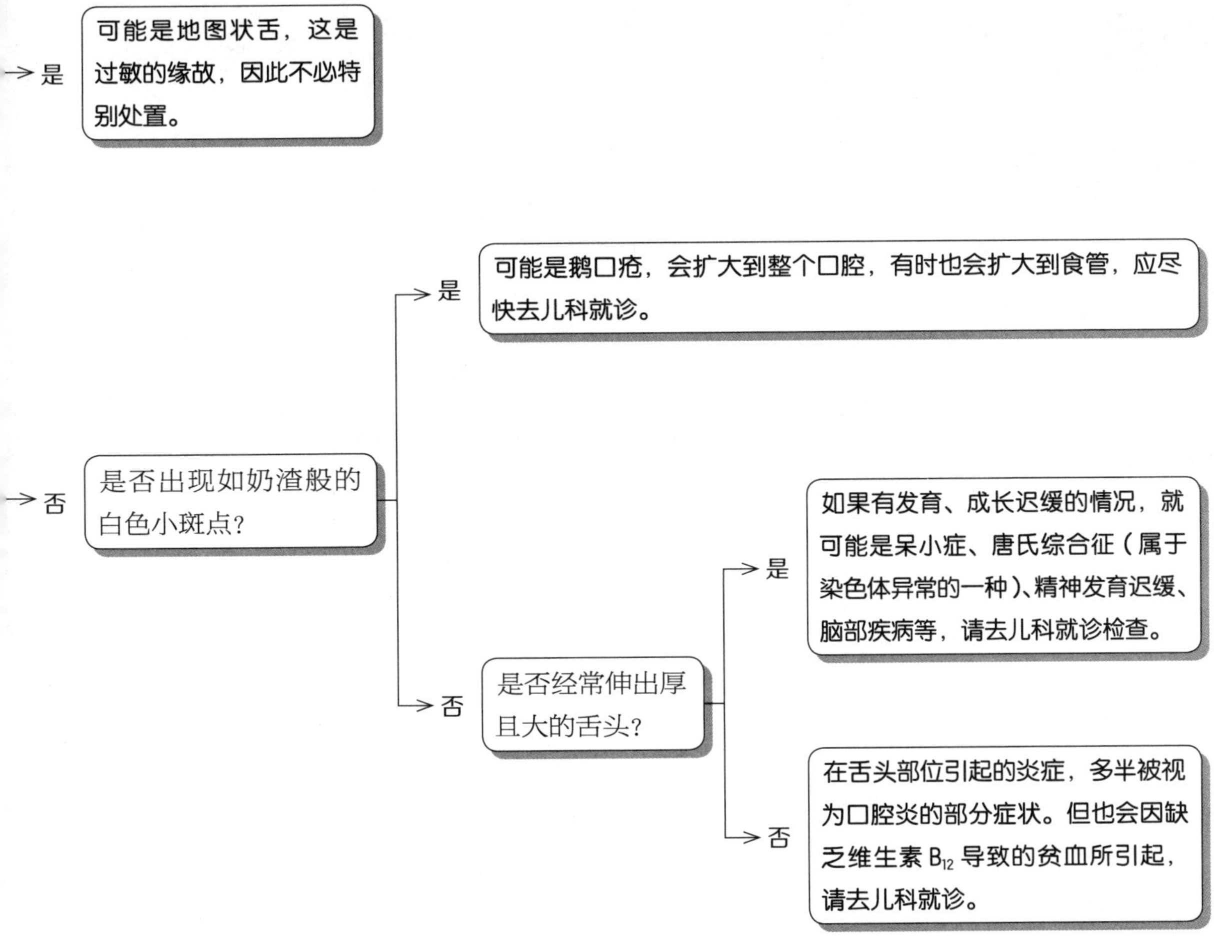

→ 是 可能是地图状舌，这是过敏的缘故，因此不必特别处置。

→ 否 是否出现如奶渣般的白色小斑点？

- → 是 可能是鹅口疮，会扩大到整个口腔，有时也会扩大到食管，应尽快去儿科就诊。
- → 否 是否经常伸出厚且大的舌头？
  - → 是 如果有发育、成长迟缓的情况，就可能是呆小症、唐氏综合征（属于染色体异常的一种）、精神发育迟缓、脑部疾病等，请去儿科就诊检查。
  - → 否 在舌头部位引起的炎症，多半被视为口腔炎的部分症状。但也会因缺乏维生素 B_{12} 导致的贫血所引起，请去儿科就诊。

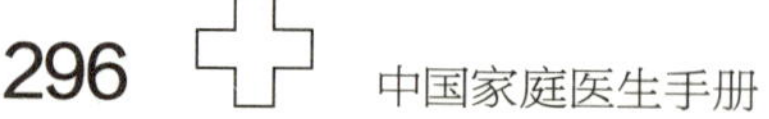

续上页

口腔异常

（接上页）

舌头是否异常？

→否 嘴唇是否异常？

- 是 → 是否嘴唇干燥、有开裂或溃烂？
  - 是 → 可能是唇炎、口角炎等，请去儿科或皮肤科就诊。
  - 否 → 如果嘴巴周围出现的小水泡看似红斑，就可能是单纯性疱疹，请去儿科或皮肤科就诊。
- 否 → 喉咙是否肿痛？
  - 是 → 表面是否有白膜般的东西？
  - 否 → 口腔黏膜是否有红色疹子或水泡？
    - 否 → 面颊内侧是否有罂粟粒大小的白色斑点？

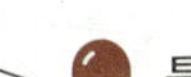

→ 是 可能是扁桃体炎，偶尔也有咽部白喉、喉部白喉的可能，请立即去儿科或急诊科就诊检查。

→ 否 如果红肿，就可能是咽炎或扁桃体炎，如果深处有小水泡，就可能是疱疹性咽峡炎。也可能是腺样体肥大（扁桃体肥大），请去儿科或耳鼻喉科就诊。

→ 是 如果出现在手、足、口或臀部，就可能是手足口病。如果有感冒的症状，在胸、腹部、头皮、结膜等也出现红疹或水泡，并有强烈的发痒，就可能是水痘。此外，如果容易出血，就可能是单纯性疱疹，请去儿科就诊。

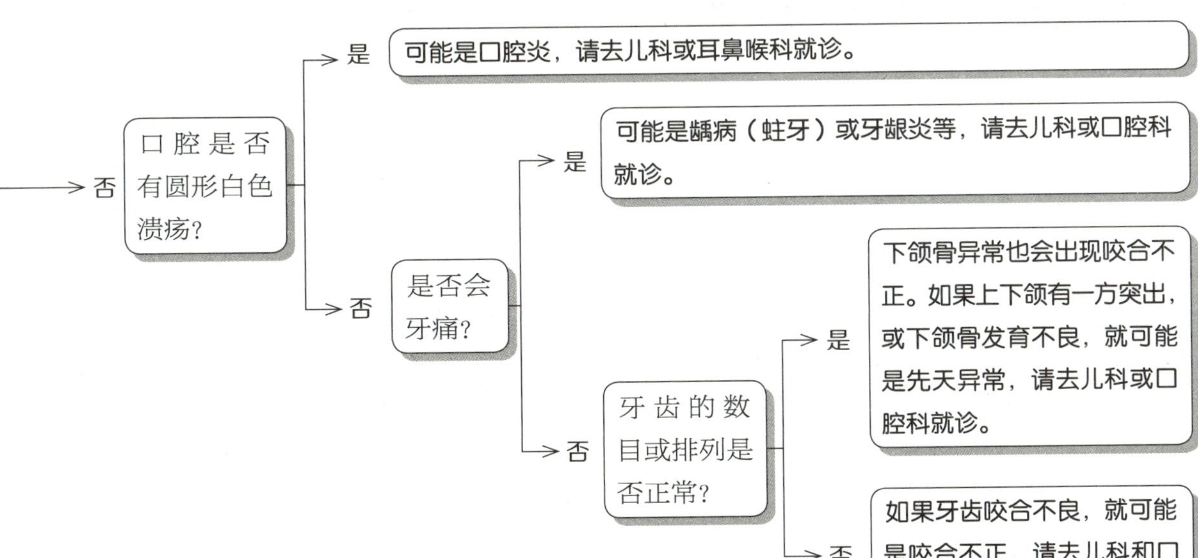

咳嗽（儿童）

婴幼儿的气道黏膜稚嫩、敏感，因此有时会因气温和湿度的变化而出现咳嗽。注意保持适宜的温度与湿度。咳嗽严重时多喝白开水，以利痰液排出，就会变得比较舒服。

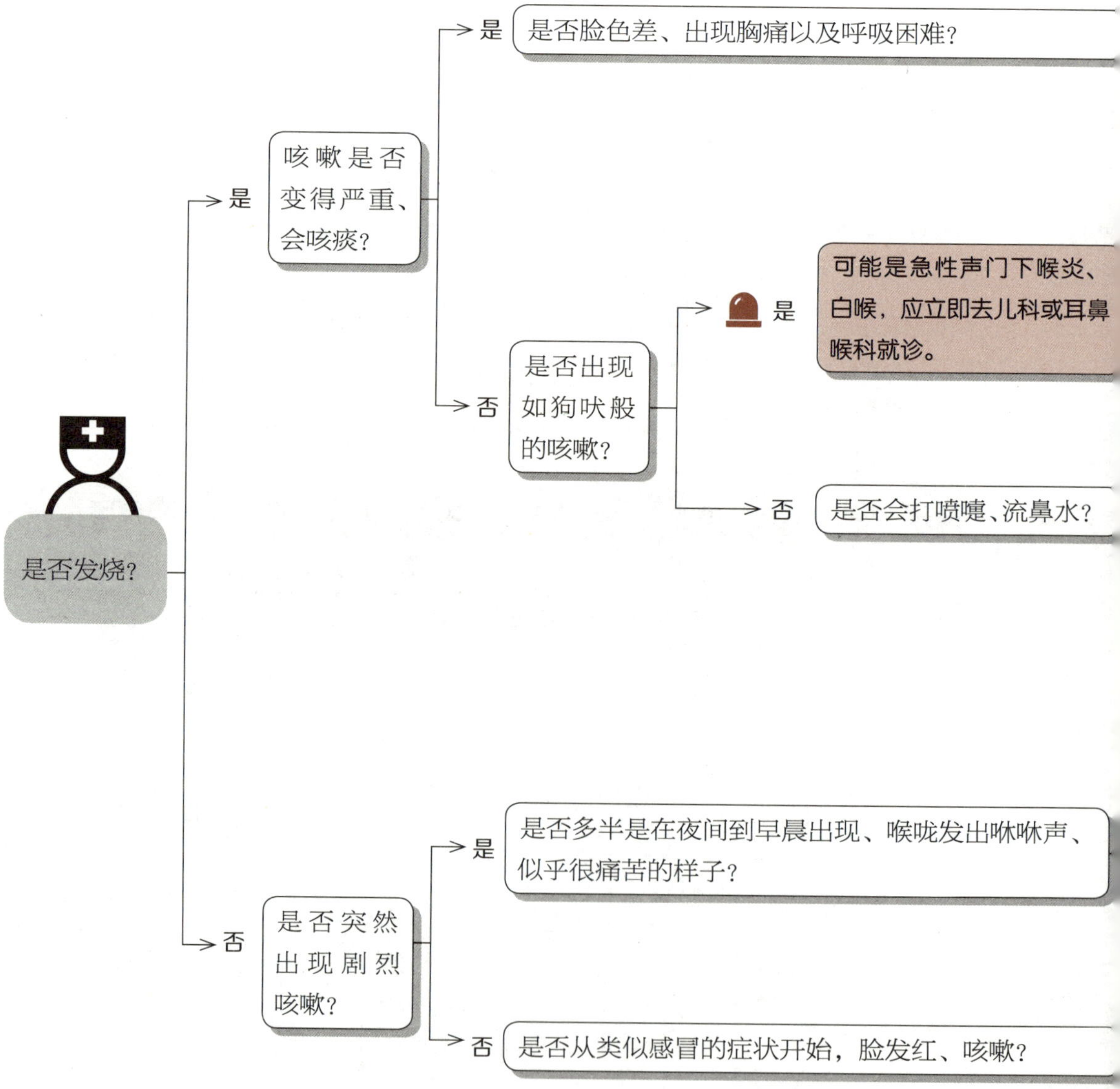

是否发烧？

- 是 → 咳嗽是否变得严重、会咳痰？
  - 是 → 是否脸色差、出现胸痛以及呼吸困难？
  - 否 → 是否出现如狗吠般的咳嗽？
    - 是 → 可能是急性声门下喉炎、白喉，应立即去儿科或耳鼻喉科就诊。
    - 否 → 是否会打喷嚏、流鼻水？
- 否 → 是否突然出现剧烈咳嗽？
  - 是 → 是否多半是在夜间到早晨出现、喉咙发出咻咻声、似乎很痛苦的样子？
  - 否 → 是否从类似感冒的症状开始，脸发红、咳嗽？

急性支气管炎 / 028
肺炎 / 021
肠炎 / 036
肺脓肿 / 021
胸膜炎 / 034
急性声门下喉炎 / 335
喘息性支气管炎 / 328
咽结膜热 / 355
流行性感冒 / 029
白喉 / 361
小儿毛细支气管炎 / 347
麻疹 / 365
感冒 / 023
哮喘 / 033
气胸 / 305
百日咳 / 324

→ 是 可能是急性支气管炎、肺炎、肺脓肿、胸膜炎、急性声门下喉炎等，应立即去儿科或耳鼻喉科就诊。

→ 否 可能是喘息性支气管炎。如果出现流鼻水、喉咙痛、头痛、关节痛、食欲不振等全身症状，就可能是流行性感冒，请去儿科就诊。

→ 是 婴幼儿在退烧后是否身体发冷、脸或嘴唇发紫？

- → 是 可能是小儿毛细支气管炎，应立即去儿科就诊。
- → 否 是否流眼屎、眼睛充血？
  - → 是 如果有咽喉的炎症，就可能是咽结膜热（游泳池病毒热），如果发烧后 4 天左右出现皮疹，就可能是麻疹，应立即去儿科就诊。
  - → 否 可能是感冒、流行性感冒，如果活力充沛、有食欲，就不必担心。

→ 否 如果咳嗽拖很久，或咳嗽外没有其他症状，只是情绪不佳、没有活力、没有食欲，就可能是支气管或肺部疾病，请去儿科就诊。

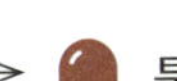

→ 是 可能是哮喘（支气管哮喘），如果不能制止发作，请立即去儿科、急诊科就诊。

→ 否 可能是气胸，或是异物阻塞喉咙或支气管，如果马上处置仍不能消除或缓解，请立即去儿科就诊。

→ 是 可能是百日咳，在咳嗽和咳嗽之间会出现吹笛子般的声音，请去儿科就诊。

→ 否 如果只是持续轻微干咳，没有其他症状，请去儿科就诊。

呕吐、恶心

婴幼儿由于中枢神经的调节机能还不充分，因此稍微受到刺激就会呕吐。如果孩子精神很好，就不必担心。但如果有其他异常，就必须多加注意。

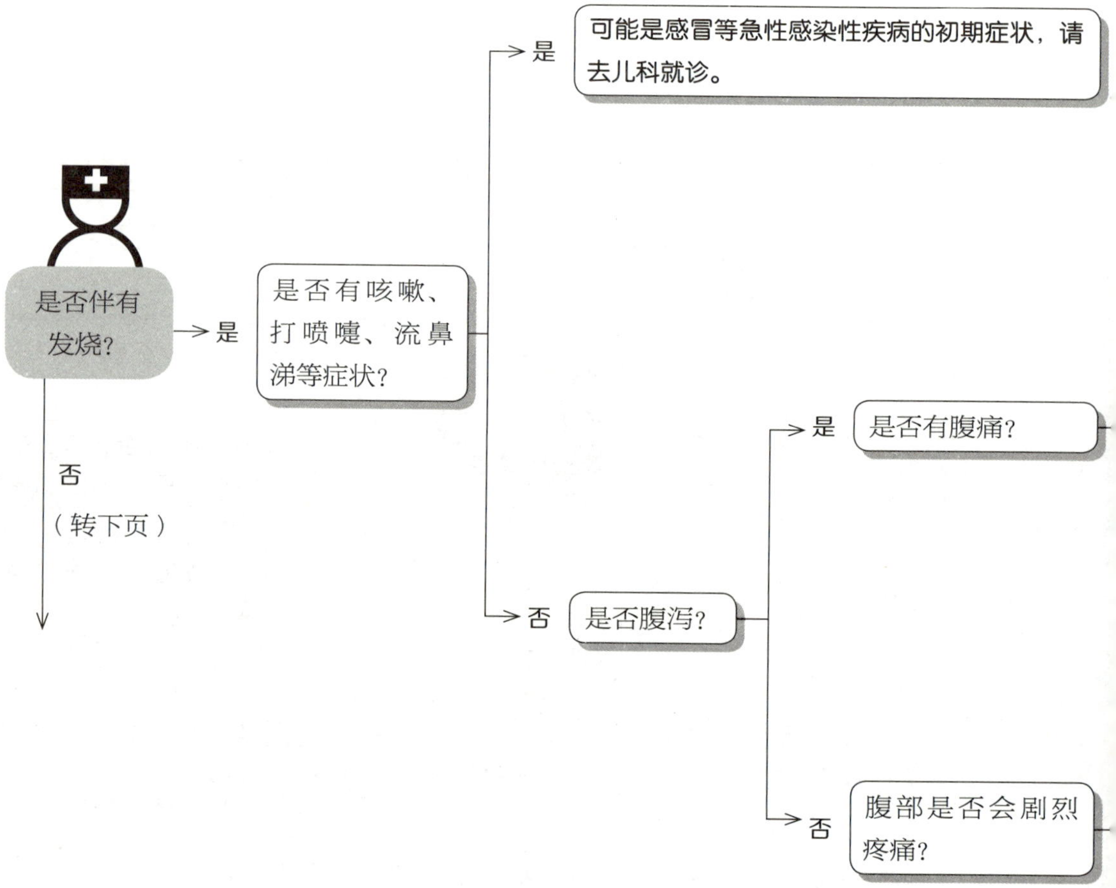

是否伴有发烧？

→ 是 → 是否有咳嗽、打喷嚏、流鼻涕等症状？

→ 是 → 可能是感冒等急性感染性疾病的初期症状，请去儿科就诊。

→ 否 → 是否腹泻？

→ 是 → 是否有腹痛？

→ 否 → 腹部是否会剧烈疼痛？

否 （转下页）

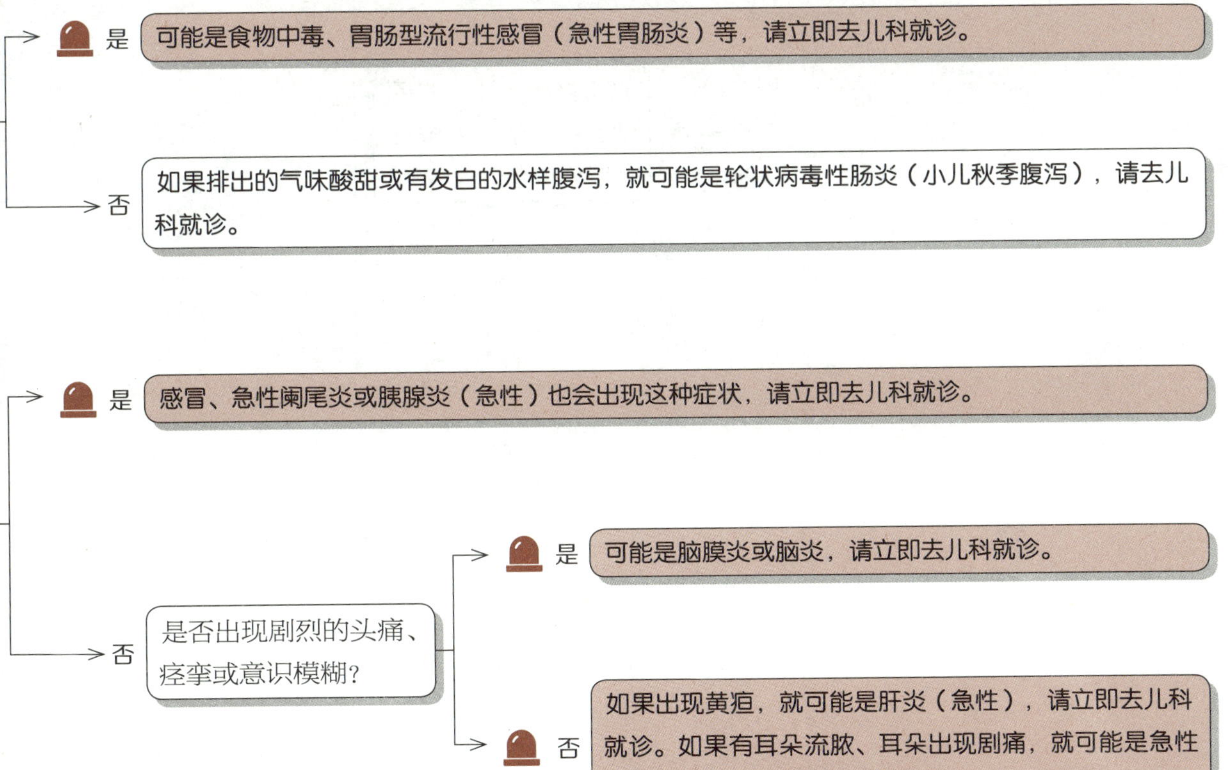
是
可能是食物中毒、胃肠型流行性感冒（急性胃肠炎）等，请立即去儿科就诊。
否
如果排出的气味酸甜或有发白的水样腹泻，就可能是轮状病毒性肠炎（小儿秋季腹泻），请去儿科就诊。
是
感冒、急性阑尾炎或胰腺炎（急性）也会出现这种症状，请立即去儿科就诊。
否
是否出现剧烈的头痛、痉挛或意识模糊？
是
可能是脑膜炎或脑炎，请立即去儿科就诊。
否
如果出现黄疸，就可能是肝炎（急性），请立即去儿科就诊。如果有耳朵流脓、耳朵出现剧痛，就可能是急性中耳炎，请立即去耳鼻喉科就诊。

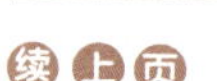

呕吐、恶心

（接上页）

是否伴有发烧 → 否

是否每次喂奶都会吐？

→ 是 是否有食欲却消瘦？

→ 否 是否排出焦油状的黑便、呕吐物带有鲜红色或黑褐色的血液？

→ 否 是否有腐烂苹果般的口臭、吐出咖啡渣般的东西？

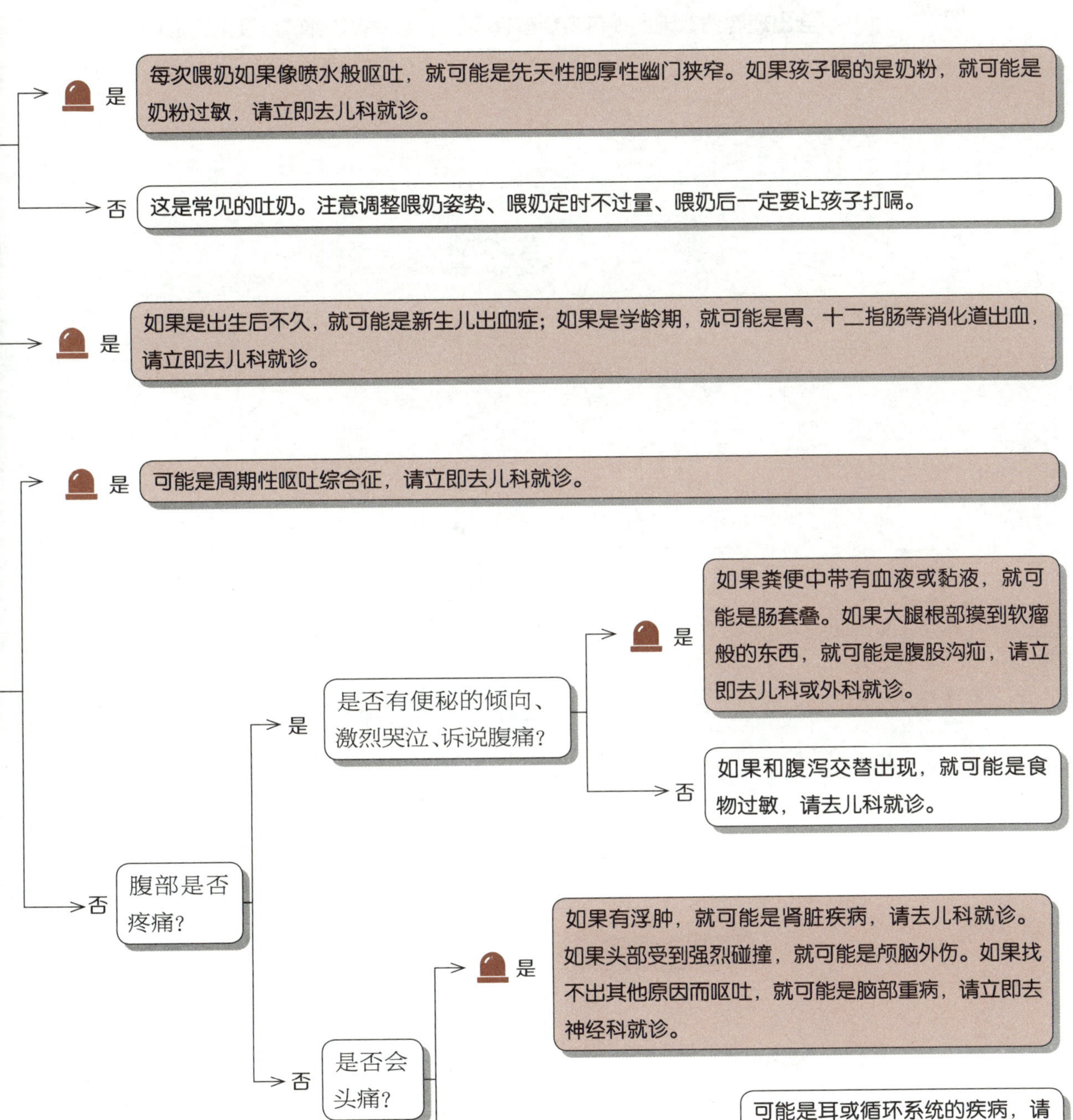

是
每次喂奶如果像喷水般呕吐，就可能是先天性肥厚性幽门狭窄。如果孩子喝的是奶粉，就可能是奶粉过敏，请立即去儿科就诊。
否
这是常见的吐奶。注意调整喂奶姿势、喂奶定时不过量、喂奶后一定要让孩子打嗝。
是
如果是出生后不久，就可能是新生儿出血症；如果是学龄期，就可能是胃、十二指肠等消化道出血，请立即去儿科就诊。
是
可能是周期性呕吐综合征，请立即去儿科就诊。
否
腹部是否疼痛？
是
是否有便秘的倾向、激烈哭泣、诉说腹痛？
是
如果粪便中带有血液或黏液，就可能是肠套叠。如果大腿根部摸到软瘤般的东西，就可能是腹股沟疝，请立即去儿科或外科就诊。
否
如果和腹泻交替出现，就可能是食物过敏，请去儿科就诊。
否
是否会头痛？
是
如果有浮肿，就可能是肾脏疾病，请去儿科就诊。如果头部受到强烈碰撞，就可能是颅脑外伤。如果找不出其他原因而呕吐，就可能是脑部重病，请立即去神经科就诊。
否
是否会晕眩？
是
可能是耳或循环系统的疾病，请去儿科就诊。
否
有时是因剧烈咳嗽、晕车晕船、服用药物所引起。多半是心理性因素导致，请去儿科就诊。

胸痛

不少疾病是因呼吸道及肺部感染引起胸痛。有时心脏、胃等疾病也会出现胸痛，因此须留意观察疼痛的出现方式与部位以及全身症状。

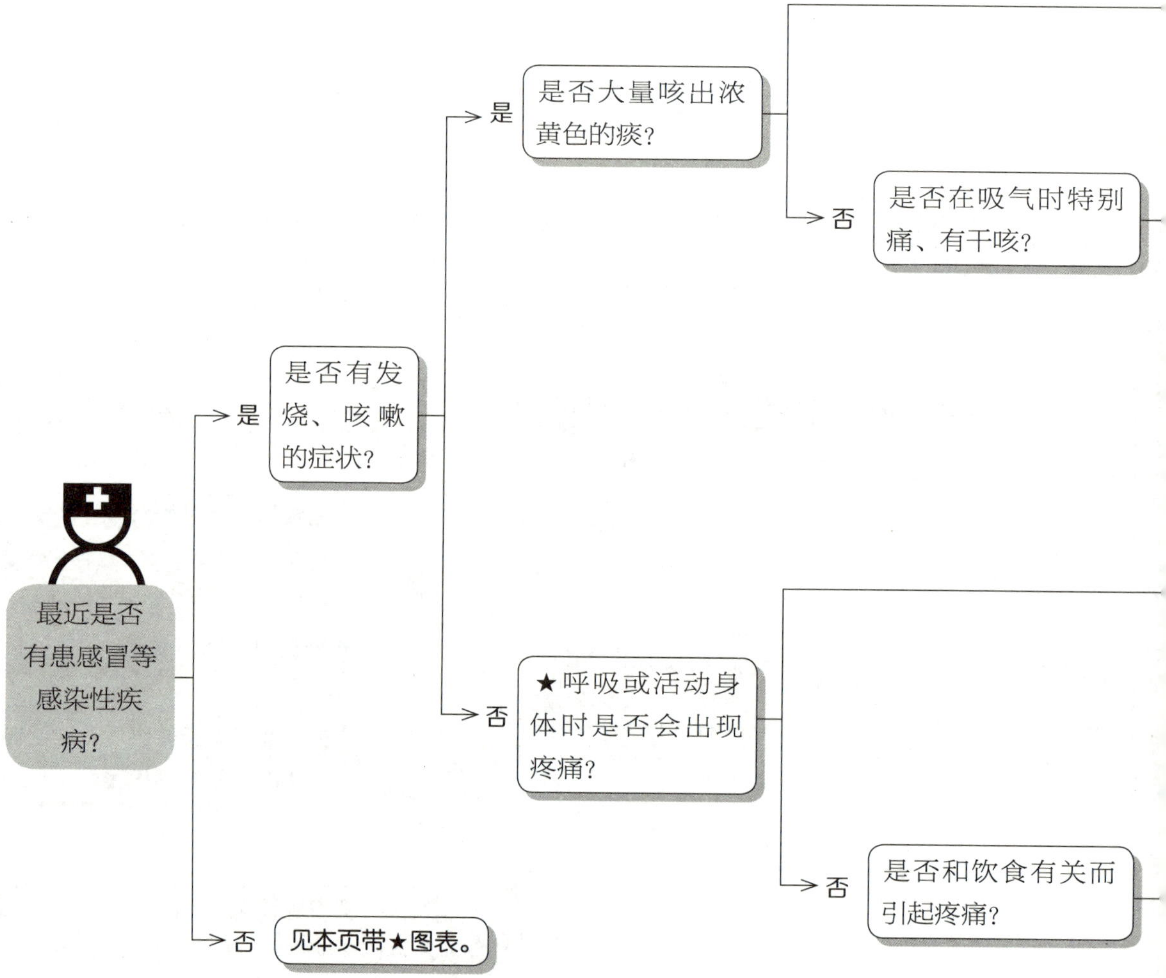

最近是否有患感冒等感染性疾病?

- 是 → 是否有发烧、咳嗽的症状?
  - 是 → 是否大量咳出浓黄色的痰?
    - 否 → 是否在吸气时特别痛、有干咳?
  - 否 → ★呼吸或活动身体时是否会出现疼痛?
    - 否 → 是否和饮食有关而引起疼痛?
- 否 → 见本页带★图表。

→ 是　可能是肺炎、急性支气管炎、胸膜炎，应立即去儿科就诊。

→ 是　可能是胸膜炎，立即去儿科就诊。

→ 否　是否采取前倾的姿势时比躺卧在床上感觉舒服？

→ 是　可能是心包炎，应立即去儿科就诊。

→ 否　如果咳嗽时胸会痛，而且咳出黏痰，就可能是急性支气管炎、肺炎、喘息性支气管炎，如果还有高烧或呼吸困难症状，须立即去儿科就诊。

→ 是　可能是气胸或肌肉或骨骼的异常。如果只限于一处，而且一摸就感到疼痛，就可能是肋骨骨折或肌肉痛。持续强烈的咳嗽，有时也会引起肋间肌的疼痛，请去儿科或骨科就诊。

→ 是　如果吞咽食物时疼痛，就可能是喉咙或食管的疾病；如果是隔一会儿才痛，就可能是胆囊或胰腺、胃的疾病。如果在进食后疼痛逐渐缓和，就可能是消化道溃疡，请去儿科就诊。

→ 否　如果是幼儿，有可能是异物阻塞支气管或食管。如果是学龄期的孩童，有时会以心理性疾病或自主神经功能失调的一种症状出现。此外，如果以往曾患过风湿热或川崎病，就可能是后天性心脏疾病，请去儿科就诊检查。

肚子痛

不会用言语表达的婴儿，通常会以哭泣、磨人、情绪不佳、没有食欲等来表达肚子痛。如果孩子蜷曲双脚激烈啼哭、腹部肿胀而发硬，就有可能是腹痛严重，应立即就医。

是否突然出现疼痛？

- 是 → 是否是婴儿？
  - 是 → 是否脸色差、呕吐？
  - 否 → 是否发烧？
    - 是 → 是否有泄泻（水样大便）？
    - 否 → 是否有反复强烈的疼痛？
- 否 → 是否在肚脐周围有强烈疼痛？
  - 是 → **可能是便秘、脐疝或神经性腹痛。如果反复发作，请去儿科就诊。**
  - 否 → 是否有早晨起不了床、晕车、晕船、沐浴时不舒服等症状？

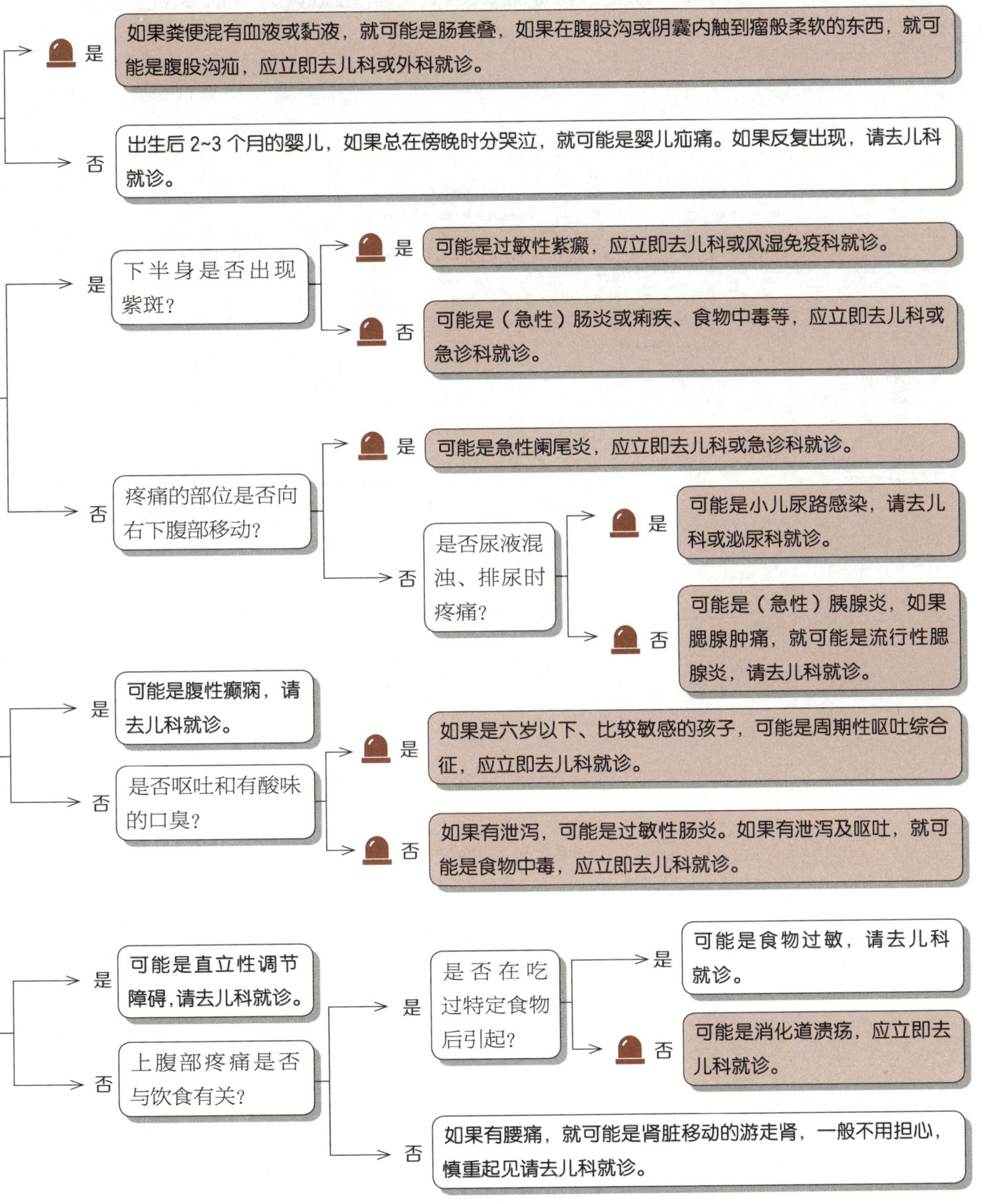
是
如果粪便混有血液或黏液，就可能是肠套叠，如果在腹股沟或阴囊内触到瘤般柔软的东西，就可能是腹股沟疝，应立即去儿科或外科就诊。
否
出生后2~3个月的婴儿，如果总在傍晚时分哭泣，就可能是婴儿疝痛。如果反复出现，请去儿科就诊。
是
下半身是否出现紫斑？
是
可能是过敏性紫癜，应立即去儿科或风湿免疫科就诊。
否
可能是（急性）肠炎或痢疾、食物中毒等，应立即去儿科或急诊科就诊。
否
疼痛的部位是否向右下腹部移动？
是
可能是急性阑尾炎，应立即去儿科或急诊科就诊。
否
是否尿液混浊、排尿时疼痛？
是
可能是小儿尿路感染，请去儿科或泌尿科就诊。
否
可能是（急性）胰腺炎，如果腮腺肿痛，就可能是流行性腮腺炎，请去儿科就诊。
是
可能是腹性癫痫，请去儿科就诊。
否
是否呕吐和有酸味的口臭？
是
如果是六岁以下、比较敏感的孩子，可能是周期性呕吐综合征，应立即去儿科就诊。
否
如果有泄泻，可能是过敏性肠炎。如果有泄泻及呕吐，就可能是食物中毒，应立即去儿科就诊。
是
可能是直立性调节障碍，请去儿科就诊。
否
上腹部疼痛是否与饮食有关？
是
是否在吃过特定食物后引起？
是
可能是食物过敏，请去儿科就诊。
否
可能是消化道溃疡，应立即去儿科就诊。
否
如果有腰痛，就可能是肾脏移动的游走肾，一般不用担心，慎重起见请去儿科就诊。

尿液异常

尿液是了解健康状况的重要途径。对无法正确表达自我感觉症状的婴幼儿来说尤其重要。因此家长平时就要仔细观察孩子的尿液颜色、尿量、排尿次数等情况。

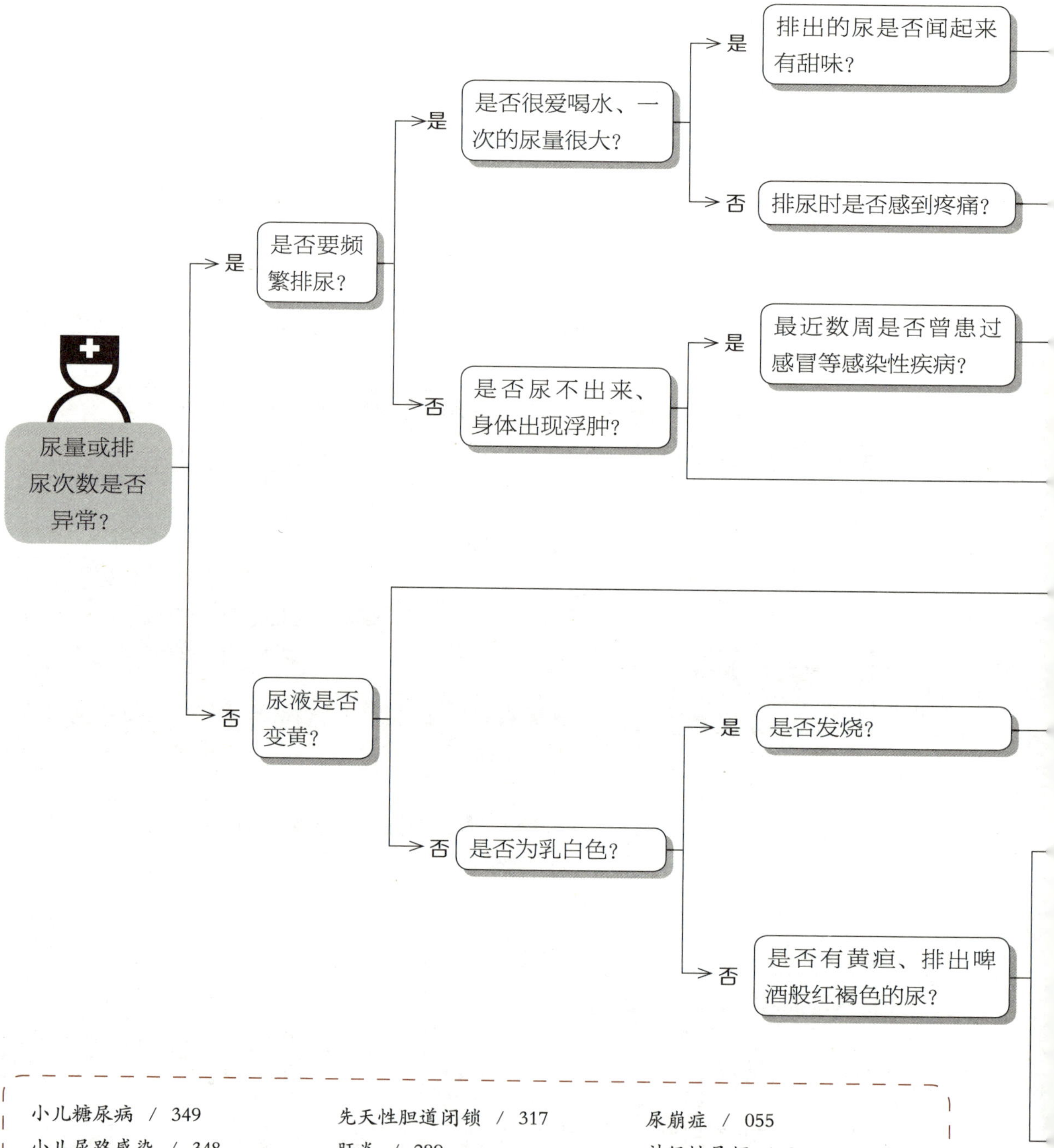

尿量或排尿次数是否异常？

- 是 → 是否要频繁排尿？
  - 是 → 是否很爱喝水、一次的尿量很大？
    - 是 → 排出的尿是否闻起来有甜味？
    - 否 → 排尿时是否感到疼痛？
  - 否 → 是否尿不出来、身体出现浮肿？
    - 是 → 最近数周是否曾患过感冒等感染性疾病？
- 否 → 尿液是否变黄？
  - 否 → 是否为乳白色？
    - 是 → 是否发烧？
    - 否 → 是否有黄疸、排出啤酒般红褐色的尿？

小儿糖尿病 / 349
小儿尿路感染 / 348
肾炎 / 058
感冒 / 023
先天性胆道闭锁 / 317
肝炎 / 289
小儿肾病综合征 / 349
新生儿肝炎 / 315
尿崩症 / 055
神经性尿频 / 276
感染性疾病 / 300

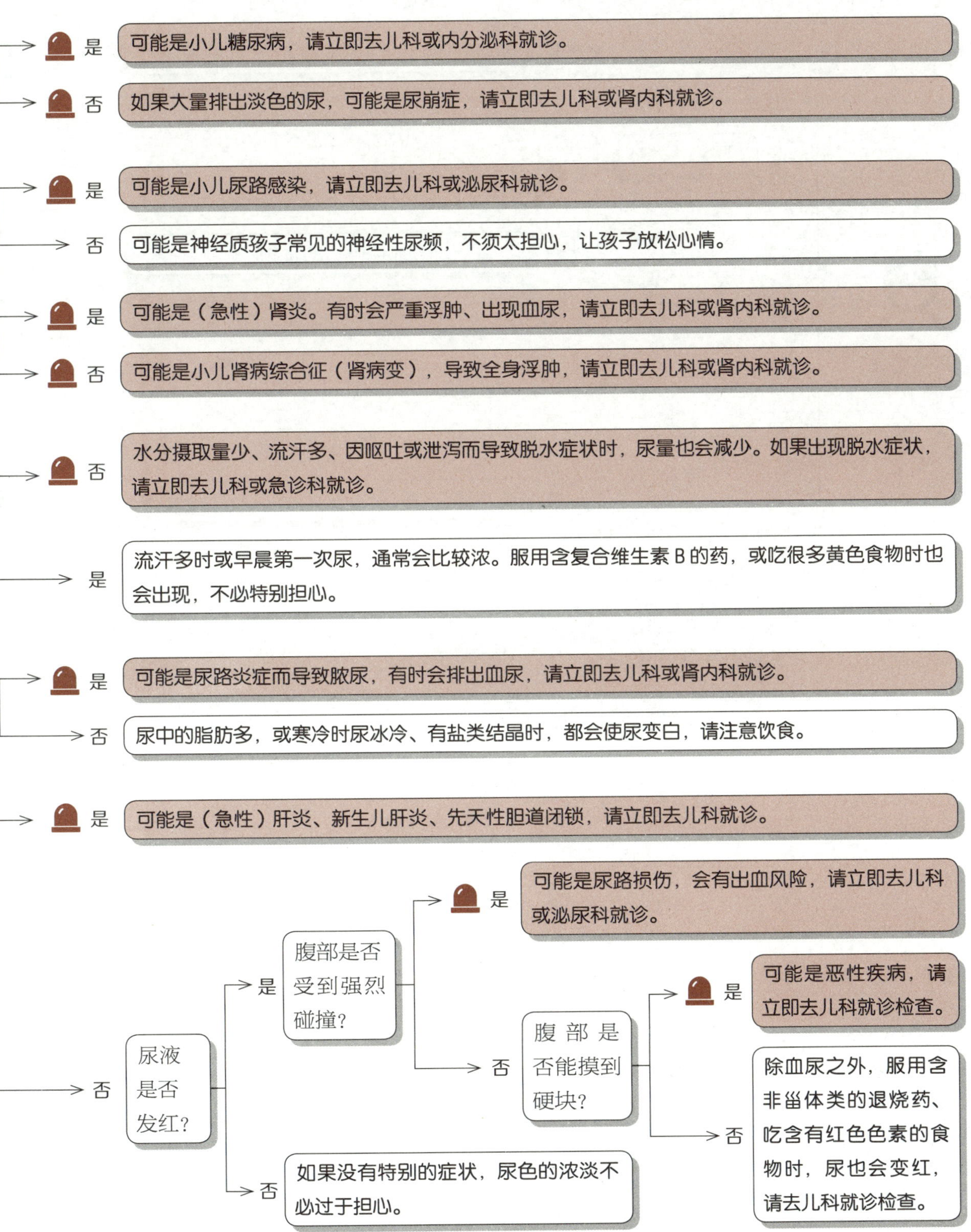
是
可能是小儿糖尿病，请立即去儿科或内分泌科就诊。
否
如果大量排出淡色的尿，可能是尿崩症，请立即去儿科或肾内科就诊。
是
可能是小儿尿路感染，请立即去儿科或泌尿科就诊。
否
可能是神经质孩子常见的神经性尿频，不须太担心，让孩子放松心情。
是
可能是（急性）肾炎。有时会严重浮肿、出现血尿，请立即去儿科或肾内科就诊。
否
可能是小儿肾病综合征（肾病变），导致全身浮肿，请立即去儿科或肾内科就诊。
否
水分摄取量少、流汗多、因呕吐或泄泻而导致脱水症状时，尿量也会减少。如果出现脱水症状，请立即去儿科或急诊科就诊。
是
流汗多时或早晨第一次尿，通常会比较浓。服用含复合维生素 B 的药，或吃很多黄色食物时也会出现，不必特别担心。
是
可能是尿路炎症而导致脓尿，有时会排出血尿，请立即去儿科或肾内科就诊。
否
尿中的脂肪多，或寒冷时尿冰冷、有盐类结晶时，都会使尿变白，请注意饮食。
是
可能是（急性）肝炎、新生儿肝炎、先天性胆道闭锁，请立即去儿科就诊。
否
尿液是否发红？
是
腹部是否受到强烈碰撞？
是
可能是尿路损伤，会有出血风险，请立即去儿科或泌尿科就诊。
否
腹部是否能摸到硬块？
是
可能是恶性疾病，请立即去儿科就诊检查。
否
除血尿之外，服用含非甾体类的退烧药、吃含有红色色素的食物时，尿也会变红，请去儿科就诊检查。
否
如果没有特别的症状，尿色的浓淡不必过于担心。

粪便颜色异常（儿童）

婴儿的粪便会因个体差异和母乳、奶粉、断奶后食品等所摄入食物的不同，而有所差异。因此不仅要观察颜色，也必须连同性质、形状或其他症状来综合判断。

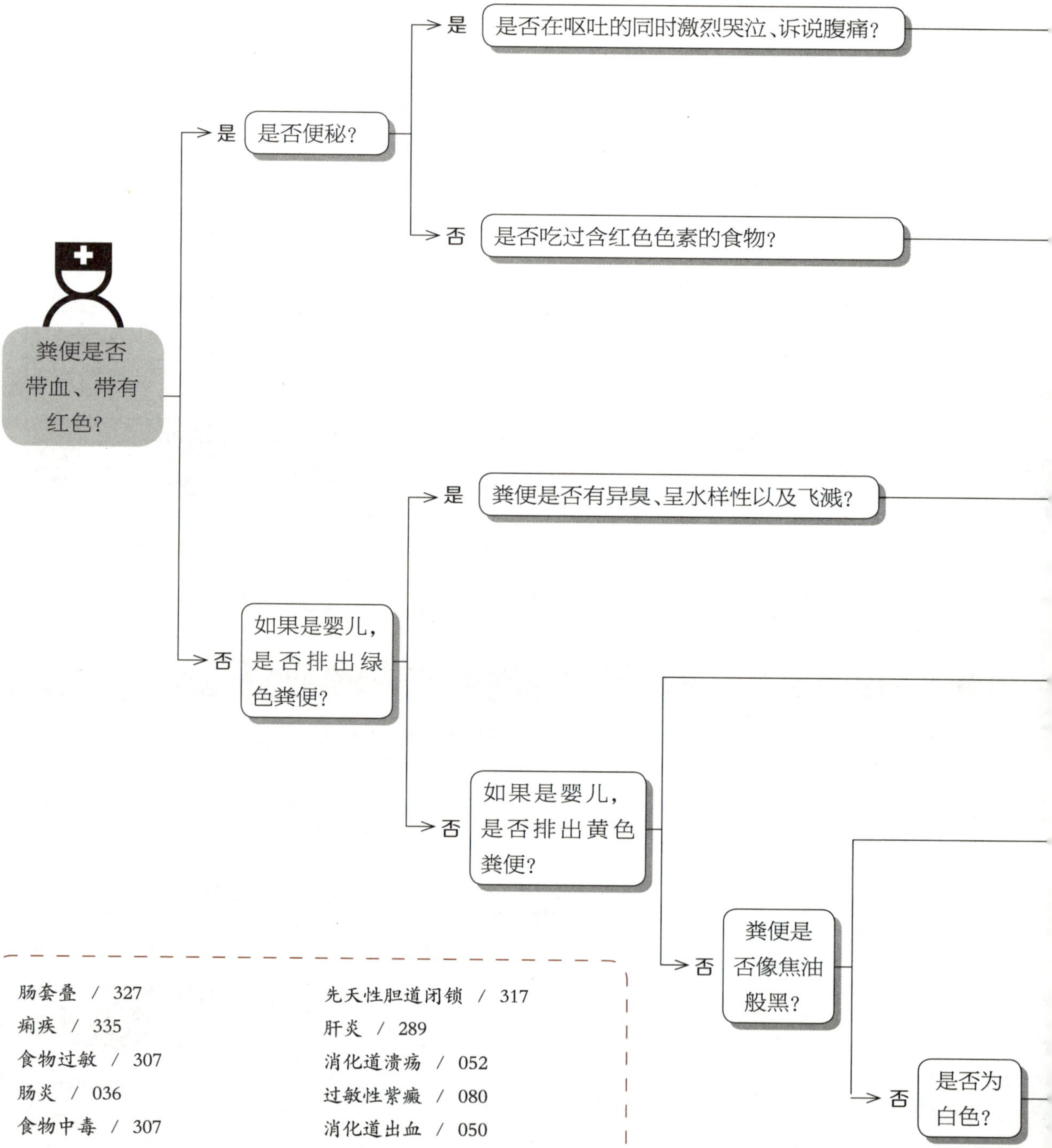

粪便是否带血、带有红色？
- 是 → 是否便秘？
  - 是 → 是否在呕吐的同时激烈哭泣、诉说腹痛？
  - 否 → 是否吃过含红色色素的食物？
- 否 → 如果是婴儿，是否排出绿色粪便？
  - 是 → 粪便是否有异臭、呈水样性以及飞溅？
  - 否 → 如果是婴儿，是否排出黄色粪便？
    - 否 → 粪便是否像焦油般黑？
      - 否 → 是否为白色？

肠套叠 / 327
痢疾 / 335
食物过敏 / 307
肠炎 / 036
食物中毒 / 307
新生儿肝炎 / 315
小儿腹泻 / 344
先天性胆道闭锁 / 317
肝炎 / 289
消化道溃疡 / 052
过敏性紫癜 / 080
消化道出血 / 050
肛裂 / 116
流行性感冒 / 029

是　如果出现番茄酱般的粪便，就可能是肠套叠，请立即去儿科或外科就诊。

否　如果粪便的周围带血，可能是因粪便太硬而使肛门破裂所致。也有可能是运动不足或水分不足、饮食中缺乏食物纤维。但如果粪便经常沾有血液，就可能是重病，请去儿科就诊。

是　吃番茄的皮等含红色色素的食物，粪便也会看起来像带血一般，不必担心。

否　是否有发烧并频繁排出大量、水样、恶臭的粪便？

- 是　可能是病菌引起的食物中毒或痢疾、胃肠型流行性感冒等，请立即去儿科或急诊科就诊。
- 否　有过敏基础的孩子吃了含过敏源的食物后如果出现黏血便，就可能是食物过敏，请去儿科就诊。

是　可能是小儿（急性）腹泻，请立即去儿科就诊。

否　不论是喝母乳还是奶粉，都会经常出现绿便。喝母乳的情况下，随着时间推移有时会变成绿色。如果孩子并未出现精神不济、情绪不佳、发育不良等异常，就不必过于担心。

是　喝母乳的孩子因为母亲激素的影响，有时黄疸会从出生后持续一个月左右，这种情形就会出现黄色粪便，并非疾病。但如果粪便是极浅的黄色或发白，就可能是先天性胆道闭锁症、新生儿肝炎，请立即去儿科就诊。

是　如果粪便是黑褐色且有腐臭味，就可能是消化道出血等疾病，请立即去儿科就诊。如果是幼儿或学龄期，就可能是过敏性紫癜或消化道溃疡（胃、十二指肠溃疡），请去儿科就诊。

是　是否眼白变黄、皮肤出现黄疸？

- 是　可能是新生儿肝炎、（急性）肝炎或先天性胆道闭锁症，请立即去儿科就诊。
- 否　如果有发烧或呕吐，排出像洗米水般的白色粪便，就可能是小儿（急性）腹泻，请立即去儿科就诊。

否　在消化器官尚未发育充分的幼儿期，如果食物未充分消化，有时会以食物原本的颜色或形态排出。如果没有其他异常，孩子有活力，就不必担心。

泄泻（儿童）

泄泻是指排便次数增多，粪便柔软、稀薄或为未消化食物、水分多的情况。孩子情绪的好坏或有无食欲，可作为了解严重程度的重要依据。必须注意及时补充水分，以免引起脱水。

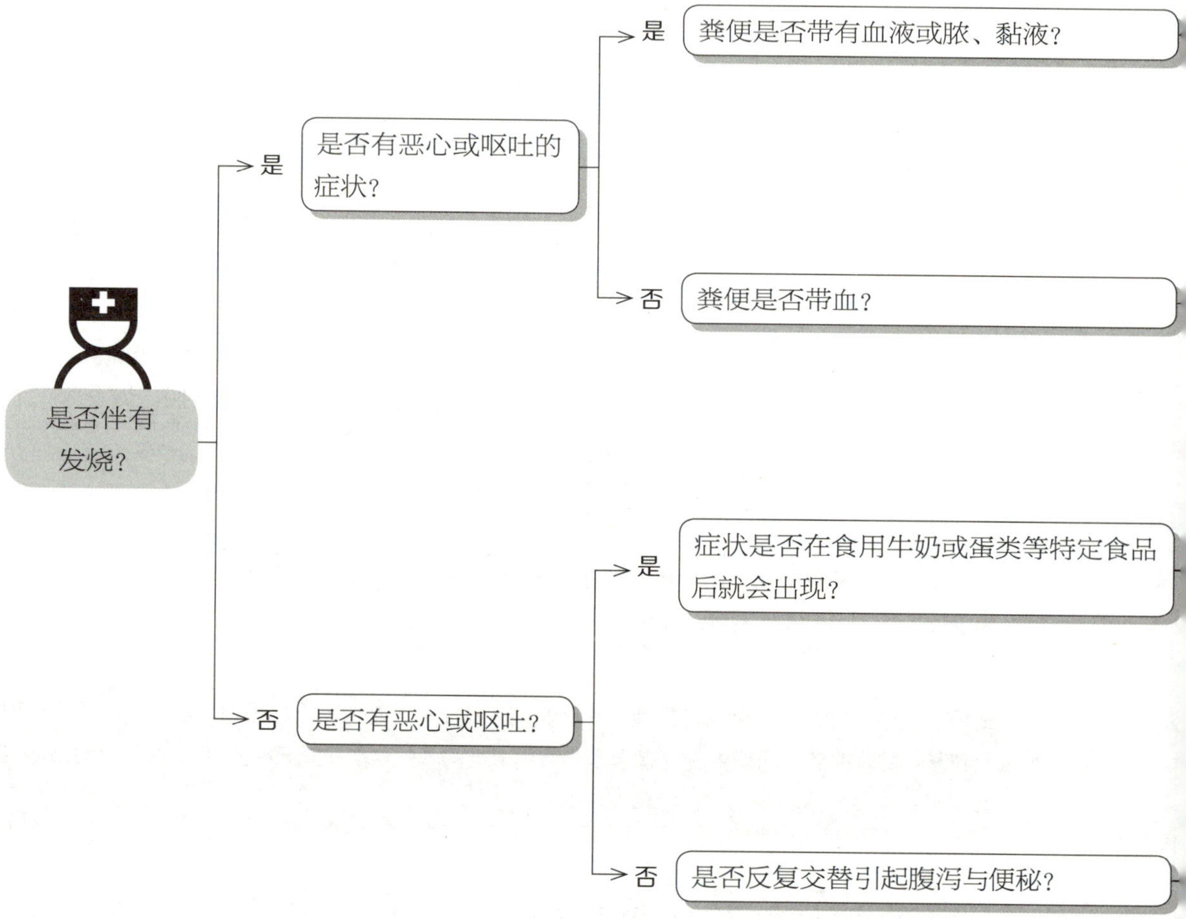

是否伴有发烧？

- 是 → 是否有恶心或呕吐的症状？
  - 是 → 粪便是否带有血液或脓、黏液？
  - 否 → 粪便是否带血？
- 否 → 是否有恶心或呕吐？
  - 是 → 症状是否在食用牛奶或蛋类等特定食品后就会出现？
  - 否 → 是否反复交替引起腹泻与便秘？

食物中毒 / 307
痢疾 / 335
小儿腹泻 / 344
溃疡性结肠炎 / 044
肠炎 / 036
轮状病毒性肠炎 / 336
寄生虫病 / 295
肠易激综合征 / 037
乳糖不耐受 / 323
食物过敏 / 307
感冒 / 023
奶粉过敏 / 322
先天性巨结肠 / 319

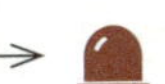 是 多半是因细菌引起的食物中毒，但偶尔也有痢疾等细菌性腹泻的可能，请立即去儿科就诊。

 否 如果是白色或黄色水状的腹泻，就可能是轮状病毒性肠炎。进一步发展后会变成严重的小儿腹泻，请立即去儿科就诊。

是 可能是溃疡性结肠炎或寄生虫感染。有时也会因青霉素等药剂而引起，请去儿科就诊。

 否 如果有咳嗽、流鼻涕，就可能是感冒的症状之一，但有时也会因正在服用的药物而引起，咨询主治医生或去儿科就诊。

是 可能是乳糖不耐受或食物过敏，请去儿科就诊。

否 可能是先天性巨结肠，请去儿科就诊。

是 可能是肠易激综合征、食物过敏、肠黏膜异常等，请去儿科就诊。

否 是否母乳或奶粉喝得少，是否从母乳换成奶粉或换不同牌子的奶粉或换新的断奶食品？

- 是 如果脸色经常不好、情绪不佳，就可能是营养不足引起的腹泻或奶粉过敏。此外，有时也会因无法适应新的食物而引起腹泻，如果一直不愈，应去儿科就诊。
- 否 是否进食过多，过度摄取水分或糖分、脂肪等特定营养素？
  - 是 可能是肠道受到刺激时暂时引起的腹泻，如果一直不愈，请去儿科就诊。
  - 否 有时是因环境的变化或反映母亲育儿的不安心情等引起的神经性腹泻。如果孩子有食欲、情绪佳、体重顺利增加，就不必特别担心。但如果一直不愈，短期内多次腹泻，请去儿科就诊检查。

便秘（儿童）

儿童排便的频率和粪便的成分在不同年龄会有较大变化。新生儿每天会有四次或更多的黄色稀松大便。喝母乳的婴儿较配方奶喂养的婴儿大便多。1~2 个月后，喝母乳的婴儿排便次数会减少，但粪便仍较稀松。一岁以后，多数儿童每天会有 1~2 次大便。

- **多数儿童都有便秘，原因一是喝水少及水果、蔬菜、含纤维食物摄入少，二是没有养成餐后排便的习惯。**

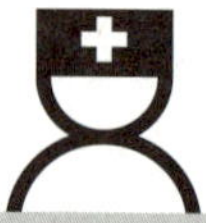

是否会恶心或呕吐？

- 是 → 是否一出生就立即出现持续顽固的便秘、腹部肿胀？
- 否 → 排便时是否疼痛？
  - 否 → 是否有消瘦的现象？
    - 是 → 如果是婴儿，是否吮吸力弱、发育或成长迟缓？
    - 否 → 是否排出颗粒状的硬便？

肠套叠 / 327
腹股沟疝 / 104
肛裂 / 116
呆小症 / 329
便秘 / 113
先天性巨结肠 / 319

→是 可能是先天性巨结肠，请去儿科就诊详细检查。

→否 腹部是否受到强烈的碰撞？

→是 可能是碰撞的影响。如果脸色差、疼痛剧烈，就可能存在内脏破裂的可能，请立即去儿科或外科就诊。

→否 如果孩子激烈哭泣、诉说腹痛，就可能是肠套叠或腹股沟疝，请立即去儿科或外科就诊。

→是 可能是肛门周围溃烂，因粪便太硬，导致使肛裂。有时会引起出血，容易因疼痛而忍耐排便，导致恶性循环，请去儿科就诊。

→是 脸部表情是否有异常？

→是 如果是塌鼻、两眼间隔大、舌头厚且大、长相特异，就可能是呆小症。也可能是其他先天异常，请尽快去儿科就诊检查。

→否 如果体重增加不良，就可能是奶粉或母乳不足引起的营养不良，慎重起见，可去儿科就诊检查。

→否 如果体重增加不良，就可能是奶粉或母乳不足引起的营养不良，慎重起见，可去儿科检查。

→是 是否水分摄取太少、吃太少纤维质或柔软的食物？

→是 可能是由饮食相关因素引起的便秘，吃太多肉类或鱼、太浓的牛奶，会因纤维素或水分不足，而容易引起便秘。此外，如果饮食量少也容易引起。如果是断奶期以后的孩子，应多吃蔬菜、水果等，注意不要偏食。如果一直不愈，请去儿科就诊。

→否 进入幼儿期后如果强迫进食，有时会因精神性压力而引起便秘。设法让孩子轻松地进食最重要，如果一直不愈，请去儿科就诊。

→否 想排便时是否会忍住？

→是 可能是丧失正常的排便机能，变成习惯性便秘，应养成在固定时间排便的习惯。

→否 如果频繁使用泻剂或灌肠，反而更加恶化。此外，如果长期服用抗胆碱类药，有时会引起慢性脱水症的疾病。肌肉疾病、功能下降导致的肠道蠕动能力减弱，也会引起顽固的便秘，为了慎重起见最好去儿科详细检查。

手脚异常、疼痛

婴儿由于正处于发育中通常是扁平足、轻微的 O 形腿（罗圈腿），到了三岁左右就能自然改变。如果婴幼儿出现手脚疼痛、自己不想动也不想走的情况，就要注意。

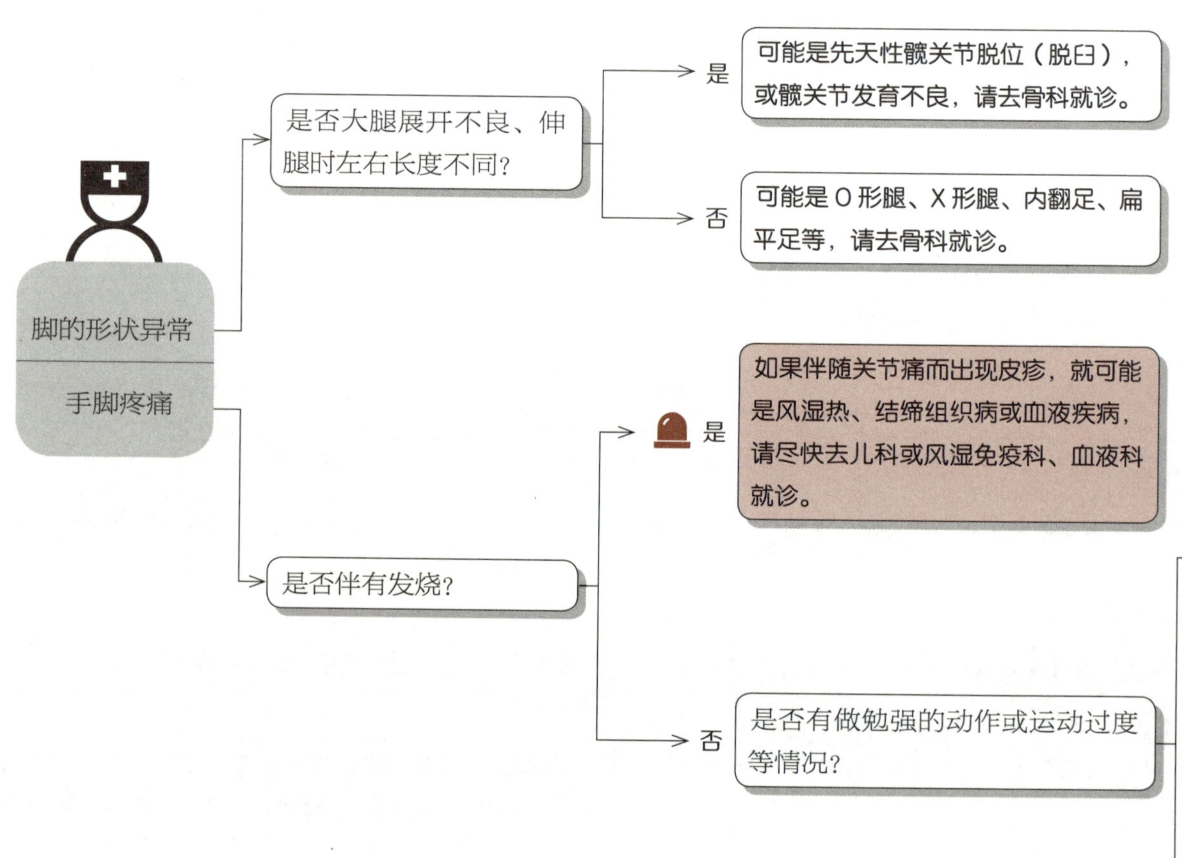

风湿热 / 331
骨折 / 144
结缔组织病 / 074
扁平足和平足症 / 136
先天性髋关节脱位 / 319
关节脱位 / 141
胫骨结节骨骺炎 / 332
桡骨小头半脱位 / 338
关节扭伤 / 141

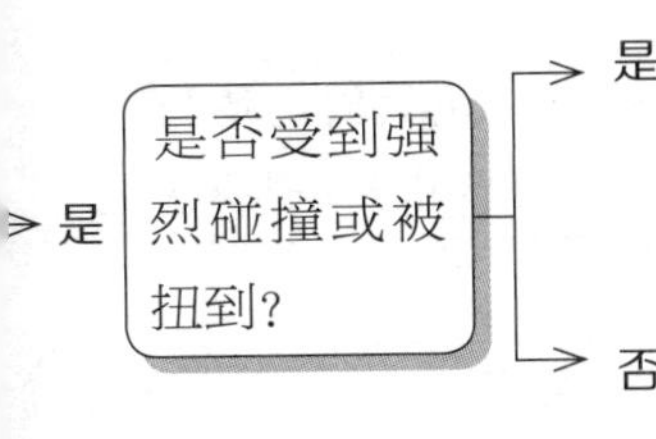

- 是 → 如果出现剧痛或肿大，就可能是肌肉痛、骨折、关节脱位（脱臼）、扭伤，请立即去骨科就诊。
- 否 → 拉孩子的手，如果无力而下垂、不能活动，就可能是关节脱位（脱臼）的一种——桡骨小头半脱位，这在幼儿最为常见。如果膝盖的骨头突出，就可能是胫骨结节骨骺炎，好动或爱运动的男孩子常见，请去骨科就诊检查。

否 → 是否开、并大腿时会疼痛、拖着脚走路？

- 是 → 可能是下肢深部静脉回流障碍，在学龄期前后的男童中常见，请去骨科就诊。
- 否 → 腹部是否有硬块？
  - 是 → 有可能是严重疾病，请尽快去儿科就诊。
  - 否 → 是否没有其他症状、也找不出其他原因，却在夜间因脚痛而睡不着？
    - 是 → 可能是成长痛，为慎重起见，请去骨科或儿科就诊。
    - 否 → 有时是因心理上压力过大而出现疼痛，慎重起见应去骨科或儿科检查。

男孩性器官的异常

相对来说，男孩较女孩发生性器官异常和性发育延迟的要多，在青春期更感心理压抑和尴尬，家长也更担心。

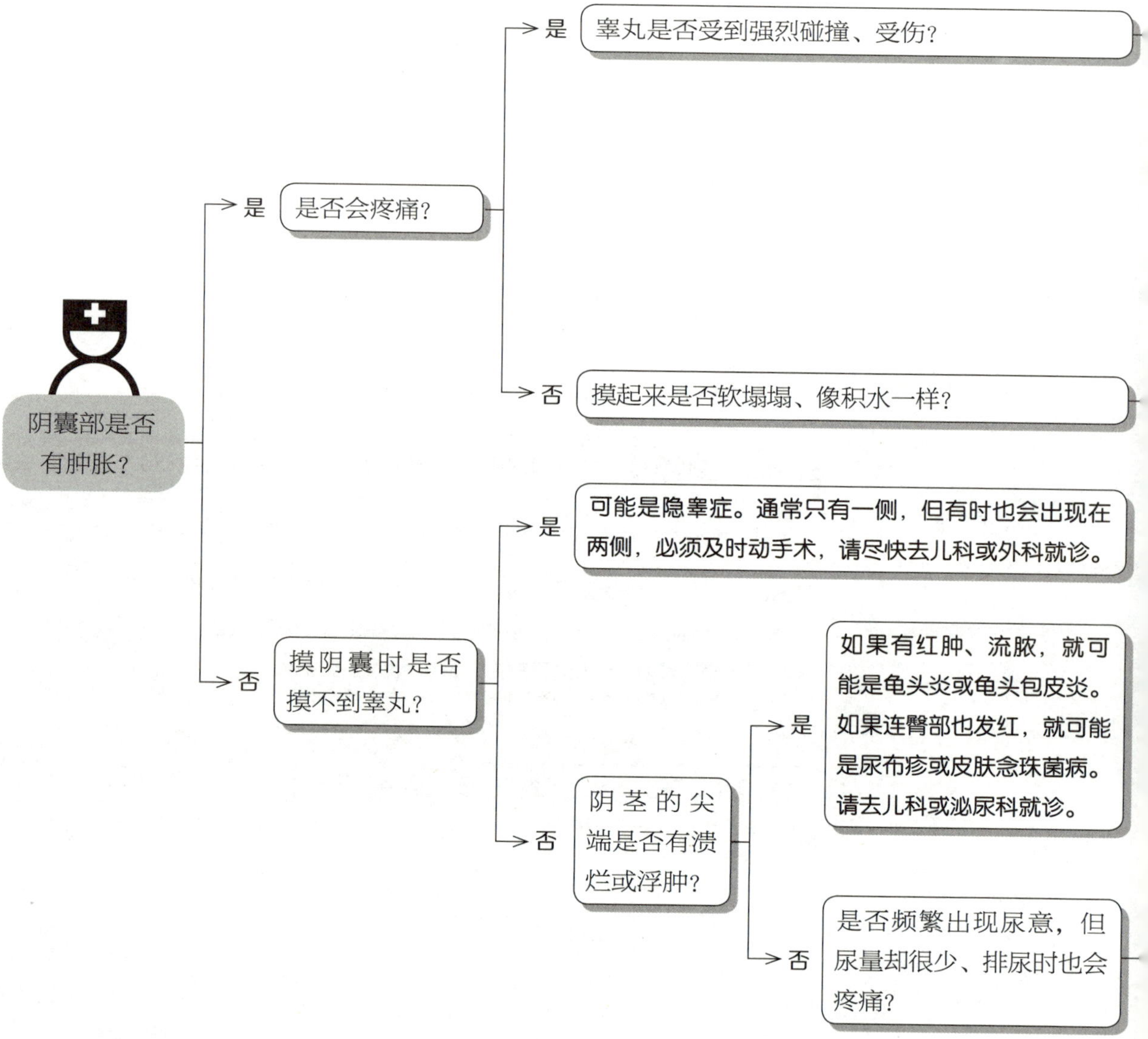

阴囊部是否有肿胀？

- 是 → 是否会疼痛？
  - 是 → 睾丸是否受到强烈碰撞、受伤？
  - 否 → 摸起来是否软塌塌、像积水一样？
- 否 → 摸阴囊时是否摸不到睾丸？
  - 是 → 可能是隐睾症。通常只有一侧，但有时也会出现在两侧，必须及时动手术，请尽快去儿科或外科就诊。
  - 否 → 阴茎的尖端是否有溃烂或浮肿？
    - 是 → 如果有红肿、流脓，就可能是龟头炎或龟头包皮炎。如果连臀部也发红，就可能是尿布疹或皮肤念珠菌病。请去儿科或泌尿科就诊。
    - 否 → 是否频繁出现尿意，但尿量却很少、排尿时也会疼痛？

流行性腮腺炎 / 364
睾丸炎 / 125
腹股沟疝 / 104
睾丸扭转 / 124
阴囊水肿 / 135
小儿尿路感染 / 348
精索鞘膜积液 / 309
隐睾症 / 133
龟头包皮炎 / 123
尿布疹 / 311
皮肤念珠菌病 / 222

→ 是 如果受伤后一直持续疼痛，就可能是睾丸内部的损伤，应立即去外科就诊。

→ 否 最近是否患过腮腺炎？

→ 是 有时在流行性腮腺炎后会引起睾丸炎症，请尽快去儿科就诊。

→ 否 如果有呕吐或恶心，就可能是腹股沟疝嵌顿或睾丸扭转，应立即去外科就诊。

→ 是 如果是在新生儿期、婴儿期引起，就可能是阴囊水肿，多半能自然痊愈。为慎重起见，请去儿科就诊检查。

→ 否 是否一侧的睾丸比大人的拇指还大，并且发硬？

→ 是 有可能是隐藏恶性疾病，尽快去儿科就诊。

→ 否 是否把肿胀的部分向上推，就能推回腹部内？

→ 是 可能是腹股沟疝，最好在尚未引起嵌顿前就动手术治疗，请去儿科就诊。

→ 否 可能是精索鞘膜积液，请去儿科就诊检查。

→ 是 可能是尿路感染，请去儿科就诊。

→ 否 性器官的形状是否异常？

→ 是 经常有包茎的情形，须择时手术。此外，也有从性器官外观很难区别是男是女的情形，尤其如果两侧均为隐睾，容易误以为是女孩子，请去儿科就诊检查。

→ 否 阴茎的大小因人而异，尤其婴儿的阴囊看起来比较小。随着成长会逐渐变得均衡，不必担心。但如果未满八岁时出现第二性征，就可能是激素水平异常，应尽快去儿科或内分泌科就诊检查。

女孩性器官的异常

女孩外阴浅、尿道短，因此细菌容易进入泌尿和生殖系统。一旦感染就很难彻底治愈。必须让孩子养成不随地而坐、每天更换内裤、大便后由前向后擦拭的卫生习惯。

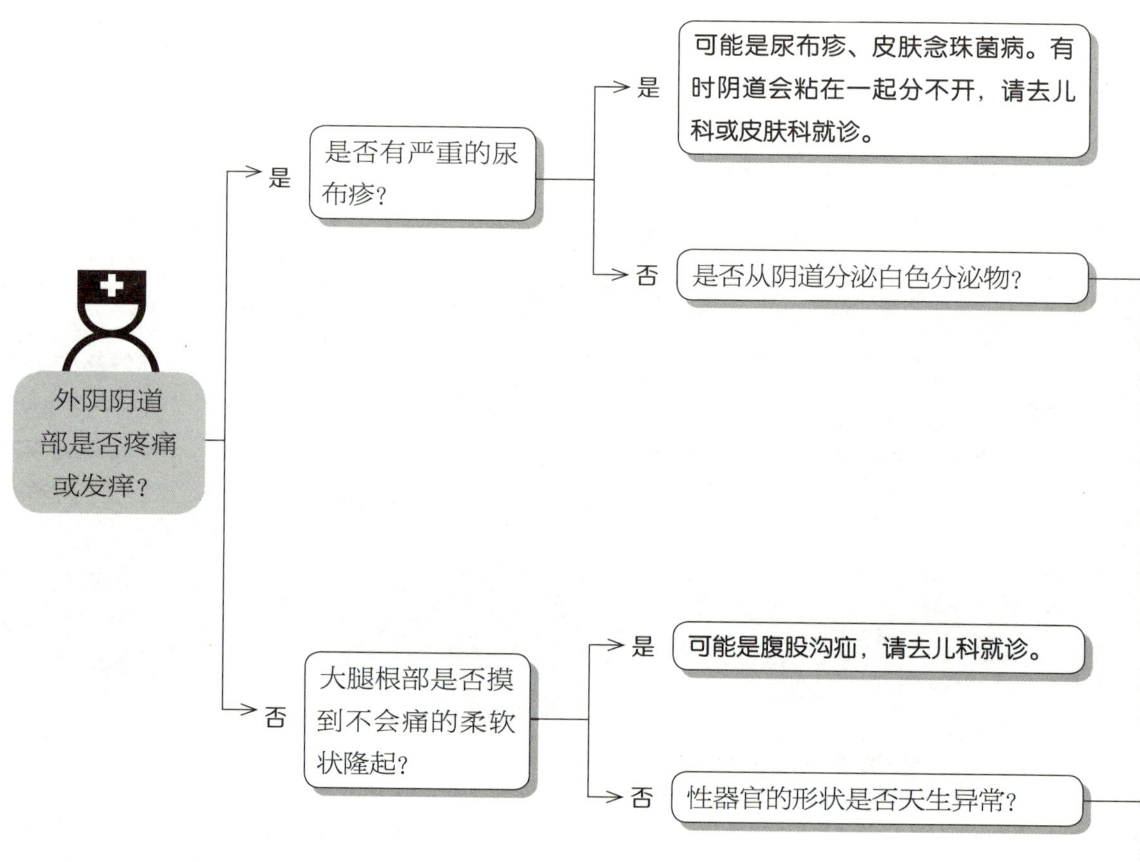

尿布疹 / 311
皮肤念珠菌病 / 222
念珠菌阴道炎 / 248
幼女性外阴阴道炎 / 355
腹股沟疝 / 104

是 可能是念珠菌阴道炎，请去儿科就诊接受治疗。

否 如果有浓黄色、异臭的分泌物，就可能是幼女性外阴阴道炎。此外，也有孩子在玩耍中把异物放进阴道，一直未被发现而引起感染的情况，请去儿科或泌尿科就诊检查。

是 有时仅从性器官的外观无法区别，请去儿科就诊检查。

否 刚出生时并无异常的阴蒂，如果突然开始肥大，就可能是激素分泌异常，请去儿科就诊检查。

第二章

做个聪明的病人

选择一个好的医生、好的医院，对患者至关重要。好医生、好医院的正确含义是对患者适合，而非简单的名医、名院。如果不分情况地看名医、上名院未必会得到最佳的救治。本章的内容就是介绍如何选择适合的医生、适合的医院以及就诊技巧等就医过程中重要的注意事项，帮助读者做个聪明的病人，避免“得病乱求医”、“慕名而来”、“贪大求洋”等盲目性、盲从性给自己带来的健康、经济、时间、精力等损失。

第一节　选择适合的医生

一、医生的专业分类

1. 全科医生与专科医生

全科医生，也称家庭医生或私人医生，是综合程度较高的医学人才，全科医生执行全科医疗的卫生服务，主要承担预防保健、常见病多发病诊疗和转诊、慢性病管理和病人康复等一体化健康管理服务，被称为居民健康的“守门人”。

专科医生是取得了执业医师资格，并在执业医师注册后进行相应的住院医师培训，取得某专科医师资格，并经注册的临床医师，能独立从事某一专科的医疗工作的医学专业人才。

我国医院临床科室设置主要是因需设科，缺少跨部门的、全局统筹规范性和指导性专科设置的系统设计，往往是针对特定问题提出特定的解决方案，均属分科诊疗。目前，我国大多数临床医生均为专科医生。

在国际上，大多数人的大多数疾病和健康问题都是在全科医生那里得到解决的（据北美医学会统计，人的一生中 94% 的健康问题是由家庭医生解决的），只有某些超出了全科医生专业范围的疾病，才会由其负责联系、转介到相应的专科医生那里就诊。

2. 医生的职称等级

医师的职称由低到高分为：助理医师、住院医师、主治医师、副主任医师、主任医师。另外，在一些教学医院里，还有一个职称序列，即助教、讲师、副教授和教授。

临床的职称评定级别，通过考试后每 5 年晋升一级。不同级别医院相同级别的医师，资质是一样的。

专家是指在某个专科领域有专长，且业务能力比较突出的医生，并没有统一的评定标准，各医院根据自己的业务需要和医生的情况自行评定。

3. 技术型医生和学术型医生

临床医生根据其职业道路的侧重点不同可分成两种类型：一种是技术类型，是以临床诊疗工作为主，临床经验丰富，临床技术熟练；另一种是学术型，除临床医疗外，还要负担相关的科学研究，以促进专业的不断发展。两类医生的工作对医学的发展都非常有意义，都值得尊重。对于患者而言，选择哪类医生应视患病的具体情况而定。

（1）就常见的普通疾病和慢性疾病而言，选择医生时更应看重医生的临床经验和技术水平，即选择技术型医生。无论是临床工作还是科研工作，要想做得出色，都会占据医生相当的时间和精力，只有极少数医生可以做到两方面都很出色，多数医生都会侧重于一个方面。对于常见疾病，诊疗都是规范化的，临床经验丰富又擅思辨的医生可以迅速又准确地给出诊断和适合的治疗方案。

（2）外科手术更要选择临床经验丰富、动手能力强的医生，毕竟长期坐在实验室里或发表基础研究论文多的医生手术做得也不会太多。

（3）对于一些疑难疾病，常规诊疗方法效果不佳的情况下，可以尝试求助在该领域进行新探索、取得新的临床突破的科研能力很强的医生，他们的新思路和新方法很可能对患者有很大帮助。

二、找到好医生

好医生必须具备高尚的医德和较高的医疗技术水平，工作态度严肃认真，思维缜密，学习和动手能力强。

选择医生最重要的是考察医生的医术，即医生判断和解决疾病问题的能力。那么如何了解医生的医术水平呢？与医生医术水平相关的维度有很多，如技术职称、学术地位、知名度、医院等级、患者评价、同行评价等。

1. 技术职称

年资（从业时间）和论文（科研能力）在职称评定中的占比较高。有些医生主要精力放在申请科研课题、获得科研奖项、发表科研论文方面，很可能在临床上的时间和精力不足，这样的医生相较于一心投入临床工作的医生更容易且更早获得高级职称，但解决实际问题——看病也许并不一定高明。高职称并不能完全等同于临床水平高。

2. 学术地位

每个专业全国或是各省的专业委员会的委员，特别是主委或是副主委，无论是学术地位还是实践水平都是本专业权威。一般主委或是副主委至少五十多岁，都是经验和水平最好的时候。在不知道这个专业谁比较好的时候，这个办法比较简单直接。

3. 知名度

如果这位名医的知名度不是他刻意追求、个人宣传、运作得来的，而是他热爱医学、同情病人、刻苦钻研、踏实实践，以长期优秀的临床工作表现积累起来的，这样的医生首先是个“明”医（明白的医生），他的知名度才实至名归，值得信赖。实际上，许多临床水平高的医生基本没有什么成为网络或电视名人的意愿和时间。

4. 医院等级

我国医院的分级分等是根据医院的不同

功能、不同任务、不同规模和不同的技术水平、设备条件、医疗服务质量以及科学管理水平等划分的，由基层往上逐级称为一、二、三级医院，每级医院再根据服务质量、技术水平、管理水平及其他条件分为甲、乙、丙三等，所以三级甲等医院是我国医院评级的最高级。通常情况下，三级甲等医院的医生总体技术水平高于其他等级医院的医生，但这并不意味着高等级医院的每个医生水平都高于下级医院医生的水平。

5. 患者评价

患者评价医生，与患者的预期和对医学常识、医学发展等方面的情况了解程度有关。多数患者不具备相关知识，往往从就诊时医生的态度给予感性评价，无法充分说明医生的临床水平。几乎所有的医生看病时都对患者心存善念，但要解决问题仅有善念是不够的。

6. 同行评价

医生的诊疗水平取决于医生的思维方式、知识储备、学习能力、判断能力、诊疗技巧、沟通技巧、动手能力等多种因素。对于普通患者如何能了解到医生这么多的信息进而判断一个医生呢？这几乎是不可能完成的任务。如果你熟识想就诊医院的工作人员，甚至是你要就诊科室的医生或护士，可咨询他们的意见，因为他们既有专业的知识又有共同工作的体会，相信他们的推荐是比较可靠的。

第二节　选择适合的医院

这里所说的医院，是一个广义的概念，是指所有经国家卫生行政主管部门批准设立的医疗机构，既包括纳入医院评比等级系列的一～三级医院，也包括各类门诊部、诊所；既包括公立医院，也包括非公立医院。随着医疗体制改革的深入，一些医生或彻底走出大医院、公立医院，或在各类医疗机构多点执业。患者要破除传统的重医院、轻医生的认识，也就是所谓的“认庙，不认和尚”的错误观念，既要看医疗机构规模、资质，更要看医生口碑和疗效。因为，能否治愈疾病、减轻痛苦，关键是医生的同理心、责任心和医术。

一、医院分类

1. 按业务范围划分

按业务范围，一般分为综合性医院、专科医院、教学医院。

（1）综合性医院　一般门类、专业、科室设置比较齐全，内外妇儿一应俱全。其名称大多以某某省（市、县、区）人民医院为其称谓。

（2）专科医院　一般依其专业特长为主要技术方向。在某一专科方面的医疗技术、科研水平、设施配备都有独到之处或一家之长，在该专业方面做得比较精深，在本地区或一定的范围内具有权威性。其名称大多以某某省（市）某某医院称谓，比如某某省肿瘤医院、某某市骨科医院、某某市妇产医院等。

（3）教学医院　一般都具有一定的规模和医、教、研技术能力。除担负医疗、科研任务外，还要担负医学院校学生的教学、实习等任务，其医疗技术水平在当地都是出类拔萃的。教学医院要为人师表，所以医疗活动都比较规范，层次逻辑清楚。科研方面都有几个设备齐全的实验室和代表该医院水平的科研课题。教学医院都设置有教学的专门机构和人员，其临床医生同时兼有医学教师的职责。在教学医院看病、住院都有可能成为医学生的教学实习对象，作为患者要有这种心理准备，也要有配合意识。近些年，经常有患者为此投诉或诉诸法律。事实上，教学医院的医疗行为首先要保证患者的利益，都是在不影响治疗和康复的基础上进行医学教学的。患者虽然可能在诊疗过程中受到干扰，但得到的是认真细致的医疗服务，还是得大于失的。

2. 按专业性质划分

按专业性质，一般分为中医医院、西医医院、中西医结合医院，有些地区还设有民族医院。

（1）中医医院　中医历史悠久，是我国人民医疗健康智慧的结晶，为中华民族的繁衍生息做出了不可磨灭的贡献。西医传到中国之前，中医是中华民族防病治病最主要的手段。中医医院是以民族传统医药和技术为主要医疗手段，所使用的药品大多是以动植物的某些部位为药源，制成丸散膏丹汤各类剂型。诊疗手段以望闻问切为主，辨证施治。中医在治疗各种慢性疾病和疑难杂症方面有独到之处，在改善症状、减少痛苦、提高生活质量方面具有一定的优势，在疾病的防治方面具有独特的作用。中医医院一般都以某某省（市、县、区）中医医院为其称谓，一般每个县、市、省都有至少一所政府办的中医医院，在各级西医医院中也大多设有中医科室。

（2）西医医院　西医医院是近现代医学的产物。西医包括基础医学和临床医学两大类，一般把人体解剖、组织学与胚胎学、医学生理学、医学免疫学、医学微生物学、医学寄生虫学、医学遗传学、生物化学、病理学等归为基础医学，就是医学生入门的基础学问。把内科学、外科学、妇产科学、儿科学、耳鼻喉科学、眼科学等直接接触患者的学科称为临床医学。临床医学是若干世纪人类同疾病作斗争的经验结晶，是升华成理论的精品，是实践论和辩证唯物主义认识论的典范。近年来，医学科技突飞猛进，对疾病的认识、预防、诊断、治疗的技术手段明显提高。我国的医疗体制是中西医并存，但由于西医的科技手段发展较快，所以目前我国医疗市场西医医疗机构占了绝大部分。西医的医疗网络比较密集，从乡村、乡镇、县、市、省各级行政区域都有政府办的以西医为主的医疗机构，其名称多以某某县、市、省人民医院称谓。

（3）中西医结合医院　此类医院是集中西医的长处、优势，力求以西医的严谨和科学精神，先进的诊疗手段，与中医的辨证论治和中医药在常见病、多发病和疑难病防治方面的独特作用结合为一体，为广大患者提供优良的医疗服务。但真正能把中西医学从理论到实践完美融合、自成体系的并不多见。

（4）民族医院　我国少数民族在长期的生产生活实践中积累了丰富的具有鲜明地域性和继承性的少数民族医药文化。汉、苗、藏、蒙古、维吾尔及其他少数民族医药共同培育了中国传统医药这一世界医药的奇葩。少数民族医药在贵州、云南、四川、青海和宁夏等省区发展得比较好。

3. 按三级医疗和医院分级管理标准划分

根据三级医院和医院管理的概念，医院又依其功能、任务划分，分为一级医院、二级医院、三级医院。

医院的分级分等是根据医院的不同功能、不同任务、不同规模和不同的技术水平、设备条件、医疗服务质量以及科学管理水平等，将医院分为不同的级别和等次。对不同级别和等次的医院实行标准有别、要求不同的标准化管理和目标管理。全国各类医院由基层往上逐级称为一、二、三级医院，每级医院在规模、任务、功能上有一定的要求。每级医院再根据其医疗服务质量、技术水平、管理水平及其他条件分为甲、乙、丙三等。三级医院还分出一个三级特等医院。

（1）一级医院是直接向一定人口的社区提供预防、医疗、保健、康复服务的基层医院、卫生院。一级医院大部分是乡、镇和城市街道医院或卫生院。

除社区医院外，一般为乡镇级医院，它能提供便捷、经济的基本医疗服务。一般说来，病情轻浅，病势较缓，比较单纯的普通病种或者已经在上一级医院确诊、病情稳定的疾病，适合到一级医院就近就诊。如普通感冒发烧、咳嗽、头痛、咽痛、腹泻、便秘、胃病、确诊的高血压和糖尿病、脑血管意外的后遗症、关节扭伤、皮肤裂伤、一般五官科病和口腔科病等。

（2）二级医院是向多个社区提供综合医疗卫生服务和承担一定教学、科研任务的地区性医院。二级医院大部分是县、区级医院和部分地市级医院。

大多数常见病和多发病，只要病情不复杂，诊断能明确，不是特急、特重的，就可以选择地区级、区县级医院等二级医院。

（3）三级医院是向几个地区提供高水平专科性医疗卫生服务和执行高等教学、科研任务的区域性以上的医院。三级医院大部分是省 / 直辖市级医院、中央部属医院、医学院校的附属医院，一小部分是地市所在地的比较好的地市级医院。从全国医院分布情况看，每个地级市都至少有一所三级医院。

三级医院代表我国医疗技术的最高水平，也是人们心目中的大医院。一般而言，特急、危重的病最好联系急救中心或者直接去三级医院；一级、二级医院不能确诊或疗效不好的慢性病及疑难杂症患者也应该到三级医院就诊。

医院的分级分等在其名称上没有特殊标志，但在其医院的显著位置都悬挂或展示有医院分级管理评审机构颁发的标志，标明该医院是几级几等，使患者一目了然。

二、如何评价医院

对一个医院的评价，主要从以下几个方面：医院规模、医院功能与任务、医院管理、医德医风、医院安全、医院环境等。作为患者，大多还是从医院规模、医疗质量、技术特色、医德医风、医院环境等几个方面来评价某一家医院。

1. 医院规模

医院的规模主要是床位编设、科室设置、医务人员数量等。

（1）医院的规模一定程度上反映了诊治、收容患者的能力大小，但不一定是医院业务水平高低的标志。

门诊量也是观察评价一家医院业务水平的一个方面，如果门诊大厅、挂号处、收费处、取药处、各诊室候诊区都挤满了人，需要排队，门诊量很大，就诊的人多，说明这所医院的诊疗技术在患者心中有较高的地位。

（2）医院的科室设置，一般情况下，一级医院的临床科室只有基本科室，如内科、外科、妇产科、儿科、五官科、中医科、预防保健科；医技科室设有药剂科、检验科、放射科、手术室等。

二级医院临床科室大部分实行一级专业分科，一般设有内科、外科、妇产科、儿科、五官科、眼科、口腔科、皮肤科、传染科、中医科、预防保健科、特殊病房（ICU 重症监护病房、CCU 冠心病监护病房等）；医技科室设有药剂科、检验科、放射科、手术室、麻醉科、病理科、功能检验科、营养科等。

三级医院大部分实行二级专业分科，临床科室设有：急诊科；大内科，大内科再实行二级专业分科，如心血管内科、血液内科、泌尿内科、呼吸内科、消化内科、内分泌科、神经内科（现在大部分三级医院神经内科成为一级科室）；大外科，再实行二级专业分科，如普通外科（包括肝胆外科、胃肠外科、腺体外科、血管外科等）、脑外科、胸外科（包括心脏外科）、泌尿外科、骨外科、烧伤科、整形外科、显微外科等；妇产科，二级专业分科为妇科、产科、计划生育科；儿科，二级专业分为新生儿科、小儿内科、小儿外科等；眼科；耳鼻喉科；口腔科，二级分为口腔内科、口腔外科、口腔矫形科等；

皮肤科；中医科，二级专业分为中医内科、中医外科；理疗康复科；传染科等。医技科室设有：药剂科（有的分设为药品科和制剂科）；放射科；检验科（一般设有临床检验室、生化室、微生物室、免疫室等）；手术室；麻醉科；功能检查科（一般设有心功能室、肺功能室、脑功能室、超声检查室等）；病理科；中心实验室；内镜室；核医学科（随着医学科学的发展，核医学已成为诊断、治疗的新手段，所以有的医院将核医学科设置为临床科室）。

有的大型医院在上述基础上继续细分，如骨科再分为脊柱、关节、四肢等科，消化内科再分为胃肠、肝病、肛肠……甚至再继续分成协作组，最多达十几个。科室设置越齐全，专业分科越细，说明这所医院的医疗技术比较全面、优良，对某些疾病有较深入的研究。但是，医院分科过细，有时也会给患者带来种种不便，甚至贻误病情。所以，一些大型三级医院开始设立多学科会诊诊疗模式。

2. 医院人员

各医院都在显著位置公示本院的医院规模、科室设置、床位编制、技术特色、医务人员的初/中/高级技术职称数量及其本科、硕士、博士学历层次情况等。重点宣传自己医院的专家、教授、优秀人才及其技术专长。

3. 医疗质量

医疗质量按医疗行业的评价标准，通常是指临床诊疗技术、临床护理及临床各项医疗技术工作等作用于患者机体所反映的质量特性总和。实际是医院全部工作所取得的医疗效果优劣的集中表现。主要是从四个方面看：一是诊断是否正确、及时、全面；二是治疗是否及时、有效、彻底；三是疗程长短；四是有无因医护及其他服务措施不当，而给患者造成不应有的痛苦、损害、感染等及其程度如何。

这四个方面主要用医疗统计指标表示：诊断符合率；治愈率；病死率；无菌手术感染率；出院者平均住院天数；病床使用率；病床工作日数；病床周转次数等。

以上这些统计指标并不能十分准确反映医院医疗质量水平，特别是治愈率、病死率等病症转归的统计指标。不同医院收治病种、病例不同，很难有可比性。如三级医院收治的危重病例多，其治愈率可能就低，病死率就高。而一级医院，收治的患者病情比较轻微，治愈率可能就高，病死率就低。当然这些标准是官方的评价标准，需要由医院或有关医学团体进行科学的客观评价，普通患者可能很难接触到和理解这些信息。

除了这些客观存在的医学指标外，在医疗服务质量中，患者是用他的直观感受来评价医院的医疗质量，即不仅是医疗质量，而且包括医疗作风、服务态度、医疗服务设施和环境、服务费用等。患者的这些直观感受，经过口口相传，形成了医院的口碑，也就是医院的社会形象。医院的口碑，对后来患者的就医选择起到了决定性的作用。所以作为患者就医选择前稍作打听，就可以听到对这所医院的评价。或者注意媒体的一些报道，如对某地区医疗机构的调查评比等。

4. 医疗特色

医疗特色也是医院社会形象的一部分，每个医院都有在当地特别突出的某个领域、某个专业的特长。了解这些信息，可以成为患者就诊选医的指南。在医院的宣传栏内，还能了解这个医院的技术成果、科研方向及学科带头人的知名度。某领域的技术成果和某专业方面的知名专家，往往说明这个医院的医疗特色和具有专业优势的技术团队。

5. 管理水平

对医院的管理水平，作为患者可以简单地从两方面进行评价：一是医院的风气；二是院容院貌。

观察的一个小窍门，就是先去医院随便转转，看看医院的风气怎么样。一家医院是不是值得患者信任，不用看病，一转就能有答案。门诊工作是否井井有条，医生、护士的着装、举止、言论是否规范。如果医生工作时打电话聊天，护士大声喧哗，医务人员操作时随随便便，这样的医院从管理到医生的素质都值得怀疑，这种医院最好别选。再看看院容院貌，是否干净整洁，车辆停放是否整齐有序，厕所卫生状况，医生的白大褂是否干净等，从这些小事的表现上都能反映出医院的管理水平。

6. 设备条件

先进的医疗仪器设备固然可以从一个侧面反映出医院的医疗水平，但不应简单地将这两者等同起来。先进的设备能否充分、恰到好处地发挥作用，关键要看医技人员的医德水平和技术水平，更何况许多常见病的诊治也不一定非要什么高、精、尖的医疗设备不可，所以，不要过分迷信先进的医疗设备。

7. 服务态度

人生病了本来身体就不舒服，心情也容易急躁，再遇上一个服务态度生硬的大夫，就容易引出许多不愉快的事端来，所以，大家要求医护人员改善服务态度是十分有道理的。医护人员始终要清楚地认识到自己所处的社会角色和地位，在任何情况下都应耐心、和蔼地对待患者，尽量满足患者的合理要求。但是，最关键的还得看医疗技术水平，整天笑脸面对患者，治不好病也难以被患者认可。

三、找到适合的医院

看病要选正规医院，不要轻信各种广告。

选择医院要熟悉和了解医院的类型、规模、性质、专业特色和技术水平；要根据病情急缓、轻重、医院距离的远近、交通是否便利、费用等情况综合考虑。选好医院包含两层意思：一是选好的医院，选技术能力高超、医疗设备精良的医院；二是选适合自己病情的医院。适合就是好，不要片面求名、求高级。

1. 病情急缓

病情的急缓是决定选择什么样的医院的主要决定因素。

（1）突发事件　如车祸、重大事故，伤势较重则应就近、就大，即选择距离较近、医院规模较大的二级或三级医院。如能初步判断伤情则应进一步选择专科医院。如车祸伤员意识清醒，主要是肢体外伤或骨折，则应选择就近的骨科医院或较大的有骨科专业的医院，以免转诊带来诊疗的耽误和不必要的麻烦。如伤员神志不清、意识障碍则应选择就近的脑外科医院或较大的脑外科技术力量较强的医院。如果实在判断不清，遇到此类重大事故、车祸等情况，伤势比较重，选择医院也应该就大不就小，距离服从规模，也就是说，距离的远近对病情无大的影响的情况下，医院规模大小是第一决定因素。这类伤员的长途搬运、道路颠簸是应尽量避免的。特别是脊髓损伤、脑损伤的伤员，搬运、颠簸可能带来致命的伤害。

（2）突发急病　心脑血管急病如今已成为严重危害人类健康的常见病、多发病，该类疾病常以猝死威胁人们的生命安全，平时自认为很健康的人，对疾病毫无防范而突然急剧发病，猝不及防。如遇有突然胸痛、胸闷、大汗等类似冠心病的症状，自行服药不能缓解，特别是中年以上的患者，应当首选在 1 小时之内能够到达的大医院就诊，并且是有心血管介入技术的大医院。如就近有基层医疗机构，在不耽误向大医院转送的同时，应当求得初步的医疗救助，因为冠心病急性心肌梗死的黄金抢救时间以 30 分钟内溶栓治疗、90 分钟内介入治疗（冠脉腔内成形术）为最佳时间。

2. 病情轻重

（1）常见病　西医有标准的诊疗规范，各级别医院诊疗程序基本相同，只要是负责任的医生都可以信赖。

对于一般常见病，建议到就近的基层医院或三甲综合医院找年资相对较低的医生就诊，可以与医生充分交流病情。确诊为一般常见病的，医生会给予规范的常规诊疗，如果医生觉得情况复杂会给出转诊到大医院或专家专科门诊的意见。

（2）慢性病　在未确诊之前，建议到三甲医院就诊，首先请专家给出明确的诊断和治疗方案，然后严格按照专家要求执行治疗方案，并遵医嘱定期复诊。医生会根据患者情况调整治疗方案，待专家认为可长期执行方案后，就可以转到就近的基层医院进行常规诊疗了。

以高血压为例，治疗高血压的药物种类很多，专家会根据患者的情况开出认为适合患者的药，但是否适合患者病情，还要患者服用一段时间后观察指标控制的效果和副作用问题，专家会根据患者情况调整用药，直到患者各项情况稳定，证明用药妥当，可以长期服用。此时，患者可以转到基层医院继续执行专家的用药方案，基层医院开药方便，医生定期监测患者用药情况和指标情况，且更有时间关注患者的饮食起居和心理健康问题，对患者病情也会起到积极的作用。

（3）疑难重症　疑难重症是对医院技术水平的考验。疑难重症也是相对而言的，基层医院因为技术、设备等原因，不能明确诊断的疑难症，对于二级、三级医院可能相对来说就不是多大的难题。所以如果经过基层医院多次诊疗效果不佳就应该另就高门。转诊之前应对上一级医院的技术水平和专业特色有所了解，以便有目的、有针对性地就医。

对于疑难重症，建议有条件的患者到国家级的三甲教学医院就诊，这些医院基本代表了我国医学医疗的最高水平。

3. 医院距离

这是选择医院时需要考虑到的一个因素，医院的距离远近决定了就医的方便程度。距离的远近，对城市居民来说还不是太大的问题，但对于农村患者来说距离的远近，则是就医的第一个难题。一般情况下，就近医疗应当是首选方案。距离近可以简便快捷地到达医院，及时就医，不耽误病情。今后复诊、随诊都比较方便。特别是慢性病，诊断比较明确的，病情变化不大，需长期治疗、监测的疾病，如高血压、糖尿病等，更应该就近与基层医疗机构建立医疗关系。一是方便，就医程序简便；二是便于与医生沟通，建立感情，维持比较和谐的医患关系。

4. 费用水平

随着医学的发展，诊断和治疗的开支不断提高。人们在选择医院时大多会考虑到医疗费用问题。在相同条件下，当然要选择那些收费相对低一些的医院。选择医院时应该考虑到收费问题，但这并不是第一位的。最根本、最重要的还是医疗质量和水平，因为金钱价值毕竟是可以估算的，而健康和生命则是无价的。有时在不规范的医院就诊，表面上看是省了一点钱，而实际上由于没有从根本上解决问题，有可能造成一定的隐患，甚至留下后遗症，到头来得不偿失，甚至遗憾终生。

第三节　选择合适的科室

一、医院门诊的分类

目前，大型综合性医院的门诊有五类。

（1）急诊　医院的急诊通常都是昼夜应诊。看急诊时，应先到急诊挂号，护士会根据情况将患者分诊至相应科室进行救治。

（2）普通门诊　一般设有内科、外科、妇产科、儿科、骨科、耳鼻喉科、眼科、皮肤科、中医科、理疗科等。

（3）专病门诊　随着医学技术的专业化发展，许多医院在普通门诊科室基础上，分设出若干细分专科。如原来的大内科分成了神经内科、心血管内科、呼吸内科、消化内科、肾脏病科、内分泌科、风湿病科、血液科等。每一个专科根据医生的专长，进一步细分成专病门诊。如心血管科可能会设有高血压门诊、高血脂门诊、冠心病门诊等。这些门诊由专攻某项疾病的医生出诊。

专病门诊的出现一方面有利于特定疾病的专业化治疗，同时，也需要患者能正确选择就诊科室，避免辗转。

（4）专家门诊　顾名思义，专家门诊就是出诊的医生都具有副主任医师以上高级技术职称，在其从事领域有独特专长、丰富的诊断和治疗经验。如果有了疑难病症可去专家门诊就诊。

（5）传染病门诊　是指发热门诊、肝炎门诊和肠道门诊等急性传染性疾病门诊。

二、选对科室

可根据本书的疾病分诊导图结果或一些症状，选择相应的科室，以避免浪费时间、金钱等资源。

（1）急诊　各种急性创伤、突然发作的心脏病、脑卒中、昏迷、高烧、剧烈腹痛、呼吸困难、急性中毒、大出血、淹溺、触电等。

（2）心血管内科　心悸、心绞痛、高血压、低血压、心律失常等。

（3）呼吸内科　咳嗽、发烧、咯血、胸痛、呃逆等。

（4）神经内科　头痛、眩晕、面瘫、瘫痪、肌肉萎缩、不自主运动、步态障碍等。

（5）内分泌科　甲状腺肿大、肥胖、消瘦、水肿、生长发育异常、尿量异常等。

（6）消化内科　恶心、呕吐、呕血、吞咽困难、食欲异常、胃肠胀气、腹泻、便秘、便血、黄疸等。

（7）血液科　贫血、出血、紫癜等。

（8）肿瘤科　肿瘤的非手术治疗。

（9）普外科　腹痛、腹胀、腹部肿块、乳腺肿块等。

（10）神经外科　头颅外伤、脑卒中、脑肿瘤、周围神经损伤等。

（11）心血管外科　先天性心脏病、大血管畸形等。

（12）胸外科　咯血、胸部肿瘤、食管疾病等。

（13）泌尿外科　肾脏、输尿管、膀胱、外生殖器的畸形、损伤、结石、肿瘤等。

（14）骨科　骨的外伤、炎症、肿瘤、畸形和腰腿痛等。

（15）产科　生育检查、分娩、与生产相关疾病。

（16）妇科　除产科外的女性疾病。

（17）儿科　14 岁以下儿童内外科疾病。

第四节　选择中医还是西医

中医和西医理论基础不同，各有优势，中医相较西医更注重整体治疗和辨证施治，符合生物——心理——社会这一现代医学模式和个性化、精准医疗方向和要求，其许多思路和方法也日益受到国际医学界的重视。治疗疾病首先要根据疾病的病因，按照疾病的发展状况来综合判断选择中医还是西医进行治疗。

一、亚健康类疾病

（1）失眠　看中医。失眠大多属于功能性紊乱，中医可从气血、阴阳等角度辨证治疗，有较好的疗效。镇静安眠类的西药容易导致依赖，只能短时间服用。

（2）其他亚健康状态　西医生化检查等指标没有异常的状态，如体质虚弱、心情烦躁、食欲不振等亚健康症状，属于人体整体功能失调的表现，都可通过中医进行调理。

（3）偏头痛　看中医。首先检查明确病因，在排除器质性问题后，采取中医调理。偏头痛大多没有明确病因，属于功能性紊乱，西医没有更好的办法。

二、常见病

（1）感冒　中西医皆可。大多数感冒是由于外感风、寒、暑、湿、燥或病毒所致，中医药可有效地祛除病因、缓解症状、缩短病程。如果高热不退、咳嗽、头痛等症状比较重的，首先应该查血常规、胸片等，明确病因，有利于指导用药。

（2）颈椎病　首选中医。中医推拿理疗是治疗该病种的一大特色，配合中药调养，更有优势。需要注意的是，因为推拿不当易造成危险，一定要选正规的中医医疗机构，不能随便去不明底细的地方看病。

（3）腰椎间盘突出　中西医皆可。更多情况下中药配合理疗效果较好，西医主要在手术治疗方面有优势。

（4）脑卒中后遗症　首选中医。西医也没有特别好的办法，中医针灸配合理疗效果比较可靠。

（5）鼻出血　中西医皆可。首先检查明确病因，排除器质性问题（比如外伤、肿瘤、畸形、血液病等）后，可用中药调养。

（6）眼科疾病　西医为主。西医在检查、手术矫正、眼科制剂等方面有较强优势，中医在改善症状比如眼干、眼睛肿痛等方面有辅助作用。

（7）口腔疾病　首选西医。西医牙科相关医疗器械完善，在手术矫形、治疗等方面优势明显。一些非器质性病变比如口腔溃疡、牙龈肿痛等则可选择中医治疗。

（8）消化不良　首选中医。通过调理脾胃整体辨证治疗，效果更为巩固。

（9）便秘　首选中医。西药对便秘的治疗较为短效，只能作为应急措施。不要过多服用泻药，避免形成药物依赖。

（10）心脑血管疾病（高血压病、心脏病、中风、脑梗死）　西医为主。西医在控制血压、改善血管梗阻方面有可靠的疗效证据。中医药主要在改善患者具体症状方面发挥作用，可配合治疗。

三、皮肤病

（1）青春痘　中西医结合。西药在消炎、控油方面虽然起效快，副作用也同样明显，不宜久用；中医从全身调理，作用缓和但持久，可中西医结合治疗。

（2）白癜风　中西医都可，各有特色。白癜风为难治性疾病，治疗需要持续。西药主要在局部用药、激光治疗方面有特色；中医依靠辨证论治，进行全身调养。

（3）带状疱疹　中西医均可。带状疱疹属于病毒感染引起，西医针对病毒没有特效药物。中西医疗效差不多，需要注意防治并发症及后遗症。

（4）脚癣　中西医皆可。一般外用药治疗的效果都类似，西药有针对性的抗真菌药物，但对于顽固病例，中西药配合起来使用，治疗效果更佳。

（5）特发性脱发、斑秃　首选中医。这类疾病一般病因不明，西医不易治疗。中医从气血不足、脏腑虚损、痰湿瘀热等角度出发辨证治疗，有一定疗效。

（6）湿疹、皮炎等过敏性皮肤病　中西医皆可，视检查确定具体治疗方案。对于过敏原因比较明确的过敏性疾病，如接触性皮炎、药物性皮炎等，应用西药可迅速控制病情、避免诱发因素。对于病因比较复杂、容易反复发作的疾病如湿疹、慢性荨麻疹等，在西药控制病情的同时，要有配合中药长期调养的打算。

四、妇科病

（1）感染类疾病（如盆腔炎、阴道炎等）　中西医皆可。两者皆有疗效。但是对于急性发作期、致病微生物明确者，采用西药抗感染治疗见效快。中医药则对一些慢性反复发作性炎症疗效更好。

（2）不孕不育　首先应该仔细查找病因，再确定找中医还是西医。属于输卵管阻塞等有明确器质性病变的，西医治疗较好，但对大多数因功能性病变引起者，中医药调理有独到之处。

（3）原发性痛经　看中医。西医对原发性痛经治疗效果不佳，多属对症治疗。中医辨证施治效果较好。

（4）月经失调　看中医。多数为功能性失调，用中药调养效果更明显。

（5）更年期综合征　中西医结合。西医治疗在一些人群身上较为明显，中医长期调理更加安全。

五、儿科病

儿科病：中医西医各有优劣。儿童疾病一般起病急、病情变化快，对于新发疾病，建议首选西医明确疾病性质，迅速控制病情。对于慢性病的调养，可选择中医。另外中医推拿对一些儿科疾病的效果也不错。

六、肿瘤

此类疾病的关键在于早发现、早治疗。明确疾病的性质及进展，西医在手术、放化疗等方面的治疗效果确切，尤其是肿瘤早期，但手术及药物的毒副作用也与疗效呈正相关（即疗效越好，副作用越大），应根据专业医师的建议权衡利弊。中医药在改善临床症状、减轻药物毒副反应、提高患者生活质量方面有作用，但是千万不要盲目相信广告或偏听偏信，以免耽误病情。

第五节　就诊技巧

一、时间安排

1. 挂号先挂普通号

医院门诊中的挂号一般分为专家号和普通号。专家号都是副主任医师、副教授以上职称的年资较高的医师应诊。普通号是住院医师和主治医师应诊，年资相对较低。到医院看病，不要大病小病都挂专家号，专家号一是费用高，二是费时间。因为挂专家号的人多，排队等候时间长。第一次就诊，门诊基本程序都是要经过一个基本的检查，包括对病史、病情的基本了解，进行一些检查、化验，等所有结果都出来后，才可以对患者进行诊断治疗，这一步一般临床医生都能胜任。第一次就诊先挂普通号，可以免去挂专家号排队时间长的问题。年资相对较低的医生大都有比较强的求知欲望，时间相对充裕，对病情的询问、体征的检查都会很用心、仔细、全面。如果有疑难症状，他会指点你找哪位高年资的医生更合适，或他会直接带你去找相应的医生。

初诊后，所有需要检查的项目都有了结果，病例资料比较完善，复诊时根据需要再挂专家号，这时，专家就可以直接综合病例资料做出诊断。

2. 合理安排检查顺序

在门诊看病，往往需要做多项检查，应该合理安排检查顺序，先易后难，这样可以节省时间。如拍胸片、查血常规、做 B 超等系列检查。拍胸片一般 1 小时出结果，血常规 30 分钟出结果，而 B 超因患者多需要排队，时间不确定。交费后，应先去 B 超室用缴费单和病例本排队，然后去拍胸片、抽血，把这两项做完，B 超检查也就排到了，这样一个上午就能把病看完了。

3. 避开门诊高峰时间

一般医院门诊上午患者多，下午患者少。上午 9~10 点是患者就诊高峰期，应尽量避开。如果 8 点一开诊就到，医生为你问诊后需要做各种化验检查时，检查科室也是迎来第一批患者，一切都很顺利。如果下午看病，患者会比较少，但弊端是专家号可能挂完了，而且有的检查只能上午做，如空腹的检查项目等。所以最好在挂号前咨询清楚。

二、就医准备

1. 有些检查需要特殊准备

如果已经过基层医院出诊，带有明确目的看病，就要问清楚是否需要做特殊准备，如做肝功能检查要空腹，甲状腺功能检查要禁食某些海产品，妇科的 B 超检查需要憋尿，胃肠道的检查需要禁食和肠道准备等。

2. 病历资料的准备

把既往看病的资料按时间顺序整理好，包括在其他医院看病的资料，这样可以使医生对你的疾病情况有一个完整的认识，而且可以减少不必要的重复检查，节省就诊时间。

3. 女性患者的特殊准备

女性月经期前后不宜做妇科检查，所以去医院看妇科病时应避开月经期。女性患者就诊前不宜化妆，尤其是不能浓妆艳抹，化妆品会掩盖本来的肤色，对贫血、黄疸、斑丘疹、血管痣等病的诊断十分不利。

4. 不要在酒后或大量吸烟后立即就诊

中等量饮酒（尤其是烈性酒）或大量吸烟可引起心率、脉搏显著加快，血压波动以及出现其他异常改变，从而产生某些假象，给确诊造成一定困难。因此在就诊前 4~6 小时内不要饮酒或吸烟。

5. 就诊前不应用药

有些药物可遮盖症状，因此，除非病情紧急需用的抢救药之外，一般在就诊前不宜用药，特别是镇痛药、解热药、降压药、镇静安眠药等。如果就诊时正在服药，要主动告知医生。

三、与医生交流的技巧

（1）就诊前，要明白本次就诊的主要目的是什么，将自己想要问的问题提前写下来，这样其实很有用，尽可能简单明了地表达自己的需求，也可以让医生尽快做出诊疗计划。

（2）就诊时向医生诉说病情要重点突出，语言简练，表达的内容最好是：

① 感受到的最主要的痛苦或最明显的症状（症状，表现，发病情况）是什么；

② 病情发生、发展、演变的整个过程；

③ 该症状发生的频繁程度，持续时间，间隔期间能否完全缓解；

④ 发生该症状有没有诱因；

⑤ 有没有什么方法可以缓解；

⑥ 最近有没有其他疾病伴随发生；

⑦ 有没有重要的生活习惯的改变；

⑧ 如果曾进行过治疗，应尽量说清楚治疗的方法和用药的情况。

（3）病史要如实告诉医生。病史，尤

其是重要的疾病史，是医生诊断疾病的重要依据之一，介绍病史时务必要客观、准确，重要疾病的病史不可遗漏。万不可因难为情而谎报病史，虚假病史容易让医生做出错误的诊断。

（4）认真倾听医生提问，并如实作答。医生要在有限的时间内做出诊断，必须提取医生认为对其判断病情有价值的信息，所以就诊时不要只顾倾诉自己的痛苦，要认真倾听医生的提问,然后如实作答,切忌答非所问。

（5）除无表达能力的病人和小儿，一般患者都应该自己向医生讲述病情，只有自己才能将疾病的发生及感受真切地表达出来。如果患者本人不能陈述，应由最了解情况的人代述，要简明扼要地讲清楚所了解的情况，不要凭主观想象添油加醋，还要避免多人七嘴八舌插话，使医生无所适从。

第六节 合理预期医疗效果

尽管现代医学已经有了突飞猛进的发展，但对许多疾病仍然束手无策。目前人类已知的疾病有 10000 多种，其中常见病 4000 余种，90% 无药可治，能够彻底治愈的仅有 400 余种，不足十分之一；罕见病 7000 余种，99% 以上无药可用。相当多的疾病只能有限度地缓解痛苦和不适症状，更多的疾病甚至对其发病原因、机理至今不明。

正因为医学的有限性、疾病的复杂性、患者的个体差异、诊断和治疗过程中的偶然性等因素，形成医疗结果的不确定性。医疗提供者既不能像商品生产商那样向购买者实行“三包”，也无法向服务提供商那样向消费者提供清晰的承诺，甚至往往也无法给出明确的标准答案。医患双方不是商品买卖关系，医疗本质上也不是普通的服务，而是为弱者提供的照护。医疗的这种特性，就要求照护者尽力而为，被照护者预期合理，双方相向而行。

第七节 如何帮助减少误诊

目前，误诊的概率仍然较高。误诊的原因十分复杂。一个病人的误诊涉及疾病本身的复杂性、医生、病人、医院设备条件和社会等诸多因素。诚然，医生应当在接诊过程中尽可能及时准确地查出病因，并给予合理的施治，但作为患者如果积极配合医生，也是有利于减少误诊的。

临床上有些误诊的确是由病人自身的主观因素造成的。这些因素往往会影响病史、体征和检查结果的真实性，从而严重地干扰医生的思维和认识，导致误诊。导致误诊的病人方面的原因，大致有以下几种。

（1）隐瞒病史　有的病人有难言的隐私,怕影响自己的声誉,不愿向医生坦露实情。

（2）夸大病情　不少患者就诊时担心得不到医生的重视和同情，在诉说病史时夸大病情，把医生的注意力引入错误方向。如一些老年高血压患者本是轻度，因夸大自觉症状，医生若因此不适宜地加用降压药，则可能诱发心绞痛和脑卒中。

（3）缺乏合作　少数患者缺乏合作，诉说病史漫无边际，杂乱无章，常偏离医生引导性问话，答非所问。在繁忙的门诊中不和医生合作，常可造成病史采集不全。在体检时又不太合作，也易导致误诊。

（4）盲目求医　随着医学科学的不断发展，临床分科越来越细，也给患者求医带来不便。例如一个青光眼患者因头痛、恶心、呕吐去内科就诊，误诊为“胃肠型感冒”，治疗无效又转诊神经内科，并做了很多检查。最后请眼科医生会诊，才确定为青光眼，但因辗转延误而失去了最佳治疗机会。这个病例误诊的主要原因在医生一方，但是病人在选择医生时缺乏针对性，在客观上为正确的诊断增加了困难。

（5）迷信权威　有些人常托熟人、寻关系，找名医、权威看病。前面提到，专家是指在某一特定疾病领域有较高造诣的专业人才。专家在接诊属于自己专业范围内的病人时，诊断正确率较高。但慕名而来的病人所患疾病并非都属于专家擅长的专业范围。如果对专家过分迷信和盲从，很可能南辕北辙，造成误诊。

总之，医疗工作中误诊的原因是多方面的。阅读学习一些基本医疗健康知识，对就医时减少误诊是十分必要和大有裨益的。

第八节　建立良好医患关系

一、医生的权利和义务

医生具有独立的、自主的权利。这是由医生职业的严肃性和医学的科学性决定的。在诊治过程中，采用什么治疗方法、用什么药物、需做什么检查、是否手术等都属于医生权利范围内的事，只能由医生自主决定。在特定情况下，医生还有特殊干涉权利。当然这种权利不是任意行使的，只有当患者自主原则与生命价值原则、有利原则、无伤原则、社会公益原则发生矛盾时，医生才能使用这种权利。

医生的义务，指的是医生对患者、社会所负的道德职责。医生必须承担诊治的义务、解除痛苦的义务、解释说明的义务、保密的义务等。此外，医生还必须对社会尽义务，如宣传、普及医学科学知识，发展医学科学等。为患者治病是医生履行社会责任的一个方面。

二、患者的权利和义务

1. 患者应享有的权利

（1）基本医疗权；

（2）疾病认识权，医生在不损害患者利益和不影响治疗效果的前提下，应提供有关疾病信息；

（3）知情同意权，患者有权要求治疗，也有权拒绝一些诊治手段和人体实验或试验性治疗；

（4）保护隐私权，患者有权要求医生为自己生理的、心理的及其他隐私保密；

（5）免除一定社会责任权；

（6）要求赔偿权，因医生过失行为导致的医疗差错、事故，患者及其家属有权提出经济补偿要求。

2. 患者的义务

患者履行自己的义务不仅是对医护人员、医院的尊重，也是对自己的健康负责。

（1）保持和恢复健康的义务；

（2）积极接受、配合治疗的义务，患者不应该消极对待自身疾患甚至无理拒绝治疗，同时还应尊重医生的劳动，遵守医院的规章制度；

（3）支持医学科学发展的义务。

三、建立良好的医、护、患关系

1. 尊重信任年轻医生

住院期间，大量的医疗服务是由年轻的住院医生提供的。每天的查房，巡视病房，观察病情变化、治疗效果，各种检查的医嘱安排，分析检查结果，提出进一步的检查和治疗意见，向上级医生汇报各种情况，事无巨细，全由年轻的住院医师完成。而主任医师和主治医师的查房不可能面面俱到，更多的情况是由住院医师提供的，上级医师的医嘱也是由住院医师执行的，患者接触最多的是年轻的住院医师和护士。尊重和信任年轻医生是建立和维护良好医患关系的基础。人是有感情的，互敬互让、沟通理解会营造出和谐的医疗环境。舒畅的心情、良好的心态有利于康复，所有医生也希望得到患者和家属的理解。敌意、怀疑、拒绝等态度使医生很难产生正面的情感，易挫伤其积极性，最后医生和患者双方的利益都会受到影响。

2. 理解体谅护士

住院期间，绝大部分的治疗操作是护士完成的。在病区 24 小时随时都能见到的是护士，时刻关心着您的病情变化、饮食起居、阴晴冷暖的也是护士。护士的工作性质决定她们必须 24 小时在岗在位，所以都是三班倒。三班倒的工作使人体的生物钟紊乱，不能得到很好的休息和恢复，人体总处于一种疲劳状态。护士的年龄段大都是 20~30 岁的年轻人，多数处于年轻妈妈的身份或承担家庭主妇的责任，是人生的爬坡阶段，身心俱疲，渴望得到理解。另外社会上有一种习惯的认识，患者总把感激之心献给医生，而忽视了护士的辛勤劳动。理解、爱护和尊重护士的劳动，增进护患的和谐关系，会得到更多的关心和照顾。

3. 勤沟通多交流

（1）选择积极的治疗方案。医患之间信息不对称是导致医患纠纷的一个重要原因，在疾病的诊断治疗中，医生知道的多，患者知道的少，信息不对称这个矛盾是很难完全解决的。医患之间减少误解、增进沟通的一个重要方法就是患者多学习医学知识，在与医生交流中有共同语言。

（2）婉言谢绝或提醒医生的过度医疗行为倾向。参加了医疗保险的患者要提醒医生医疗保险用药和检查的报销范围，尽量减少超范围开支，避免过度医疗。过度医疗简单地说就是医疗行业提供了超出个体和社会医疗保健实际需求的医疗服务。由于多种原因引起的超过疾病实际需要的诊断和治疗的医疗行为，就可以认为是过度医疗。

那什么是适度的医疗呢？适度医疗大致包括以下 6 个要素。

① 在条件允许下疗效是最好的（疗效要根据不同情况来评定，不一定是当代医学水平最高的）。

② 安全、无伤害，或将伤害限定在最小范围。

③ 痛苦小或无痛苦。

④ 便捷。便捷是医疗可普及度的重要条件。当然，便捷应当和疗效好联系起来。

⑤ 经济可承受性，即经济耗费最小。

⑥ 适度医疗所要求的医疗，既不应该是过度的，也不应该是不及的。不及的医疗，不到位的医疗，也不是适度医疗。

4. 遵守医嘱和配合治疗

一些慢性疾病的治疗是长期的，患者需要按时、按量服药。由于患者对治疗的长期性没有心理准备，或者对药物不良反应不太了解，经常中途放弃治疗，造成疾病反复。遵医嘱，不是说医生开了什么药，我们只管照吃。药物的增减，医生是从患者反馈中了解情况，患者要及时与医生沟通交流病情变化，才能将药用得恰到好处。

第九节　理智处理医疗纠纷

医护人员和病人都不希望出现医疗问题，但由于医疗工作比较复杂，不安全因素难以完全避免。因此，对于医疗问题应该有一个正确的认识和态度。当怀疑有医疗问题时，首先应该弄清问题的性质，确定属于事故还是差错，实事求是，冷静地处理问题。

1. 维护正当权益，但不滥用诉讼权

尽管诉讼是解决纷争的一种方式，但我们不应该忽视它的局限性，如诉讼本身资源的有限性和诉讼所能达到效果的有限性。除诉讼外，还应该尝试通过仲裁、民调等非诉讼手段解决争端。

作为患者及亲属，由于身心痛苦，加之缺少医疗专业知识，缺乏相关专业人士指导，容易将不满上升为诉讼。患者对医疗不满意，最好请教当医生的朋友或懂医的朋友，向其提供详细的病例，告知怀疑和不满。作为内行，会根据相关诊疗标准、法律法规，分析诊疗程序，找出可能存在的治疗失误，提出处理意见，是协商解决还是诉诸法律。

2. 互相谅解，协商解决

互相谅解、协商解决是最快的解决方法，比诉讼快捷、实惠、成本低。其实医生和患者本应该共同面对疾病，他们同是战友，同是旅伴，没有什么利害矛盾。当前医患关系紧张，缺乏诚信感，很多是因为双方不了解、不体谅对方的结果。因此医生要多了解患者，多关怀、呵护患者；患者要多体谅医生。

3. 医患双方在处理医疗纠纷时，要冷静，要依法办事

《医疗事故处理条例》就是法律依据。如双方对协商处理有争议，可向医疗事故鉴定委员会提出书面申请，并按规定由提出者缴纳鉴定费。对鉴定结论和处理意见不服的，可向上一级鉴定委员会申请重新鉴定，或向上级卫生领导部门申请复议，也可直接向法院起诉。病人及家属在医疗事件的处理中应抱正确态度，实事求是，采取合作态度。要据理力争，不要无休止吵闹、影响医疗工作的正常进行，更不要为某种目的提出不切实际的要求。

第十节　陪同老人就诊注意事项

老人感到不舒服，一定要及时去医院就诊，因为年纪大了，一些小病经常是大病的先兆，要防患于未然。

老人行动能力、反应能力、理解能力都已经退化，生病又加重了心理负担，就医过程很可能会出现突发情况，所以一定要有人陪同就医。

有些老人因经常和医生打交道，或是听别人说某种药效果好，一到医院就自己点名要药。但是疾病是不断发展变化的，其症状、治疗对策也是千差万别的，各种药物的性能也是极其复杂的。究竟患了什么病，病情如何，该用什么药，该用多大剂量，只有医生才能决定。点名要药很难恰当用药，而且一旦出了事故也难查清责任。

有些老人患有慢性病，总认为是老毛病了，没有什么好检查的，只肯花钱买药，不肯花钱检查化验，拒绝接受医务人员提出的必要检查。其实，不检查有时很难搞清楚病情的变化发展，病情不清，治疗效果就可想而知了。

有的老人常常要求医生尽量少开药、开便宜药，这样做也是不妥当的。医生必须根据病情的需要开药，只能在保证药效的前提下节省开支。否则，花钱虽少，不能治病，又有何用。

有些老人总觉得自己患有某种严重疾病，经常去看病，诉说自己想象中的不舒服症状，但经医生检查，又没有器质性病变。他们往往对检查结果不满意，频繁往返医院。现在很多医院都开设了精神心理科，这类病

人不妨去看心理医生，排除心理问题。

第十一节　带儿童就诊注意事项

1. 避免交叉感染

医院儿科是患儿集中的地方，一般无法分清哪些是传染病患儿，所以为防止交叉感染，一定要给孩子戴上口罩，尽量避免和其他孩子接触，更不要随便给孩子喂零食。

2. 由熟悉孩子情况的人带去就诊

孩子到医院就诊的时候，医生需要详细询问孩子生病前后的一些情况，以帮助诊断。如果带孩子就诊的家长不熟悉这些情况，会影响医生的判断。

3. 仔细观察患儿病情，向医生讲述病情时要清晰

对病情的观察和描述包括以下方面。

（1）病史　包括孩子以往患过什么病，治疗效果如何，有无后遗症，吃过什么药，有无药物过敏等情况。有时还要向医生说明患儿出生时的情况，家族中有无遗传病和传染病史。对上幼儿园的孩子，还应讲清班上有无其他孩子患传染病情况。

（2）就诊情况　孩子来医院就诊前是否去过其他医院诊治，已服过什么药，剂量是多少。家长对这些情况不要回避隐瞒，而要详细地向医生讲明，以免重复检查和在短期内重复用药，引起不良后果。

（3）体温　发热是许多儿科疾病的主要症状。如果在家里已经测过体温，应该说明是什么时候测的，共测过几次，最高多少摄氏度。如未测过体温，可用手感来说明孩子的体温，以有点发烧、烫手、滚烫等大概说明发烧的程度。还要注意说明孩子发热有无规律性，手心、脚心、手背的温度有多大差别，发热时是否伴随抽搐等。

（4）患病时间　对患儿发病时间的叙述也很重要，医生只能通过父母代述来了解孩子患病时间的长短和发病过程。而发病时间和过程对区别多种疾病都具有实际意义。

（5）状态　孩子发病时的状态也要向医生表述清楚，如四肢活动是否自如，颈项是否发硬，神志是否清晰，有无烦躁不安、哭闹、嗜睡、昏睡的现象，疼痛是否剧烈，咳嗽有没有痰，呕吐是溢出性的还是喷射状的等。

（6）饮食　家长要向医生叙述患儿有无饥饿感、饱胀感、厌食、停食等现象，说明孩子的饮水情况，还应说明孩子有无吃土、石子、煤渣等现象。

（7）睡眠　家长比较容易观察到患儿的睡眠状态，是正常睡眠还是昏睡，是摇叫不醒还是稍有动静就不能入睡，睡眠中有无惊叫、哭泣，是否需要母亲或其他人搂抱、

抚爱才能入睡等。

（8）大小便　如大小便的颜色、次数、形状、气味，大小便有无脓样物或血样物，大小便时有无哭闹、出汗等。

4. 准备好以前的病历资料

如果孩子这次生病曾经就诊过，应带上之前的病历和检查结果；如果孩子是转院，应带上出院小结，复印重要的检查结果，这些对医生判断病情都有帮助。

5. 采取措施让孩子愿意配合医生

看病的时候，如果孩子能够不哭闹，配合医生的检查，会有利于病情的判断。只有在看医生之前就采取一系列的措施，才能帮助孩子在看病的时候不害怕。

措施一：平时不要用看病和打针恐吓孩子。有些家长在平时孩子不听话时会吓唬孩子，“再不听话就带你到医院去打针”，那么真正去医院的时候孩子感到害怕就不奇怪了。

措施二：用游戏和故事帮助孩子理解看病。有一些很好的故事就是用来帮助孩子理解生病和看病的，还有小医生工具箱帮助孩子熟悉医生用于诊察的工具。当孩子熟悉和理解了看病的过程后，他们就不会那么害怕了。

措施三：准备好玩具和图书，避免孩子候诊时厌烦。到医院就诊，往往需要等待比较长的时间才能看上病。为了避免孩子因为不耐烦而哭吵，可预先准备好孩子喜爱的玩具和图书，让他们有事可作。

6. 选择合适的医生

有些家长认为找教授或专家看病是最好的，但实际上像感冒、咳嗽、腹泻等常见问题，普通医生一样可以看得好，没有必要为了看专家而排上很久的队。如果是哮喘、癫痫、甲亢、矮小等特殊性疾病，最好是找专科医生看，专科的普通医生很有可能比不是这个专科的专家看得还要好。不过千万要记住，这里指的是儿科的专科，而不是成人的专科。因为同样的疾病，孩子与成人的诊断和治疗常常有很大的不同。对于很多不是儿童医院的综合医院而言，儿科实际上是指儿内科，因此如果怀疑孩子是外科、骨科、耳鼻喉科、眼科或皮肤科的问题，应该到相应专科就诊，并不是只要是孩子就到儿科就诊。

7. 拿了药之后，看看是不是已经清楚怎么用药

拿到药物后不要急急忙忙离开医院，记得看看是不是清楚每种药物在什么时候吃、吃多少和吃多久。大部分医院的药房会在药品包装上书写药物每天吃多少次，每次多少量，但不会写清楚药物要吃多长时间。有些药物在症状好转或消失时就可以停药，还有些药物一定要吃足够的疗程，如果症状好转就停药，很有可能会复发。

如果你担心医生交代要长期服用的药物在感冒的时候可能不能吃，那一定要向医生询问。很多药物并没有这个禁忌，不规律的用药反而影响了药效。

第十二节　妇科病人就诊注意事项

1. 选择合适的时间就诊

（1）妇科疾病患者就诊的最佳时间是月经干净 3 天以后和月经之前。妇科疾病的诊断大多需要进行阴道检查。月经期一般不宜进行妇科检查。因为检查时极易将细菌带入体内而引起感染。所以要根据月经期选择妇科就诊时间。但是，若出现持续性不规则阴道出血，或突然大量出血伴有腹痛、晕厥、肿物出现时，要马上去医院，不能机械地等待月经干净，以免延误病情。

（2）准备做输卵管通畅性检查、上环或取环、宫颈治疗、宫腔镜检查、宫腔造影等的女性，应在月经干净后 3 ~ 7 天进行，且在月经后至检查前禁止房事，以防引起感染。

（3）检查卵巢是否排卵的不孕症患者，做诊断性刮宫时应在预测行经前 12 小时或月经来潮初期刮取子宫内膜，而不是在月经后。

（4）检查是否妊娠者，应在停经 50 天左右就诊。

（5）要做子宫颈涂片时，需选择无月经、无阴道发炎时。

2. 就诊前的准备工作

（1）就诊前三天禁止阴道冲洗，前一天避免性生活及阴道用药（如治疗阴道感染的药剂）、阴道用润滑剂或杀精膏等，以免影响化验检查结果。

（2）准备好完整的病例资料，将原有的病历本等与自己身体健康情况有关的资料带全。

（3）就诊前换上易脱易穿的衣服。妇科疾病的诊断一般都要进行阴道检查，所以最好不要穿长裤或裤袜，以减少穿脱时的不便。

（4）带上洁净内裤、毛巾、水杯、卫生纸等物品，以备就诊时有可能进行的检查之用，如腹部超声波检查（腹部超声波检查需要喝大量的水，约 1000 毫升，待膀胱充盈时检查才准确）。

（5）就诊前不宜做剧烈运动；不宜用药（除非病情紧急必须使用的抢救药），特别是镇痛药、解热药、降压药、镇静安眠药等；不宜饮酒或大量吸烟。

（6）就诊当日不能化妆、涂口红，不可刮舌苔，以免影响医生的判断。

3. 如实叙述病情和病史

梳理一下自己的病情并简单归纳，以便向医生准确叙述，例如月经初潮、末次分娩、末次月经、上环、出血、绝经、曾做过手术的具体时间。出血者要讲清出血量、时间、颜色、形状，并应保留阴道分泌物供医生参考或进行病理学检查。若有药物过敏史要主动说明。向医生讲述病情要客观、真实、准确，力求简明扼要，最忌讳隐瞒病史，特别是未婚先孕或性病者，千万不能因为涉及隐私而隐瞒病情，更不能编造病史。因为病史是诊断疾病最重要的依据之一，如果病史不清楚，再高明的医生也难以对疾病做出准确诊断。

第三章 高发癌症的症状、危险因素、预防与预后

高发癌症的症状、危险因素、预防与预后

疾病	症状特征	危险因素	预防	预后
肺癌	▲咳嗽，特别是不明原因的刺激性、持续性（2~3周以上）干咳；或原有慢性呼吸道疾病者咳嗽性质改变，咳血（多为血丝痰或痰中带血）。 ▲弥漫不固定的胸痛、背痛。 ▲喘鸣、呼吸困难，发烧，吞咽困难或疼痛。 ▲食欲不振及体重减轻。 ▲如果已经扩散，有时声音会沙哑或上肢疼痛、麻木、乏力	▲常见于45~70岁人群，尤其是抽烟者。 ▲空气污染严重或工作时须暴露在污染环境中者	▲一天抽一包烟以上，或常吸二手烟者，应接受定期检查	▲肺癌位居肿瘤死亡率第一位，预后较差，早期非小细胞肺癌5年生存率可达60%~70%。 ▲进展期的非小细胞肺癌和广泛期的小细胞肺癌（占全部肺癌患者的50%左右），5年生存率低于1%

续表

疾病	症状特征	危险因素	预防	预后
胃癌	▲上腹部深压痛常是早期胃癌的唯一体征。 ▲胃部一向很好的人，逐渐发现胃部钝痛、胃胀，有沉重感或胸闷。初期服用一般胃药可缓解，但随着时间推移，服止痛、止酸药也无法缓解。 ▲食欲不振、体重下降、乏力。 ▲对食物的喜好改变（有时会厌恶动物性蛋白质食品）。 ▲打嗝有臭味。 ▲恶心、呕吐。 ▲无胃病史的人出现反复的腹泻或便秘、排黑便	▲常见于40岁以上人群和慢性胃炎患者	▲注意不要抽烟过量、食量过大、口味过咸。 ▲充分摄取纤维质、维生素、大豆蛋白或牛奶、乳制品等，维持均衡的膳食。 ▲40岁以上者，应每年进行胃镜检查	▲由于早期症状不明显，易被忽视，许多患者确诊时已广泛转移，生存期超过5年的患者不足15%。 ▲越早发现，完全治愈的概率越高，如果在癌症的早期就接受手术，五年的存活率可达90%以上

续表

疾病	症状特征	危险因素	预防	预后
结直肠癌	▲腹部胀，有疼痛、不舒服感。 ▲反复腹泻与便秘。 ▲有便血、黏液便，常被误认为是月经或痔疮的出血而未能早期发现。 ▲贫血、疲乏、虚弱。 ▲体重下降	▲容易便秘和（或）患痔疮10年以上者。 ▲有结直肠癌、多发性息肉病家族史者。 ▲有溃疡性结肠炎、克罗恩病者	▲年龄大于50岁者应每年进行一次肠镜检查。 ▲避免食用太多的动物性蛋白质或加工食品，均衡摄取蔬菜或水果等纤维性食物	▲Ⅰ期肿瘤侵及黏膜下层，5年生存率90%以上。 ▲Ⅱ期肿瘤侵及肌肉层，5年生存率55%~85%。 ▲Ⅲ期穿透肌肉层和浆膜下层或大肠周围组织，5年生存率20%~50%。 ▲Ⅳ期肿瘤已转移到其他器官或发生肠穿孔，5年生存率不到1%
肝癌	▲从右上腹部到胸口有不舒服感、重压感、膨胀感、疼痛等。 ▲全身倦怠感。 ▲食欲不振及体重急剧减轻。 ▲发烧（一般为低烧，偶达39℃以上，呈持续或午后低热或弛张型高热）或黄疸。 ▲如果癌细胞已经扩散，右上腹部有时会感到有硬块感。 ▲长期肝硬化者病情意外加重	▲常见于45~60岁的男性。 ▲肝炎、肝硬化患者发生的概率特别高。 ▲霉变的花生、粮食。 ▲腌制、熏烤肉制品	▲接种乙肝疫苗。 ▲35岁以上乙肝表面抗原阳性、慢性肝炎和/或肝硬化超过5年者，直系亲属三代中有肝癌家族史者，应每半年进行一次甲胎蛋白和肝脏B超检查。 ▲勿过度饮酒。 ▲避免或减少情绪波动的刺激	▲手术后5年生存率为15%~40%。肝移植后5年生存率为75%

续表

疾病	症状特征	危险因素	预防	预后
食管癌	▲吞咽食物（特别是固体食物）时会感到梗塞、疼痛，甚至会因吞不下而吐出。 ▲胸的上部有疼痛（可放射到背部）、不舒服感、异物感。 ▲便秘、体重下降	▲男性患者居多。 ▲长期胃酸反流	▲吸烟和嗜酒是两个最重要因素。注意不要抽烟或饮酒过量。 ▲酗酒、每天抽半包烟以上的人，必须接受定期检查。 ▲避免常吃过烫等刺激性强的食物	▲早期易被忽视，发现时往往肿瘤已经发生转移。 ▲5年存活率低于5%，许多患者在出现首发症状后一年内去世
宫颈癌	▲不正常出血、性交后的出血、停经后的出血。 ▲经期延长，经量增多。 ▲分泌物异常（有时会出现粉红色或暗红色分泌物，或有恶臭的分泌物）。 ▲如果已向邻近组织扩散，可出现下腹部、腰部、下肢肿疼，尿频、尿急、肛门坠胀	▲多发年龄段为30～50岁。 ▲初次性生活<16岁，性伴侣多、早婚、初产年龄小、多产、怀孕次数多等都是高危因素	▲青少年女性及早使用HPV疫苗。HPV疫苗对9～45岁的女性都有预防效果，如果女性能在首次性行为之前注射HPV疫苗，可降低80%～90%的宫颈癌及癌前病变发生率。 ▲有性生活史或年龄满18周岁均应每年进行一次宫颈刮片检查。 ▲适当晚婚少育	▲Ⅰ～Ⅳ期5年生存率分别为：80%～90%、60%～75%、30%～40%、≤15%

续表

疾病	症状特征	危险因素	预防	预后
乳腺癌	▲通常首发症状为乳房出现无痛的肿块。 ▲乳头分泌带血的分泌物。 ▲乳头回缩或抬高，乳房的皮肤凹陷或乳头抽痛。 ▲乳头不对称，乳头或其周围溃烂。 ▲腋窝淋巴结肿大	▲常见于40岁以上女性，尤其是停经前后。 ▲有乳腺癌家族史。 ▲初潮年龄早的人（<12岁），绝经晚（>55岁）、未婚、未育、晚育、未哺乳者。 ▲乳腺良性疾病未及时诊治者	▲用手触摸乳房，检查有无硬块，就能早期发现。 ▲每月自我检查一次。但避免在月经期，因为此时乳腺肿胀，有时会误认为是硬块。 ▲勿过量摄取高脂肪、高热量食品。 ▲尽早开始每周不低于7小时的运动。 ▲保持心情舒畅。 ▲不乱用雌激素和孕激素。 ▲限制酒精饮料摄入	▲乳腺癌通常发展缓慢，病程较长。无转移者5年生存率可达90%以上，10年生存率可达80%以上。 ▲肿瘤体积越小，患者治愈率越高。一般直径小于1厘米者治愈率约90%；1~2厘米治愈率约85%；5厘米以上治愈率约60%
鼻咽癌	▲涕血（鼻涕中带有少量血丝，特别是晨起鼻涕带血，往往是鼻咽癌的重要信号）和鼻出血。 ▲耳鸣、听力下降。 ▲鼻塞、头痛。 ▲视野缺损、眼睛向外转动受限。 ▲颈部淋巴结肿大	▲家族癌病史。 ▲长期食用咸鱼、广式辣味等含亚硝酸盐较多的腌制食品	▲高危人群应每年进行体检	▲5年生存率低于30%

续表

疾病	症状特征	危险因素	预防	预后
子宫体癌（子宫内膜癌）	▲已绝经者出现阴道持续性或不规则性出血，尚未绝经者有月经过多或不规则出血。 ▲阴道有水样或血性液体排出，晚期可有恶臭脓血排出。 ▲晚期可出现下腹胀痛、腰腿痛	▲多见于绝经后妇女，发病高峰为55～60岁。 ▲有肥胖、糖尿病、高血压基础病（称为子宫体癌三联症）。 ▲月经初潮早和绝经年龄大于52岁、未婚、未育、少育者。 ▲长期使用雌激素。 ▲有家族肿瘤史	▲低脂肪饮食习惯，口服避孕药能显著降低发病风险	▲Ⅰ～Ⅳ期5年生存率分别为：75%～95%、60%～70%、50%和15%
卵巢癌	▲早期常无症状，在增大或转移后才出现症状。 ▲下腹部不适，类似消化不良。 ▲食欲不振、腹胀、背痛。 ▲晚期出现贫血、体重下降。 ▲偶有阴道不规则出血	▲多发于50～70岁妇女。 ▲月经初潮早、绝经晚、未生育、晚育者。 ▲家族有子宫、乳腺、结肠癌史。 ▲高脂肪饮食习惯	▲发病原因不明，目前难以早期发现。主要依靠尽可能的早发现、早治疗	▲Ⅰ～Ⅳ期5年生存率分别为：90%、70%～80%、40%和30%

续表

疾病	症状特征	危险因素	预防	预后
脑肿瘤	▲脑肿瘤有多种，既有原发性（起源于脑或附近组织的），也有继发性（由其他部位肿瘤转移而来）。 ▲常见首发症状是头痛，可伴有眩晕、步履不稳、恶心、呕吐、嗜睡。 ▲肢体乏力或瘫痪。 ▲听觉、触觉、嗅觉、视觉、语言表达障碍。 ▲情绪不稳，变得消极	▲可见于各年龄段，但多发于 40 ~ 50 岁。 ▲长期接受各种射线辐射，如 X 射线、低频电磁场、射频波等。 ▲长期接触杀虫剂、苯及其他有机溶剂。 ▲病毒等感染。 ▲头部外伤。 ▲家族肿瘤史	▲因肿瘤种类、位置差异较大，最恶的胶质瘤平均生存期为一年左右，部分肿瘤生存期可达 10 年以上	
白血病	▲持续低烧、全身倦怠。初期症状多类似感冒。 ▲贫血、面色苍白、气短、心悸。 ▲容易出血，因皮下出血而出现紫斑。牙龈出血或容易出现血尿、便血、鼻血。 ▲骨痛和关节痛。 ▲体重减轻、盗汗	▲接受大量放射线辐射。 ▲生活在化工厂、油田附近或长期接触汽油等化工制剂。 ▲长期使用染发剂。 ▲长期使用某些治疗皮肤病药物。 ▲某些病毒感染		▲ 80% 的儿童和 40% 的成人急性淋巴细胞白血病可以治愈。 ▲急性髓细胞白血病 5 年生存率为 20% ~ 40%。 ▲慢性淋巴细胞白血病发展缓慢，大多可生存 10 年以上。 ▲慢性髓细胞白血病 5 年生存率超过 90%

续表

疾病	症状特征	危险因素	预防	预后
前列腺癌	▲早期常无症状，一旦出现症状，常已进入晚期。 ▲进行性排尿困难（尿流变细、歪偏、分叉、尿程延长、尿频、尿急、残尿感）。由于这些症状与前列腺炎症和增生症状相似，容易误诊。 ▲尿液或精液中带血。 ▲体重减轻、全身疼痛（骨痛）、乏力	▲55岁以后发病率逐渐升高，高发于70～80岁。 ▲有家族前列腺癌病史。 ▲性活动较多。 ▲高脂肪饮食	▲番茄红素、大豆、低脂饮食有助降低患病风险。 ▲55岁以上或有危险因素者应每年进行前列腺癌筛查	▲早期未发生转移者，5年生存率90%～95%。 ▲已发生转移者5年生存率20%
膀胱癌	▲常见首发症状为无痛性、间歇性血尿。 ▲尿痛、烧灼感。 ▲尿频、尿急	▲高发年龄为50～70岁，男性发病率是女性3倍，近半数患者由吸烟引起。 ▲从事铝制品、煤焦油、沥青、染料、橡胶、煤炭气化等工作	▲戒烟。 ▲做好职业防护。 ▲每天饮水量不少于2升	▲仅限于膀胱内壁的浅表肿瘤，5年生存率>95%。 ▲侵犯肌肉层的5年生存率为60%～70%

续表

疾病	症状特征	危险因素	预防	预后
胰腺癌	▲上腹部疼痛。 ▲腰痛、背痛。 ▲消瘦、乏力、食欲不振、呕吐。 ▲黄疸及全身瘙痒。 ▲如果癌细胞已经扩散，上腹部会感觉变硬，可摸到包块	▲常见于50岁以上的人。 ▲有慢性胰腺炎或糖尿病者。 ▲吸烟者		▲被发现前通常已发生远处转移，预后较差。 ▲可接受切除手术者，术后5年生存率为20%~40%
喉癌	▲喉痛、耳痛、吞咽或呼吸困难。 ▲声音沙哑，发不出声音，咳嗽、咳痰。 ▲如果已经扩散，颈部淋巴结肿大可能是首发症状	▲多见于男性。 ▲抽烟过量的人，尤其是年轻时就开始抽烟的人发生率更高。 ▲从事教师、演员等必须经常讲话职业者	▲禁烟限酒。 ▲声嘶超过2周及有异物感者，应及时进行喉部检查	▲早期喉癌无转移者，5年存活率为85%~95%。 ▲局部淋巴转移者为50%。 ▲出现远处转移者，多于2年内死亡

续表

疾病	症状特征	危险因素	预防	预后
胆管癌	▲上腹部持续钝痛、有膨胀感。 ▲黄疸。 ▲如果癌细胞已经扩散，会出现发烧或体重减轻症状	▲有胆结石、胆道慢性感染者。 ▲常见于 50~70 岁人群。 ▲长期食用烧烤肉制品、腌制品（尤其是腌制时间不足 20 天）等富含亚硝酸盐食物	▲胆结石患者须接受定期检查	▲手术后 5 年生存率 20%~40%
皮肤癌	▲身上原有茶褐色斑点或黑痣在短期内变大。 ▲突然长出痣或肉瘤。 ▲湿疹（尤其是长在女性单侧乳晕部）不易治愈、出现溃疡。 ▲面颊、鼻梁及两侧等部位出现基底较硬的斑块状丘疹	▲经常暴露在直射的日光或放射线下。 ▲经常接触沥青、焦油及其衍生物者。	▲避免长时间日晒（尤其是在日光最强烈的 10 点至 15 点之间）。 ▲外出穿长袖衫、裤子，戴宽边帽。 ▲涂抹具有 UVA 防护功能及 SPF 值在 30 以上的防晒霜	▲大多预后较好，若扩散至其他部位时则预后较差

第四章

用药指导、旅行药箱、急救常识

第一节　用药事项

医和药密不可分，二者配合才能产生良好的预期治疗效果。因此，了解和掌握一些基本的用药知识可以充分发挥药物积极的一面——治疗作用，避免和克服其不利的一面——不良反应。

一、自购非处方药品时需注意的事项

非处方药是指不需要医生处方就可以购买的药物，也称为OTC药。这些药物可以帮助人们对疾病进行简单的自我治疗，缓解许多不适症状，免去就医的种种麻烦和费用。虽然非处方药安全性较高，但也不是绝对的。尤其是对于本身就有其他基础病、同时使用其他药物或身体敏感者风险就会更高。老年人、儿童、妊娠和哺乳期妇女等体质较弱者耐药性较差，用药时须特别注意。

用药的安全性关键在于合理性。对于非处方药来说，用药是否合理主要在于患者对自身疾病判断的准确性。

1. 明确诊断

购药前必须明确知道自己得的是什么病，根据病情购药。切不可简单因为周围人有相似病情、服用某种药物而购买和使用。

2. 检查包装

（1）查看OTC（非处方药）标识底色。OTC(非处方药)分为甲、乙两类，甲类在药物包装盒上OTC标识的底色为红色，乙类为绿色。甲类非处方药只有具有《药品经营许可证》、配备执业药师或药师以上药学人员的药店和医疗机构药房才能销售；乙类非处方药在经过批准的普通商业企业和旅店均可以销售。乙类非处方药安全性更高，发生不良反应率更低。因此，在进行日常自我治疗时，应首选乙类非处方药。

（2）查看生产日期和有效期（称为“双期”）。正规药品的包装上均应有“双期”，避免购买无“双期”或过期药品。

3. 观察药品质量

对片、丸剂要观察无变色、破碎、松软、受潮、发霉等现象；对口服制剂、针剂要观察无漂浮物、絮状物、异杂物等。

4. 认真阅读说明书

特别注意禁忌范围、毒副作用、使用剂量和使用方法。

二、老年人用药注意事项

老年人往往身患多种疾病，服用多种药物；同时随着年龄的增长，身体的新陈代谢速度变慢，药物在身体中停留的时间也会越来越长，更容易引起副作用。老年人用药时应注意以下问题。

（1）就诊时应将病史和服药过程告诉医生，包括昏倒、脱水、虚弱、失眠、瞌睡、

皮疹、过敏、腹泻、消化不良等情况，供医生开药时参考。

（2）把正在服用的药物记录下来，出示给医生，询问医生是否可以停用某种药物或减少用量而不会产生不良影响，请医生就新开的药与其他药物如何协调服用给出意见。

（3）避免盲目用药。有的老年人遇到身体不舒服时，动辄就想使用药物治疗，尤其易受周围人影响。其实老年人的一些不适，完全可以通过心理调适和生活调整进行解决。切记，是药三分毒，能不用药尽量不用。实在需要时，应事先咨询专业人员。

（4）尽量减少用药种类。用药种类多是引起药物不良反应的主要因素。患有慢性疾病的老年人，尤其要尽量避免在同一时间内药物使用过多。

（5）选择合适剂量和剂型。老年人肝肾机能减退，代谢能力下降，用药时剂量应较普通成人剂量减少。一般来说，80 岁以下老年人使用成人剂量的 4/5，80 岁以上老年人使用成人剂量的 1/2。老年人吞咽功能弱，应尽可能使用比片剂和胶囊服用方便的液体剂型。

（6）注意药物不良反应。老年人是药物过敏等不良反应的高发人群，在用药过程中，应留意观察，特别是在使用之前从未用过的药物时，一旦出现异常状况时，应及时停药和就医。

三、小儿用药注意事项

1. 注意剂型和剂量

小儿身体尚未发育成熟，对药物的敏感性、吸收、代谢等都不同于成人，所以，用药应首选儿童剂型。

当没有儿童剂型时，一般药物可根据小儿体重或年龄用药。

根据体重计算：目前多数药物已算出每千克体重每天或每次的用量，因此可根据以下公式计算用药量：小儿用药量（每日或每次）= 体重（千克）× 每日每千克体重所需的药量。

根据年龄计算：出生小于 1 个月，成人用药量的 1/18~1/14；1~6 个月，成人用药量的 1/14~1/7；6 个月 ~1 岁，成人用药量的 1/7~1/5；1~2 岁，成人用药量的 1/5~1/4；2~4 岁，成人用药量的 1/4~1/3；4~6 岁，成人用药量的 1/3~2/5；6~9 岁，成人用药量的 2/5~1/2;9~12 岁，成人用药量的 1/2~2/3。

2. 注意服法

小儿对药物多有抵触和排斥行为，一些家长为求服药顺利，往往用牛奶、果汁甚至可乐送服药品，这些都是错误的做法。如牛奶和乳制品中的钙离子会与某些药物结合，严重影响药物吸收；橙汁会影响肠道转运蛋白的工作，影响药物的吸收率；可乐属酸性饮料，可导致药物吸收大大增加。最好还是用白开水送服。

3. 注意存放

将药品放在儿童取不到的地方，以免误食，引起中毒。

4. 误服药物的紧急处理

儿童误服药物特别是某些成人使用的镇静药、降压药、心血管药、避孕药等时容易造成中毒。中毒的症状主要是恶心、呕吐、腹痛、腹泻、头晕、头痛、面色苍白、脉搏细弱无力等。当发现儿童误服药物中毒后，应立即去医院抢救。如情况紧急，去医院前可先采用催吐等方法清除毒物。

四、孕产妇用药注意事项

药物对孕产妇的影响随药物的种类不同而有差别，用药时应注意以下几点。

（1）尽量不用或少用药，以免药物影响胎儿发育，特别是在妊娠后的前三个月。

（2）如必须用药，一定要在医生的指导下使用。

（3）用药必须严格掌握剂量、持续时间，病情控制后及时停药。

（4）尽量减少用药种类，尽可能使用结论肯定、有长期记录的药。

（5）有受孕可能的妇女在用药时，需注意月经是否过期未至。

（6）哺乳期用药时，需考虑药物是否会通过乳汁对婴儿产生影响。

（7）慎用和禁用某些中药。慎用的中药有辛热类、利尿类、破气类、补益类等；禁用的中药有活血化瘀类、峻下理气类、芳香走窜类、毒性猛烈类等。

（8）慎用某些外用药。因一些外用药能透过皮肤被吸收，也应慎用。如外用抗生素药、抗病毒药、抗真菌药、皮质醇类药等。

五、几种常用药使用注意事项

1. 镇静催眠药

（1）确定失眠原因，慎重用药。

（2）只在失眠的夜晚服用且使用最小有效剂量。

（3）间断用药，最好不要每天服用。

（4）安眠药对肌肉的松弛作用起效较快，服药后应立即上床睡觉。

（5）老年人用药后最好有人陪伴，以防起夜时摔倒或出现呼吸骤停情况。

（6）用药期间禁止饮酒，尽可能不使用其他中枢抑制剂，以免引起毒性反应。

（7）及时评估疗效，以免产生依赖性和耐受性。

2. 解热镇痛抗炎药

（1）对于发热性疾病首先应明确诊断，不应滥用解热镇痛药，否则将扰乱热型，延误诊断和治疗。

（2）用量不宜过大。年老体弱或体温在38.5℃以上者，更应使用小剂量，以免因体温骤降而引起虚脱。

（3）早期孕妇和有严重肝、肾功能损害者应慎用或禁用解热镇痛药。

（4）对乙酰氨基酚（也称扑热息痛，商品名称有泰诺、百服宁、必理通、醋氨酚等）和阿司匹林作为常见的非处方解热镇痛抗炎药，在解热、镇痛和抗炎方面有所不同，应根据病情选择。对乙酰氨基酚解热、镇痛作用明显，抗炎作用很弱，不良反应少；阿司匹林解热、镇痛、抗炎作用都较强，但对胃肠道刺激大。

3. 镇咳药

咳嗽是人体的一种防御功能，当感到气管内有痰或有异物时，以主动的咳嗽运动将其排出，保持气道畅通。只有当咳嗽频繁、剧烈时，才应考虑使用镇咳药。

（1）一般咳嗽的治疗，应以祛痰为主，不能单独使用镇咳药，以免影响痰液的排出。

（2）对于频繁剧烈的咳嗽，或痰液不多而频繁发作的刺激性干咳，可短时间使用镇咳药。

（3）对咳嗽而多痰者，应与祛痰剂合用，以利于痰液排出和加强镇咳效果。

（4）对持续一周以上的咳嗽，并伴有发热、皮疹、哮喘等症状的持续性咳嗽，应及时去医院就诊。

4. 止泻药

（1）腹泻是肠道功能失调的一种外在表现，可由多种疾病引起。既可由细菌、病毒感染等一过性因素引起，也可由肠道肿瘤、小肠吸收等慢性因素引起；同时，腹泻也是人体排毒的一种方式。所以，出现腹泻，首先应明确原因，不宜盲目服用止泻药。

（2）对于因饮食不慎，引起消化不良，胃肠功能紊乱导致的腹泻，如婴幼儿腹泻、儿童急性消化不良，宜采用思密达、促菌生、乐托儿等药物。这些药可较强吸附消化道内的细菌、病毒及其产生的毒素、气体，效果较好。如果同时使用抗生素，应间隔 1 小时以上，以免影响疗效。

（3）服止泻药时，不能饮用牛奶。因为牛奶会降低药效，所含的乳糖还会加重腹泻。

5. 抗高血压药

治疗高血压的主要目的是最大限度降低血管和心、脑、肾等靶器官的损害。因此使用的药物不仅要降低血压，还要能保护靶器官，用药原则有以下几点。

（1）有效、平稳降压。有效就是将血压控制在目标值内；平稳就是降低血压 24 小时的波动性（血压波动性高者，靶器官损伤严重）。所以，长效降压药优于短效降压药。

（2）联合用药。一般来说，各类降压药单独应用仅会使血压降低不到 10%，增大剂量又易出现不良反应。将不同作用机制的药物联合应用大多能起到既控制血压、又降低副作用的协同效果。

（3）密切监测血压。降压药有多种，其作用机理不同；每个患者的身体情况和药物耐受也有差异。因此，通过监测血压，特别是在服用降压药的初始阶段密切监测血压，可以帮助患者确定适合自己的药物。

（4）在用药早期，可能会有疲乏等情况，这些症状一般会在数周内自动消失，应坚持治疗，同时谨慎或暂停驾驶和高空作业。

6. 降血糖药

（1）注意用药时间。糖尿病类型有多种，降血糖药种类也不同，服药时间也各有不同，应严格按照医嘱和药物使用说明书要求用药。

（2）注意低血糖反应。降血糖药剂量过大、血糖水平过低或血糖下降过快时，患者会有饥饿感、精神不安、焦虑、流汗甚至出现休克，非常危险。应随身携带巧克力等零食，以防万一。

（3）注意过敏反应。间歇使用胰岛素患者易出现过敏反应，如局部瘙痒、肿胀、红斑等症状。有过敏反应者应改用其他降血糖药物。

（4）注意局部反应。使用注射用胰岛素者，皮下注射部位会出现红色、结节、皮下脂肪萎缩等情况，应有计划地变换位置。

第二节　旅行药箱

长途旅行，特别是长途自驾游时，应携带旅行药箱，以备紧急情况时使用。

1. 口服药物

止泻药 、轻泻剂、止痛药、抗过敏药 、藿香正气水 、口服补盐溶液包 、硝酸甘油、南通蛇药。

2. 外用药

红花油、防晒霜、芦荟胶、氢化可的松药膏、驱虫剂、眼药水、创可贴、抗菌药膏。

3. 用品

消毒纱布、绷带（2 寸和 3 寸）、棉签、圆头剪刀、镊子、体温计、生理盐水、湿纸巾、橡胶手套、三角巾、医用胶布、手电筒。

第三节　急救知识

这些知识，我们希望您一辈子也用不到；但同时也希望您了解和掌握这些知识，因为当需要时，这些知识可以挽救宝贵的生命。

一、心肺复苏术（成人）

发生心脏骤停后的 10 分钟是心肺复苏的黄金时间，必须分秒必争。心肺复苏术可以保持血液流向大脑和其他重要器官，包括口对口人工呼吸和胸部按压。如果没有受过专业训练或技术不熟练，也可以只做胸部按压。

发生心脏、呼吸骤停时，立即拨打急救电话，同时按照稳、快、深原则采取心肺复苏术抢救。

第一步，大声呼唤患者的名字，轻拍其肩膀。

第二步，让患者平稳地仰卧在表面平坦、结实的地方，如硬板床、地面、桌子上。

第三步，一只手放在患者前额，使其头部略微后仰，另一只手将患者下巴轻轻抬起以打开呼吸道。清除患者口中异物。

第四步，观察患者胸部起伏情况。将脸颊和耳朵贴近患者头部感受判断其是否呼吸正常。

第五步，如果患者呼吸不正常，可对其采取口对口人工呼吸；如果患者是心脏病发作失去知觉，而施救者没受过心肺复苏术训练，可只采取胸部按压。

第六步，快速按压胸部。一只手掌根部放在患者胸部正中、两个乳头连线的中间位置，另一只手放在这只手上并保持肘部伸直，用上身的重量猛烈、快速地下压患者胸部。按压幅度要足够深。每次按压时，使患者（成人）胸骨至少下陷5～6厘米，以帮助其心脏收缩和向全身输送血液。每分钟按压100～120次；按压次数和人工呼吸的比率为30：2，即每按压30次后做两次人工呼吸（为一组），人工呼吸每次吹气应持续1秒以上。

当患者出现心跳恢复、瞳孔逐渐缩小、嘴唇变红、有自主呼吸时，即为心肺复苏成功。

二、1~8岁儿童的心肺复苏术

步骤和方法与成人相同，但用力应较成人轻柔。如果现场只有一人，应先做五组心肺复苏术后，再拨打急救电话。

三、1周岁以下婴儿的心肺复苏术

步骤与成人相同，但不能用手掌，而用一只手放在婴儿的前额上使其头部略微后仰，以保持呼吸道畅通，用另一只手的两根手指的指尖按压婴儿胸部中央、乳头下方的胸骨，下压深度为婴儿胸部⅓～½。如果现场只有一人，应先做五组心肺复苏术后，再拨打急救电话。

四、烧烫伤

记住五要五不要。五要：①“冲”，及时冲淋降温，立即将被烧烫部位放在流动的水下冲洗或用凉毛巾冷敷。如果受伤面积较大，伤者应将整个身体浸泡在放满冷水的浴缸中。②“脱”，及时脱去燃烧后或浸满热液的衣物。③“泡”，就是冷水冲洗、浸泡或冷敷等冷疗应在半小时以上，以疼痛明显减轻为宜。④“盖”，在以上处理之后，可以将纱布或是绷带放松地缠绕在烫伤处以保护伤口。⑤“送”，视情况去医院救治。

五不要：①不要用冰敷的方式治疗烫伤，因为冰会损伤已经破损的皮肤，导致冻疮和伤口恶化。② 不要弄破水泡，否则会留下疤痕。③ 不要随便将抗生素药膏等药物涂抹在伤口处，以免引起过量吸收和中毒。④ 不要涂抹有颜色的药物，以免影响医生对创面的观察和判断。⑤ 不要涂抹不易清除的物质，如牙膏、香油、酱油等，因为这些物质不仅对创面起不到任何治疗作用，还会增加清创难度和感染机会。

五、中毒

由胃肠道服入毒物者应立即禁食水并进行催吐。

（1）如果中毒的时间在 1~2 小时之间，可采取用筷子或手指刺激咽部帮助催吐，尽快排出毒物。

（2）如进食时间已超过 2 小时，但精神较好，可应用腹泻药，使毒物尽快排出体外。

（3）如果是吃了变质的鱼、虾、蟹等引起食物中毒，可将食醋 100 毫升加水 100 毫升后一次服下。

（4）迅速解开病人领口，使其成侧卧位或头偏向一侧，以利于口腔分泌物流出。清除患者口中的假牙、分泌物等。

（5）如果是口服强酸、强碱引起，用蛋清加水、牛奶或植物油口服，以稀释存在于胃内的毒物，减少损伤。

（6）皮肤接触有毒物：立即用温水或冷水冲洗接触部位 20 分钟。如果是黏膜部位中毒，或皮肤有创面，应先去除毒物。对酸性毒物，可用肥皂水冲洗；对碱性毒物，可用食用醋冲洗。

六、窒息

（1）呼叫救护车。

（2）让患者身体向前，用手掌用力拍其后背两肩中间位置。

（3）如果不奏效，站在患者身后，用双拳抵住患者的上腹部（剑突下），向上用猛力冲击。

（4）患者也可采取相应的自救措施，将腹部抵在一个较硬的物体上。然后用力挤压腹部，使卡在喉咙里的东西吐出来。

七、触电

（1）迅速切断电源。立即拉下闸门或电源开关，拔掉插头，使触电者尽快脱离电源。施救者应利用干燥的竹竿、扁担、木棍、塑胶制品、皮制品、纸制品和玻璃制品等迅速挑开触电者接触的电源。

（2）未切断电源时，抢救者切忌用手直接拉碰触电者。

（3）如果触电者仍在漏电的机器上，应迅速用干燥的绝缘棉衣、棉被等将触电者推开。

（4）视触电灼伤者情况，进行合理包扎。

八、扭伤

（1）扭伤的 24 小时内，每隔 1 小时用冰袋冷敷一次，每次半小时。将伤处用弹性压缩绷带包好，并将伤部抬高。

（2）24 小时后，开始给伤处热敷，促进血液循环。

九、咬伤

1. 狗、猫等咬伤

应立即用大量清水和肥皂彻底清洗伤口。如果伤口只是破了皮，可涂上抗生素药膏预防感染；如果伤口较深，且近五年内未注射过破伤风疫苗，应尽快去医院治疗。

2. 蛇咬伤

（1）首先，立即在咬伤处的近心端绷扎，以阻断淋巴液和静脉血回流，每隔 15~20 分钟松开 1~2 分钟。

（2）用火柴灼伤口，以破坏蛇毒。

（3）用清水和肥皂彻底清洗伤口。

（4）如果是被无毒蛇咬伤，清洗伤口后涂上抗生素药膏并包扎好。

（5）如果是被毒蛇（大多数的毒蛇都有狭长裂缝似的椭圆眼睛、头部呈三角形，眼睛和鼻孔中间有凹坑）咬伤，应立即去医院治疗。不要切开伤口或尝试排除毒液，不要用止血带或冰敷，不要移动受伤部位。抬高受伤部位并保持平静非常重要。

3. 蜜蜂等昆虫咬伤

用坚硬的直边物体边缘刮掉刺入皮肤的螯刺，而不要试图拔出它来，否则可能刺激其释放出更多毒液。用清水和肥皂清洗伤口。可用冰敷减轻疼痛和消肿。用氢化可的松软膏、炉甘石溶液、碳酸氢钠涂抹在叮咬处，消炎止痒。

十、休克

（1）拨打急救电话。

（2）让患者平躺，双脚抬高（30 度）高于心脏和头部，以保证脑部的最大供血量。

（3）保持患者温暖、舒适，松开腰带和紧绷的衣物，盖上毛毯，不要给患者任何饮品。

（4）如果患者呕吐或口中流血，将其侧卧，防止窒息。

（5）检查脉搏或心跳等循环状态，如果没有生命迹象，应进行心肺复苏。

十一、大出血

（1）让伤者平躺仰卧，盖好毛毯，防止身体热量散失，双脚抬高超过头部。如果可能，抬高出血部位。

（2）戴上手套，清理伤口表面的污物和异物。但不要取出嵌入伤口物品，不要探查和清洗伤口，以免造成失血性休克。首要任务是止血。

（3）直接给伤口施压止血。用消毒绷带或干净的布压在伤口上 20 分钟，期间不要看流血是否止住了。如果可能，戴上橡胶手套或用干净的塑料袋隔离伤口。如果没有这些物品，就用手压住伤口止血。

（4）压住伤口直至流血止住，当止血后，用绷带或布条包扎伤口，绷带不要过紧或过松。

（5）如有必要，按压大动脉。手指平放按住伤口处来血的大动脉。手臂的按压点在上臂内侧，肘部之上腋窝之下；腿部的按压点在膝盖后面和腹股沟。

（6）出血止住后，避免移动受伤部位。呼叫急救车或迅速送医院。

十二、眼睛创伤

1. 进入异物

当迸溅的石子、炮仗等较大异物嵌入眼球时，不要试图清除异物。用小纸杯等罩在眼睛上，立即去医院救治。如果异物在眼睛表面，可用盐水或清水冲出。当灰尘等微小异物进入眼睛时，立即闭上眼睛，不要揉搓眼睛。过几秒后眨眼数次，一般就可清除。如果无效，再用盐水或清水洗眼。

2. 溅入化学品等有毒有害物

首先立即用清水清洗眼睛至少 20 分钟。之后闭上眼睛并盖上湿润的纱布，去医院就诊。注意不要揉眼睛。

3. 角膜擦伤

如果只是受伤而无异物进入眼睛，不要清洗眼睛，立即去医院救治。

如果有异物进入，异物只在表面的，可用盐水或清水清除；嵌入眼球的不要试图清除异物，用纸杯罩在眼睛上，立即去医院救治。

十三、骨折

不要试图自行接骨或复位。如有出血，首先应采取止血措施。用消毒绷带、干净的布和衣服等按压住伤口，如果没有这些物品，也可用手直接按压伤口止血。之后，利用木板或纸板等较硬物品固定受伤部位，防止受伤肢体活动造成的二次创伤。如果断骨戳穿皮肤，在固定前先用消毒纱布包扎伤口。尽量使受伤部位高于心脏，以减少出血和缓解肿胀。如果有条件，可用冰袋冷敷伤处缓解肿胀。如果伤者昏迷或出血量大，应使其头部略低于身体其他部位，以保证脑部供血。

如果怀疑是脊柱受伤，不要随便移动伤者，以免加重脊髓的损伤，导致瘫痪。在原地保持原有姿势不动，等待专业人员救援。

十四、头部受伤

当头部严重受伤时，请不要轻易移动伤者颈部，以免引起或加重神经损害。尽可能使其平躺仰卧，等待急救人员救治。如有出血，按压止血。如出现心跳或呼吸停止，进行心肺复苏。

十五、牙齿受伤

首先，不要试图擦去牙齿上的污垢，也不要试图将牙齿放回牙床。应立即用清水冲洗。之后将牙齿置于牛奶、盐水或自己的唾液中，以保持湿润。立即去牙科救治，最好在 30 分钟内能够植入。

十六、溺水

首先清除口咽鼻腔里的污物和分泌物，将落水者俯卧于抢救者膝部，按压或拍打背部，将呼吸道和消化道积存的水倒出来。注意保温，去掉落水者身上湿冷衣服，更换干燥衣服，用棉被包盖。

第五章

保持健康

在现代社会，如何获得和保持健康是每一个人都需要严肃、认真对待且十分迫切的问题。一方面，物质的丰富，社会的进步，各种生活条件的大幅改善和提高，使人们较以往可以更好地享受人生；另一方面，社会变化越来越快，竞争越来越激烈，各种慢性病也越来越多。无论是享受人生还是创造更加美好的人生，都对健康提出了更高的要求。

现代医学尽管已有了长足的发展和进步，但仍有许多疾病或未能被充分认识、或未能被有效控制、或不能被彻底治愈。疾病，特别是严重疾病给患者本人及亲友带来的精神痛苦、肉体折磨和经济负担更是令人叹息。

人类现代的疾病谱已从卫生条件恶劣、营养不良、缺医少药等因素导致的以流行性传染病为主转变为心理不良、缺乏运动、营养过剩等引起的所谓现代文明病为主，如心脏病、高血压、糖尿病、肿瘤等。这些病都有如下几个共同特点：一是，很难彻底治愈，只能得到某种程度的控制；二是，往往伴随终生，并需长期服药，增加种种痛苦、不便和经济负担；三是，大都可控可防。

注重预防，保持健康，降低患病的风险，延缓衰老，无论对于保证个人、家庭幸福，还是对于降低社会负担；无论是从身心感受出发，还是从经济成本角度考虑，都有很高的投入产出比和价值。

如果站在希望享有高质量的生命过程这一高度，健康带给我们的活力与青春、独立与自信、长寿与舒畅更是无比重要。古希腊著名哲学家赫拉克利特曾说：“如果没有健康，智慧就难以表现，文化就无从施展，知识就无法利用，财富就变成废物，力量就不能战斗！”

世界卫生组织在《维多利亚声明》中明确提出了健康的四大基石，即：心理平衡、合理膳食、适当运动和规律生活。

第一节　心理平衡

一、心理平衡的意义

心理平衡不仅是心理健康的核心内容，也是人体健康的要素。过去人们对于健康的理解，往往是指躯体（生理或称肉体，包括组织器官、细胞等）的无病状态，认为只要躯体没有疾病就是健康的。这是狭义的，一定意义上也可以说是狭隘的健康观念。现在越来越多的研究证实，很多疾病的发生不单纯是躯体本身的因素，而是与心理社会因素有关。如人在情绪激动时可以引起血压升高，情绪郁闷会出现胃部不适、食欲不振，精神紧张是肠易激综合征的主要原因，这些都是典型的精神因素导致人体躯体病理变化的例证。据我国一项科学研究发现，在肺科疾病患者中，心理障碍者占55.6%；心血管科疾病患者中，心理障碍者占60.3%；内分泌科疾病患者中，心理障碍者占75.4%。美国的一项临床观察表明，大约有50%患者的临床症状与心理因素有关。所以20世纪70年代以来，医学模式开始从细胞疾病—组织结构改变—生理障碍（躯体疾病）发展为心理障碍—功能失调—细胞疾病—组织结构改变—生理障碍（躯体疾病）。这一改变有着深刻的历史、社会变化背景。

随着社会经济的腾飞和工业化、城市化的高速发展，社会和家庭结构、人们的价值观及社会生活方式也发生了巨大变化。人们的生活、工作和学习节奏不断加快、人际交往复杂多元、行为更多地受经济利益驱使、竞争的广度和强度加大、竞争结果差异明显，环境污染、交通拥挤、噪声干扰等社会环境使人的心理紧张程度进一步加剧，心理健康问题日益突出。

生命历程中许多不可避免的负面事件会不断挑战和冲击着人们的心理承受能力。为坦然、明智、有益地应对各种生活事件，健康地生活，保持和不断提高心理健康水平就显得十分重要。心理健康已成为现代人整体健康不可分割的一部分。

二、心理健康的标准

虽然人的心理健康标准没有生理健康标准那样具体与客观，但也是有相应的标准的。了解和掌握心理健康的标准对于维护和提高健康水平具有重要意义，它可以帮助人们进行心理健康的自我诊断和对照，并有针对性地加强心理锻炼。

心理健康的标准可以概括为以下十点：

（1）有适度的安全感和自尊心，对自我的成就有价值感；

（2）适度的自我批评，既不过分夸耀也不过分苛责自己；

（3）在日常生活中，具有适当的主动性，不为环境所左右；

（4）理智、现实、客观，与现实世界有良好的接触，能忍受生活中挫折的打击，没有过度的幻想；

（5）适度地接受个人的需要，并具有满足这些需要的能力；

（6）有自知之明，了解自己的动机和目的，能对自己的能力做出客观的估计；

（7）能保持人格的完整与和谐，个人的价值观能适应社会的标准，对自己的工作、学习能集中注意力；

（8）有切合实际的生活目标；

（9）有从经验中学习的能力，能适应环境的需要改变自己；

（10）有良好的人际关系，有爱人的能力和被爱的能力，在不违背社会标准的前提下，能保持自己的个性。既不过分自信，也不过于寻求他人和社会的赞许。有个人独立的意见，有判断是非的标准。

为便于更准确地评估自己的心理健康水平，可通过下面的心理健康水平测定表进行自我评估。

针对自己的实际情况进行坦率、准确的回答，作出客观的分析。凡是符合自己的内容，请在括号中标“O”，不符合的标“X”，毫无关系的标“/”，不清楚的标“V”。请尽快回答，不要考虑太多。

1. 如果周围有喧闹声，不能马上睡着；（ ）
2. 常常怒气陡升；（ ）
3. 梦中所见的与平时所想的不谋而合；（ ）
4. 习惯与陌生人谈笑风生；（ ）
5. 经常精神萎靡；（ ）
6. 常常希望改变一下生活环境；（ ）
7. 不破除以前的规矩；（ ）
8. 稍稍等人一会儿就急得不得了；（ ）
9. 常常感到头有紧箍感；（ ）
10. 看书时周围很小的声音也会注意到；（ ）
11. 不大会有哀伤的心情；（ ）
12. 常常思考将来的事情并感到不安；（ ）
13. 一整天孤独一人时常心烦意乱；（ ）
14. 自以为从不对人说谎；（ ）
15. 常常有一发慌就完全失败的事情；（ ）
16. 常常担心别人对自己的看法；（ ）
17. 经常以为自己的行为受别人的支配；（ ）
18. 做以自己为主的事情，非常活跃，全无倦意；（ ）
19. 常常担心发生地震和火灾等自然灾害；（ ）
20. 希望过与众不同的生活；（ ）
21. 自以为从不怨恨他人；（ ）
22. 失败后，会长时间保持颓丧的心情；（ ）
23. 过度兴奋时常常会突然神志昏迷；（ ）
24. 即使近期发生了什么事故，也往往毫不在乎；（ ）
25. 常常为一点小事而十分激动；（ ）

26. 很多时候天气虽好但心情不佳；（　　）
27. 工作时常常想起什么便突然外出；（　　）
28. 不希望别人经常提起自己；（　　）
29. 常常对别人的微词耿耿于怀；（　　）
30. 常常因为心情不好感到身体的某个部位疼痛；（　　）
31. 常常会突然忘记以前的打算；（　　）
32. 尽管睡眠不足或连续工作都毫不在乎；（　　）
33. 生活没有活力，意志消沉；（　　）
34. 工作认真，有时却有荒谬的想法；（　　）
35. 自认为从没有浪费时间；（　　）
36. 与人约定事情常常犹豫不决；（　　）
37. 看什么都不顺眼时常常感到头痛；（　　）
38. 常常听见他人听不见的声音；（　　）
39. 常常毫无缘由地快活；（　　）
40. 一紧张就冒冷汗；（　　）
41. 比过去更讨厌今天，常常希望最好出些变故；（　　）
42. 自认为经常对人说真话；（　　）
43. 往往漠视小事而无所长进；（　　）
44. 紧张时脸部肌肉常常会抽动；（　　）
45. 有时认为周围的人与自己截然不同；（　　）
46. 常常会粗心大意地忘记约会；（　　）
47. 爱好沉思默想；（　　）
48. 一听到有人说起仁义道德的话，就怒气冲冲；（　　）
49. 自以为从没被父母责骂过；（　　）
50. 一着急总是担心时间，频频看表；（　　）
51. 尽管不是毛病，常感到胸口发闷；（　　）
52. 不喜欢与他人游玩；（　　）
53. 常常兴奋得睡不着觉，总想干些什么；（　　）
54. 尽管是微小的失败，却总是归咎于自己的过失；（　　）

55. 常常想做别人不愿意做的事情；（　　）
56. 习惯亲切和蔼地与别人相处；（　　）
57. 必须在别人面前做事时，心就会激烈跳动；（　　）
58. 心情常常随当时的气氛变化很大；（　　）
59. 即使自己发生了重大事情，也和别人那样思考；（　　）
60. 往往因为极小的愉悦而非常感动；（　　）
61. 心有所虑时常常情绪非常消沉；（　　）
62. 认为社会腐败，不管多么努力也不会幸福；（　　）
63. 自以为从没有与人吵过架；（　　）
64. 失败一次后，再做事情非常小心；（　　）
65. 常常有堵住嗓子的感觉；（　　）
66. 常常视父母兄弟如同路人一般；（　　）
67. 常常与初次相见的人愉快交谈；（　　）
68. 念念不忘过去的失败；（　　）
69. 常常因为事情进展不如自己想象的那样而发怒；（　　）
70. 自认为从没有生过病。（　　）

把你的回答填入表 5-1 相应的提问号码里，其分值相应为“O” = 2 分，“X” = 0 分，“/” = 1 分，“V” = 0 分。然后把评分的结果横向相加计分，填在合计栏里。

表 5-1　心理健康自我评分表

提问号码	合计	类型
1 8 15 22 29 36 43 50 57 64		焦躁神经症
2 9 16 23 30 37 44 51 58 65		歇斯底里症
3 10 17 24 31 38 45 52 59 66		精神分裂症
4 11 18 25 32 39 46 53 60 67		躁郁症
5 12 19 26 33 40 47 54 61 68		抑郁症
6 13 20 27 34 41 48 55 62 69		神经质
7 14 21 28 35 42 49 56 63 70		虚构症

计算方法是，除去第 7 项虚构症，把第 1 项到第 6 项的症状类型标准分相加再乘以 3 的积数即为最终指数。例如，某人焦躁神经症得分为 2，歇斯底里症为 3，精神分裂症为 2，躁郁症为 4，抑郁症为 2，神经质为 2，合计为 15，乘以 3 后等于 45，此即为其心理健康指数。

总体来讲，心理健康指数为 18~32 的人，心理健康，无不良征兆，能适应各种紧张状况；33~47 的人，心理健康，但可能某一症状较高，如这一症状高于 3 时，就需予以注意；48~61 的人，心理健康水平一般，要积极找出标准分 4 分以上的症状类型的病因，及时治疗；62~76 的人，稍有心理疾病，最好找心理医生诊断；77~90 的人，一般已患有某种心理疾病，必须尽快接受心理治疗。

三、压力管理

压力过大导致的抑郁和焦虑是现在社会最常见的心理健康问题。

随着社会竞争的日益激烈，我们面对的压力来源不仅种类繁多，而且出现的频率更高。适度的压力可以激发人的潜能，但过度或不能有效地控制压力，进而产生抑郁或焦虑，将不仅影响人们的心情和行为，而且会带来直接和切身的伤害。研究证实，压力过大是目前六大死因——肿瘤、心脏病、肺病、意外伤害、肝硬化和自杀的直接或间接祸首。长时间抑郁和焦虑的人，患病的危险是正常人的两倍。

1. 压力程度测定

压力过大的主观心理感受有生气、愤怒、急躁、不安、紧张、忧虑、恐惧、神经质、慌张、注意力难以集中、失去自我控制等；身体症状主要有血压升高、心跳加快、肌肉紧张、呼吸困难、失眠、疲倦、腹胀、胸闷、眩晕、头痛、口干、恶心、发抖、尿频、性功能障碍或失调等。

可以使用下面的抑郁自评量表（表 5–2）和焦虑自评量表（表5–3）评估自己的压力程度。

表 5-2　抑郁自评量表（SDS）

自我感受	偶尔 < 1 天	有时 1~2 天	经常 3~4 天	持续 5~7 天
1. 我觉得闷闷不乐，情绪低沉	1	2	3	4
2. 我觉得一天之中早晨最好	4	3	2	1
3. 我要哭出来或是想哭	1	2	3	4

续表

自我感受	偶尔 < 1 天	有时 1~2 天	经常 3~4 天	持续 5~7 天
4. 我晚上睡眠不好	1	2	3	4
5. 我的胃口跟以前一样	4	3	2	1
6. 我跟异性交往时像以前一样开心	4	3	2	1
7. 我发现自己体重下降	1	2	3	4
8. 我有便秘的烦恼	1	2	3	4
9. 我的心跳比平时快	1	2	3	4
10. 我无缘无故感到疲劳	1	2	3	4
11. 我的头脑像往常一样清楚	4	3	2	1
12. 我觉得经常做的事情并没有困难	4	3	2	1
13. 我感到不安，心情难以平静	1	2	3	4
14. 我对未来抱有希望	4	3	2	1
15. 我比以前更容易生气激动	1	2	3	4
16. 我觉得决定什么事很容易	4	3	2	1
17. 我觉得自己是个有用的人，有人需要我	4	3	2	1
18. 我的生活过得很有意思	4	3	2	1
19. 假如我死了别人会过得更好	1	2	3	4
20. 平常感兴趣的事情我照样感兴趣	4	3	2	1

根据最近一周来的实际感受，对表内20个问题，标出相应的分数：“偶尔”小于1天；“有时”1~2天有过；“经常”3~4天有过；“持续”5~7天有过。

自评分析：

（1）累计分，即把所有项目的各项得分相加的总数。

（2）累积分数 ×1.25 取整数，即得“标准分”。

（3）按照中国常模，SDS标准分的分值为53分。其中，低于53分为正常，53~62分为轻度抑郁，63~72分为中度抑郁，72分以上为重度抑郁。

表 5-3　焦虑自评量表（SAS）

自我感受	偶尔	有时	经常	持续
1. 我觉得比平时容易紧张或着急	1	2	3	4
2. 我无缘无故感到害怕	1	2	3	4
3. 我容易心里烦乱或感到惊恐	1	2	3	4
4. 我觉得我可能将要发疯	1	2	3	4
5. 我觉得一切都很好	4	3	2	1
6. 我手脚发抖打颤	1	2	3	4
7. 我因为头疼、颈痛或背痛而苦恼	1	2	3	4
8. 我觉得容易衰弱或疲乏	1	2	3	4
9. 我觉得心平气和，并且容易安静坐着	4	3	2	1
10. 我觉得心跳得很快	1	2	3	4
11. 我因为一阵阵头晕而苦恼	1	2	3	4
12. 我有晕倒发作，或觉得要晕倒似的	1	2	3	4
13. 我吸气呼气都感到很容易	4	3	2	1
14. 我的手脚麻木和刺痛	1	2	3	4
15. 我因为胃痛和消化不良而苦恼	1	2	3	4
16. 我常常要小便	1	2	3	4
17. 我的手脚常常是干燥温暖的	4	3	2	1
18. 我脸红发热	1	2	3	4
19. 我容易入睡并且一夜睡得很好	4	3	2	1
20. 我做噩梦	1	2	3	4

自评分析：

（1）把所有项目的各项得分相加，即为累积分数；累积分数 ×1.25 取整数，即为标准分。

（2）标准分为 50 分以下为正常，50~59 分为轻度焦虑，60~69 分为中度焦虑，70 分以上为重度焦虑。

2. 管理压力的方法和技巧

人有喜、怒、忧、思、悲、恐、惊七情，也有求生欲、舒适欲、爱恨欲、优越欲、求知欲、表达欲六欲。七情无法避免，六欲也十分正常。各种情绪让我们体会人生的种种甜酸苦辣，使我们不断成长和成熟。各种欲望让我们不断追求和努力，不满是个人也是社会进步的车轮。情绪和欲望是一把双刃剑，既会带给我们喜悦，也会带给我们压力；既可以成就一个人，也可以毁灭一个人，关键是适度。我们每个人对情绪和欲望的感受和需求程度不一，禀赋和能力不同，境遇和机会各异，最终结果更是千差万别。掌握一些恰当地管理情绪和欲望的方法和技巧，缓解压力，可以有利于我们在日常生活中减少冲突和痛苦，保持心身正能量，将精力集中用于生活、学习和工作的提升，更好地满足和实现自我目标与价值。

（1）设定适合的目标　既然每个人的情况不同，那么认清自己，了解自己的优势和短板，清楚什么对自己是最重要的，然后设定一个既积极上进又切实可行的目标，就能避免和减轻许多不必要的压力和焦虑。

（2）管理自己的情绪　不妨试试以下几个管理和调试情绪的方法。

① 识别　认识自己的压力信号和症状，当它们出现时，予以重视。认清压力来源并努力减少它。

② 计划　安排好待办事项的先后顺序，尽量避免在最后期限前完成。

③ 协作　尽量与同事一起解决工作问题，与家人一起解决生活问题。必要时寻求朋友的帮助。

④ 拒绝　对于超出自己能力的要求，不要害怕说“不”。

⑤ 冷静　就是遇到强烈的负面刺激，感到情绪和反应将要失去控制时，冷一冷、静一静再处理，避免出现自我失控的情况。情绪化和简单地出于本能的应对，往往会把事情搞糟，而对自己不利。深呼吸有助于平静情绪，减轻压力。十个深呼吸后你可能会有不同和更周全的想法。

⑥ 转移　就是把自己的注意力从不愉快的人和事上转移到愉快的人和事上。

⑦ 释放　倾诉是一种有效的缓解压力的方法，可以将自己的压力和焦虑适度地向亲友表达。当你说出自己的烦恼时，感觉会好很多。有需要时请家人和朋友帮忙。

⑧ 运动　运动会促进大脑分泌更多的使人感到快乐的激素——多巴胺和内啡肽，可以使压力和焦虑得到很好的宣泄和去除。

⑨ 耐心　很多时候压力和焦虑来自我们想在较短的时间内达到较高的目标。人们往往低估自己长期（如十年）的能力而高估自己短期（如一年）的能力。我们可以把一个大目标分解成若干个小目标，一步一个脚印，步步有成就感，效率更高地达到目标。

⑩ 放下　把经过努力仍然无法解决的

烦恼暂时放下，不要让其时刻占据大脑。

⑪ 放松　花点时间进行放松练习，把练习放松和默念作为日常生活的一部分。

⑫ 休息　睡眠不足会使人烦躁，缺乏耐心。休息充足、精力充沛能够显著提高抗压能力。

第二节　合理膳食

一、膳食与健康的关系

1. 营养素是维持健康的物质基础

膳食对于维持人类生命具有重要意义。它能供给我们能量，以满足人体生理与体力活动对能量的需要；它是构成和修补机体组织的原料；它还能调节生理功能，维持体内物质代谢的动态平衡。膳食是通过其所含的营养素发挥这些积极作用的。包含在膳食中对人体有益的，由人体消化、吸收并能推动身体功能的这些物质称为营养素。目前发现，维持人体生命所需的营养素有蛋白质、脂肪、糖类、矿物质、维生素和水共六大类 40 余种。营养素在不同膳食中含量不同，也不是所有膳食都对人体有积极作用。现代膳食中由于种植、运输、加工等环节存在土壤污染、过度使用化肥、违法违规使用添加剂等原因，其中对人体健康不利和有毒、有害成分明显增加。同时，许多人群的膳食习惯也不利于健康。所以，我们在享受各种膳食的美味时，也应关注它们对健康的影响。

2. 不良膳食导致健康损害

（1）膳食结构不合理，导致营养性疾病

① 营养过剩或比例失调性疾病：畜肉类及油脂摄入过多，热能和脂肪堆积，容易导致肥胖、高脂血症、动脉粥样硬化、乳腺癌、胃癌、结肠癌。

② 营养缺乏病：蔬菜和水果摄入过少，维生素缺乏，导致坏血病、脚气病、营养性贫血、碘缺乏病等。

（2）慢性损害　长期高盐和低纤维素膳食增加患高血压病概率，长期高脂膳食引起血脂异常，经常食用含反式脂肪酸食物导致心脏损害，长期食用被化学农药、重金属、微生物污染的食物导致恶性肿瘤等。

此外，不良的膳食还可导致免疫功能下降、感染疾病风险增加。

二、如何保持合理的膳食

1. 秉持膳食平衡的理念

膳食平衡是指膳食中热能和各种营养素含量充足、种类齐全、比例适当，膳食中供给的营养素与机体的需要之间保持平衡。

科学研究表明，65% 的淀粉、25% 的蛋白质以及 10% 的脂肪组成的膳食比例就足以提供人体所需的能量和足量的蛋白质。为便于掌握，我们日常饮食最好是 2/3 为淀粉类食物（如谷类食品、面食、土豆、米饭）及水果和蔬菜等，其余 1/3 为以鸡、鱼、瘦肉或蛋白质为主的蛋白质类食品。

避免过饱尤其是晚餐过饱是膳食平衡中的重要一环。过量的食物既加重胃肠道消化系统负担，又容易造成脂肪堆积。一般来说，七八成饱是比较恰当的进食量。

2. 中国居民膳食指南

人类膳食经过近万年的演变，形成了形形色色的饮食文化和习惯，有很强的民族性和地域性。2016 年，中国营养学会发布了新版《中国居民膳食指南》，对于我国居民具有普遍的指导意义（图 5-1）。

膳食指南共有 10 条，适合 6 岁以上的正常人群，这 10 条如下：

（1）食物多样，谷类为主，粗细搭配；

（2）多吃蔬菜和水果；

（3）每天吃奶类、大豆或其制品；

（4）常吃适量的鱼、禽、蛋和瘦肉；

（5）食不过量；

（6）减少烹调油用量，吃清淡少盐饮食；

（7）三餐分配要合理，零食要适当；

（8）每天足量饮水，合理选择饮料；

（9）饮酒应限量；

（10）吃新鲜卫生的食物。

3. 建立科学的个性化饮食习惯

每个人的年龄、性别、身高、体重、劳动强度不同，一年四季身体需要不同，每个人

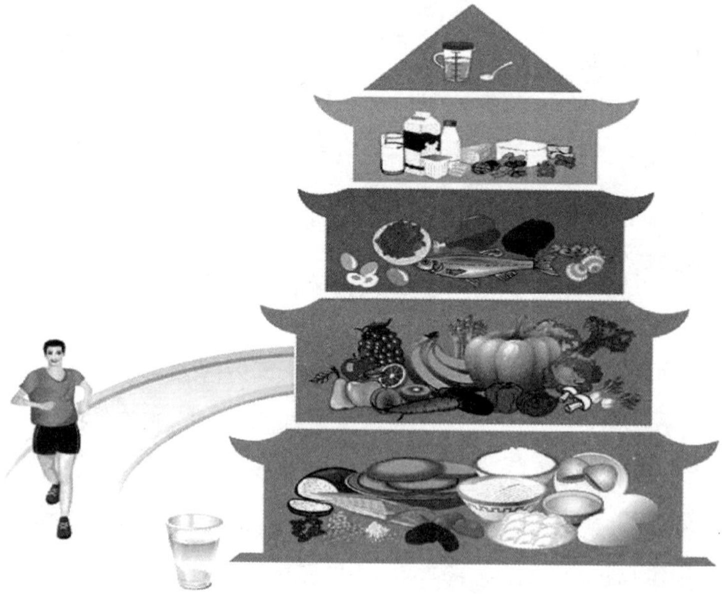

盐	<6克
油	25～30克
奶及奶制品	300克
大豆及坚果类	25～35克
畜禽肉	40～75克
水产品	40～75克
蛋类	40～50克
蔬菜类	300～500克
水果类	200～350克
谷薯类	250～400克
全谷物和杂豆	50～150克
薯类	50～100克
水	1500～1700毫升

每天活动 6000 步

图 5-1　中国居民平衡膳食宝塔（2016）

的体质也不同（按中医理论，人有九种体质，对食物的接纳和需要有一定差异），所以要在指南基础上摸索、建立一套适合自身状况的饮食习惯。

4. 尽量避免食用不健康的垃圾食品

许多食物在加工过程中由于加工工艺或过量使用、违法添加添加剂等因素使食物失去了营养价值，甚至成为有害食品，应尽量避免食用。下面是世界卫生组织评出的十大垃圾食品：

（1）油炸食品，此类食品热量高；

（2）罐头类食品，其中的营养素几乎被破坏殆尽；

（3）腌制食品，钠盐含量超标，腌制过程中可产生大量的致癌物质亚硝胺；

（4）加工的肉类食品（火腿肠等），这类食物含有亚硝酸盐，有致癌的潜在风险；

（5）肥肉和动物内脏类食物，增加患心脑血管疾病和恶性肿瘤（如结肠癌、乳腺癌）的风险；

（6）奶油制品，可导致体重增加，甚至出现血糖和血脂升高；

（7）方便面，属于高盐、高脂、低维生素、低矿物质食物，并含有反式脂肪酸、防腐剂和香精，对心血管、肝脏等有潜在的不利影响；

（8）烧烤类食品，含有强致癌物质3,4－苯并芘；

（9）冷冻甜品，包括冰淇淋、雪糕等，可导致肥胖，降低食欲，刺激胃肠道；

（10）果脯、话梅和蜜饯类食物，含有亚硝酸盐、香精、高盐分等，可致癌，损害肝脏，导致血压升高和肾脏负担加重。

5. 良好习惯要长期坚持

饮食对健康的影响就像燃料对汽车的影响，既可能即时发生反应，更会是长期习惯的结果。良好的饮食习惯只有长期坚持不懈，才能充分体现其对健康的促进作用。

第三节　科学运动

古今中外无数的事例和大量的科学研究证实，科学的体育运动和锻炼是使人的一生充满生机和活力、祛病延年、健康舒畅的重要一环。

一、运动的健康意义和内涵

运动可以提高身体对环境的适应力和对疾病的抵抗力，使我们除足以胜任日常工作和生活外，还能有余力享受休闲、应付压力，有利于保持独立生活的能力，增强自信心，保持独立的人格和尊严。

运动可有效提高体质水平，一个人的体质水平主要表现在良好的心肺耐力、柔韧性、肌肉机能和身体成分比例。

1. 心肺耐力

心肺耐力是指身体摄取和利用氧的能力。心肺耐力越强，完成学习、工作生活时就会越轻松，也就越能够胜任高强度的挑战，对较为激烈的运动也能较快适应。

从健康角度讲，心肺耐力好有以下几个益处：第一，有益于血管系统。心肺耐力好，说明血管弹性和血管通畅好，微血管在身体组织的生长和分布也较密，这些都有利于血液的供应，降低和延缓血管壁随年龄增长逐渐硬化的隐患。第二，改善血液成分。心肺耐力好的人，血液中的血红素较多，有利于氧的输送，还可提高血液中高密度脂蛋白和低密度脂蛋白的比值，减少心脏病发病率。第三，减少心血管循环系统疾病。心肺耐力好，有助于降低和减缓心血管系统功能退化性疾病的发生风险和威胁。即使患病，心肺耐力好的人生存寿命和康复率也较高。第四，有益于呼吸系统。心肺耐力好的人肺呼吸量大，肺泡与微血管间进行的气体交换效率较高，能增强呼吸系统的功能。第五，有益于神经系统和身体其他功能的正常运转。血液和氧气是身体这部机器运转的动力，强大的心肺功能有助于思维和行动的专注、敏捷和持久。

2. 柔韧性

柔韧性是指用力做动作时扩大动作幅度的能力，包括身体各个关节的活动幅度以及跨过关节的肌肉、肌腱、韧带、皮肤和其他组织的弹性和伸展能力。柔韧性对于提高身体活动水平，维持正确的体姿，减少运动器官损伤，改善动作效果都有重要意义。

良好的柔韧性对健康有以下几个重要意义：第一，避免关节僵硬和肌肉缩短，减少肌肉紧张带来的疲劳和疼痛。第二，肌肉的延展性较好，关节活动范围较大，运动时出现危险和伤害的风险较低。第三，身体动作优美，充满活力，增强自信。

3. 肌肉机能

肌肉机能包括肌肉爆发力和耐力。肌肉爆发力是竭尽全力从事抵抗阻力的活动能力，表示肌肉一次所能产生的最大力量。耐力是指肌肉承受某种负荷时，运动的重复次数多少和持续的时间长短的能力。

肌肉机能对健康的意义有以下几点：第一，强壮的肌肉机能可避免肌肉萎缩松弛，能较好保护骨骼和关节，降低骨折风险。第二，减少和避免疼痛。现在临床常见的腰椎间盘突出及其导致的腰腿痛、背部疼痛等都与腰腹部肌肉力量退化密切相关。由于缺乏锻炼或姿势错误，肌肉和筋腱松弛、萎缩、扭曲，骨盆、椎体无法固定在正确的位置，或前凸，或后倾，或左右偏离，形成对周围神经的压迫，产生疼痛。第三，结实而有张力的肌肉可减少运动伤害，保持身材匀称，增强自信。

4. 身体成分比例

我们的身体由脂肪成分和非脂肪成分的骨、水分、肌肉等组成。人体的脂肪重量占体重的百分比称为体脂百分比，非脂肪部分重量占体重的比例称为去脂体重。

脂肪过多，心肺负担加重；脂肪过少，耐寒和抵抗力下降。保持适宜的身体成分比例既有利于健康又关乎美观。

表 5-4 为不同性别、年龄人群的体脂百分比范围。

表 5-4　不同性别、年龄人群的体脂百分比范围

性别	年龄	体脂过少	非常好	很好	正常	体脂多	体脂过多
男	≤ 19	<3	12.0	12.1 ~ 17.0	17.1 ~ 22.0	22.1 ~ 27.0	≥ 27.1
	20 ~ 29	<3	13.0	13.1 ~ 18.0	18.1 ~ 23.0	23.1 ~ 28.0	≥ 29.1
	30 ~ 39	<3	14.0	14.1 ~ 19.0	24.1 ~ 29.0	24.1 ~ 29.0	≥ 29.1
	40 ~ 49	<3	15.0	15.1 ~ 20.0	20.1 ~ 25.0	25.1 ~ 30.0	≥ 30.1
	≥ 50	<3	16.0	16.1 ~ 21.0	21.1 ~ 26.0	26.1 ~ 31.0	≥ 31.1
女	≤ 19	<12	17.0	17.1 ~ 22.0	22.1 ~ 27.0	27.1 ~ 32.0	≥ 32.1
	20 ~ 29	<12	18.0	18.1 ~ 23.0	23.1 ~ 28.0	28.1 ~ 33.0	≥ 33.1
	30 ~ 39	<12	19.0	19.1 ~ 24.0	24.1 ~ 29.0	29.1 ~ 34.0	≥ 34.1
	40 ~ 49	<12	20.0	20.1 ~ 25.0	25.1 ~ 30.0	30.1 ~ 35.0	≥ 35.1
	≥ 50	<12	21.0	21.1 ~ 26.0	26.1 ~ 31.0	31.1 ~ 36.0	≥ 36.1

二、科学运动

运动是提高体质必不可少的一环，但运动必须科学。所谓科学运动对于非专业运动员的普通人来说，就是适当运动，其内涵主要是适当的运动项目、科学的运动方法和适合个体的运动锻炼计划。只有科学适当的运动才能有效促进健康，并且事半功倍。否则，不仅效果不佳，甚至反而造成伤害。

1. 选择适当的运动项目和内容

不同的运动项目对身体部位的锻炼不尽相同，效果也不同，为便于掌握，我们可以参照表5-5，选择适合的项目。有条件者，应请专业人员进行评估。

表5-5 不同运动项目的锻炼价值表

项目	部位				能力					
	上肢	腰背	腰腹	下肢	敏捷	爆发	持久	柔韧	平衡	协调
徒手体操	中	中	中	中	中	中	中	大	大	大
器械体操	大	大	大	中	大	大	小	大	大	大
长跑	中	中	中	大	小	小	大	小	小	小
快速跑	中	中	中	大	大	大	中	中	中	中
跳跃	中	大	中	大	中	大	小	大	中	中
投掷	大	大	中	大	中	大	小	中	中	中
举重	大	大	大	大	小	大	小	中	中	中
武术	大	大	大	大	大	中	中	大	大	大
网球	大	中	中	大	大	大	中	小	中	中
排球	中	中	小	大	大	大	中	小	中	中
乒乓球	中	中	中	大	大	大	中	小	中	大
羽毛球	中	中	中	中	大	中	大	小	中	中
篮球	小	小	中	大	大	大	大	小	中	中
手球	大	中	中	大	大	大	大	小	中	大
足球	小	小	小	大	大	大	大	小	大	大
棒球	中	中	中	中	中	中	中	小	中	中
高尔夫球	大	小	中	中	小	中	小	小	小	小

续表

项目	部位				能力					
	上肢	腰背	腰腹	下肢	敏捷	爆发	持久	柔韧	平衡	协调
登山	小	中	中	大	小	小	大	小	中	小
徒步旅行	小	中	中	大	小	小	大	小	小	小
登山	小	中	中	大	小	小	大	小	中	小
散步	小	小	小	中	中	小	中	中	中	大
太极拳	中	小	小	中	中	小	中	中	中	大

2. 掌握科学的运动方法

（1）坚持经常性和长期性运动　经常性就是锻炼必须有计划、持之以恒地进行。首先，要高度重视，将其视为如同吃饭、睡觉一样，不可缺少。定期运动，通常应保证每周有 3~5 次，合计不低于 150 分钟的中等强度运动。其次，克服惰性，排除干扰，形成习惯。坚持一段时间后，身体会自动地向你发出要求运动的信号。这时，运动和锻炼就已不仅是增强体质的手段，还成为了一种生活的享受。

（2）选择适当的运动量　运动量包括运动强度、密度、持续时间和数量。

① 运动强度　运动强度也称负荷强度，是指锻炼者运动时用力的紧张程度，如节奏、速度等。在周期性运动中，可用跑速、走速、

表 5-6　运动强度与不同年龄锻炼者心率对照表

运动强度	20 ~ 29 岁	30 ~ 39 岁	40 ~ 49 岁	50 ~ 59 岁	60 岁以上
	次 / 分钟	次 / 分钟	次 / 分钟	次 / 分钟	次 / 分钟
100%	190	185	175	165	155
90%	175	170	165	155	145
80%	165	160	150	145	135
70%	150	145	140	135	125
60%	145	135	130	125	120
50%	125	120	115	110	110
40%	110	110	105	100	100

车速表示强度。在非周期性运动中（如力量训练）可用负荷的重量或单位时间内完成同一负荷的次数来衡量。

因为心率与负荷强度在一定范围内呈线性关系，所以通常可用心率控制强度。可使用表5-6测算和控制运动强度。

负荷的时间和强度的安排，一般应为反比关系，即强度大的运动，持续时间要短；强度小的运动，持续时间要长。

②运动密度　运动密度也称练习密度，是指在一次锻炼中练习时间与运动持续时间之比。在一定的运动持续时间内，各次练习之间间隔越短，则重复练习次数越多，运动密度越大。

③运动持续时间　运动持续时间就是指每次锻炼持续的时间。

④运动数量　运动数量是指每次锻炼所完成的总次数、总距离或总重量。在周期性运动中，以总距离来表示；在非周期性运动中，以总次数来表示；在力量训练中，以举起的总重量来表示。

总之，每个人应根据自己的身体条件和运动时的健康状况选择适宜的运动量。过小，达不到健身目的；过大，容易发生危险。疲劳时，尤其要避免剧烈运动，以免发生猝死。

可用表5－7中的自我观察和感觉来掌握适当的运动量。

（3）运动方案要完整　每次运动都要注意全面和协调，即完整。一是指每次运动时必须要有3分钟左右的运动前的热身活动和3分钟左右的运动后的整理放松活动，以避免和降低运动伤害；二是指每次运动时身体上下各部位都应锻炼到，以保持身体的协调性；三是指每次运动都应兼顾力量、柔韧、

表5-7　外部观察生理负荷的类别表

表现与特征	轻度疲劳	中度疲劳	很疲劳
皮肤颜色	轻微发红	发红	很红、发白、发青
呼吸	均匀	相当快，不时用嘴	很快、用嘴呼吸
注意力、锻炼表现	准确、步子稳、有控制力	易分散注意力、步子不太稳；身体摆动，自控力差	注意力很难集中、身体摆晃明显、动作不协调
出汗、自我感觉	轻度出汗、有舒适感、心情愉悦	出汗较多、自觉心跳、呼吸困难、腰略痛	出汗很多、头痛、心口疼、恶心甚至呕吐

表 5-8　一次运动方案设计示例

运动内容	运动时间
轻快热身运动	1 ~ 3 分钟
准备活动	5 分钟
心肺锻炼	20 ~ 30 分钟
放松活动	2 ~ 3 分钟
柔韧性锻炼	1 ~ 3 分钟
肌肉力量或耐力锻炼	10 ~ 15 分钟
整理活动	2 ~ 3 分钟

平衡能力的锻炼。另外，运动方案要与饮食和睡眠相结合，以保证运动后的营养需要和疲劳恢复。一次运动方案设计示例见表 5–8。

3. 制订个性化的健康锻炼计划

每个人应根据自身健康状况、年龄、性别、工作和学习情况、兴趣爱好、环境条件等因素制订个人健康锻炼计划。好的计划应有阶段目标，以督促自己，同时也要适当留有余地，定期做必要的调整。

第四节　规律生活

规律生活就是顺应自然规律和人体生物节律，安排生活和工作。按时作息，特别是要防止长时间熬夜，保证充足睡眠，是现代人规律生活最基本、最重要的内容。

人是自然界的一分子，规律是自然界的基本特点。中国传统哲学的一个主要观点就是“人法地，地法天，天法道，道法自然”。

自然和生命始终在按照其特定的节奏和韵律运转。人体这部精密的机器，有 100 多个生理节律，这些生理节律是由人体内无形的时钟——生物钟支配和控制的。人体温度的变化、激素分泌和细胞活动等都是生物钟、生理节律运行、起伏的结果。

中医认为，人与自然界是统一的整体，自然界的年、季、日、时周期变化，影响着人们的生理、病理相应的周期变化。随着四时季节、气候寒温、生长收藏的变化，人体脏腑、气血也有与之相应的变动规律。

我国古代医书《灵枢 · 顺气一日分为四时篇》提到：春生夏长，秋收冬藏，是气之常也，人亦应之。以一日分为四时，朝则为春，日中为夏，日入为秋，夜半为冬。朝则人气始生，病气衰，故旦慧。日中人气长，长则胜邪，故安。夕则人气始衰，邪气始生，故加。夜半人气入脏，邪气独居于身，故甚也。黄帝曰：其时有反者何也？岐伯曰：是不应四时之气，脏独主其病者，是必以脏气之所不胜时者起。这段话说明了四季、一日之中，人体内阴阳消长的变化规律。

根据我国古代中医先贤揭示的“子午流注”定律，因太阳与地球位置的变化，其引力使人体的12条经脉在12个不同的时辰有兴有衰，构成人体气血运行的时刻表，并影响与经脉相配的五脏六腑（五脏：脾、肺、肾、肝、心；六腑：胃、大肠、小肠、三焦、膀胱、胆）的运行。见图5-2。

疾病的一般表现规律是：旦慧昼安，夕加夜甚，即早晨轻、午后加重、夜晚更重。如果疾病在某一特定脏腑，疾病间甚（轻重变化）的规律就会不同，在病变之脏所不胜时加重，在其所胜时减轻。多数中医认为，心主巳午火时，肝主寅卯木时，肺主申酉金时，肾主亥子水时，脾主辰戌未时；少数中医认为，朝则属肝，日中属心，日入属肺，夜半属肾。两种观点实质内容相同。

亥时（21点至23点）是三焦经（十二经脉之一）旺。三焦是六腑中最大的腑，具有主持诸气、疏通水道的作用。亥时三焦能通百脉，人如果能在亥时睡眠，百脉就可得到最好的休养生息。提倡应在23点之前入睡的道理就在于此。

生物钟的紊乱是易疲、虚弱、疾病和早衰的总根源。人体有3万多个基因，蕴含着人类生、老、病、死的遗传信息。遵循生物钟的节律生活，可以最大限度防止基因突变，保障健康。中医的开山经典之作《黄帝内经》说：“起居有恒……度百岁乃去”。

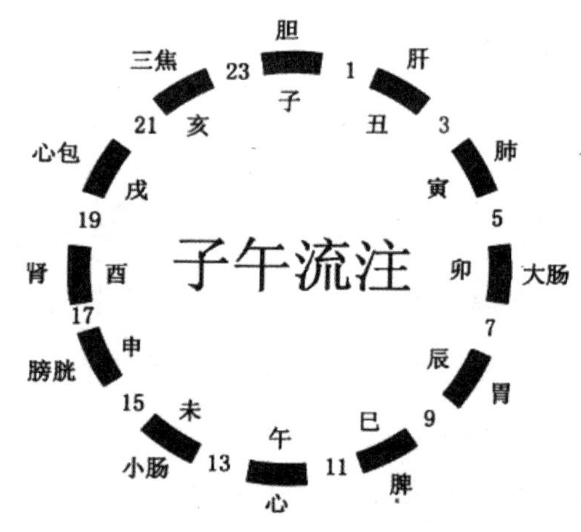

图5-2 子午流注图

心理平衡、合理膳食、适当运动和规律生活四位一体，有机地构成了健康的生活方式。保持健康，关系到个人一生的幸福，健康且长寿是人类对生命的一种深层次追求；努力保持健康，是一种责任，对你爱的人和爱你的人；努力保持健康，是一种能力，从“知”到“信”进而“行”；努力保持健康，还是一种修行，战胜人性中的随性、怠惰，自我控制。